MANUAL DE REUMATOLOGIA

MANUAL DO RESIDENTE DA ASSOCIAÇÃO DOS
MÉDICOS RESIDENTES DA ESCOLA PAULISTA DE MEDICINA

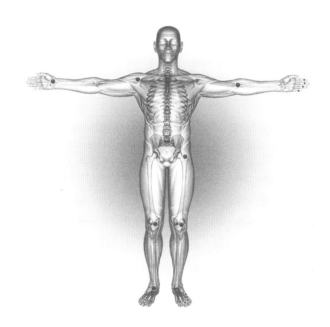

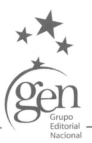

O GEN | Grupo Editorial Nacional – maior plataforma editorial brasileira no segmento científico, técnico e profissional – publica conteúdos nas áreas de ciências da saúde, exatas, humanas, jurídicas e sociais aplicadas, além de prover serviços direcionados à educação continuada e à preparação para concursos.

As editoras que integram o GEN, das mais respeitadas no mercado editorial, construíram catálogos inigualáveis, com obras decisivas para a formação acadêmica e o aperfeiçoamento de várias gerações de profissionais e estudantes, tendo se tornado sinônimo de qualidade e seriedade.

A missão do GEN e dos núcleos de conteúdo que o compõem é prover a melhor informação científica e distribuí-la de maneira flexível e conveniente, a preços justos, gerando benefícios e servindo a autores, docentes, livreiros, funcionários, colaboradores e acionistas.

Nosso comportamento ético incondicional e nossa responsabilidade social e ambiental são reforçados pela natureza educacional de nossa atividade e dão sustentabilidade ao crescimento contínuo e à rentabilidade do grupo.

MANUAL DE
REUMATOLOGIA

MANUAL DO RESIDENTE DA ASSOCIAÇÃO DOS
MÉDICOS RESIDENTES DA ESCOLA PAULISTA DE MEDICINA

Coordenadores

Priscila Dias Cardoso Ribeiro
Médica. Residência em Clínica Médica e em Reumatologia pela Escola Paulista de Medicina da Universidade Federal de São Paulo (EPM-Unifesp).

Flávia Maria Matos Melo Campos Peixoto
Médica. Residência em Reumatologia pela Escola Paulista de Medicina da Universidade Federal de São Paulo (EPM-Unifesp) e em Clínica Médica pelo Instituto de Assistência Médica ao Servidor Estadual de São Paulo (IAMSPE).

Edgard Torres dos Reis Neto
Médico. Especialista em Reumatologia pela Escola Paulista de Medicina da Universidade Federal de São Paulo (EPM-Unifesp). Doutor em Ciências da Saúde Aplicadas à Reumatologia pela EPM-Unifesp. Professor Adjunto da disciplina de Reumatologia do Departamento de Medicina da Unifesp.

Emilia Sato
Médica. Especialista em Reumatologia pela Escola Paulista de Medicina da Universidade Federal de São Paulo (EPM-Unifesp). Doutora em Medicina pela EPM-Unifesp. Professora Titular da disciplina de Reumatologia do Departamento de Medicina da EPM-Unifesp.

2ª edição

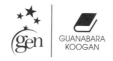

- Os autores deste livro e a EDITORA GUANABARA KOOGAN empenharam seus melhores esforços para assegurar que as informações e os procedimentos apresentados no texto estejam em acordo com os padrões aceitos à época da publicação, *e todos os dados foram atualizados pelos autores até a data da entrega dos originais à editora*. Entretanto, tendo em conta a evolução das ciências da saúde, as mudanças regulamentares governamentais e o constante fluxo de novas informações sobre os temas que constam do livro, recomendamos enfaticamente que os leitores consultem sempre outras fontes fidedignas, de modo a se certificarem de que as informações contidas no texto estão corretas e de que não houve alterações nas recomendações ou na legislação regulamentadora.

- Data do fechamento do livro: 28/01/2020

- Os autores e a editora se empenharam para citar adequadamente e dar o devido crédito a todos os detentores de direitos autorais de qualquer material utilizado neste livro, dispondo-se a possíveis acertos posteriores caso, inadvertida e involuntariamente, a identificação de algum deles tenha sido omitida.

- **Atendimento ao cliente: (11) 5080-0751 | faleconosco@grupogen.com.br**

- Direitos exclusivos para a língua portuguesa
  Copyright © 2020 by
  Editora Guanabara Koogan Ltda.
  Uma editora integrante do GEN | Grupo Editorial Nacional
  Rua Conselheiro Nébias, 1384
  Campos Elísios, São Paulo, SP — CEP 01203-904
  http://www.grupogen.com.br

- Reservados todos os direitos. É proibida a duplicação ou reprodução deste volume, no todo ou em parte, em quaisquer formas ou por quaisquer meios (eletrônico, mecânico, gravação, fotocópia, distribuição pela Internet ou outros), sem permissão, por escrito, da EDITORA GUANABARA KOOGAN LTDA.

- Capa: Editorial Saúde

- Editoração eletrônica: Le1 Studio Design

- Ficha catalográfica

M251
2. ed.

Manual de reumatologia / coordenadores Priscila Dias Cardoso Ribeiro ... [et al.]. -
2.ed. - Rio de Janeiro : Guanabara Koogan, 2020.
468 p. : il. ; 21 cm.

Inclui índice
ISBN 9788527736176

1. Reumatologia. I. Ribeiro, Priscila Dias Cardoso.

19-61451 CDD: 616.723
CDU: 616-002.77

Meri Gleice Rodrigues de Souza - Bibliotecária CRB-7/6439

Colaboradores

Alex Rocha Bernardes da Silva
Médico. Residência em Reumatologia pela EPM-Unifesp. Mestrando da disciplina de Reumatologia da EPM-Unifesp.

Alexandre Lima Matos
Médico. Especialista em Reumatologia pela EPM-Unifesp.

Alexandre W. S. de Souza
Médico. Residência em Reumatologia pela EPM-Unifesp. Mestre e Doutor em Ciências da Saúde Aplicadas à Reumatologia pela EPM-Unifesp. Médico Assistente Doutor da disciplina de Reumatologia da EPM-Unifesp.

Antonio J. L. Ferrari
Médico. Especialista em Reumatologia pela EPM-Unifesp. Mestre em Reumatologia e Doutor em Medicina pela EPM-Unifesp. Assistente Doutor da disciplina de Reumatologia da EPM-Unifesp.

Antonio Silaide de Araújo Júnior
Médico. Especialista em Reumatologia pela EPM-Unifesp e em Clínica Médica pelo Hospital das Clínicas da Universidade Federal de Pernambuco (HCUFPE).

Charlles Heldan de Moura Castro
Médico. Especialista e Mestre em Reumatologia pela EPM-Unifesp. Doutor em Ciências pela EPM-Unifesp. Professor Adjunto da disciplina de Reumatologia da EPM-Unifesp.

Cristiane Kayser
Médica. Especialista em Reumatologia pela EPM-Unifesp. Mestre e Doutora em Ciências pela EPM-Unifesp. Professora Afiliada da disciplina de Reumatologia da EPM-Unifesp.

Daniel Viana da Silva e Silva
Médico. Especialista em Clínica Médica pelo Hospital Ipiranga e Residência em Reumatologia pela EPM-Unifesp.

Danielle Annunciato
Médica. Especialista em Clínica Médica pela Faculdade de Medicina de São José do Rio Preto (FAMERP) e em Reumatologia pela EPM-Unifesp.

Dennise Farias
Médica. Residência em Reumatologia pela EPM-Unifesp.

Eduarda Bonelli Zarur
Médica. Residência em Reumatologia pela EPM-Unifesp e em Clínica Médica pela Santa Casa de Misericórdia de São Paulo. Mestre em Reumatologia, Vasculites Sistêmicas, pela EPM-Unifesp.

Fábio Jennings
Médico. Especialista, Mestre e Doutor em Reumatologia pela EPM-Unifesp. Assistente Doutor da disciplina de Reumatologia da EPM-Unifesp. Coordenador da Comissão de Medicina Física e Reabilitação da Sociedade Brasileira de Reumatologia.

Fellipe Matos M. Campos
Médico. Psiquiatra pela Universidade Federal de Ciências da Saúde de Porto Alegre (UFCSPA). Especialista em Psiquiatria da Infância e da Adolescência pelo Hospital de Clínicas de Porto Alegre (HCPA). Professor Auxiliar de Psiquiatria Clínica e do Internato de Saúde Mental do Departamento de Medicina da Universidade Federal de Sergipe (UFS).

Frederico Augusto Gurgel Pinheiro
Médico. Residência em Reumatologia e Mestre em Ciências Aplicadas à Reumatologia pela EPM-Unifesp.

Germana R. A. C. de Lucena
Médica. Residência em Reumatologia pela EPM-Unifesp.

Guilherme Devidé Mota
Médico. Residência em Reumatologia pela EPM-Unifesp.

Igor Beltrão Duarte Fernandes
Médico. Residência em Reumatologia pela EPM-Unifesp.

Jamil Natour
Professor Associado Livre-docente da disciplina de Reumatologia da EPM-Unifesp.

João Victor Campos de Oliveira
Médico. Especialista em Clínica Médica pelo Hospital Universitário do Oeste do Paraná (HUOP) e em Clínica Médica Avançada pela EPM-Unifesp. Residência em Reumatologia pela EPM-Unifesp.

Joice Belém
Médica. Residência em Reumatologia pela EPM-Unifesp.

Lísel Gottfried Mallmann
Médica. Residência em Clínica Médica pelo Hospital Risoleta Tolentino Neves (MG) e em Reumatologia pela EPM-Unifesp. Mestranda em Reumatologia pela EPM-Unifesp.

Lucas Victória de Oliveira Martins
Médico. Especialista e Mestre em Reumatologia pela EPM-Unifesp. Médico Assistente da disciplina de Clínica Médica do Departamento de Clínica Médica da EPM-Unifesp.

Luis Eduardo Coelho Andrade
Médico. Especialista em Reumatologia e Doutor em Medicina pela EPM-Unifesp. Professor Associado Livre-docente da disciplina de Reumatologia do Departamento de Medicina da EPM-Unifesp.

Luiz Samuel Machado
Médico. Especialista e Mestre em Reumatologia pela EPM-Unifesp.

Luíza Tupinambá
Médica. Residência em Reumatologia pela EPM-Unifesp.

Marcelo de Medeiros Pinheiro
Médico. Especialista e Mestre em Reumatologia pela EPM-Unifesp. Doutor em Medicina pela EPM-Unifesp. Assistente-doutor da disciplina de Reumatologia da EPM-Unifesp.

Maria Teresa Terreri
Médica. Especialista em Reumatologia Pediátrica pela Unifesp. Mestre e Doutora em Pediatria e Ciências Aplicadas à Pediatria pela Unifesp. Professora Adjunta da disciplina de Alergia, Imunologia Clínica e Reumatologia do Departamento de Pediatria da Unifesp.

Mariana Davim Ferreira Gomes
Médica. Especialista em Clínica Médica e Residência em Reumatologia pela EPM-Unifesp.

Mariana Freitas de Aguiar
Médica. Residência em Reumatologia e Mestre em Tecnologias e Atenção à Saúde pela Unifesp.

Mônica Simon Prado
Médica. Residência em Reumatologia pela FAMERP. Especialista em Reumatologia pela Sociedade Brasileira de Reumatologia (SBR). Mestre e Doutoranda em Ciências da Saúde Aplicadas à Reumatologia pela EPM-Unifesp.

Pedro Matos
Médico. Residência em Clínica Médica pela Faculdade de Medicina do ABC (FMABC) e em Reumatologia pela EPM-Unifesp.

Pedro Paulo A. Pedro
Médico. Residência em Clínica Médica pelo Hospital Santa Marcelina e em Reumatologia pela EPM-Unifesp.

Raquel Mitie Kanno
Médica. Residência em Reumatologia pela EPM-Unifesp.

Renan Rodrigues Neves Ribeiro do Nascimento
Médico. Especialista em Clínica Médica e Residência em Reumatologia pela EPM-Unifesp.

Rita N. V. Furtado
Médica. Professora Afiliada da disciplina de Reumatologia da EPM-Unifesp.

Ronyérison Lourenço
Médico. Residência em Clínica Médica pelo Hospital Municipal Souza Aguiar e em Reumatologia pela EPM-Unifesp.

Rywka Tenenbaum Medeiros Golebiovski
Médica. Residência em Reumatologia pela EPM-Unifesp.

Sandra H. Watanabe
Médica. Mestre em Reabilitação pela Unifesp.

Thauana Luiza de Oliveira
Médica. Especialista em Reumatologista e Mestre em Ciências da Saúde Aplicadas à Reumatologia pela EPM-Unifesp. Doutoranda do Ambulatório de Espondiloartrites da EPM-Unifesp. Professora Adjunta de Semiologia Médica e Tutoria em Reumatologia do Departamento de Clínica Médica da Universidade da Região de Joinville (UNIVILLE).

Vanessa de Oliveira Magalhães
Médica. Especialista em Reumatologia pela Universidade Federal de Goiás (UFG). Mestranda em Reumatologia pela EPM-Unifesp.

Vera Lúcia Szejnfeld
Médica. Especialista, Mestre e Doutora em Reumatologia pela EPM-Unifesp. Professora Doutora Adjunta da disciplina de Reumatologia do Departamento de Medicina da EPM-Unifesp.

Apresentação

A Reumatologia é uma das especialidades clínicas que se beneficiou do grande impulso no conhecimento da imunologia e dos mecanismos moleculares envolvidos em processos inflamatórios.

Com o melhor entendimento dos dispositivos patogenéticos das enfermidades, desenvolveram-se tratamentos direcionados a alvos moleculares específicos de diversas doenças reumáticas. Novos tratamentos trouxeram grande melhoria no controle da atividade inflamatória, na qualidade de vida, no prognóstico e na sobrevida desses pacientes. E para acompanhar esses avanços, tornam-se necessários o estudo constante e a atualização de todos que se dedicam a esta especialidade.

A residência médica pode ser definida como um período de treinamento em serviço sob supervisão. Um manual, portanto, favorece a consulta e o aprendizado em meio à intensa atividade prática que a caracteriza.

A segunda edição do *Manual de Reumatologia* contou com a participação de residentes e professores da disciplina de Reumatologia da Escola Paulista de Medicina da Universidade Federal de São Paulo (EPM-Unifesp) e objetiva trazer, de forma prática e concisa, o conhecimento atualizado sobre doenças reumáticas, não só para profissionais que atuam nesta área, mas também para residentes de clínica médica e médicos em geral.

Esperamos que esta obra seja útil e possa auxiliar no melhor atendimento de pacientes com doenças reumáticas.

Emilia Sato
Professora Titular da disciplina de Reumatologia da EPM-Unifesp.

Prefácio

A Residência Médica, instituída no Brasil em 5 de setembro de 1977, constitui uma modalidade de ensino de Pós-graduação, sob a forma de curso de especialização, e funciona em instituições de saúde sob a orientação de profissionais médicos de elevada qualificação ética e profissional, sendo considerada o padrão-ouro da especialização médica.

Ao longo de mais de 30 anos, muitas transformações ocorreram. A constante evolução da Medicina e o aumento dos conhecimentos científicos resultaram, de forma inevitável, em maior cobrança pela qualidade desses profissionais. Hoje, a maioria dos hospitais que alocam residentes tem suas atividades totalmente dependentes desses jovens médicos, o que resulta em excesso de carga de trabalho e horários extenuantes.

Com o objetivo de ajudar nessa difícil missão, a Associação dos Médicos Residentes da Escola Paulista de Medicina (AMEREPAM) tem o prazer de contribuir com a série "Manual do Residente da Universidade Federal de São Paulo", que envolve as mais diversas especialidades médicas e tem como finalidade levar ao residente, de forma fácil e ágil, as informações de maior relevância para a boa prática clínica.

Luiz Fernando dos Reis Falcão
Professor Adjunto de Anestesiologia da Unifesp.
Research Fellow da Harvard Medical School – Harvard University.
Idealizador da série "Manual do Residente da Universidade
Federal de São Paulo", em sua gestão como diretor científico
da AMEREPAM – Gestão 2008-2009.

É com grata satisfação que apresentamos o novo formato da série "Manual do Residente da Universidade Federal de São Paulo". Nossa constante busca pela atualização e pelo aperfeiçoamento resultou nesta edição mais moderna, repaginada e com o conteúdo de qualidade e excelência que você já conhece.

Com este manual, esperamos auxiliar na melhor tomada de decisão para cada paciente, de maneira prática e rápida. Esforçamos-nos para fornecer, em cada capítulo, a clareza e a precisão daquilo que buscamos, sempre embasados na segurança das melhores evidências na literatura internacional.

A Associação dos Médicos Residentes da Escola Paulista de Medicina (AMEREPAM) tem o orgulho de manter viva esta série e enriquecer o seu legado.

Davi Jing Jue Liu
Presidente da AMEREPAM – Gestão 2016-2017.
Residente do Programa de Cancerologia Clínica da EPM-Unifesp

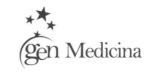

Atualize-se com o melhor conteúdo da área.

Conheça o GEN Medicina, portal elaborado pelo GEN | Grupo Editorial Nacional para prover conteúdo científico atualizado e de alta qualidade por meio de artigos, vídeos, entrevistas, depoimentos, casos clínicos e muito mais.

Sumário

Parte 1 Síndromes Dolorosas..1

1 Fibromialgia..3
Danielle Annunciato • Fábio Jennings
2 Lombalgia..9
Priscila Dias Cardoso Ribeiro • Jamil Natour
3 Cervicalgia..25
Luíza Tupinambá • Jamil Natour
4 Dor no Ombro..29
João Victor Campos de Oliveira • Fábio Jennings
5 Dor em Pé e Tornozelo..37
Priscila Dias Cardoso Ribeiro • Fábio Jennings
6 Dor em Joelho 47
Flávia Maria Matos Melo Campos Peixoto • Sandra H. Watanabe
7 Dor em Quadril...54
Alexandre Lima Matos • Fábio Jennings
8 Dor em Mãos, Punhos e Cotovelos..58
Alexandre Lima Matos • Rita N. V. Furtado
9 Síndrome da Dor Regional Complexa 64
Ronyérison Lourenço • Fábio Jennings

Parte 2 Exames Laboratoriais..69

10 Autoanticorpos..71
Pedro Matos • Luis Eduardo Coelho Andrade
11 Pesquisa de Autoanticorpos por Imunofluorescência
Indireta em Células HEp-2 97
Daniel Viana da Silva e Silva • Luis Eduardo Coelho Andrade
12 Análise do Líquido Sinovial...103
Alexandre Lima Matos • Antonio J. L. Ferrari

Parte 3 Artrites por Microcristais 107

13 Gota..109
Ronyérison Lourenço • Priscila Dias Cardoso Ribeiro • Antonio J. L. Ferrari
14 Doença por Depósito de Pirofosfato de Cálcio e Hidroxiapatita......122
Pedro Paulo A. Pedro • Antonio J. L. Ferrari

Parte 4 Artrites Infecciosas..127

15 Artrites Bacterianas..129
Danielle Annunciato • Charlles Heldan de Moura Castro

xii Manual de Reumatologia

16 Artrites por Fungos e Micobactérias 134
Pedro Matos • Marcelo de Medeiros Pinheiro
17 Artrites Virais 142
Pedro Matos • Marcelo de Medeiros Pinheiro

Parte 5 Osteoartrite 149
18 Osteoartrite Primária 151
Guilherme Devidé Mota • Fábio Jennings
19 Osteoartrite Secundária 155
Lísel Gottfried Mallmann • Charlles Heldan de Moura Castro

Parte 6 Espondiloartropatias 159
20 Espondiloartrites Axiais Radiográfica e Não Radiográfica 161
Eduarda Bonelli Zarur • Marcelo de Medeiros Pinheiro
21 Espondiloartrites Periféricas 166
Danielle Annunciato • Marcelo de Medeiros Pinheiro
22 Artrite Psoriásica 170
Germana R. A. C. de Lucena • Vanessa de Oliveira Magalhães
23 Artrite Enteropática 177
Lísel Gottfried Mallmann • Thauana Luiza de Oliveira
24 Artrite Reativa 181
Guilherme Devidé Mota • Marcelo de Medeiros Pinheiro
25 Espondiloartrite Indiferenciada 185
Guilherme Devidé Mota • Marcelo de Medeiros Pinheiro

Parte 7 Doenças Reumáticas Autoimunes 189
26 Diagnóstico Diferencial do Paciente com Poliartrite 191
João Victor Campos de Oliveira • Fábio Jennings
27 Artrite Reumatoide 196
Rywka Tenenbaum Medeiros Golebiovski • Alex Rocha Bernardes da Silva
28 Doença de Still do Adulto 204
Renan Rodrigues Neves Ribeiro do Nascimento • Marcelo de Medeiros Pinheiro
29 Lúpus Eritematoso Sistêmico 210
Antonio Silaide de Araújo Júnior • Edgard Torres dos Reis Neto • Emilia Sato
30 Esclerose Sistêmica 223
Eduarda Bonelli Zarur • Cristiane Kayser
31 Síndrome de Sjögren 231
Raquel Mitie Kanno • Lucas Victória de Oliveira Martins
32 Miopatias Inflamatórias 244
Priscila Dias Cardoso Ribeiro • Luiz Samuel Machado
33 Doença Mista do Tecido Conjuntivo 259
Antonio Silaide de Araújo Júnior • Alexandre W. S. de Souza
34 Síndrome do Anticorpo Antifosfolípide 265
Rywka Tenenbaum Medeiros Golebiovski • Edgard Torres dos Reis Neto
35 Policondrite Recidivante 271
Antonio Silaide de Araújo Júnior • Alexandre W. S. de Souza

Parte 8 Vasculites Sistêmicas 275

36 Arterite de Células Gigantes e Polimialgia Reumática 277
   Flávia Maria Matos Melo Campos Peixoto • Mariana Freitas de Aguiar
37 Arterite de Takayasu 282
   Dennise Farias • Alexandre W. S. de Souza
38 Vasculites Associadas ao ANCA...288
   Eduarda Bonelli Zarur • Alexandre W. S. de Souza
39 Doença de Kawasaki...294
   Rywka Tenenbaum Medeiros Golebiovski • Alexandre W. S. de Souza
40 Poliarterite Nodosa...297
   Rywka Tenenbaum Medeiros Golebiovski • Alexandre W. S. de Souza
41 Vasculite Crioglobulinêmica..300
   Pedro Matos • Mariana Freitas de Aguiar
42 Vasculite por Imunoglobulina A..306
   Mariana Davim Ferreira Gomes • Alexandre W. S. de Souza
43 Doença de Behçet 311
   Priscila Dias Cardoso Ribeiro • Ronyérison Lourenço • Joice Belém
44 Vasculite Urticariforme Hipocomplementêmica 321
   Flávia Maria Matos Melo Campos Peixoto • Joice Belém

Parte 9 Doenças Osteometabólicas 325

45 Osteoporose 327
   Pedro Paulo A. Pedro • Vera Lúcia Szejnfeld
46 Distúrbio Mineral e Ósseo na Doença Renal Crônica...340
   Igor Beltrão Duarte Fernandes • Charlles Heldan de Moura Castro
47 Osteomalacia..346
   Igor Beltrão Duarte Fernandes • Charlles Heldan de Moura Castro
48 Doença de Paget Óssea..349
   Ronyérison Lourenço • Vera Lúcia Szejnfeld

Parte 10 Outras Doenças Reumáticas 353

49 Sarcoidose..355
   Lísel Gottfried Mallmann • Charlles Heldan de Moura Castro
50 Doença Relacionada à IgG4 360
   Ronyérison Lourenço • Frederico Augusto Gurgel Pinheiro
51 Osteonecrose 366
   Pedro Matos • Alex Rocha Bernardes da Silva

Parte 11 Reumatologia Pediátrica 371

52 Artrite Idiopática Juvenil..373
   Antonio Silaide de Araújo Júnior • Maria Teresa Terreri
53 Febre Reumática 383
   João Victor Campos de Oliveira • Maria Teresa Terreri
54 Síndromes Autoinflamatórias 392
   Ronyérison Lourenço • Maria Teresa Terreri

Parte 12 Terapias Farmacológicas 399

55 Anti-inflamatórios Não Esteroides 401
Rywka Tenenbaum Medeiros Golebiovski • Fábio Jennings

56 Glicocorticoides 404
Danielle Annunciato • Rita N. V. Furtado

57 Hidroxicloroquina 409
João Victor Campos de Oliveira • Mônica Simon Prado

58 Medicamentos Modificadores do Curso da Doença 412
Lísel Gottfried Mallmann • Fábio Jennings

59 Imunossupressores 415
Pedro Matos • Marcelo de Medeiros Pinheiro

60 Agentes Imunobiológicos e Pequenas Moléculas 421
Dennise Farias • Marcelo de Medeiros Pinheiro

61 Fármacos Hipouricemiantes 426
Pedro Paulo A. Pedro • Antonio J. L. Ferrari

62 Antidepressivos 431
Flávia Maria Matos Melo Campos Peixoto • Fellipe Matos M. Campos

63 Infiltração Articular e de Partes Moles 437
Dennise Farias • Jamil Natour • Rita N. V. Furtado

Parte 13 Reabilitação 441

64 Reabilitação em Reumatologia 443
João Victor Campos de Oliveira • Rita N. V. Furtado • Jamil Natour

Índice Alfabético 449

Parte 1

Síndromes Dolorosas

1 Fibromialgia

Danielle Annunciato • Fábio Jennings

INTRODUÇÃO

A fibromialgia (FM) é uma síndrome clínica comumente observada na prática médica, sem etiopatogenia bem definida. Sua prevalência atinge até 5% da população geral e, no Brasil, é a segunda doença reumática mais comum depois da osteoartrite.

Acomete mais a população feminina e os sintomas iniciam entre os 25 e 65 anos, com média de idade de 49 anos. É mais frequente em pacientes com história familiar da doença, e o risco eleva-se em parentes de primeiro grau e pacientes portadores de doenças crônicas. Apesar de mais comum em idosos, pode acometer também crianças e adolescentes.

FISIOPATOLOGIA

Nas vias ascendentes do II neurônio motor, existem dois tipos de receptores: o alfa-amino-3-hidroximetil-5-4-isoxazolpropiônico (AMPA), ativo e responsável pela sinapse e condução do estímulo nervoso, e o N-metil D-aspartato (NMDA), inativo devido ao bloqueio pelo íon magnésio. Em situações como a FM, ocorre o fenômeno de *wind-up*, no qual altas concentrações de glutamato deslocam o íon magnésio, tornando o receptor NMDA ativo, o que possibilita um grande influxo de cálcio e a condução do estímulo nervoso por essa via.

Nesse contexto, quinases cálcio-dependentes provocam a liberação da substância P e, consequentemente, o fenômeno de *sensibilização central*, caracterizado por sinapses mais efetivas e ampliação da área de dor. Instalam-se então a hiperalgesia, resposta desproporcional ao estímulo doloroso, e a alodínia, quando um estímulo não doloroso provoca dor.

Na FM observam-se elevadas concentrações de substância P (aumentada em até três vezes no liquor desses pacientes), a qual pode se difundir e disseminar a dor pelo sistema nervoso central.

Além disso, a modulação da dor também é ineficiente, uma vez que há menor liberação de serotonina e norepinefrina na fenda sináptica (substâncias inibidoras da dor), menor ativação dos receptores opioides das vias descendentes e menor ativação dos interneurônios inibitórios (responsáveis pela liberação do neurotransmissor inibitório – GABA).

Análises com ressonância magnética funcional ou por espectroscopia demonstraram áreas cerebrais de processamento de dor crônica com menor limiar de ativação em pacientes com FM. Observou-se também uma hiperatividade do glutamato em regiões do sistema límbico, como a ínsula e a amígdala, responsáveis pelo forte componente emocional da dor nesses pacientes. Alterações no sono e distúrbios endócrinos também contribuem para a fisiopatologia dessa doença.

MANIFESTAÇÕES CLÍNICAS

A dor difusa, crônica e de caráter variável é o principal sintoma da FM. Acomete áreas axiais e periféricas do corpo e muitas vezes o paciente não consegue localizar a dor, apontando para regiões periarticulares, como músculos, ligamentos, bursas e tendões. É comum referirem que a dor é agravada por estresse emocional, esforço físico e frio.

A FM é frequentemente associada à sensação subjetiva de parestesias e edemas, sobretudo nas mãos e nos antebraços, porém o mesmo sintoma não é observado pelo examinador nem se relaciona a qualquer processo inflamatório. Fenômeno de Raynaud, boca seca, tonturas e outras disautonomias também podem ser relatados pelos pacientes.

Outra manifestação comum da FM é a presença de pontos dolorosos (*tender points*). São áreas de sensibilidade que, ao serem pressionadas por uma força padrão de 4 kg/cm^2 (força equivalente à digitopressão), induzem uma resposta dolorosa de intensidade variável, de discreta à intensa, demonstrada pela retirada súbita da região pressionada. Ao todo, há 18 pontos (9 pares) que serão descritos adiante.

A fadiga, também um sintoma subjetivo, é uma queixa comum e dificulta as atividades diárias e laborais dos pacientes. O sono é leve e não reparador, contribuindo para a piora da fadiga e da dor. Em estudos polissonográficos, os pacientes com FM apresentam o fenômeno da "intrusão alfa", em que ondas alfa, características da fase de vigília, invadem ondas delta do sono profundo não *rapid eye movement* (REM).

Grande parte dos pacientes com FM apresenta transtornos de humor, sendo os mais frequentes: depressão maior, ansiedade, transtorno obsessivo-compulsivo e síndrome do pânico. Além de exacerbarem os sintomas, prejudicam o enfrentamento da doença e diminuem a produtividade, levando ao afastamento das atividades laborais.

A FM também pode suscitar sintomas satélites, como síndrome da fadiga crônica, síndrome do cólon irritável, cistite intersticial, cefaleia, disfunção da articulação temporomandibular e síndrome das pernas inquietas. O reconhecimento desses sintomas é fundamental por agravarem o quadro de dor e causarem mais sofrimento aos pacientes.

CRITÉRIOS CLASSIFICATÓRIOS PARA A SÍNDROME DE FIBROMIALGIA

American College of Rheumatology (1990)

Os critérios do American College of Rheumatology (ACR) incluem:

- Dor musculoesquelética generalizada: presente nos últimos 3 meses, deve aparecer nos quatro quadrantes (divide-se o corpo abaixo e acima da cintura e dos lados direito e esquerdo). A dor também deve envolver uma área axial, como coluna cervical, torácica e lombar
- No exame físico, indução da dor à palpação em 11 dos 18 *tender points*:
  - Suboccipital: na inserção do músculo subocciptal
  - Cervical baixo: na altura do ligamento intertransverso C5-C6
  - Segunda junção costocondral: lateral à junção, na origem do músculo peitoral maior
  - Trapézio: ponto médio da borda superior do músculo
  - Supraespinhoso: acima da escápula, próximo à borda medial
  - Epicôndilo lateral: 3 a 5 cm distal ao epicôndilo lateral
  - Glúteo médio: na parte média do quadrante superoexterior, na porção anterior do músculo glúteo médio
  - Trocantérico: posterior à proeminência do grande trocânter
  - Joelho: no coxim gorduroso, pouco acima da linha média do joelho.

American College of Rheumatology (2010; modificado)

Neste critério foram retirados os pontos dolorosos e incluídos outros sintomas além da dor. Eles devem estar presentes na mesma intensidade, há pelo menos 3 meses, e não pode existir outra condição que os justifique.

Foram estabelecidos dois escores para avaliação da FM, um referente à dor e outro aos sintomas associados. O índice de dor generalizada (IDG) é formado por 19 possíveis áreas dolorosas. Já a escala de gravidade dos sintomas (ES) pontua até 12 pontos, de acordo com a gravidade dos sintomas (Tabelas 1.1 e 1.2).

Tabela 1.1 Índice de dor generalizada.

Marque as áreas onde teve dor nos últimos 7 dias	
Áreas	**Dor**
Mandíbula direita	
Mandíbula esquerda	
Ombro direito	
Ombro esquerdo	
Braço direito	
Braço esquerdo	
Antebraço direito	
Antebraço esquerdo	
Quadril direito	
Quadril esquerdo	
Coxa direita	
Coxa esquerda	
Perna direita	
Perna esquerda	
Tórax	
Cervical	
Dorso	
Abdome	
Lombar	
Total de áreas dolorosas	

Tabela 1.2 Escala de gravidade dos sintomas.

Intensidade dos sintomas nos últimos 7 dias (0 = ausente; 1 = leve; 2 = moderado; 3 = grave)				
Fadiga (cansaço ao realizar as atividades)	0	1	2	3
Sono não reparador (acordar cansado)	0	1	2	3
Sintomas cognitivos (dificuldade de memória, concentração)	0	1	2	3
Intensidade dos sintomas nos últimos 6 meses (0 = ausente, 1 = presente)				
Cefaleia			0	1
Dores ou cólicas abdominais			0	1
Depressão			0	1

American College of Rheumatology (2016)

Em 2016, realizou-se revisão dos critérios anteriores, com a proposta de que a FM pode ser diagnosticada caso todos os critérios a seguir estejam presentes:

- Dor generalizada (em 4 de 5 regiões preestabelecidas)
- Sintomas presentes por pelo menos 3 meses
- Pontuações: IDG ≥ 7 e ES ≥ 5 ou IDG 4 a 6 e ES ≥ 9
- O diagnóstico da FM é válido a despeito de outros diagnósticos, porém não exclui outras condições clínicas ou doenças relevantes.

EXAMES LABORATORIAIS

Na consulta inicial, o médico deve solicitar exames para descartar doenças graves, infecções e neoplasias, principalmente se os sintomas aparecerem em pacientes maiores que 55 a 60 anos.

Após avaliação clínica com obtenção de história e exame físico, podem-se solicitar, de acordo com a necessidade, exames de hormônio tireoideoestimulante (TSH), tiroxina-4 livre (T4 livre), cálcio, fósforo, paratormônio (PTH), vitamina D-25OH, creatinofosfoquinase (CPK), aldolase, eletroforese de proteínas séricas, sorologias virais, proteína C reativa (PCR) e velocidade de hemossedimentação (VHS). Não é necessário pedir fatores antinúcleo (FAN) e reumatoide (FR), caso não haja sintomas e sinais de doença reumática autoimune.

DIAGNÓSTICO DIFERENCIAL

Deve ser feito com todas as doenças que podem causar dor difusa, como hipotireoidismo, hiperparatireoidismo, osteomalacia, miopatias, mieloma múltiplo, infecções virais, síndromes paraneoplásicas, doenças autoimunes, síndrome da fadiga crônica e miofascial, entre outras.

TRATAMENTO

Não medicamentoso

É imprescindível educar o paciente para que ele possa entender sua doença, bem como esclarecer dúvidas sobre prognóstico, objetivos e etapas do tratamento.

Estimular o exercício físico é primordial no tratamento da FM, visto que atua em diferentes mecanismos de controle da dor, bem como na melhora do humor, do sono e da qualidade de vida. Devem ser prescritos exercícios aeróbicos no mínimo 2 a 3 vezes/semana durante 30 min. No início, a prática pode piorar a dor, mas não deve ser desencorajada. A progressão da durabilidade, da intensidade e da carga deve ser mais lenta nesses pacientes. Exercícios de fortalecimento muscular e alongamentos também devem ser prescritos. Os benefícios aparecem em torno de 16 a 20 semanas.

Os mecanismos de estresse que contribuem para depressão ou ansiedade podem ser corrigidos com técnicas psicológicas, como psicoterapia ou terapia cognitivo-comportamental. Se o paciente apresentar sintomas depressivos importantes, transtorno de ansiedade ou catastrofismo, encaminhar ao psiquiatra.

Medicamentoso

O principal fator de pior prognóstico na FM é a baixa adesão ao tratamento, principalmente pelos efeitos colaterais das medicações.

Utilizados em doses menores para controlar a dor, os antidepressivos também podem melhorar a qualidade do sono, como no caso dos antidepressivos tricíclicos, que reduzem a invasão de ondas alfa no sono profundo. Recomenda-se o uso associado destes fármacos com inibidores seletivos da recaptação da serotonina (ISRS).

O escitalopram e o citalopram, ambos da classe dos ISRS, não devem ser utilizados devido a sua alta seletividade pela serotonina. A fluoxetina pode ser uma opção, desde que as doses sejam iguais ou superiores a 40 mg para perderem esse efeito seletivo pela serotonina e inibirem também a norepinefrina. Os antidepressivos duais devem ser utilizados em casos importantes de transtorno de humor (Tabela 1.3).

Os anticonvulsivantes agonistas do GABA devem ser reservados para quadros álgicos e de insônia importantes (Tabela 1.4).

Para controle da dor, também pode-se optar pelo tramadol, único opioide que inibe a recaptação de serotonina e norepinefrina e pode ser associado a analgésicos comuns, como dipirona ou paracetamol. O zolpidem é um indutor do sono não benzodiazepínico que também pode ser utilizado em casos de insônia inicial.

Não são recomendados benzodiazepínicos, clonazepam, alprazolam, anti-inflamatórios não esteroides, glicocorticosteroides ou opioides não tramadol (risco de dependência; Tabela 1.5).

Tabela 1.3 Antidepressivos: doses e efeitos colaterais.

Antidepressivos	Medicamentos	Dose inicial	Dose máxima	Efeitos colaterais
Antidepressivos tricíclicos	Amitriptilina Nortriptilina Ciclobenzaprina (miorrelaxante)	25 mg/dia 15 mg/dia 5 mg/dia	50 mg/dia 150 mg/dia 20 mg/dia	Boca seca, constipação intestinal, ganho de peso sedação
Inibidores seletivos da recaptação da serotonina	Fluoxetina Sertralina Paroxetina	40 mg/dia 25 mg/dia 20 mg/dia	80 mg/dia 200 mg/dia 40 mg/dia	Perda da libido e de apetite
Antidepressivos duais (inibidores seletivos da recaptação de serotonina e norepinefrina)	Duloxetina Venlafaxina	30 mg 150 mg	60 mg/dia 225 mg/dia	Náuseas, palpitação, cefaleia

Tabela 1.4 Anticonvulsivantes: doses e efeitos colaterais.

Anticonvulsivantes	Medicamentos	Dose inicial	Dose máxima	Efeitos colaterais
Gabapentinoides	Gabapentina Pregabalina	400 mg/dia 75 mg/dia	2.400 mg/dia 450 mg/dia	Sonolência, tontura

Tabela 1.5 Outros medicamentos: doses e efeitos colaterais.

Categoria	Medicamentos	Dose inicial	Dose máxima	Efeitos colaterais
Analgésicos opioides	Tramadol	50 mg 12/12 h	200 mg/dia	Náuseas Tonturas
Indutor do sono	Zolpidem	10 mg/noite	10 mg/noite	Sedação

BIBLIOGRAFIA

Barkhuzein A. Rational and targeted pharmacological treatment of fibromyalgia. Rheum Dis Clin North America. 2002;28:261-90.

Cristo VV, Andrade CVC, Gavi MBRO. Epidemiologia da fibromialgia. In: Ranzolin A, Chiuchetta FA, Heyman RE. Dores musculoesqueléticas localizadas e difusas. 2. ed. São Paulo: Planmark; 2017. p. 40-5.

Domiciano DS, Pontes Filho MAG. Fibromialgia. In: Martins MM, Carrilho FJ, Alves VAF, Castilho EA, Cerri GG. Clínica médica. 2. ed. Barueri: Manole; 2016. v. 5. p. 606-13.

Heyman RE, Paiva ES, Helfestein Junior M, Pollak DF, Martinez JE, Provenza JR, et al. Consenso brasileiro do tratamento da fibromialgia. Rev Bras Reumatol. 2010;50(1):56-66.

Macfarlane GJ, Kronisch C, Dean LE, Atzeni F, Häuser W, Fluβ E et al. EULAR revised recommendations for the management of fibromyalgia. Ann Rheum Dis. 2017;76(2):318-28.

Paiva ES. Fisiopatologia da fibromialgia. In: Ranzolin A, Chiuchetta FA, Heyman RE. Dores musculoesqueléticas localizadas e difusas. 2. ed. São Paulo: Planmark; 2017. p. 56-66.

Rao SG. The neuropharmacology of centrally-acting analgesic medications in fibromyalgia. Rheum Dis Clin North America. 2002;28:235-59.

Wolfe F, Clauw DJ, Fitzcharles MA, Goldenberg DL, Häuser W, Katz RS et al. Fibromyalgia criteria and severity scales for clinical and epidemiological studies: a modification of the ACR preliminary diagnostic criteria for fibromyalgia. J Rheumatol. 2011;38(6):1113-22.

Wolfe F, Clauw DJ, Fitzcharles MA, Goldenberg DL, Häuser W, Katz RL et al. 2016 Revisions to the 2010/2011 fibromyalgia diagnostic. Semin Arthritis Rheum. 2016;46(3):319-29.

Wolfe F, Smythe HA, Yunus MB, Benett RM, Bombardier C, Goldenberg DL et al. The American College of Rheumatology 1990 criteria for the classification of fibromyalgia. Report of the multicenter criteria committee. Arthritis Rheum. 1990;33(2):160-72.

2 Lombalgia

Priscila Dias Cardoso Ribeiro • Jamil Natour

INTRODUÇÃO

Define-se geralmente lombalgia como uma dor localizada abaixo da margem das últimas costelas (margem costal) e acima das linhas glúteas inferiores, associada ou não à dor nos membros inferiores.

Trata-se da comorbidade musculoesquelética mais comum na população adulta, com prevalência crescente estimada de 14,7% entre indivíduos de 40 a 50 anos, e de 25% na população idosa no Brasil. Por seu caráter incapacitante, a dor lombar crônica configura grande impacto social e econômico no mundo.

CLASSIFICAÇÃO

Pode-se subdividir a dor lombar de diversos modos. Uma classificação simples e prática considera a duração: lombalgia aguda (menos de 6 semanas), subaguda (6 a 12 semanas) ou crônica (mais de 12 semanas). Outra maneira bastante utilizada leva em conta suas características e prováveis etiologias: mecânicas, degenerativas, inflamatórias, metabólicas, infecciosas, miofasciais, neoplásicas e psíquicas.

ANAMNESE

Etapa fundamental na avaliação diagnóstica e definição etiológica de um indivíduo com dor lombar, a anamnese deve contar com os seguintes aspectos:

- Características da dor:
  - Tempo de evolução: aguda, subaguda ou crônica
  - Padrão: intensidade, início súbito ou progressivo e horário do aparecimento. Procurar esclarecer a relação da dor com esforço físico e/ou repouso, bem como com outros fatores de melhora e piora
  - Irradiação: raquidiana ou não, e se a localização e a distribuição coincidem com um ou mais dermátomos
  - Bandeiras vermelhas ou *red flags*: procurar sinais de alerta (Tabela 2.1)
  - Bandeiras amarelas ou *yellow flags*: procurar fatores de risco para cronificação da dor, dentre os quais: medo-evitação, catastrofismo, depressão, situação trabalhista (Tabela 2.2). A identificação desses fatores de risco deve servir de alerta para avaliação e abordagem adequadas
- Dor extrarraquidiana: não tem relação com os movimentos da coluna e pode aparecer mesmo em repouso. Nessa situação, deve-se considerar calculose renal, colecistite calculosa, endometriose, prostatite, aneurisma de aorta abdominal, processos expansivos abdominais retroperitoneais, doença inflamatória pélvica crônica, pielonefrite, abscessos perirrenais, pancreatite, entre outros. Algumas vezes, o aneurisma de aorta abdominal pode simular hérnia de disco. Essas condições patológicas são responsáveis por 2% das lombalgias e das lombociatalgias

- Antecedentes: avaliar o histórico social e ocupacional completo, a fim de buscar fatores de risco, além de exposição ao uso de drogas, histórico detalhado de saúde, hábitos e fatores psicossociais.

EXAME FÍSICO

Exame geral
Verificar condição sistêmica que possa estar ligada ao quadro ou um fator de risco para lombalgia e buscar uma definição etiológica.

Exame espinal
Avaliar curvaturas e deformidades posturais e palpar:

- Processos espinhosos e sacro (também percutir), para determinar lesões ósseas ou fraturas
- Tuberosidade isquiática e o trocanter maior, para pesquisa de bursite
- Musculatura paravertebral, em busca de focos de espasmos ou gatilhos.

Avaliar se há discrepância entre os comprimentos dos membros inferiores em decúbito dorsal.

Amplitude do movimento lombar
Avaliar flexão, extensão e inclinação lateral da coluna lombossacra e realizar o teste de Schober em pacientes com suspeita de espondiloartropatias. O aumento da dor com a

Tabela 2.1 Sinais de alerta (*red flags*) na dor lombar.

Sugestivos de infecção ou tumor
- Idade acima de 50 ou abaixo de 20 anos - História de neoplasia - Sintomas como febre, calafrios, perda de peso sem explicação convincente - Infecção bacteriana recente ou uso de drogas intravenosas - Imunodepressão - Dor com piora em decúbito dorsal - Dor com piora noturna
Trauma
- Trauma maior - Trauma menor em idosos ou osteoporóticos e em usuários de corticosteroides
Síndrome da cauda equina
- Anestesia em sela - Disfunção vesical e/ou fecal - Déficit neurológico progressivo ou grave em membros inferiores

Obs.: devem-se investigar quaisquer "sinais de alerta" por meio de um exame físico acurado dos diversos sistemas e também por exames complementares.

Tabela 2.2 Sinais de risco de cronificação na dor lombar (*yellow flags*).

- Humor deprimido ou negativo (principal fator de risco para cronicidade), isolamento social
- Crença de que a dor e a manutenção da atividade são lesivas
- "Comportamento doentio" (insistência em ficar de repouso por período prolongado)
- Tratamento prévio incompatível com as melhores práticas
- Indícios de exagero na queixa e na esperança de recompensa. Pedidos/uso excessivo de atestado médico
- Problemas no trabalho, insatisfação com o emprego. Trabalho pesado com poucas horas de lazer
- Superproteção ou pouco suporte familiar

flexão anterior sugere anormalidade nos elementos anteriores da coluna vertebral (p. ex., disco vertebral), enquanto a dor que se intensifica com a extensão da coluna sugere doença nos elementos posteriores da coluna vertebral, como as articulações zigoapofisárias.

Teste muscular manual

A fraqueza muscular persistente é o indicador mais confiável de compressão nervosa e pode sugerir a topografia da raiz comprometida, de acordo com o miótomo correspondente (Tabela 2.3).

EXAME NEUROLÓGICO

Distinguir entre comprometimento de neurônio motor superior, lesão de nervo periférico e lesão de raiz nervosa é essencial para diagnóstico diferencial na lombalgia.

Exame sensorial

Os achados sensoriais são menos confiáveis que o reflexo ou os resultados de testes de resistência. Uma determinada área da pele pode ser inervada por dois dermátomos, o que torna os testes sensoriais pouco específicos para definir a raiz afetada, ainda que possam ser sugestivos de alguma delas.

Tabela 2.3 Lesões da raiz nervosa lombar e déficits correspondentes.

Raiz	Dor e irradiação	Perda sensitiva	Fraqueza motora	Perda de reflexos
L1	Região inguinal	Região inguinal	Raramente flexão do quadril	Nenhum
L2, L3 e L4	Dorso, irradiando para a coxa anterior e, às vezes, para a perna medial	Coxas anteriores, ocasionalmente para perna medial	Flexão do quadril, adução do quadril, extensão do joelho	Tendão patelar
L5	Dorso, irradiando para as nádegas, lateral da coxa e da panturrilha, dorso do pé e hálux	Lateral da panturrilha, dorso do pé, espaço entre o primeiro e o segundo pododáctilos	Abdução do quadril, flexão do joelho, dorsiflexão do pé, extensão e flexão do pé, inversão e eversão do pé	Tendão semitendinoso/ semimembranoso (isquiotibiais internos)
S1	Dorso, irradiando para a nádega, região lateral ou posterior da coxa, panturrilha posterior, região plantar e lateral do pé	Panturrilha posterior, aspecto lateral ou plantar do pé	Extensão do quadril, flexão do joelho, flexão plantar do pé	Tendão de Aquiles
S2, S3 e S4	Dor nas nádegas ou sacral irradiando para a face posterior da coxa ou do períneo	Nádegas mediais, perineais e perianais	A fraqueza pode ser mínima, com incontinência urinária e fecal, bem como disfunção sexual	Bulbocavernoso; reflexo anal

Reflexos de tendões profundos
Pode ser útil testar todos os reflexos profundos, principalmente o patelar (L4) e o reflexo do tendão calcâneo (S1).

Manobras provocativas
Manobra de Valsalva
Na compressão radicular, a manobra provoca exacerbação da dor ou irradiação até o pé.

Sinal X (manobra de Valsalva sensibilizada por momentos de força)
É a conjugação da manobra de Valsalva com a flexão da coluna lombar anteriormente a sua execução. Pede-se para o paciente ficar em pé e flexionar a coluna lombar até um ângulo em que seja possível suportar a dor. No primeiro instante que a dor começar a irradiar, pede-se para ele tossir ou espirrar (para que se faça a manobra de Valsalva). O sinal é considerado positivo se houver acentuação da dor no trajeto dermatomérico do nervo ciático, gerando uma sensação dolorosa muito mais intensa do que aquela causada por uma flexão simples. Cecin, em estudo controlado envolvendo 66 pacientes com lombociatalgia aguda, constatou a prevalência de 95,5% de positividade do novo sinal clínico nas hérnias discais agudas.[1]

Teste de Patrick ou FABERE (flexão, abdução, rotação externa)
O desencadeamento de lombalgia ou dor em nádega contralateral no teste de Patrick sugere doença na articulação sacroilíaca; porém, por se tratar de uma dor inespecífica pode também corresponder a outras doenças, como espondilolistese ou mesmo síndrome facetária. Por outro lado, um teste de Patrick que produz dor inguinal ou em coxa anterior sugere doença do quadril.

Lasègue
A dor à elevação passiva do membro inferior estendido é sugestiva de irritação no nervo ciático. É geralmente considerada positiva quando a dor irradia para o trajeto do dermátomo das raízes L5 e S1 ou se a dor já existente nesse trajeto exacerbar quando o membro inferior for posicionado em um ângulo de 35 a 60° em relação ao plano horizontal.

A positividade do sinal de Lasègue, na maioria das vezes, é prova inequívoca de compressão radicular. Em hérnias extrusas ou volumosas, a manobra pode ser positiva a ângulos menores que 35°. Quando há apenas dor lombar, sem irradiação, a angulação do membro inferior afetado em relação ao plano horizontal for maior que 70°, a prova é considerada negativa e pode indicar inexistência de processo compressivo radicular (p. ex., nas hérnias centrais).

Lasègue cruzado
Realizado conforme manobra de Lasègue, exceto pela elevação ser feita sobre o membro inferior contralateral ao membro pelo qual a dor irradia. Quando presente, o sinal de Lasègue cruzado contralateral é altamente específico de compressão radicular.

Sinal do arco da corda (manobra de Bragard)
Deve-se proceder como na manobra de Lasègue e, ao iniciar a dor, flexiona-se o joelho ipsilateral. Havendo redução e/ou desaparecimento da dor, o sinal é considerado positivo para diagnóstico de dor radicular.

Sinal das pontas de De Sèze
Solicitar ao paciente que fique em pé sobre os calcanhares (dorsiflexão dos tornozelos). Caso apresente inaptidão, infere possível compressão da raiz de L4 ou L5.

Em seguida, deve-se pedir para o paciente ficar em pé sobre as pontas dos pés (flexão plantar dos tornozelos). Caso não possa, trata-se de possível compressão da raiz de S1.

Análise de marcha
Avaliar se a marcha espontânea é sugestiva de algum déficit ou etiologia específica.

Sinais não orgânicos de lombalgia psicossomática
Atentar para sinais como: sensibilidade dolorosa exacerbada em locais de distribuição não anatômica e superficial, bem como lombalgia que aparece após compressão craniocaudal.

INVESTIGAÇÃO COM EXAMES DE IMAGEM

Achados de imagem na coluna lombar estão fracamente relacionados com sintomas álgicos. Em um estudo transversal envolvendo idosos assintomáticos com idade a partir de 60 anos, foi constatado que 36% apresentavam hérnia de disco, 21% tinham estenose espinal e mais de 90% apresentavam disco degenerado ou protuberante.[2]

Em contrapartida, em uma revisão sistemática realizada em 2015 por Brinjikji et al.[3], algumas anormalidades na ressonância magnética foram identificadas como mais comuns em pessoas com dor lombar do que naquelas sem dor (14 estudos de caso-controle; 3.097 participantes), considerando indivíduos com menos de 50 anos. A revisão constatou que vários achados na ressonância magnética tiveram associação razoavelmente forte com dor lombar nessa população específica, incluindo: alteração Modic tipo 1 (OR 4 IC 95% 1,1 a 14,6); saliência discal (OR 7,5 IC 95% 1,3 a 44,6), extrusão discal (OR 4,4 IC 95% 2 a 9,7) e espondilolistese (OR 5,1 IC 95% 1,7 a 15,5). No entanto, as evidências são insuficientes para concluir que os achados de ressonância magnética podem ser úteis para predizer o início ou o curso futuro da lombalgia.

É importante ressaltar que não há evidências que suportem que a solicitação de imagem melhore os desfechos do paciente com dor lombar, e as diretrizes não recomendam seu uso rotineiro para pessoas com lombalgia. A recomendação do American College of Radiology é a de não fazer imagens para dor lombar nas primeiras 6 semanas de avaliação a menos que sinais de alerta ou *red flags* estejam presentes (ver Tabela 2.1).

Indicações de avaliação diagnóstica complementar
Nas lombalgias mecânicas agudas ou subagudas sem quaisquer "sinais de alerta", os estudos de imagens não são necessários. Já nas lombalgias com "sinais de alerta" pode ser necessário solicitar uma radiografia simples já na primeira abordagem. A seguir, alguns exames para avaliação complementar:

- Radiografia convencional: exame de baixo custo e execução rápida, útil para revelar alterações ósseas. Como em outros exames de imagens, são comuns alterações degenerativas sem relação com a dor
- Tomografia computadorizada axial (TC): método mais adequado para avaliar partes ósseas. Uso indicado para comprometimentos discais, em platôs vertebrais, das articulações zigoapofisárias e/ou do canal vertebral e dos forames intervertebrais
- Ressonância nuclear magnética (RNM): considerada superior à TC para a visualização de tecidos moles e por ter amplo plano de visão. Usada nos casos sugestivos de infecção, neoplasia ou comprometimento neurológico persistente
- Discografia: método invasivo e de indicação restrita nos casos de hérnia de disco com reprodução da dor referida, em caso de incerteza de dor discogênica (DD)
- Cintilografia: para situações em que há suspeita de tumor, infecção e doença óssea difusa, sem localização precisa

- Eletroneuromiografia: indicada no diagnóstico diferencial entre envolvimento radicular e outras doenças do sistema nervoso periférico. Não deve ser solicitada rotineiramente nas radiculopatias evidentes em doenças da coluna vertebral
- Densitometria óssea: em casos de diagnóstico estabelecido ou com suspeita de osteoporoses primária e secundária, diante de fraturas por baixo impacto
- Exames laboratoriais: poderão ser solicitadas provas de atividade inflamatória e outros exames específicos de acordo com a hipótese diagnóstica e a presença de "sinais de alerta".

PRINCIPAIS CAUSAS

Hérnia discal

A hérnia de disco é condição frequente, acomete entre 13 e 40% das pessoas ao longo da vida, em uma proporção homens:mulheres de 2:1. Em indivíduos de 25 a 55 anos, cerca de 95% das hérnias discais ocorre na coluna lombar inferior (níveis L4/5 e L5/S1). As hérnias de disco acima desses níveis são mais comuns naqueles com mais de 55 anos. A prevalência dessa condição está aumentando e pode ser explicada tanto pela maior sensibilidade dos exames de imagem quanto por mudanças comportamentais e envelhecimento da população.

O disco intervertebral é composto anatomicamente pelo anel fibroso, uma estrutura de tecido fibrocartilaginoso flexível que permite a mobilidade da coluna vertebral em suas várias direções; e pelo núcleo pulposo, uma estrutura gelatinosa circundada pelo anel fibroso, cuja principal função é amortecer e absorver os impactos mecânicos gerados sobre a coluna vertebral. A formação da hérnia inicia-se com o surgimento de fissuras no anel fibroso, por onde o conteúdo gelatinoso nuclear pulposo passa a se infiltrar, acometendo as raízes nervosas espinais de diferentes formas e graus. Nesse processo, pode haver desde o abaulamento do disco até o rompimento da parede discal com extravasamento do conteúdo nuclear para o canal medular (protrusão e extrusão com sequestro, respectivamente).

Os danos às raízes nervosas podem ocorrer de duas formas principais: por meio da compressão mecânica direta ou pela irritação nervosa por ação de mediadores inflamatórios liberados durante esse processo.

A dor radicular é aquela evocada por descargas ectópicas que emanam de uma raiz dorsal inflamada ou lesionada. Em geral, a dor irradia da lombar e das nádegas para o(s) membro(s) inferior(es), com uma distribuição dermatomal que confere um quadro álgico de padrão neuropático. A hérnia de disco é a causa mais comum desse mecanismo de dor, enquanto o processo fisiopatológico mais comum é a inflamação do nervo afetado e não a sua compressão.

Síndrome facetária

As articulações zigoapofisárias (Figura 2.1) possuem grande quantidade de terminações nervosas livres e encapsuladas que ativam aferências nociceptivas e que também são moduladas pelas fibras eferentes simpáticas. Estima-se que a dor zigoapofisária lombar ou facetária represente até 30% dos casos de lombalgia, com a nocicepção originada na membrana sinovial ou na cápsula fibrosa da articulação facetária. O diagnóstico da síndrome da articulação facetária costuma ser difícil e requer uma avaliação clínica cuidadosa com análise precisa dos exames radiológicos.

Pacientes com síndrome facetária geralmente se queixam de lombalgia com ou sem irradiação para os membros inferiores, muitas vezes irradiando para a coxa ou para a virilha. Não há padrão radicular. A dor lombar tende a ser descentralizada e aumenta com hiperextensão, rotação, flexão lateral e descidas. Os pacientes com frequência se queixam de rigidez lombar, que é tipicamente mais evidente ao sair da cama pela manhã. Sete características são classicamente relacionadas à dor facetária: idade avançada,

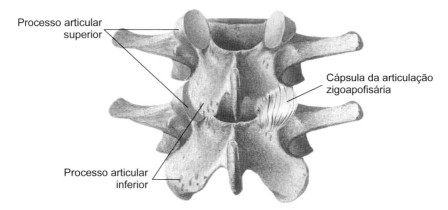

Figura 2.1 Articulação zigoapofisária.

episódios prévios de dor lombar, marcha normal, dor máxima à extensão lombar, falha em agravar a dor com a manobra de Valsalva e ausência de dor nas pernas ou espasmo muscular.

É difícil diagnosticar a síndrome da faceta lombar por métodos de imagem, pois não há quaisquer achados patognomônicos. Embora a ressonância magnética possa fornecer sinais inespecíficos de osteoartrite, a obtenção da história e o exame clínico continuam sendo fundamentais no diagnóstico das síndromes facetárias.

Estenose de canal lombar

Determinada por um estreitamento progressivo do canal medular central e dos recessos laterais, levando à compressão das estruturas neurovasculares locais. A maioria dos casos de estenose de canal lombar (ECL) é degenerativa, relacionada a alterações na coluna associadas ao envelhecimento. Ao longo da senescência, o disco intervertebral tende a perder sua característica viscoelástica, podendo ocorrer lacerações no ânulo fibroso, fragmentação do núcleo pulposo e, consequentemente, perda da altura discal. O desgaste discal permite o aumento da mobilidade local, além de proporcionar distribuição assimétrica da carga axial. Esse transtorno propicia o aumento de mobilidade nas facetas articulares, com desgaste precoce e consequente osteoartrite. Assim, o desgaste discal e das facetas articulares pode ou não proporcionar retrolistese ou espondilolistese que, associadas à formação de osteófitos e ao espessamento do ligamento amarelo, são capazes de determinar estenose do canal vertebral. Quando ocorre estreitamento central e lateral do canal vertebral em múltiplos níveis, a nutrição neural pode ser prejudicada pela compressão vascular, levando à síndrome do canal estreito.

Os sintomas mais frequentes da síndrome do canal estreito, ainda que essa condição possa ser assintomática em muitos casos, consistem em dor lombar na linha média e radiculopatia com fraqueza motora, parestesia e comprometimento dos nervos sensoriais, conferindo a característica claudicação neurogênica. As queixas, no entanto, podem ter uma distribuição diferente, a depender do tipo de ECL. Se a estenose for central, há compressão medular ou de toda a cauda equina, conforme o nível, mas não compressão radicular, e a dor pode ser bilateral com distribuição não dermatomal. Na estenose de recesso lateral, os sintomas são geralmente encontrados de forma dermatomal, pois raízes específicas são comprimidas, conferindo um quadro de radiculopatia unilateral.

A flexão do tronco, seja em posição sentada, inclinada ou deitada, normalmente alivia o desconforto, enquanto a extensão lombar prolongada pode agravar a dor. No teste de inclinação, em que o paciente deve caminhar rápido, a marcha e a postura após a caminhada podem revelar um resultado positivo. À medida que caminha e a dor se intensifica, o paciente pode se queixar de sintomas sensoriais seguidos de sintomas motores (claudicação neurogênica). Tipicamente, ao longo do caminho, o paciente assume uma postura encurvada que melhora os sintomas em geral. A claudicação neurogênica, no entanto, não ocorre quando esses pacientes pedalam em bicicletas estacionárias. Já na claudicação vascular, importante diferencial, os pacientes apresentam os sintomas durante os esforços físicos independentemente da posição do tronco, e também são agravados pelo exercício na bicicleta estacionária. Nesse caso, ocorrem ainda alterações vasculares e diminuição dos pulsos arteriais distais, as quais são rapidamente revertidas com a suspensão da atividade.

A ECL geralmente é diagnosticada com base em uma combinação de história, exame físico e imagem. O método recomendado para confirmar o diagnóstico é a RNM, que facilita a avaliação do canal medular e a relação anatômica entre os elementos espinais e neurais.

O curso natural da ECL não tratada é pouco conhecido. As diretrizes clínicas da North American Spine Society (NASS) concluíram que o curso natural é favorável em um terço a metade dos pacientes com ECL clinicamente leve a moderada, seja qual for a terapêutica adotada.[4]

Dor discogênica

A DD é um quadro clínico multifatorial complexo caracterizado por lombalgia, com ou sem a concomitância de sintomas radiculares nos membros inferiores, na presença de doença degenerativa discal radiologicamente confirmada. Ocorre na ausência de deformidade ou de instabilidade da coluna vertebral e é frequentemente um diagnóstico de exclusão entre outros tipos de dor lombar crônica. A dor é exacerbada pela atividade, mas pode se manifestar em certas posições estáticas, como ao sentar. É uma dor axial e em geral sem padrão radicular, mas a progressão da degeneração discal pode causar manifestações adicionais decorrentes por exemplo, da perda da altura do disco e consequente artrose da faceta articular; do aparecimento de novas hérnias de disco causadoras de dor radicular; ou de alterações hipertróficas que resultem em estenose da coluna vertebral.

A RNM não mostra sinais que indiquem definitivamente se o disco é doloroso. No entanto, pode revelar alterações nas placas terminais e na medula óssea vertebral, como o edema nos corpos vertebrais (Modic 1), único achado de imagem diretamente relacionado ao quadro álgico.

Fratura vertebral por osteoporose

A fratura de coluna vertebral tende a ser a manifestação mais comum e precoce da osteoporose em populações de mulheres com idade superior a 45 anos. Ocorre principalmente na junção da coluna torácica com a lombar, e no terço médio do tórax, representando um risco adicional aproximado de 20% para a ocorrência de nova fratura vertebral, de quadril ou de antebraço. Uma vez que apenas cerca de 30% das fraturas se manifestam como dorsalgia ou dor lombar, e a solicitação de radiografia de coluna não é feita rotineiramente para rastreamento, estima-se que somente 25% das fraturas vertebrais sejam diagnosticadas.

A dor da fratura vertebral costuma ser aguda, intensa e limitante, com piora importante à palpação do processo espinoso da vértebra afetada. Após algumas semanas de persistência, sofre resolução simples subsequente à consolidação e à reparação óssea local. Pode haver cronificação da dor, de acordo com a gravidade, o mecanismo ou a posição da fratura em questão. A nova postura resultante da fratura pode resultar em dor mecânico-postural crônica, sem relação direta com a fratura. As fraturas vertebrais podem ainda estar associadas à hipercifose, à redução da altura e à limitação de movimento, o que pode levar à necessidade de auxílio nas atividades rotineiras, reduzindo a qualidade de vida e aumentando a mortalidade.

Espondiloartrite axial

As espondiloartrites são um conjunto de doenças inflamatórias crônicas que afetam principalmente o esqueleto axial em jovens, com pico de início dos 20 aos 40 anos. Embora tradicionalmente considerada uma doença de homens jovens, há apenas um ligeiro predomínio no sexo masculino em estudos populacionais. A apresentação típica da espondiloartrite axial inclui rigidez matinal, principalmente referida em região lombar e transição toracolombar, que melhora com o exercício, mas não com o repouso. Pessoas com espondiloartrite axial são comumente diagnosticadas erroneamente com dor lombar não específica. O caráter inflamatório da dor deve remeter a esse grupo de doenças, que será mais bem descrito nos Capítulos 20 a 25.

Neoplasias

Dorsalgia e dor lombar são sintomas comuns em indivíduos com câncer metastático. As metástases vertebrais ocorrem em 3 a 5% das pessoas com câncer, e 97% das tumorações em coluna vertebral são doença metastática. No entanto, a malignidade é uma causa incomum de dor lombar. Uma história pregressa de malignidade é o indicador mais útil para identificar essa doença em indivíduos com lombalgia.

Os tumores sólidos que mais levam a metástases vertebrais são adenocarcinomas, sobretudo de mama, pulmão, próstata, tireoide e gastrintestinal. Uma história pregressa de outros tumores é menos importante. O mieloma múltiplo tipicamente se apresenta como dor óssea persistente em pessoas com 60 anos ou mais e, à imagem, com lesões líticas difusas em ossos longos, crânio e possivelmente coluna.

Infecções

Infecções espinais incluem espondilodiscite, osteomielite vertebral, abscesso epidural e, raramente, infecção articular facetária. As infecções bacterianas são divididas em doenças piogênicas (p. ex., causadas por *Staphylococcus aureus* e *S. epidermidis*) e granulomatosas (que incluem tuberculose e brucelose).

Embora raros, esses distúrbios estão associados a uma mortalidade substancial de até 3% para abscessos epidurais, 6% para osteomielite espinal e, possivelmente, 11% para espondilodiscite piogênica. As infecções piogênicas são observadas especialmente em pacientes idosos (idade média de 59 a 69 anos). Em países de baixa renda, a tuberculose afeta uma faixa etária mais ampla (de 27 a 76 anos) e pode representar até um terço das infecções espinais. São consideradas populações de risco aquelas com comorbidades crônicas, particularmente as imunossuprimidas ou imunodeficientes, bem como os usuários de drogas.

TRATAMENTO

Uma abordagem terapêutica correta da lombalgia aguda com a combinação de tratamento conservador sintomático e orientação ergonômica é capaz de influenciar sua evolução, evitando a cronicidade.

Para pacientes com dor lombar aguda, afastados sinais de alerta (ver Tabela 2.1), considera-se uma abordagem baseada em tratamentos estritamente sintomáticos. Nessa fase, recomenda-se limitar as atividades que pioram ou provocam a dor em um curto prazo, instituir analgesia adequada associada a anti-inflamatórios (uso cauteloso), fornecer orientação postural e das atividades diárias. Durante o repouso, alguns autores defendem a adoção da posição de Zassirchon (decúbito supino, joelhos fletidos e pés apoiados sobre o leito e/ou com flexão das pernas em um ângulo de 90° com as coxas e destas com a bacia), que retifica a coluna lombar. Há evidências de benefício de acupuntura em associação à farmacoterapia nas crises de lombalgia. Já exercícios físicos monitorados e a fisioterapia não apresentam benefícios cientificamente comprovados nessa fase da dor, além de não terem nenhuma repercussão no prognóstico, segundo estudos prévios.

Todos os pacientes com dor lombar subaguda e crônica, por sua vez, devem receber orientação sobre autocuidado e instruções sobre a importância de manter a atividade, conforme a tolerância. Não há recomendação de repouso mesmo em fases mais iniciais. Em geral, aconselha-se inicialmente a terapia não farmacológica e, nesse quesito, há um incentivo para intervenções baseadas no movimento e/ou que abordem o caráter biopsicossocial da dor. A ênfase nas terapias ativas é consistente com uma abordagem multidisciplinar da dor, envolve os pacientes em seus autocuidados e, mais diretamente, visa a melhorar a função, em vez de apenas reduzir a dor. Intervenções mais "passivas", como a acupuntura, podem ser usadas como tratamento adjuvante durante as crises de reagudização.

Para pacientes com dor lombar subaguda que têm uma alta probabilidade de remissão espontânea, ou seja, sem *yellow flags* (ver Tabela 2.2), as intervenções de autocuidado e a educação do paciente podem ser suficientes. Em pessoas com sintomas mais graves que têm fatores de risco para cronicidade ou que não estão melhorando com autocuidado e educação, intervenções em curto prazo, como terapia de exercícios ou acupuntura, podem ser consideradas. No entanto, as intervenções devem sempre ser associadas a uma abordagem mais ampla, considerando tratamento antidepressivo quando pertinente e outras possíveis medidas, farmacológicas e não farmacológicas, para evitar cronicidade. A escolha dessas intervenções também depende da preferência do paciente, de seu custo e acessibilidade. Além disso, a terapia farmacológica, quando associada, deve ser ponderada individualmente e escolhida conforme o tipo de paciente e de dor.

Terapêuticas não farmacológicas

Suportes lombares

Não existem evidências convincentes de que os suportes lombares sejam eficazes em pacientes com dor lombar. Assim, embora não sejam rotineiramente recomendados, podem fornecer algum benefício para pacientes com dor lombar subaguda desde que estejam ativamente engajados em terapias recomendadas, como exercícios, e que permaneçam ativos.

Atividade e tratamentos físicos

Terapia com exercício

Diversos tipos diferentes de exercícios são comumente usados em pacientes com dor lombar subaguda ou crônica. Os programas de exercícios incluem exercício de controle motor (também conhecido como exercício de estabilização específico), fortalecimento da musculatura do tronco (p. ex., extensores abdominais e de tronco), movimentos de flexão/extensão, preferência direcional, condicionamento físico geral, exercícios aeróbicos, ioga ou pilates.

A terapia com exercícios é segura, prontamente disponível, ajuda a aliviar os sintomas da dor e melhorar a funcionalidade, sendo considerada de grande importância nas recomendações de diferentes sociedades médicas.

Terapia cognitivo-comportamental

Uma variedade de abordagens psicológicas para pacientes com dor lombar foram avaliadas. Uma revisão sistemática mostrou que a terapia cognitivo-comportamental (TCC) foi superior ao controle da lista de espera para o alívio da dor em curto prazo, embora não houvesse diferenças no ganho de função.

Intervenções educativas combinadas

Várias intervenções educacionais foram avaliadas para a região lombar crônica, inclusive dicas e manuais sobre autocuidado. As evidências sobre a eficácia dessas intervenções são limitadas.

A *Back School*, originalmente desenvolvida na Suécia, consiste em intervenções educacionais associadas a um programa de reabilitação multidisciplinar e terapia de exercícios em grupo. Pode ser uma opção terapêutica para pacientes com dor lombar subaguda ou crônica, mas poucas evidências apoiam sua eficácia. O alto custo dos programas mais intensivos limita sua aplicabilidade, de modo que eles podem ser mais apropriados para pacientes que não respondem a intervenções isoladas ou como alternativa à cirurgia.

Terapêuticas farmacológicas

O tratamento medicamentoso das lombalgias e lombociatalgias, após afastadas causas específicas como neoplasias, fraturas, doenças infecciosas e inflamatórias, deve ser centrado no controle sintomático da dor para propiciar a recuperação funcional o mais rapidamente possível. Para pacientes com dor lombar aguda ou subaguda que necessitam de terapia farmacológica, um medicamento anti-inflamatório não esteroide (AINE) associado ou não a um relaxante muscular esquelético não benzodiazepínico é preferível ao paracetamol, que deixou de ser primeira linha por conta de estudos que comprovaram sua ineficácia.

Em paralelo, nas reagudizações das lombalgias subagudas ou crônicas, um curso inicial (de curta duração e doses baixas) de AINE e/ou tramadol também é preferível, associado a analgésicos simples, conforme necessidade.

Em contrapartida, para o tratamento da lombalgia subaguda ou crônica fora dos períodos de crise, opta-se, como primeira linha, por medicações como antidepressivos e gabapentínicos, cujo perfil farmacológico é mais adequado para uso prolongado.

Anti-inflamatórios não esteroides

Os AINE são, na prática clínica, os medicamentos mais empregados nas crises de lombalgia. Dependendo da dose utilizada, a intervalos regulares, têm efeitos analgésicos e anti-inflamatórios. Todas as classes de anti-inflamatórios podem ser úteis no tratamento da lombalgia aguda ou agudizada, desde que usadas com precaução em pacientes de risco, como os idosos. Os efeitos adversos desses medicamentos são variados e podem ser graves; portanto, sua escolha deve levar em consideração a tolerabilidade e a segurança, assim como sua interação com outros medicamentos.

Corticosteroides

Os resultados dos estudos controlados e randomizados sobre a eficácia dos corticosteroides na lombalgia aguda mecânica ou não mecânica, seja por via parenteral ou epidural, são conflitantes. No entanto, na hérnia discal, considerando que a compressão radicular pode vir acompanhada de inflamação, lesão axonal e das células de Schwann, sua utilização pode oferecer vantagens adicionais, uma vez que a inibição do referido processo inflamatório é mais completa e eficaz do que com AINE. A infiltração epidural com glicocorticoides, anestésicos e opioides é uma opção no manejo da dor radicular aguda após falha do tratamento conservador. A infiltração facetária com corticosteroide também pode ser utilizada em pacientes com síndrome facetária, sobretudo tendo em vista o risco do uso de AINE e corticosteroide sistêmico em pacientes idosos e com comorbidades.

Relaxantes musculares

O uso em curto prazo de relaxantes musculares esqueléticos pode ser considerado como terapia adjuvante para pacientes com lombalgia aguda ou exacerbações agudas de dor lombar crônica. Entretanto, não há dados suficientes para recomendar seu uso para dor lombar crônica estável. A falta de benefício claro, os efeitos colaterais bem conhecidos que afetam o sistema nervoso central e o potencial de dependência de alguns relaxantes musculares esqueléticos sugerem que essa classe de medicamento não deve ser recomendada para uso prolongado.

Opioides

Podem ser apropriados para uso em curto prazo em pacientes selecionados com exacerbações agudas graves de lombalgia, mas não devem ser usados rotineiramente. Em longo prazo, recomenda-se o uso com cautela em pacientes com dor lombar crônica. O uso de opioides deve ser monitorado de perto e restrito a pacientes que não sejam altamente susceptíveis ao uso abusivo nem à dependência de drogas.

Revisões sistemáticas e metanálises sobre o uso de opioides especificamente para dor lombar crônica identificaram poucos estudos de alta qualidade ou longo prazo. Em comparação com o placebo, os opioides tiveram eficácia em curto prazo para o alívio da dor e a melhoria da função, ainda que modestamente e com significado clínico questionável.

O tramadol é um fármaco com duplo mecanismo de ação e baixa afinidade pelo receptor opioide, além de ser um inibidor da recaptação de norepinefrina. Apesar de ter um risco menor de constipação intestinal e dependência do que os opioides convencionais, apresenta risco adicional de síndrome serotoninérgica, especialmente quando combinado com outros agentes serotoninérgicos.

Antidepressivos

A duloxetina, um inibidor da recaptação de serotonina e norepinefrina, é uma opção adjuvante razoável para pacientes com dor lombar crônica que não respondem a intervenções farmacoterapêuticas iniciais. Caso contrário, o papel dos antidepressivos no tratamento da lombalgia é limitado. Embora os antidepressivos tricíclicos tenham sido usados para tratar várias outras síndromes de dor crônica, seus pequenos e inconsistentes benefícios relatados nos estudos sobre dor nas costas não superam seus efeitos colaterais conhecidos (mais comumente sonolência, boca seca e tontura). É importante estar ciente de que a depressão é comum em pacientes com dor lombar crônica, e deve-se avaliar e tratá-la adequadamente para o sucesso na resolução do quadro álgico persistente.

Benzodiazepínicos

São frequentemente utilizados como relaxantes musculares esqueléticos. Os dados sobre a eficácia dos benzodiazepínicos para dor lombar subaguda ou crônica são limitados. Isso, aliado ao potencial de dependência e uso abusivo, impede o uso dos benzodiazepínicos no tratamento prolongado, embora um curso breve possa ser indicado para o controle das exacerbações. A combinação de benzodiazepínicos e opioides deve ser evitada.

Anticonvulsivantes

Apesar do uso comum de medicamentos antiepilépticos para tratamento sintomático de pacientes com dor lombar subaguda ou crônica e da boa resposta em casos individualmente selecionados, a evidência que sustenta seu uso é limitada.

Gabapentinoides

Em uma metanálise de oito estudos controlados randomizados avaliando gabapentinoides (gabapentina ou pregabalina) para o tratamento da dor lombar crônica, a gabapentina apresentou melhora mínima não significativa da dor em comparação com placebo.[5]

A pregabalina foi ligeiramente menos eficaz que outros analgésicos (amitriptilina, celecoxibe ou tramadol/paracetamol); seu uso como terapia adjuvante (adicionado a outros medicamentos) em outros estudos não mostrou benefício.

A gabapentina foi associada a um risco aumentado de efeitos colaterais, incluindo tontura, fadiga e distúrbios visuais, em comparação com o placebo.

Topiramato

Em um estudo, o topiramato foi moderadamente superior ao placebo na promoção de alívio da dor, e ligeiramente superior em termos de melhora funcional em pacientes com dor lombar crônica não radicular.[6] Em outro estudo, o topiramato promoveu uma melhora modesta da dor em pacientes com radiculopatia crônica, mas produziu efeitos colaterais frequentes e muitos pacientes abandonaram o estudo.[7]

Glucosamina

Tem sido extensivamente estudada e é bastante utilizada para tratar osteoartrite, particularmente do joelho e do quadril. No entanto, existem poucos dados para apoiar seu uso para dor lombar.

Em um estudo randomizado de 6 meses com 250 pacientes apresentando dor lombar crônica e osteoartrite lombar degenerativa, não houve diferenças nos escores de dor ou qualidade de vida entre os grupos de sulfato de glucosamina (1.500 mg/dia) e placebo.[8]

Otimização da terapia

Não há estudos avaliando o sequenciamento ideal das terapias. As expectativas dos pacientes quanto ao benefício de um tratamento devem ser levadas em consideração ao escolher as intervenções, uma vez que estas parecem influenciar os resultados. Outros fatores a serem considerados incluem custo, conveniência e disponibilidade de profissionais qualificados para terapias específicas. Devem-se evitar intervenções que não sejam comprovadamente eficazes, uma vez que várias terapias não farmacológicas são apoiadas por evidências razoáveis de benefícios moderados (Tabela 2.4).

Tabela 2.4 Orientações para dor lombar não específica baseadas em evidências.

Orientações	Dor lombar aguda (< 6 semanas)	Dor lombar crônica (> 12 semanas)*
Educação e autocuidado		
Estimular a atividade	Tratamento de primeira linha, considerar uso rotineiro. Repousos curtos são permitidos	Tratamento de primeira linha, considerar uso rotineiro
Educação	Tratamento de primeira linha, considerar uso rotineiro. É um recurso que estimula a participação ativa do paciente no processo de promoção da saúde	Tratamento de primeira linha, considerar uso rotineiro
Tratamento não farmacológico		
Terapia por exercício e reabilitação interdisciplinar	Uso limitado em pacientes selecionados	Tratamento de primeira linha, considerar uso rotineiro. Deve ser baseado em seis pilares: 1. Controle da dor e do processo inflamatório 2. Restauração da amplitude dos movimentos articulares e alongamento dos tecidos moles 3. Melhora da força e resistência musculares: iniciar com exercícios isométricos e, a seguir, exercícios isotônicos 4. Coordenação motora 5. Melhora do condicionamento físico (por meio de exercícios aeróbios) 6. Manutenção de programas de exercícios em domicílio

(continua)

Tabela 2.4 (*Continuação*) Orientações para dor lombar não específica baseadas em evidências.

Orientações	Dor lombar aguda (< 6 semanas)	Dor lombar crônica (> 12 semanas)*
Terapia cognitivo-comportamental	Uso limitado em pacientes selecionados	Tratamento de primeira linha, considerar uso rotineiro
Métodos físicos (manipulação da coluna vertebral, massagem, calor local)	Opção de tratamento adjuvante sem evidência	Opção de tratamento adjuvante sem evidência
Acupuntura	Segunda linha ou opção de tratamento adjuvante	Segunda linha ou opção de tratamento adjuvante
Ioga, pilates, redução de estresse baseada em *mindfulness*	Evidência insuficiente	Segunda linha ou opção de tratamento adjuvante
Terapêutica farmacológica		
Paracetamol	Não recomendado	Não recomendado
Dipirona	Opção de terapêutica adjuvante	Opção de terapêutica adjuvante
AINE	Efetivos no controle dos sintomas, em curto prazo, nas lombalgias mecânicas agudas. Uso cauteloso em idosos	Opção de tratamento adjuvante nos períodos de crises álgicas. Uso cauteloso em idosos
Relaxantes musculares	Uso limitado em pacientes selecionados. Podem ser associados aos anti-inflamatórios não hormonais, mostrando melhor resultado do que quando usados isoladamente	Evidência insuficiente
Antidepressivos	Evidência insuficiente	Segunda linha ou opção de tratamento adjuvante. Indicados nas lombalgias crônicas com componente psicossomático e nas fibromialgias
Anticonvulsivantes	Evidência insuficiente	Papel incerto
Opioides	Uso limitado em pacientes selecionados, com cuidado	Uso limitado em pacientes selecionados, com cuidado
Glicocorticoides sistêmicos	Indicados nos casos de lombociatalgia aguda	Não recomendado
Terapias intervencionistas		
Infusão epidural de glicocorticoide	Pode ser usada nos casos de lombociatalgia aguda após falha do tratamento medicamentoso e medidas físicas. Requer especialistas experientes	Segunda linha ou opção de tratamento adjuvante para síndrome do canal estreito
Infiltrações facetárias	Evidência insuficiente	Segunda linha ou opção de terapêutica adjuvante

(*continua*)

Tabela 2.4 (*Continuação*) Orientações para dor lombar não específica baseadas em evidências.

Orientações	Dor lombar aguda (< 6 semanas)	Dor lombar crônica (> 12 semanas)*
Procedimentos cirúrgicos		
Discectomia (pacientes com hérnia de disco e radiculopatia)	Evidência insuficiente	Segunda linha ou opção de tratamento adjuvante
Laminectomia (pacientes com estenose espinal sintomática)	Evidência insuficiente	Segunda linha ou opção de tratamento adjuvante
Fusão espinal (para dor lombar não radicular com achados sugestivos de degeneração discal)	Evidência insuficiente	Papel incerto

*A dor lombar subaguda é o período de transição entre dor lombar aguda e crônica. Evidências sobre terapias excelentes são escassas, mas uma abordagem razoável é adotar um manejo semelhante ao da dor lombar crônica.
Adaptada de Stochkendahl et al., 2018[9]; Qaseem et al., 2017[10]; Natour, 2004.[11]

REFERÊNCIAS BIBLIOGRÁFICAS

1. Cecin HA. Diretriz II: diagnóstico clínico. Rev Bras Reumatol. 2008;48(Suppl 1):8-12.
2. Boden SD, Davis DO, Dina TS, Petronas NJ, Wiesel SW. Abnormal magnetic – resonance scans of the lumbar spine in asymptomatic subjects. J Bone Joint Surg Am. 1990;72(3):403-8
3. Brinjikji W, Diehn FE, Jarvik JG, Carr CM, Kallmes DF, Murad MH et al. MRI Findings of disc degeneration are more prevalent in adults with low back pain than in asymptomatic controls: a systematic review and meta-analysis. Am J Neuroradiol. 2015;36(12):2394-9.
4. Kreiner DK. Degenerative spinal stenosis. NASS Clinical Guidelines. IL-USA; 2011.
5. Shanthanna H, Gilron I, Rajarathinam M, AlAmri R, Kamath S, Thabane L et al. Benefits and safety of gabapentinoids in chronic low back pain: a systematic review and meta-analysis of randomized controlled trials. PLoS Med. 2017;14:e1002369.
6. Muehlbacher M, et al. Topiramate in treatment of patients with chronic low back pain: a randomized, double-blind, placebo-controlled study. Clin J Pain. 2006;22(6):526.
7. Khoromi S, Patsalides A, Parada S. Topiramate in chronic lumbar radicular pain. J Pain. 2005;6(12):829.
8. Wilkens P, Scheel IB, Grundnes O, Hellum C, Storheim K. Effect of glucosamine on pain-related disability in patients with chronic low back pain and degenerative lumbar osteoarthritis: a randomized controlled trial. JAMA. 2010;304(1):45.
9. Stochkendahl MJ, Kjaer P, Hartvigsen J, Kongsted A, Aaboe J, Andersen M et al. National clinical guidelines for non-surgical treatment of patients with recent onset low back pain or lumbar radiculopathy. Eur Spine J. 2018;27:60-75.
10. Qaseem A, Wilt TJ, McLean RM, Forciea MA. Clinical Guidelines Committee of the American College of Physicians. Noninvasive treatments for acute, subacute, and chronic low back pain: a clinical practice guideline from the American College of Physicians. Ann Intern Med. 2017;166:514-30.
11. Natour J. Coluna vertebral conhecimentos básicos. Sociedade Brasileira de Reumatologia; Etcetera Editora, 2004. Disponível em: http://bvsms.saude.gov.br/bvs/publicacoes/

BIBLIOGRAFIA

Brandt RA, Wajchenberg M. Estenose do canal vertebral cervical e lombar. Einstein. 2008;6(Supl 1):S29-S32.

Chou R. Subacute and chronic low back pain: nonpharmacologic and pharmacologic treatment. Post TW, editor. UpToDate. Waltham, MA: UpToDate Literature review current through: 2018. Disponível em: https://www.uptodate.com.

Foster NE, Anema JR, Cherkin D, Chou R, Cohen SP, Gross DP et al. Lancet Low Back Pain Series Working Group. Prevention and treatment of low back pain: evidence, challenges, and promising directions. Lancet. 2018;391:2368-83.

Hasegawa TM, Baptista AS, Souza MC, Yoshizumi AM, Natour J. Acupuncture for acute non-specific low back pain: a randomised controlled, double-blind, placebo trial. Acupunct Med. 2013;0:1-7.

Hartvigsen J, Hancock MJ, Kongsted A, Louw Q, Ferreira ML, Genevay S et al. Lancet Low Back Pain Series Working Group. What low back pain is and why we need to pay attention. Lancet. 2018;391:2356-67

Meirelles ES. Lombalgias. Grupo Editorial Moreira Junior. Disponível em: http://www.moreirajr.com.br/revistas.asp?fase=r003&id_materia=66. Acesso em: fev. 2019.

Morimoto HC, Jones A, Natour J. Assessment of gesture behavior and knowledge on low back pain among nurses. Advances in Rheumatology. 2018;58:27.

Nascimento PRC, Costa LOP. Prevalência da dor lombar no Brasil: uma revisão sistemática. Cad Saúde Pública. 2015;31(6):1141-55.

Natour J, Cazotti LA, Ribeiro LH, Baptista AS, Jones A. Pilates improves pain, function and quality of life in patients with chronic low back pain: a randomized controlled trial. Clinical Rehabilitation. 2015;29(1)59-68.

Oliveira PP, Marinheiro LPF, Wender MCO, Roisenberg F, Lacativa PGS. Prevalência de fraturas vertebrais e fatores de risco em mulheres com mais de 60 anos de idade na cidade de Chapecó, Santa Catarina, Brasil. Cad Saúde Pública. 2010;26(9):1777-87.

Pilz B, Vasconcelos RA, Marcondes FB, Lodovichi SS, Mello W, Grossi DB. Versão brasileira do STarT Back Screening Tool – tradução, adaptação transcultural e confiabilidade. Braz J Phys Ther. 2014;18(5):453-61.

Ribeiro LH, Furtano RTV, Konai MS, Andreo AB, Rosenfeld A, Natour J. Effect of facet joint injection versus systemic steroids in low back pain. SPINE. 2002;38(23):1995.

Ribeiro LH, Jennings F, Jones A, Furtado R, Natour J. Effectiveness of a back school program in low back pain. Clinical and Experimental Rheumatology. 2008;26:81-8.

Rodrigues LCL, Natour J. A double-blind, randomized controlled, prospective trial assessing the effectiveness of oral corticoids in the treatment of symptomatic lumbar canal stenosis. Journal of Negative Results in BioMedicine. 2014;13:13.

Sussela AO, Bittencourt AB, Raymondi KG, Tergolina, SB, Ziegler MS. Hérnia de disco: epidemiologia, fisiopatologia, diagnóstico e tratamento. Portal Regional da BVS. Disponível em: http://docs.bvsalud.org/biblioref/2018/05/883477/hernia-de-disco-final_rev.pdf.

3 Cervicalgia

Luíza Tupinambá • Jamil Natour

INTRODUÇÃO

Cervicalgia é a dor na região do pescoço. Quando associada a acometimento de raízes nervosas causando dor na extremidade dos membros superiores, denomina-se cervicobraquialgia. A dor na região cervical é uma queixa frequente, acometendo 10 a 20% da população adulta. Sua frequência aumenta com o avançar da idade em virtude da íntima relação com alterações estruturais degenerativas. Pode estar associada a comprometimento de discos, músculos, ligamentos, nervos e, mesmo, outras estruturas que não fazem parte da coluna.

Quanto à duração, a cervicalgia classifica-se em aguda (< 4 semanas), subaguda (4 a 12 semanas) ou crônica (> 12 semanas), cada uma com um leque de diagnósticos diferenciais próprio. De modo geral, está associada com várias comorbidades, incluindo cefaleia, lombalgia, artralgia e depressão.

EPIDEMIOLOGIA

A cervicalgia predomina em mulheres e sua incidência aumenta com a idade. Fatores de risco associados incluem distúrbios do sono, tabagismo, sedentarismo, obesidade, transtornos psiquiátricos (p. ex., ansiedade e depressão), trauma e algumas ocupações, como trabalhadores que usam prolongadamente o computador, fazem trabalhos manuais e profissionais de saúde.

AVALIAÇÃO DO PACIENTE

Diante de uma queixa com amplas possibilidades diagnósticas, muitas vezes coexistentes, o exame clínico ganha papel de maior destaque. Deve-se, por meio de anamnese e exame físico, buscar diagnosticar as síndromes clínicas existentes e identificar qual é a responsável ou a de maior importância como causa da dor do paciente.

Anamnese

Elementos-chave incluem: tempo de evolução, início da dor (súbito ou progressivo), fatores de melhora ou piora, ritmo da dor (mecânica ou inflamatória), sinais de alerta (*red flags*), irradiação da dor e avaliação de incapacidade.

Entre os *red flags*, destacam-se: idade superior a 50 anos; cervicalgia associada à fraqueza de extremidades; alteração de coordenação e/ou disfunção esfincteriana, podendo sugerir compressão medular (mielopatia cervical, infecção, malignidade ou infarto medular); sensação de choque à flexão do pescoço (sinal de Lhermitte positivo), o que indica herniação discal ou até doenças intramedulares, como esclerose múltipla; cervicalgia associada à febre, sugerindo infecção (atenção especial a pacientes imunodeprimidos ou usuários de drogas intravenosas); associação à perda de peso; antecedente de neoplasia; casos de cervicalgia relacionada com cefaleia, dor em cintura escapular e/ou pélvica; perda visual em idosos por risco de doenças como polimialgia reumática e arterite de células gigantes.

Exame físico

Deve ser voltado para exclusão das causas de maior gravidade e que requerem tratamento mais imediato. Avalia-se se há limitação do movimento, deformidades, pontos de dor miofascial ou acometimento neurológico associado.

O exame envolve identificação de expressões faciais ou comportamentos antálgicos, diferenciando de pacientes com queixas não orgânicas. Flexão anormal anterior ou lateralmente e rotações do pescoço podem indicar torcicolo. Hipotrofia muscular ou queda do ombro relacionam-se com radiculopatia, lesão de plexo braquial ou de nervos periféricos. A fraqueza de etiologia neurológica deve ser diferenciada da induzida por dor.

Exames complementares

Exames laboratoriais devem ser solicitados apenas se necessário, conforme a suspeita clínica. Exames de imagem frequentemente são realizados, porém, deve-se ter em mente a comum dissociação clínico-radiológica presente nesses pacientes. Definir diagnóstico baseado em exames de imagem é uma das causas mais comuns de erro diagnóstico em pacientes com cervicalgia.

De um modo geral, radiografias são suficientes quando alterações estruturais são esperadas. A ressonância nuclear magnética (RNM) é o teste mais sensível para alteração em partes moles. Já a tomografia computadorizada é mais utilizada para alterações osteodegenerativas. Como pode haver positividade do exame sem correlação clínica, deve-se restringir sua solicitação para casos que envolvam *red flags*, déficits neurológicos progressivos, antes da realização de procedimentos cirúrgicos e na ausência de resposta a tratamento conservador, em busca de diagnósticos diferenciais. Eletroneuromiografia pode ser solicitada diante de quadros de cervicobraquialgia, para diagnóstico diferencial topográfico de lesão radicular, de plexo braquial ou de nervo periférico.

CAUSAS COMUNS DE DOR CERVICAL

Cervicalgia discogênica

Consequência das alterações degenerativas do disco intervertebral, sendo uma das causas mais frequentes de cervicalgia. Tipicamente gera dor e rigidez à movimentação do pescoço, algumas vezes associadas com dor nas extremidades dos membros superiores. Os sintomas podem ser exacerbados quando o pescoço é mantido em uma única posição por períodos prolongados. Ao exame físico, pode haver dor e restrição da amplitude de movimento, além de contratura muscular paravertebral. As alterações são visíveis à radiografia, porém é frequente a dissociação clínico-radiológica.

Síndrome dolorosa miofascial

A dor miofascial é uma causa comum de dor crônica na população geral. Estão presentes dor e rigidez à movimentação do pescoço frequentemente associadas a acometimento da musculatura espinal paravertebral e trapézio. Envolve uma faixa etária mais ampla, atingindo indivíduos mais jovens. Está ligada a má postura, estresse físico, distúrbios do sono e ocupação do paciente. O exame físico revela gatilhos de dor (*trigger points*). Pode fazer parte do espectro da fibromialgia e é causa frequente de dor cervicogênica.

Dor facetária

A osteoartrite cervical facetária eventualmente é causa de dor e rigidez no pescoço. Surge geralmente após trauma ou posturas que exigem extensão prolongada da região cervical. Sintomas podem ser referidos em ombros, região periescapular, occipital ou proximal dos membros superiores. O diagnóstico é realizado por meio da combinação de achados clínicos e exames de imagem evidenciando alterações de osteoartrite.

No entanto, a confirmação diagnóstica é feita pela melhora dos sintomas após a injeção de anestésico na inervação da articulação facetária.

Dor inflamatória

As etiologias inflamatórias são causas mais raras de cervicalgia. Devem ser aventadas na presença de um conjunto de sinais e sintomas clínicos, em geral com comprometimento sistêmico, que possa cursar também com acometimento cervical. Entre as causas de cervicalgia inflamatória, incluem-se espondilodiscite infecciosa, artrite reumatoide, espondiloartrites e polimialgia reumática, que devem ser suspeitadas conforme as demais apresentações clínicas do paciente. Deve-se lembrar particularmente do acometimento de C1/C2 na artrite reumatoide, na qual frequentemente existe *pannus* sinovial que pode causar dor e instabilidade articular.

TRATAMENTO

Envolve uma ampla gama de possibilidades que devem ser consideradas de forma individualizada, de acordo com a duração e a intensidade dos sintomas, presença de comprometimento neurológico e causa subjacente da dor. Nenhuma abordagem terapêutica é considerada superior a outra. Os objetivos de qualquer plano terapêutico incluem redução da dor, da sensibilização e dos espasmos da musculatura local, bem como a restauração da função cervical.

A adoção de medidas comportamentais e a orientação do paciente são práticas comuns ao tratamento de todas as causas de cervicalgia. Destacam-se, entre as orientações: a importância do condicionamento físico, a correta ergonomia nas atividades diárias e laborais, a posição durante o sono e o uso de travesseiros adequados.

O tratamento inclui modalidades físicas, com fisioterapia, e não farmacológicas, medicamentosas e abordagens cirúrgicas (Tabela 3.1). De modo geral, o tratamento é conservador na maioria dos casos.

Para definir o tratamento, a diferenciação temporal do tipo de cervicalgia é importante. As agudas geralmente respondem a medicações como anti-inflamatórios, analgésicos simples e relaxantes musculares. Já nas crônicas, as medicações são utilizadas visando ao manejo das reagudizações e, nesse caso, os exercícios terapêuticos ganham ainda mais importância.

O tratamento medicamentoso envolve uso de analgésicos simples, como paracetamol e dipirona, e o emprego de anti-inflamatórios, que podem ser suficientes em algumas causas de dor, especialmente naquelas de apresentação aguda. Em casos de dor refratária ou de intensidade mais grave desde o início da apresentação, é viável lançar mão dos opioides fracos, como codeína e tramadol. Os opioides fortes são de uso excepcional no manejo das cervicalgias. Os relaxantes musculares são mais indicados em dores agudas. Quando não houver boa resposta aos miorrelaxantes, os benzodiazepínicos podem ser uma alternativa.

Em casos de dores crônicas ou com acometimento neuropático, é possível indicar antidepressivos tricíclicos, como a amitriptilina, visando a um efeito analgésico relaxante e modulador da dor. Antidepressivos como a duloxetina parecem ter melhor resposta principalmente em pacientes com substrato psiquiátrico de base, como depressão e transtornos de ansiedade.

As infiltrações de pontos de gatilho são procedimentos de baixo risco, que aparentemente promovem uma resposta efetiva direcionada, a qual é mais rápida do que aquela obtida com medicações sistêmicas. No entanto, poucas evidências robustas sustentam essa afirmação.

Abordagem cirúrgica não está em indicada em pacientes sem comprometimento neuropático. Mesmo nas cervicobraquialgias, as indicações ocorrem em casos selecionados e se restringem aos pacientes com comprometimento medular ou radicular refratário e progressivo.

Tabela 3.1 Terapias no manejo da dor cervical.

Tratamento	Descrição	Evidência
Manipulação espinal	Terapia manual que reduz tensão muscular, melhora mobilidade articular e corrige problemas de alinhamento	Superior a não realização de tratamento em curto prazo; fraca a longo prazo, relacionada com medicações ou outros tratamentos alternativos
Acupuntura	Inserção de agulhas na pele em locais anatômicos para reduzir dor ou induzir anestesia; pode ser realizada manualmente ou com estimulação elétrica	Fraca quanto à superioridade em relação ao não tratamento, no curto prazo; forte quanto à inferioridade em relação a outros tratamentos
Massagem terapêutica	Manipulação de músculos e tecido conjuntivo para promover relaxamento e bem-estar	Superior ao não tratamento, porém não é mais efetivo que outros tratamentos em curto/médio prazo. Sem evidência de melhora de função
Exercício terapêutico	Exercícios físicos ativos ou passivos para fortalecer e estabilizar a coluna objetivando redução de dor, prevenção de lesões e melhora postural	Forte quanto à melhora da cervicalgia inespecífica ou associada a trauma; conflitante quanto à melhora de incapacidade
Colar cervical	Dispositivo ortótico usado para imobilização cervical e apoio para cabeça e pescoço, geralmente após lesão	Fraca quanto a não ser melhor que outras terapias
Ioga	Série de exercícios físicos, mentais e espirituais para alcançar paz de espírito, melhorar condicionamento e atingir autoconhecimento	Fraca evidência de que a ioga é mais efetiva que exercícios feitos em casa

BIBLIOGRAFIA

Boswell MV, Shah RV, Everett CR, Sehgal N, McKenzie Brown AM, Abdi S et al. Interventional techniques in the management of chronic spinal pain: evidence-based practice guidelines. Pain Physician. 2005;8(1):1-47.

Cohen SP. Epidemiology, diagnosis, and treatment of neck pain. Mayo Clin Proc. 2015;90:284.

Côté P, Wong JJ, Sutton D, Shearer HM, Mior S, Randhawa K et al. Management of neck pain and associated disorders: A clinical practice guideline from the Ontario Protocol for Traffic Injury Management (OPTIMa) Collaboration. Eur Spine J. 2016;25:2000.

Guzman J, Haldeman S, Carroll LJ, Carragee EJ, Hurwitz EL, Peloso P et al. Clinical practice implications of the bone and joint decade 2000-2010 task force on neck pain and its associated disorders: from concepts and findings to recommendations. Spine. 2008;33:S199.

Schellhas KP, Smith MD, Gundry CR, Pollei SR. Cervical discogenic pain. Prospective correlation of magnetic resonance imaging and discography in asymptomatic subjects and pain sufferes. Spine. 1996;21:300.

Silva JAP. Reumatologia prática: dor loco-regional. A região cervical. 2. ed. Coimbra: Diagnósteo; 2005.

4 Dor no Ombro

João Victor Campos de Oliveira • Fábio Jennings

ANATOMIA E FISIOLOGIA

O ombro é a articulação com maior amplitude de movimento e a única que se movimenta em todos os planos (Figura 4.1). Várias estruturas o compõem:

- Ossos: úmero proximal, escápula, clavícula e costelas da caixa torácica
- Articulações: glenoumeral, acromioclavicular, esternoclavicular e escapulotorácica (articulação não verdadeira). A articulação glenoumeral é responsável pela ampla mobilidade. A desproporção entre os tamanhos da cavidade glenoide e da cabeça do úmero cria um risco de instabilidade da articulação, haja vista que apenas 35% da cabeça umeral é recoberta pela glenoide, a qual é bastante rasa. O *labrum*, estrutura fibrocartilaginosa localizada em sua borda, ajuda a ampliar essa conexão, bem como as estruturas ao redor, como músculos e ligamentos que aumentam a estabilidade. A articulação escapulotorácica também é muito importante para o funcionamento normal do ombro, sobretudo auxiliando na abdução
- Músculos e tendões: supraespinal (abdução), infraespinal (rotação externa), redondo menor (rotação externa e abdução) e subescapular (rotação interna e adução) compõem o manguito rotador (Figura 4.2) e estabilizam a cabeça umeral durante os movimentos. O supraespinal também estabiliza a cabeça umeral na cavidade glenoide durante a abdução, e a ausência dessa estabilização favorece o impacto. O deltoide é o músculo mais superficial do ombro, localizado ao redor da cavidade glenoumeral, e sua ação primária é a abdução do ombro. O trapézio também é um potente abdutor. Citam-se também outros músculos extraglenoumerais que auxiliam na estabilidade da articulação glenoumeral: peitoral maior, redondo maior e latíssimo do dorso
- Bursas: subacromial, subdeltóidea, subcoracoide, coracoclavicular, supra-acromial e subescapular. A bursa subacromial é a principal bursa do ombro, localizada sob o acrômio.

EPIDEMIOLOGIA

A dor nos ombros é uma das queixas mais comuns de dor regional musculoesquelética, alcançando uma prevalência de 7 a 10% em adultos, relacionada ou não com trabalho. As alterações degenerativas são mais comuns na meia-idade e em idosos, mas a dor no ombro pode estar relacionada a muitas patologias, como espondiloartrites, artrite reumatoide, infecções e neoplasias (p. ex., mieloma múltiplo e o tumor de Pancoast). As principais causas de dor no ombro são:

- Intrínsecas: lesão anatômica local
  - Síndrome do impacto
  - Tendinopatia do manguito rotador

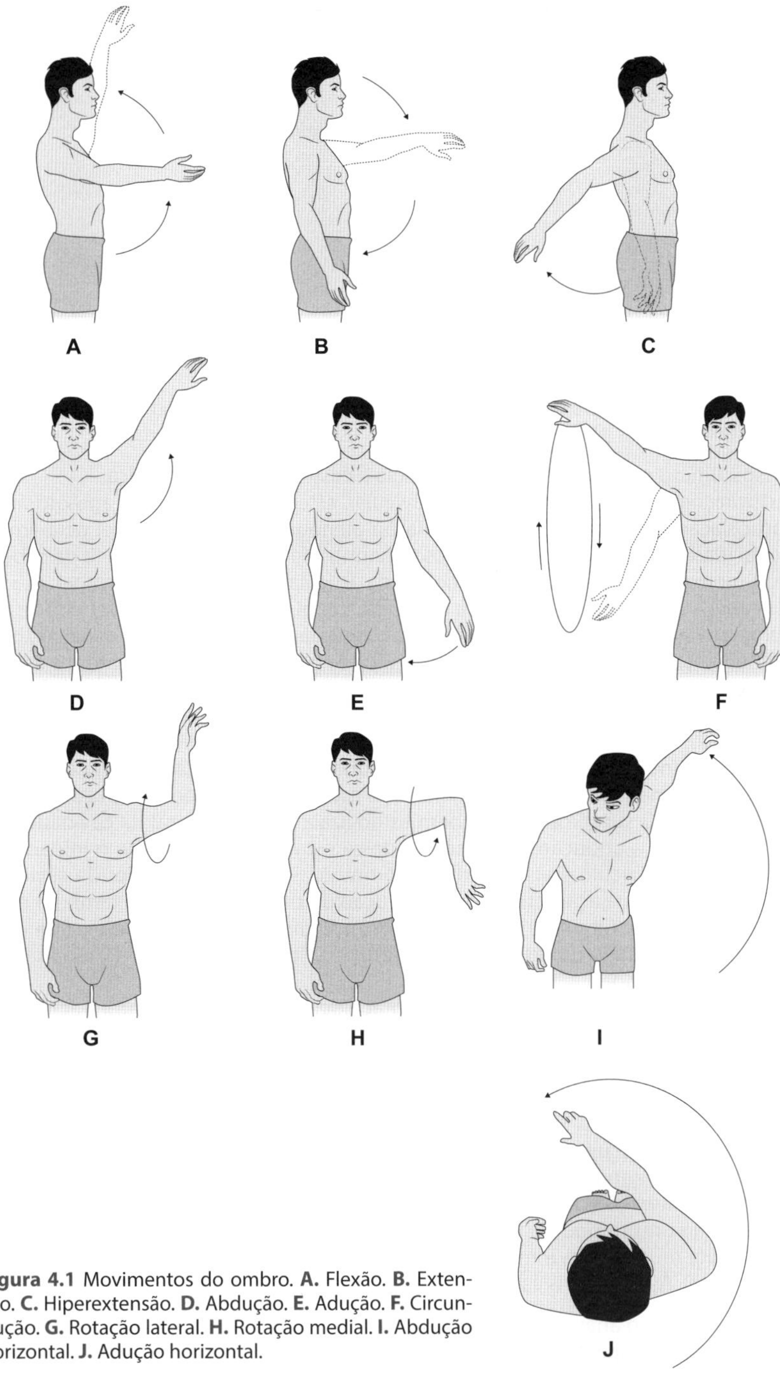

Figura 4.1 Movimentos do ombro. **A.** Flexão. **B.** Extensão. **C.** Hiperextensão. **D.** Abdução. **E.** Adução. **F.** Circundução. **G.** Rotação lateral. **H.** Rotação medial. **I.** Abdução horizontal. **J.** Adução horizontal.

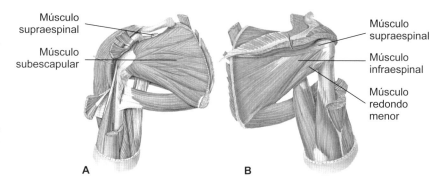

Figura 4.2 Manguito rotador. A. Vista frontal. B. Vista posterior.

- Tendinopatia do cabo longo do bíceps
- Tendinopatia calcária
- Capsulite adesiva
- Rupturas de manguito rotador
- Artropatia inflamatória glenoumeral
- Artropatia inflamatória acromioclavicular
- Osteoartrite glenoumeral
- Osteoartrite acromioclavicular
- Bursite subacromial/subcoracoide/subescapular
- Extrínsecas: neurológicas, referidas
  - Radiculopatia C5-C6
  - Compressão do nervo supraescapular
  - Lesões do plexo braquial
  - Herpes-zóster
  - Lesões da medula espinal cervical
  - Doença hepatobiliar
  - Irritação diafragmática
  - Isquemia miocárdica
  - Trombose da veia axilar
  - Síndrome do desfiladeiro torácico
  - Pneumonia do lobo superior
  - Embolia pulmonar
  - Tumor em ápice pulmonar (Pancoast).

AVALIAÇÃO CLÍNICA

A anamnese minuciosa fornece importantes subsídios para elucidação diagnóstica, como: idade, episódio traumático anterior, prática de esportes, tipo de atividade profissional, microtraumatismos de repetição, resposta terapêutica a medicações e ao repouso, comorbidades, evolução da dor. O questionamento sobre traumatismo prévio é fundamental, pois requer avaliação ortopédica de urgência. Nas lesões degenerativas, a dor começa lenta e insidiosa, enquanto nas lesões traumáticas e inflamatórias agudas a dor é repentina. Dor "surda" (de difícil localização), contínua, que piora à noite e com os primeiros movimentos pela manhã, sugere acometimento crônico do manguito rotador. A anamnese e o exame físico também auxiliam na localização da dor, bem como na avaliação de características de dor intrínseca ou extrínseca ao ombro.

O exame físico inclui inspeção (dinâmica e estática), palpação, exame da força muscular e manobras semiotécnicas especiais. Para o exame, o paciente deve se despir da cintura para cima. A avaliação começa observando como o paciente se despe, atentando-se para bilateralidade e qualidade do movimento, uso de musculatura acessória ou necessidade de usar o membro sadio no auxílio dos movimentos. Solicitar ao paciente para se despir já é uma maneira de avaliar o arco de movimento do ombro nos diversos planos, o qual é realizado de forma ativa, caracterizando a inspeção dinâmica, que deve ser efetuada primeiro, exceto se houver intensa limitação funcional ou dor. A inspeção estática, por sua vez, deve procurar deformidades no ombro, edemas, hematomas, alterações da coluna, atrofias musculares por desuso e escápula alada. Avaliam-se também postura de defesa ou movimentos involuntários de retirada à dor.

A palpação das estruturas ósseas e musculares deve ser feita com o paciente sentado, avaliando-se clavícula, articulação acromioclavicular, musculaturas supraespinal, infraespinal e deltoide, além da tuberosidade maior e menor do úmero. Quando ao exame físico se observa uma amplitude de movimento preservada, sem dor relacionada à mobilização do ombro, deve-se pensar em um possível acometimento extrínseco.

É preciso avaliar também, com atenção especial, a força dos membros superiores. Por vezes, o paciente pode apresentar déficit de força não obrigatoriamente em virtude de acometimento do ombro, mas a dor irradia, por exemplo, da região cervical. Logo, é necessária avaliação cautelosa do motivo da fraqueza ou da inabilidade em executar as manobras citadas a seguir, que podem ser originadas de estruturas extrínsecas ao ombro.

Principais manobras semiotécnicas

Isoladamente, não são capazes de definir o diagnóstico, devendo ser interpretadas no contexto da história clínica. Em geral, possuem alta sensibilidade e baixa especificidade.

Testes patognomônicos

Teste de Neer

Deve-se proceder à elevação anterior passiva rápida do membro superior em rotação neutra. A tuberosidade maior do úmero projeta-se contra a face anteroinferior do acrômio, de modo que a manobra reproduza o impacto provocado pela compressão da bursa e do tendão supraespinal. A dor, quando presente, indica positividade do teste. A gravidade da tendinopatia é avaliada conforme o ângulo em que a dor se inicia: leve se acima de 90°; moderada entre 60 e 70° e grave se menor que 45°.

Teste de Hawkins-Kennedy

Inicia-se a manobra com ombro e cotovelo fletidos a 90°. Estabiliza-se então o ombro do paciente com uma das mãos e, com a outra, procede-se à rotação interna do membro superior para um rápido exame. Essa manobra faz com que a grande tuberosidade do úmero seja pressionada contra o ligamento coracoacromial e o resultado positivo é determinado pelo aparecimento de dor ao movimento.

Esse teste é uma variação do teste de Neer e avalia a anormalidade no manguito rotador, apresentando elevada sensibilidade, porém baixa especificidade.

Teste de Yergason (supinação resistida)

Cotovelo fletido a 90°, com antebraço pronado. O paciente é solicitado a realizar supinação contra a oposição sustentada pelo examinador. O objetivo do teste é detectar tendinite bicipital. Somente a reprodução da dor isolada na fossa biciptal determina o resultado positivo.

Teste de Speed (*palm up test*)

Elevação do membro superior em extensão e rotação externa (palma da mão para cima), contra a resistência, para detectar um arco doloroso entre 60 e 90°. A dor nessa angulação indica provável lesão do tendão do bíceps.

Teste de Jobe

Também avalia a função do supraespinal e é considerado por muitos autores o melhor teste para avaliação desse músculo. Solicita-se que o paciente posicione seu braço a 90° de abdução, com completa rotação interna do ombro (apontando o polegar para baixo). O examinador então tenta aduzir o braço contra a resistência oferecida pelo paciente. Dor ou fraqueza sugerem tendinopatia, enquanto a presença de ambos sugere ruptura (parcial ou completa).

Teste de Patte

Membro superior abduzido a 90° no plano da escápula, com cotovelo também fletido a 90°. Solicita-se que o paciente faça uma rotação externa do ombro contra a resistência imposta pelo examinador. Dor indica lesões do tendão infraespinal. Tal músculo, junto do redondo menor, é o principal responsável pela rotação externa.

Teste de Gerber

Rotação interna posterior (braço posicionado nas costas do paciente, em região lombar), solicita-se que o paciente afaste o dorso da mão contra a resistência oferecida pelo examinador. O teste avalia as lesões subescapulares.

Teste de Yokum

Solicita-se que o paciente coloque a mão sobre o ombro contralateral, mantendo o cotovelo fletido, e realize a elevação do cotovelo contra a resistência, sem elevar concomitantemente a cintura escapular. Durante esse teste, a tuberosidade maior do úmero se desloca sob o ligamento coracoacromial e a articulação acromioclavicular. A dor à manobra é sinal de positividade e indica lesão da articulação acromioclavicular. Se houver osteófitos nessa articulação, a dor pode ser agravada.

Testes não patognomônicos | Avaliação supraespinal

Teste de força

Solicita-se ao paciente que abduza o braço até aproximadamente 20°, em plano neutro, enquanto o examinador aplica uma força de contrarresistência. Esse teste é muito sensível, mas pouco específico para avaliar tendinopatia do supraespinal, pois há interferência do deltoide.

Teste do arco doloroso e da queda do braço

São feitos ativamente pelo paciente. Deve-se solicitar que ele abduza o braço no plano da escápula. O teste do arco doloroso é positivo quando ocorre dor acima de 90°, avaliando tendinopatia do manguito rotador. O teste da queda do braço, por sua vez, avalia a habilidade de o paciente abaixar seu braço até a posição anatômica, partindo de uma posição de completa abdução.

O teste é positivo quando o paciente se mostra incapaz de abaixar o braço com a mesma coordenação do braço sadio. De acordo com alguns autores, resultado positivo para teste da queda do braço, teste do arco doloroso e fraqueza na avaliação da rotação externa é a melhor propedêutica para avaliar ruptura do manguito rotador.

EXAMES COMPLEMENTARES

Os principais exames de imagem incluem radiografia simples, ressonância nuclear magnética (RNM) e ultrassonografia (US). A radiografia é útil em contexto de trauma, diagnóstico de osteólise de clavícula, osteoartrite glenoumeral e artrite reumatoide.

A RNM, por sua vez, é excelente para suspeita de impacto e lesões do manguito rotador e de *labrum*. Apresenta sensibilidade e especificidade de 93% e 87%, respectivamente, para o diagnóstico de impacto. O exame é útil também na avaliação de necrose avascular, tendinopatia, ruptura do bíceps, processos inflamatórios e tumores. Além disso, fornece achados específicos na capsulite adesiva: espessamento capsular axilar e borramento em gordura no intervalo dos rotadores. Ressalta-se a importância de avaliação clínica adequada antes da solicitação de RNM, pois até 62% dos adultos maiores de 60 anos têm anormalidades em exames de imagem do manguito.

A US, quando realizada por examinador experiente, é equivalente à RNM para lesões do manguito rotador, rupturas labrais, rupturas e luxações do tendão do bíceps e capsulite adesiva.

DIAGNÓSTICO

Os principais diagnósticos diferenciais são mostrados nas Tabelas 4.1 e 4.2.

Tabela 4.1 Diagnóstico diferencial das causas glenoumerais.

Diagnóstico	Quadro clínico	Exame físico
Tendinopatia do manguito rotador	Dor anterolateral (região do deltoide) que pode ser agravada por atividades realizadas acima dos ombros. Ocorre em qualquer idade e não irradia	Sinal do arco doloroso = dor à abdução do membro entre 70 e 120°. Resultado positivo manobras para impacto (Hawkins e Neer) e tendões do manguito
Ruptura de manguito rotador	Acomete principalmente idosos e apresenta os mesmos sintomas da tendinopatia associada à fraqueza. Ruptura e tendinopatia de manguito rotador são as principais causas de dor no ombro	Manobras deficitárias: fraqueza na abdução e/ou rotação externa contra a resistência. Amplitude do movimento ativo bastante diminuída
Capsulite adesiva ("ombro congelado")	História pregressa de tendinopatia do manguito rotador, diabetes ou imobilidade por qualquer razão. Mais comum em mulheres entre 40 e 60 anos	Diminuição significativa da mobilidade passiva e ativa, com piora noturna do quadro álgico
Osteoartrite glenoumeral	Incomum, ocorre em adultos de forma insidiosa, associada a trauma passado. Manifestações clínicas de dor e rigidez, sem sinais de impacto	Redução da mobilidade ativa e passiva, aumento do volume ósseo e crepitações à movimentação da articulação
Lesões labrais	Dor aguda ou progressiva na face anterior do ombro, com sensação de "clique". Mais comum em atletas ou trabalhadores braçais	Sintomas e sinais reproduzidos à rotação externa com ombro abduzido
Instabilidade glenoumeral	Subluxações recorrentes, mais comum em jovens e atletas, associada à síndrome da hipermobilidade. A dor pode ocorrer na região anterior ou posterior do ombro, enquanto a parestesia e a paresia podem ocorrer nos episódios agudos	Manobras para luxação e preensão
Tendinite calcária (doença do depósito de pirofosfato de cálcio)	Dor pontual, bem localizada. Acomete principalmente supraespinal, infraespinal e bursa subacromial, mas é frequentemente assintomática, sendo detectada por US ou radiografia. Quando gera sintomas, está em fase reabsortiva, com importante processo inflamatório, mimetizando síndrome do impacto	Resultado positivo em manobra de impactos

Tabela 4.2 Diagnóstico diferencial das causas extraglenoumerais.

Diagnóstico	Quadro clínico	Exame físico
Tendinopatia do bíceps	Dor em região anterior do ombro, exacerbada ao carregar objetos e sacolas	Dor em sulco bicipital às manobras dos testes de Speed e Yergason. O sinal do Popeye indica ruptura do tendão da cabeça longa do bíceps
Bursite subacromial	Dor lateroanterior intensa em ombro, à mobilização multidirecional, que piora à noite	Testes de impacto subacromial positivos
Bursite subescapular	Dor na escápula, em sua borda superior e medial, agravada por atividades repetitivas com movimentos como o de passar roupa, ou por compressão direta da bursa com o uso de mochilas	Dor à palpação local da escápula com o membro superior ipsilateral aduzido

TRATAMENTO

Em todos os casos, devem-se identificar possíveis fatores desencadeantes e perpetuantes e modificá-los. O objetivo do tratamento da síndrome dolorosa no ombro é reduzir a dor e melhorar a amplitude de movimento (ADM), restaurando assim sua funcionalidade. As medidas gerais no tratamento de dor no ombro são:

- Analgésicos e anti-inflamatórios: ciclos curtos de baixa dose de anti-inflamatórios não esteroides (AINE) são comumente recomendados para o tratamento da dor no ombro. Sugere-se que qualquer analgésico oral simples seja usado adicionalmente (paracetamol ou dipirona), mesmo na ausência de estudos de superioridade comparativos
- Medidas locais: compressas geladas ou quentes têm sido tradicionalmente recomendadas para dor muscular e articular em geral. Contudo, não há evidências sustentando a eficácia dos meios físicos no tratamento de processos dolorosos crônicos de partes moles
- Atividade e modificação do trabalho: os pacientes devem evitar os movimentos que exacerbam a dor, especialmente aqueles com carga. A imobilização não é recomendada a menos que seja direcionada para casos de fraturas ou rupturas tendíneas agudas. Nos casos de pacientes que pratiquem alguma atividade esportiva, o gesto esportivo necessita ser reavaliado e corrigido
- Fisioterapia: os exercícios fisioterápicos são as intervenções de escolha no tratamento das afecções musculoesqueléticas crônicas do ombro, por promoverem benefícios duradouros. As recomendações mais aceitas são as combinações de exercícios supervisionados de resistência muscular progressiva com alongamentos. O paciente pode seguir o plano de exercícios domiciliar em casos selecionados e após orientação de profissionais de saúde especializados
- Acupuntura: pode ser usada como terapêutica complementar, para minimizar a dor e permitir que o paciente execute os exercícios fisioterápicos. Contudo, não há evidências que suportem sua efetividade
- Infiltração subacromial de glicocorticoide: a aplicação da infiltração pode ser ou não guiada por US ou às cegas. Não há diferença em termos de segurança ou eficácia entre as abordagens. Há algumas evidências do benefício em curto e médio prazo na melhora da dor nas tendinopatias e bursopatias do ombro
- Terapia de ondas de choque extracorpórea: apresenta benefício na melhora da dor e da função em curto e médio prazos em alguns estudos para tratamento de tendinopatias do ombro, principalmente calcáreas.

BIBLIOGRAFIA

Cecin HA, Ximenes AC, Samara AM, Brenol JCT, Santiago MB, Chahade WH. Tratado Brasileiro de Reumatologia. São Paulo: Atheneu; 2016.
Greenberg DL. Evaluation and treatment of shoulder pain. Med Clin N Am. 2014;98:487-504.
Guedes LKN, Giardini HAM. Ombro doloroso. Livro da Sociedade Brasileira de Reumatologia. Barueri: Manole; 2019.
Hochberg MC, Silman AJ, Smolen JS, Weinblatt ME, Weisman MH. Reumatologia. 6. ed. Rio de Janeiro: Elsevier; 2016.
Imboden JB, Hellmann DB, Stone JH, Current R. Reumatologia: diagnóstico e tratamento. 3. ed. Porto Alegre; 2014.
Simons SM, Dixon B. Physical examination of the shoulder. Disponível em: https://www.uptodate.com. Acesso em: 05 abr. 2019.
Stovitz SD. Evaluation of the adult with shoulder complaints. Disponível em: https://www.uptodate.com. Acesso em: 05 abr. 2019.
Tarcísio EP, Lech O. Exame físico em Ortopedia 3. ed. São Paulo; 2017.

5 Dor em Pé e Tornozelo

Priscila Dias Cardoso Ribeiro • Fábio Jennings

INTRODUÇÃO

A dor no pé e no tornozelo é um problema comum nos adultos. Segundo *The Framinghan Foot Study*, estudo populacional publicado em 2013 que avaliou uma população idosa, a dor no pé foi relatada por 19% dos homens e 25% das mulheres. Ademais, após o ajuste para idade, obesidade, tabagismo e depressão, a dor no pé foi significativamente associada à limitação de mobilidade tanto em homens quanto em mulheres.

ESTRUTURA BÁSICA E BIOMECÂNICA DO PÉ

A anatomia normal do pé pode variar significativamente entre os indivíduos. É importante identificar variações da altura do arco longitudinal do pé, a qual é classificada como elevada (pé cavo), achatada ou inexistente (pé plano). No plano longitudinal (sagital), o pé pode ser dividido em três regiões: retropé (tálus e calcâneo); mediopé (todos os ossos do tarso) e antepé (metatarsos, falanges e ossos sesamoides). No plano medial-lateral (transversal), divide-se o antepé em colunas medial e lateral. Ossículos acessórios e a presença variável de ossos sesamoides contribuem para a variabilidade da anatomia do pé (Figura 5.1).

A coluna medial permite a transferência de força durante a parte articulada da marcha, e os metatarsos e as falanges têm maior volume para acomodar essa força. A coluna lateral tem função principalmente sensorial e está mais envolvida na fase terminal do impulso durante a marcha, momento em que normalmente há a supinação do antepé. Apenas a base do quinto metatarso absorve peso significativo e força de transferência por meio da fixação do tendão fibular curto, sendo, portanto, mais espessa e mais larga que o restante do osso.

Estudos de diferentes tipos de pé demonstraram que a estrutura afeta a capacidade do pé de se projetar corretamente e seguir o padrão normal de movimento necessário durante o ciclo da marcha, além de influenciar o padrão e determinar as áreas de maior impacto. Em estudos prospectivos, os pés cavos parecem absorver mais impacto durante a marcha e os pés varos estão associados a maior risco de lesão relacionada à corrida. No entanto, a estrutura do pé e os padrões de marcha predizem apenas parte da variabilidade observada nas medições de pressão de apoio. Essas medidas variam em diferentes velocidades de caminhada e corrida.

Assim, embora a estrutura e a forma do pé provavelmente tenham um papel importante na lesão, a mecânica da marcha desempenha um papel também importante, e esses dois parâmetros clínicos devem ser avaliados em conjunto. Além disso, pesquisas sugerem que a idade pode ser um fator de risco para alguns tipos de lesões, devido à diminuição das alturas dos arcos longitudinal e transverso em pacientes idosos, aumentando a frequência de lesões no antepé nessa população.

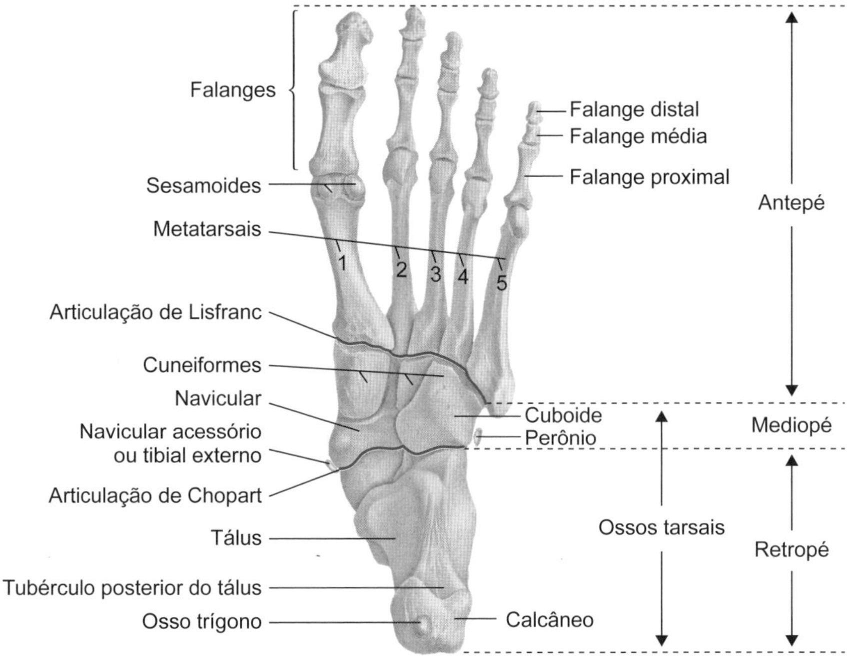

Figura 5.1 Anatomia do pé.

Labels: Falanges (Falange distal, Falange média, Falange proximal), Sesamoides, Metatarsais, Articulação de Lisfranc, Cuneiformes, Navicular, Navicular acessório ou tibial externo, Articulação de Chopart, Tálus, Tubérculo posterior do tálus, Osso trígono, Cuboide, Perônio, Calcâneo, Ossos tarsais, Antepé, Mediopé, Retropé.

ANAMNESE

A história do paciente com dor no pé concentra-se em identificar a localização e o padrão da dor, que podem ser sugestivos de uma condição em particular. Nesse contexto, são questionamentos importantes:

- A dor é constante ou intermitente? Quais são as suas características?
- Existem sintomas associados (p. ex., dormência ou parestesias)?
- A dor irradia?
- Há dor noturna (i.e., dor na ausência de peso sobre os pés do paciente) ou somente com o rolamento da passada?
- A dor se desenvolveu após uma lesão específica?
- Houve alguma mudança no desgaste do calçado antes do início da dor?
- Há alguma doença crônica significativa (p. ex., diabetes)?
- Algo alivia a dor? O que a piora?
- Existe histórico familiar de problemas nos pés?
- Para mulheres que passaram por gravidez recente: houve ganho demasiado de peso? O tamanho do calçado mudou?

EXAME FÍSICO DO PÉ

O exame do pé necessita ser minucioso, e o examinador deve iniciar a avaliação pela observação da marcha do paciente ao entrar no consultório. Faz-se a inspeção sem nenhuma meia ou calçado e devem-se procurar locais de edema, alteração de cor ou lesões, avaliando os formatos dos arcos e procurando quaisquer outras anormalidades ou assimetrias (estáticas ou dinâmicas), como calosidades na superfície plantar ou martelamento dos dedos dos pés. Tais achados podem ser perdidos se não houver a avaliação do paciente em várias perspectivas: com os pés utilizados como apoio (em ortostase) e em repouso (paciente sentado ou deitado).

A palpação concentra-se em localizar áreas de sensibilidade ou calor, que possam sugerir inflamação. Se houver anormalidades palpáveis, é fundamental verificar se há envolvimento de tecido mole ou ósseo. A palpação deve incluir tanto a superfície dorsal quanto a plantar.

Uma avaliação dinâmica é primordial para avaliar o movimento articular normal e anormal. É necessário determinar se há restrições de movimento, particularmente da primeira articulação metatarsofalângica (MTF) – hálux rígido (HR) é uma condição comum –, das outras metatarsofalanges, da articulação de Lisfranc, da articulação de Chopart e das articulações subtalar e tibiotalar. Após trauma ou degeneração crônica, pode haver excesso de frouxidão articular, ao passo que, após sinovites erosivas e crônicas, é possível encontrar níveis variados de restrição de mobilidade.

Fazer o paciente caminhar na ponta dos pés pode ajudar a revelar o HR, enquanto uma marcha comum facilita a identificação da disfunção do tibial posterior, condição que limita o varismo do calcâneo. Fazer o paciente caminhar sobre os calcanhares permite identificar uma queda inesperada do pé ou uma articulação tibiotalar artrítica que impeça a dorsiflexão (Figura 5.2).

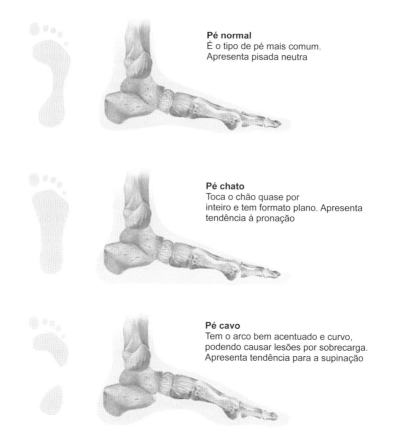

Pé normal
É o tipo de pé mais comum.
Apresenta pisada neutra

Pé chato
Toca o chão quase por inteiro e tem formato plano. Apresenta tendência à pronação

Pé cavo
Tem o arco bem acentuado e curvo, podendo causar lesões por sobrecarga. Apresenta tendência para a supinação

Figura 5.2 Variações de pés e arcos plantares.

Pé cavo

Aumento do arco longitudinal do pé, com consequente aproximação das zonas de apoio anterior e posterior. É uma alteração frequente da anatomia do pé, sendo 10 vezes mais comum que o pé plano. A deformidade do pé cavo pode afetar qualquer região do pé, constituindo uma variante da normalidade anatômica, ou ser causada por uma disfunção muscular, com desequilíbrio entre os grupos de músculos antagonistas (ver Figura 5.2).

No pé cavo, o paciente refere metatarsalgia devido à redução de área de suporte do pé. A pressão excessiva na tuberosidade do calcâneo pode resultar em úlceras plantares, especialmente em doentes com afecção da sensibilidade. Além disso, os ápices dos arcos interno e externo não estão em contato com o chão e o sinal do lápis em geral é positivo (é possível passar um lápis transversalmente por baixo do pé).

O tratamento é indicado somente para os casos sintomáticos e consiste em fisioterapia, calçado adequado e ortóteses plantares. A intervenção cirúrgica depende das características radiográficas e é recomendada em caso de deformidades importantes ou evolutivas que interfiram no uso de calçado, ou em caso de dor refratária. Qualquer doença neurológica com afecção motora concomitante deve ser corrigida antes do tratamento das deformidades osteoarticulares.

Pé plano

Caracteriza-se por aplanamento do arco longitudinal interno, pronação do retropé resultando em valgo do calcâneo, e abdução do antepé. Essa condição tem múltiplas possíveis causas (congênita, neurológica, inflamatória ou traumática), mas também pode ser uma variante da normalidade anatômica. As duas causas mais frequentes de deformidade progressiva no adulto são: disfunção do tendão do músculo tibial posterior (classicamente considerado uma das estruturas mais importantes de suporte do arco longitudinal interno), mais comum em mulheres acima dos 40 anos; e artrite do mediopé.

Muitos pacientes apresentam pé plano e são assintomáticos. Nos casos dolorosos, a dor surge internamente à articulação tibiotársica, associada ou não à tumefação local, e é intensificada com atividades que envolvem carga. Os doentes referem alteração da marcha e incapacidade para a corrida. Com a evolução para a cronicidade, essa dor pode diminuir, porém a deformidade em valgo se agrava e surge dor externamente à articulação tibiotársica.

O tratamento deve incluir a correção de fatores que predispõem à patologia, fisioterapia, órteses plantares de suporte e calçado adequado. A persistência de dores intensas ou que surgem com o esforço poderá indicar a necessidade de abordagem cirúrgica (osteotomia ou artrodese; ver Figura 5.2).

ETIOLOGIA DA DOR

Dor no antepé

Hálux valgo *(hallux valgus)*

O hálux valgo consiste no desvio externo do primeiro pododáctilo, em que a cabeça do primeiro metatarso se torna proeminente na região interna. É uma patologia comum em todas as idades, predominante no sexo feminino, e tem prevalência estimada de 23% em adultos entre 18 e 65 anos e de 37% em pessoas de mais de 65 anos. Pode ser motivo de consulta por preocupação estética, falha funcional (erro de marcha ou dificuldade com calçados) ou dor.

Fatores de risco bem estabelecidos são insuficiência anatômica do primeiro raio (primeiro metatarso e falanges do primeiro dedo), cabeça do primeiro metatarso demasiado esférica, rotação ou luxação interna do primeiro metatarso, alterações estáticas associadas (pé plano, valgo de calcâneo) ou mesmo artropatia inflamatória com afecção da primeira articulação MTF (artrite reumatoide, gota), entre outros. Essa condição pode se manter assintomática durante muito tempo e, quando se vincula à dor, esta pode surgir como metatarsalgia sobretudo por insuficiência do primeiro raio.

O tratamento sintomático do hálux valgo consiste no uso de calçado adequado. O tratamento cirúrgico conta com múltiplas abordagens, que objetivam a redução da dor e a melhora funcional, reservadas para casos graves e limitantes ou incompatibilidade com calçados.

Hálux rígido (hallux rigidus)

Descreve uma rigidez incomum envolvendo a primeira articulação MTF, que limita a extensão do hálux. O termo "hallux rigidus" é tipicamente usado apenas quando a causa da redução da amplitude de movimento é a osteoartrite (OA) da primeira metatarsofalange. A localização mais comum da OA do pé é a primeira articulação MTF.

Para a caminhada normal, uma extensão aproximada de 65° da primeira articulação MTF é o ideal. No HR, há uma redução de pelo menos 50% na extensão normal, o que altera o mecanismo da passada e, portanto, a marcha. Embora os critérios diagnósticos variem, a maioria dos especialistas considera anormal uma extensão inicial da articulação MTF inferior a 30°.

Órteses são a principal intervenção utilizada para a maioria dos pacientes tratados de modo conservador. Alguns pacientes, particularmente aqueles com edema evidente na primeira articulação MTF, sentem alívio significativo da dor com a injeção de glicocorticoide. O tratamento de HR relacionado à OA segue a mesma estratégia de reduzir a pressão na primeira articulação MTF por meio de procedimentos ortopédicos e medicamentos para aliviar a dor.

Metatarsalgia

Termo comumente usado para descrever a dor na superfície plantar da diáfise distal do segundo e do terceiro metatarsos. Em situações típicas, a dor surge do colapso parcial ou completo do arco transverso formado pelas cabeças dos metatarsos, e pode se desenvolver a partir da biomecânica deficiente da marcha, da anatomia anormal do pé ou de anormalidades congênitas do pé ou do tornozelo. Embora alterações como o hálux valgo muitas vezes estejam associadas à metatarsalgia, a condição também ocorre em pés normais. A anormalidade anatômica mais comum relacionada à metatarsalgia é um primeiro metatarso curto ou metatarsiano longo. No entanto, alterações extremas do pé plano ou do pé cavo do arco estão frequentemente relacionadas com dor metatarsal, mesmo quando o comprimento dos metatarsos permanece normal.

Pacientes mais velhos têm risco aumentado de desenvolver metatarsalgia, enquanto as mulheres são mais afetadas que os homens. O risco também é maior em atletas como os maratonistas, que repetidamente sustentam altas forças de impacto com o antepé. A pressão no antepé pode ser aumentada em atletas que usam calçados com pontas (p. ex., chuteiras de beisebol ou de pista), os quais fornecem apenas apoio limitado (os chamados "calçados minimalistas") ou têm um salto excessivo na queda do antepé.

Pacientes com metatarsalgia queixam-se de dor aguda na superfície plantar do pé, na área dos metatarsos distais. Na maior parte dos casos, a dor é descrita como "sensação de pisar em uma pedra". A segunda e a terceira cabeças metatarsais são a localização mais comum da dor, que em geral é aliviada com o repouso dos pés ou, por vezes, usando calçados que proporcionam apoio ao antepé. Andar descalço quase sempre aumenta o desconforto. A dor dorsal é mais frequente com fraturas por estresse e não é típica da metatarsalgia. Já a dor neuropática aponta um possível neuroma ou neurite. Além disso, um diagnóstico diferencial a ser considerado em adolescentes é a doença de Freiberg.

O tratamento inicial para metatarsalgia consiste em palmilhas com apoios metatarsais. Um pequeno estudo observacional comparando calçados para caminhada, sandálias e uma sandália personalizada com um apoio metatarsal integrado relatou que o tempo de caminhada sem dor dobrou e a distância aumentou de duas a três vezes com o uso da sandália personalizada, em comparação com os demais calçados. Pequenos estudos prospectivos não controlados sugerem que a colocação correta desses apoios metatarsais (de forma que a pressão plantar distal reduza) correlaciona-se fortemente com o alívio da dor. A intervenção cirúrgica é um último recurso para metatarsalgia e a clássica osteotomia metatarsal tende a perder a efetividade com o passar do tempo.

Neuroma de Morton

Neuromas interdigitais do pé costumam ser referidos como neuroma de Morton. A etiologia do neuroma de Morton não é totalmente compreendida, mas acredita-se que seja semelhante à metatarsalgia, envolvendo o colapso do arco transverso que adiciona tração e pressão sobre o nervo interdigital. A superpronação e os sapatos apertados no antepé estão relacionados à condição.

A queixa mais comum associada é uma dor em queimação no terceiro espaço intermetatársico (entre o terceiro e quarto metatarsos distais), que pode irradiar em direção aos dedos dos pés. No entanto, há a chance de a condição também se desenvolver no segundo ou quarto interespaço. Uma bursite intermetatarsal pode causar uma dor semelhante. Alguns pacientes eventualmente se queixam de dormência nos dedos envolvidos ou dor que aumenta com a atividade. Ao exame, pode haver um estalido (sinal de Mulder) à palpação do interespaço envolvido, quando da compressão concomitante das articulações dos metatarsos. A palpação direta pode revelar sensibilidade.

O tratamento baseado em palmilhas com adaptações e apoios deve ser bilateral, mesmo em casos de sintomas unilaterais, para garantir uma marcha uniforme. O alívio sintomático em geral tem início dentro de alguns dias após o uso da palmilha adequada, e a dor pode entrar em remissão por várias semanas.

Um sapato de bico largo que permita a correta distribuição das cabeças metatarsais pode ser útil. Se as medidas conservadoras não aliviarem os sintomas, é possível realizar infiltração com glicocorticoide e anestésico local no ponto de sensibilidade usando uma abordagem dorsal, não plantar, uma vez que esta está mais associada a complicações. Há preferência pela infiltração com triancinolona 0,5 mℓ (solução 10 mg/mℓ) e lidocaína 0,5 mℓ (solução a 1%). Além disso, limita-se o volume total da infiltração a 1 mℓ para minimizar o desconforto e reduzir o risco de atrofia do coxim adiposo, embora possa ser usado até 2 mℓ de volume total. A infiltração guiada por ultrassonografia é preferida por muitos profissionais para garantir a localização precisa da agulha, embora os estudos sejam limitados e o uso de referências anatômicas eficaz.

Outros tratamentos, incluindo a injeção de álcool e a terapia por radiofrequência para remover o neuroma, mostraram-se promissores em séries de casos observacionais prévias. A remoção cirúrgica do neuroma e do nervo pode ser necessária em pacientes que permanecem sintomáticos após 9 a 12 meses de terapia não operatória. Taxas de sucesso cirúrgico de até 80 a 90% foram relatadas em alguns estudos não controlados.

Dor no mediopé

Tendinopatia do tibial posterior

Em consequência de sua localização medial ao eixo subtalar e posterior ao eixo do tornozelo, o tendão tibial posterior atua como flexor do tornozelo e inversor do retropé. Durante a marcha fisiológica, a contração do tibial posterior promove inversão subtalar, com perda do paralelismo dos eixos talonavicular e calcaneocuboide, com consequente bloqueio do mediopé. Fica assim estabelecida uma alavanca rígida que permite a propulsão do pé sobre as cabeças metatarsais (Figura 5.3).

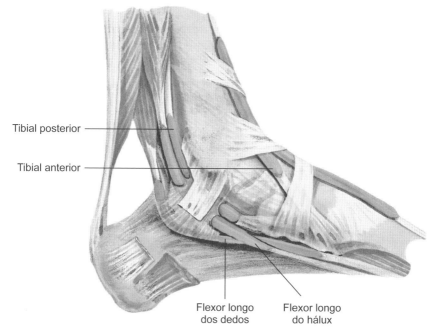

Figura 5.3 Desenho esquemático dos tendões tibial posterior e anterior e suas inserções.

Em um paciente com insuficiência do tibial posterior, a inversão talocalcânea está comprometida, os eixos talonavicular e calcaneocuboide permanecem paralelos, não se estabelece a alavanca rígida e a força de propulsão fica concentrada no mediopé, criando uma zona de estresse nesse nível. A continuidade da marcha nessas circunstâncias gera um colapso do mediopé, o antepé fica em abdução, por ação do fibular curto, e o retropé é mantido em valgo excessivo.

A disfunção do tibial posterior inclui um amplo espectro de alterações progressivas, desde a tenossinovite à ruptura tendinosa, com ou sem colapso do retropé, até o pé plano valgo rígido. Em consequência, o quadro clínico será variável. Tipicamente, compromete mulheres obesas de meia idade. Na maioria dos pacientes, o pé plano tem início insidioso, e há dor e edema no aspecto medial do tornozelo e do retropé.

Há relato de dor à pressão ao nível do tendão, edema local, valgo de retropé e abdução do antepé ("*too many toes*"). Ao teste de elevação na ponta de um dos pés e de ambos os pés, a inversão é fraca ou inexistente.

O estudo radiográfico não é necessário para estabelecer-se o diagnóstico da disfunção do tibial posterior, mas é importante para estadiar a deformidade e avaliar a extensão das alterações degenerativas. O tratamento adequado dos pacientes com disfunção do tibial posterior deve ser fundamentado no diagnóstico clínico bem estabelecido, nas características do paciente e no estadiamento da lesão:

- Estágio I: o tendão permanece competente e, como resultado, o pé apresenta alinhamento normal. Adotar medidas conservadoras de tratamento [anti-inflamatórios não esteroides (AINE) e fisioterapia]
- Estágio II: o tendão do tibial posterior encontra-se funcionalmente incompetente, o pé é plano valgo, mas permanece móvel. Empregar AINE e órteses nos pacientes cujo

tratamento cirúrgico está contraindicado. O tratamento operatório da disfunção no estágio II é controverso e a avaliação deve ser individualizada
- Estágio III: o tendão está insuficiente, e o pé é plano valgo e rígido. A grande maioria necessitará ser submetida a tratamento cirúrgico, o qual consiste em cirurgias estabilizadoras com correção simultânea das deformidades
- Estágio IV: o pé plano valgo rígido está associado a valgo e artrose do tornozelo. Como medidas conservadoras, têm-se os anti-inflamatórios e as órteses. O tratamento cirúrgico inclui as artrodeses tríplice, tibiotársica ou pantalar.

Tendinopatia do tibial anterior

O tibial anterior é o principal responsável pela flexão dorsal do pé. A entesopatia do tibial anterior apresenta-se com dor e edema local, bem como dor referida à palpação na região dorsal e medial do mediopé. Em geral, o quadro é visto em pessoas que iniciam caminhadas longas sem preparo ou que utilizam calçados que provocam fricção e compressão exagerada na região dorsal do mediopé (ver Figura 5.3).

O tratamento inclui a retirada de sobrecarga mecânica por meio da modificação das atividades, medidas anti-inflamatórias, reforço muscular e orientação sobre o calçado mais adequado.

Dor no retropé

Síndrome do túnel do tarso

O túnel do tarso é um canal ósseo que corre abaixo do maléolo medial e pelo qual percorrem os tendões do músculo tibial posterior, flexor do hálux e flexor dos dedos, além de artéria e veia tibial posterior e do nervo tibial. A alteração artrítica ou um esporão ósseo do maléolo medial podem reduzir o espaço dentro do túnel do tarso e comprimir as estruturas nele contidas.

A síndrome do túnel do tarso costuma acometer indivíduos com lesão prévia do tornozelo medial ou marcha acentuadamente pronada. Quando o arco do pé colapsa e o pé se prona de modo excessivo, os ossos da articulação tibiotalar ou subtalar têm a possibilidade de se mover e até subluxar, e isso também pode causar a compressão das estruturas que atravessam o túnel do tarso. Pé acentuadamente pronado, valgo calcâneo significativo, ou a falha do retropé na inversão durante a elevação do calcanhar são indícios de que o paciente está em risco para a síndrome do túnel do tarso ou lesão do tendão flexor medial.

A pressão no nervo tibial causa dor neuropática que tipicamente irradia para a superfície plantar do antepé, em uma condição conhecida como síndrome do túnel do tarso clássica. Com o tempo, a compressão do túnel do tarso também pode resultar em lesão dos tendões do tibial posterior ou do flexor do hálux. Pacientes com síndrome do túnel do tarso em geral apresentam dor, queimação, dormência e formigamento envolvendo a planta do pé distal, os pododáctilos e, ocasionalmente, o calcanhar. Em muitos casos, o desconforto piora à noite e pode ser ainda pior após ortostase prolongada, o que tende a levar o paciente a remover o calçado até mesmo durante a condução. O exame físico pode ser normal em pacientes com síndrome do túnel do tarso relativamente recente. Quando presentes, os principais achados incluem edema abaixo e posterior ao maléolo medial. O exame pode revelar um sinal de Tinel proeminente sobre o nervo posterior ao maléolo medial, com perda sensitiva na superfície plantar do pé, sem se estender sobre o dorso do pé.

Fasciite plantar

A fáscia plantar profunda (aponeurose plantar) é um tecido espesso, com fibras longitudinais intimamente ligadas à pele, cuja porção central é ainda mais espessa e se liga ao processo medial da tuberosidade do calcâneo. Fasciite plantar é uma das causas mais comuns de dor no pé. A dor geralmente é referida na inserção medial da fáscia plantar no calcâneo (região de maior torque durante a marcha).

Diversas questões anatômicas podem contribuir para o seu desenvolvimento. A fáscia plantar se funde distalmente à cápsula das articulações MTF e, portanto, durante a extensão das metatarsofalanges, comprime e traciona seu ponto de fixação em direção ao calcâneo. Assim, devido ao complexo papel biomecânico da fáscia plantar, condições como HR ou hálux valgo, que afetam a flexibilidade e o movimento normal da primeira metatarsofalange, podem interferir na sua função, tornando a fasciite mais provável. Condições anatômicas que enfatizam a inserção da fáscia plantar no calcâneo medial, como o pé cavo ou o pé plano em pronação, possivelmente também contribuem para a fasciite plantar.

Os fatores não anatômicos que podem predispor à fasciite plantar incluem peso excessivo, ganho significativo de peso, permanência prolongada em ortostase (sobretudo em superfícies duras) e suporte inadequado do calçado.

A maioria dos pacientes com fasciite plantar descreve dor intensa ao sair da cama pela manhã, à primeira passada. A dor é intensa no início da deambulação ou corrida, com melhora gradual ao longo da atividade. A dor é aliviada quando o paciente senta, mas piora sempre que se levanta ou anda após um período de repouso. A dor noturna não é típica da fasciite plantar e sua presença sugere a necessidade de testes diagnósticos adicionais em busca de uma fratura por estresse do calcâneo.

Achados do exame geralmente incluem sensibilidade dolorosa à palpação da sua inserção no calcâneo. Essa sensibilidade é mais bem suscitada pelo examinador à flexão dorsal dos pododáctilos do paciente, usando uma das mãos para tracionar a fáscia antes de palpar com o polegar ou indicador da outra mão ao longo da própria fáscia, desde o calcanhar até o antepé.

O clínico deve observar outros achados que possam contribuir para a condição, como perda da mobilidade na primeira articulação MTF, deformidade do hálux valgo, arco tipo cavo e pronação excessiva do pé. A ultrassonografia pode demonstrar algumas alterações associadas à fasciite plantar, incluindo espessamento da fáscia, nódulos, esporão do calcâneo e lesões parciais ou completas.

O tratamento baseia-se na identificação de fatores de risco e sua modificação (p. ex., perda de peso), adequação de calçados (preferências por modelos com salto baixo, evitando chinelos ou outros modelos planos), uso de palmilhas com apoio de calcâneo e do arco plantar, além de programa de alongamento da fáscia plantar e tendão de Aquiles. Pode-se tentar realizar cursos curtos de AINE, bem como infiltração com corticosteroide nos casos refratários a medidas conservadoras. Após 6 meses com falha no manejo clínico, há a possibilidade de se considerar avaliação cirúrgica, que em geral corresponde a fasciotomia plantar. No entanto, a conduta cirúrgica nem sempre se faz necessária, pois os casos são na maioria autolimitados e/ou se resolvem com as condutas conservadoras.

BIBLIOGRAFIA

Chang BC, Liu DH, Chang JL, Lee SH, Wang JY. Plantar pressure analysis of accommodative insole in older people with metatarsalgia. Gait Posture. 2014;39(1):449-54.

Fields KB. Evaluation and diagnosis of common causes of foot pain in adults. Post TW, editor. UpToDate. Waltham, MA: UpToDate Inc. Disponível em: https://www.uptodate.com. Acesso em: 07 fev. 2019.

Fields KB. Evaluation and diagnosis of common causes of forefoot pain in adults. Post TW, editor. UpToDate. Waltham, MA: UpToDate Inc. Disponível em: https://www.uptodate.com. Acesso em: 16 jan. 2019.

Hagedorn TJ, Dufour AB, Riskowski JL, Hillstrom HJ, Menz HB, Casey VA et al. Foot disorders, foot posture, and foot function: The Framingham Foot Study. PLoS ONE. 2013;8(9):e74364.

Lima FR et al. Dor no pé e tornozelo. In: Marques Neto JF, Vasconcelos JTS, Shinjo SK, Radominski SC. Livro da Sociedade Brasileira de Reumatologia. Barueri: Manole; 2019.

Santos JA. Patologias do pé: experiência da consulta do pé: clínica universitária de reumatologia. [Mestrado Integrado em Medicina] Lisboa: Universidade de Lisboa; 2016.

Schuh R, Seegmueller J, Wanivenhaus AH, Windhager R, Sabeti-Aschraf M. Comparison of plantar-pressure distribution and clinical impact of anatomically shaped sandals, off-the-shelf sandals and normal walking shoes in patients with central metatarsalgia. Int Orthop. 2014;38(11):2281.

Vianna S, Vianna V. Disfunção do tibial posterior. Revista do Instituto Nacional de Traumato-Ortopedia. 2004;2(1).

6 Dor em Joelho

Flávia Maria Matos Melo Campos Peixoto •
Sandra H. Watanabe

INTRODUÇÃO

O joelho é uma articulação sinovial complexa, que pode funcionar como gínglimo ou dobradiça, entre o fêmur e a tíbia, ou como articulação plana, entre o fêmur e a patela. Essa complexidade possibilita movimentos de flexão, extensão e algum grau de rotação.

Os músculos são fundamentais para o movimento do joelho. Os músculos anteriores são: sartório, que atua na flexão de joelho e promove a rotação medial da perna; quadríceps femoral composto pelo reto femoral, vasto medial, vasto lateral e vasto intermédio, que atuam na extensão do joelho; e músculo articular do joelho, que tem função de tracionar a cápsula durante a movimentação do joelho para evitar seu pinçamento entre os ossos.

Os músculos posteriores são: bíceps femoral, que atua na flexão do joelho; semitendíneo, semimembranáceo, grácil e poplíteo, que promovem a flexão de joelho e a rotação medial da perna; tensor da fáscia lata, que atua na extensão do joelho; gastrocnêmio, que pode atuar como flexor ou, quando com apoio podal, como extensor do joelho (Figura 6.1).

Divide-se o joelho em três compartimentos: femorotibial lateral, femorotibial medial e femoropatelar. As afecções que acometem os joelhos podem ocorrer por problemas mecânicos ou inflamatórios. Devido ao grande número de estruturas presentes nessa articulação e sua relação com outras articulações como quadril e tornozelos, o diagnóstico da afecção que causa dor ou outros sintomas no paciente se torna muitas vezes difícil, mesmo com exames complementares.

EXAME FÍSICO

Pode ser dividido em três partes: inspeções estática e dinâmica, palpação e testes específicos.

Inspeção estática e dinâmica

Com o paciente em posição ortostática, realiza-se a inspeção frontal, lateral e posterior. Observam-se desalinhamentos dos membros inferiores, como geno valgo, geno varo, flambagem, flexo de joelho, *recurvatum*, alinhamento patelar, ângulo Q (Figura 6.2), derrame, edema, equimoses, atrofias musculares e alterações dinâmicas, como deformidades na marcha.

Ainda durante a fase de inspeção, deve-se estar atento quanto a possíveis alterações no quadril e nos pés, que possam causar dor e outras afecções no joelho.

Palpação

A palpação pode ser dividida em palpação da região óssea e de partes moles, além de ser subdividida em anterior, medial, lateral e posterior.

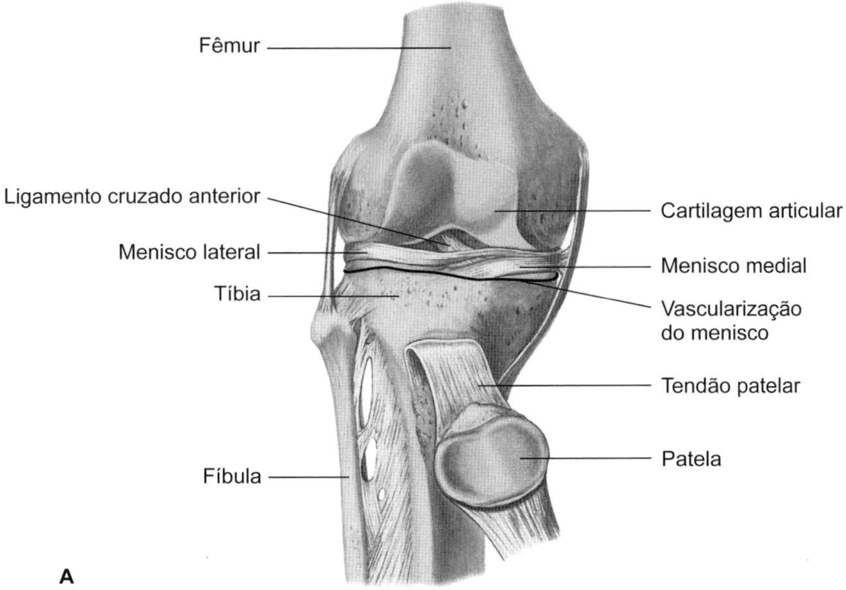

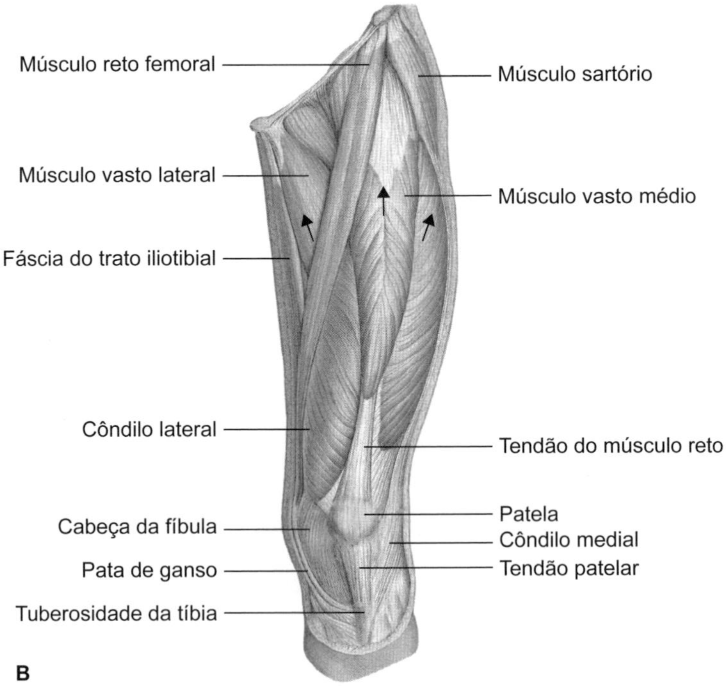

48 Parte 1 • Síndromes Dolorosas

A

- Fêmur
- Ligamento cruzado anterior
- Menisco lateral
- Tíbia
- Fíbula
- Cartilagem articular
- Menisco medial
- Vascularização do menisco
- Tendão patelar
- Patela

B

- Músculo reto femoral
- Músculo vasto lateral
- Fáscia do trato iliotibial
- Côndilo lateral
- Cabeça da fíbula
- Pata de ganso
- Tuberosidade da tíbia
- Músculo sartório
- Músculo vasto médio
- Tendão do músculo reto
- Patela
- Côndilo medial
- Tendão patelar

Figura 6.1 Joelho. **A.** Estruturas musculares. **B.** Estruturas tendíneas.

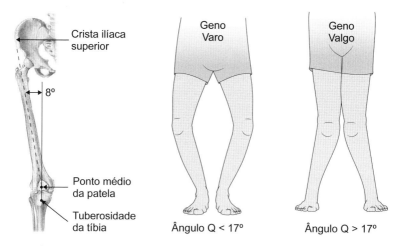

Figura 6.2 Ângulo Q e as definições de geno varo (ângulo Q < 17°) e geno valgo (ângulo Q > 17°).

Na avaliação óssea, inicia-se pelas interlinhas articulares em busca de dor ou estalidos. Devem-se analisar a articulação femoropatelar, palpando suas facetas medial e lateral, os polos superior e inferior da patela, bem como a tuberosidade anterior da tíbia. Dor à palpação da região medial ou lateral da patela pode corresponder à presença de plicas sinoviais. A presença de dor no polo superior ou inferior da patela pode indicar um processo inflamatório dos tendões do quadríceps e do tendão patelar, respectivamente. Deve-se também realizar o teste da compressão patelar, com o joelho tanto em extensão completa quanto em 25 a 30° de flexão. O teste avalia a presença de dor e/ou crepitação nessa estrutura articular, o que pode corresponder à doença por depósito de pirofosfato de cálcio, osteoartrite ou instabilidade femoropatelar.

Na avaliação das partes moles, deve-se avaliar a inserção medial dos tendões, conhecida como pata de ganso, em busca de quadro álgico associado. Na região lateral, por sua vez, avaliam-se a inserção do tendão do músculo bíceps femoral e o ligamento colateral lateral. Na palpação da região posterior do joelho, buscam-se cistos, com destaque para o cisto de Baker, formado pelo espessamento da bolsa comum dos músculos gastrocnêmio e semimembranáceo. Na região anterior, palpam-se as bursas supra e infrapatelares para pesquisar pontos dolorosos específicos.

O joelho apresenta uma temperatura inferior à da pele nas regiões proximal e distal. O calor e a hiperemia local são sinais de inflamação e devem também ser avaliados no momento da palpação.

É fundamental avaliar a amplitude dos movimentos em busca de quaisquer limitações articulares. Verifica-se o tônus dos músculos adutores da coxa com o paciente sentado e, com o paciente deitado, avalia-se toda a musculatura da coxa e da perna em busca de atrofias ou retrações.

O derrame articular também deve ser sempre pesquisado. Para tanto, existem dois testes: sinal da tecla (a patela é empurrada a 90° com a compressão concomitante das bursas supra e infrapatelar, o que leva a patela a se acomodar dentro dos côndilos femorais); e sinal da onda (comprime-se a região lateral do joelho gerando uma onda visível na região medial).

Testes específicos

Teste de McMurray
Teste realizado para avaliar lesões dos cornos posteriores dos meniscos. Com o paciente em decúbito dorsal e o joelho a ser avaliado em flexão máxima, mantém-se uma das mãos nas linhas interarticulares do joelho, enquanto a outra mão segura o retropé do paciente provocando uma rotação ora interna ora externa da perna. Quando da rotação interna ou externa, se o paciente referir dor ou apresentar estalido na interlinha articular, infere-se lesão em menisco medial ou lateral, respectivamente.

Teste de Appley
Avalia lesão dos cornos posteriores dos meniscos. Nesse teste, o paciente é posicionado em decúbito ventral, com o joelho fletido a 90° e o quadril em extensão. Com as mãos na face plantar do pé, aplica-se uma força de compressão axial, seguida da rotação interna e externa da perna, até uma angulação que cause dor ao paciente. Quando da rotação, interna ou externa, se o paciente referir dor ou apresentar estalido na interlinha articular, infere-se lesão em menisco medial ou lateral, respectivamente.

Teste de Steinmann
Também avalia lesão meniscal. Nesse teste, o paciente permanece sentado com joelhos flexionados a 90° e pendentes. O examinador segura o pé do paciente, provocando rotação externa e interna. Do mesmo modo, se houver dor ou estalido às rotações, infere-se lesão do menisco correspondente.

Teste de Lachman
Com o paciente deitado em decúbito dorsal, flete-se o joelho a 30°. Uma das mãos segura a tíbia posteriormente e a outra a região supracondilar do fêmur, movendo cada uma das mãos em movimentos antagônicos anteriores e posteriores. Se houver dor com a movimentação da tíbia para frente, infere-se lesão do ligamento cruzado anterior (LCA). Se houver dor quando movimento para trás, infere-se lesão do ligamento cruzado posterior (LCP).

Teste da gaveta anterior
Com o paciente deitado em decúbito dorsal, flexiona-se o joelho em torno de 80 a 90°. Colocam-se as duas mãos na parte posterior da tíbia, com os polegares apoiados sobre o rebordo tibial medial e lateral, e em seguida traciona-se a tíbia para frente. Esse movimento permite avaliar o avanço anterior da tíbia nos dois lados. Esse teste pode detectar lesão do LCA.

Teste da gaveta posterior
Usado para avaliar lesão do LCP. O paciente é posicionado da mesma maneira que no teste da gaveta anterior. Aqui, porém, o examinador coloca as mãos na região anterior da tíbia, com os dedos sobre o rebordo anterior dos planaltos tibiais, e traciona posteriormente a tíbia. A dor apenas no lado lateral posterior indica instabilidade posterolateral do joelho.

Teste de estresse valgo
Com o paciente em decúbito dorsal e quadril a 0° de extensão, mantém-se a coxa do membro avaliado totalmente apoiada. Nesse teste, o examinador coloca uma das mãos sobre a face lateral do joelho e, com a outra, segura a perna na altura do tornozelo. Provoca-se então uma força em valgo no joelho do paciente, com abdução da perna e abertura da linha articular. Além disso, diante de lesões do LCA, haverá maior abertura da linha articular à manobra.

Teste do estresse varo
Mantém-se o paciente no mesmo posicionamento do teste de estresse valgo. Nessa manobra, o examinador coloca uma das mãos medialmente sobre o joelho e a outra na

lateral do pé, enquanto a perna do paciente é aduzida. Avalia-se então a abertura da interlinha articular e a presença de instabilidade.

Retração da musculatura isquiotibial

Com o paciente em decúbito dorsal, quadris e joelhos a 90°, promove-se a extensão gradual do joelho examinado até o ponto de resistência ao movimento. Nesse ponto, mede-se o grau de retração da musculatura.

Retração da musculatura de quadríceps

Com o paciente em decúbito ventral, os joelhos são fletidos lentamente até encontrar o ponto de resistência. Nesse ângulo, mede-se o grau de retração.

Retrações do tríceps sural

Por meio da dorsiflexão passiva do pé, mantendo-se o joelho fletido e estendido, avalia-se a retração do músculo tríceps sural.

AFECÇÕES DO JOELHO

Dor no compartimento anterior

Condromalácia patelar ou síndrome femoropatelar

É uma das causas mais comuns de dor na região anterior do joelho no adulto. O paciente queixa-se de uma dor na região anterior que piora com atividades que impõem carga ou pressão à patela, como ao descer escadas e ao se levantar de determinada altura. Essa lesão está relacionada ao desgaste da cartilagem articular da patela pelo impacto excessivo. O exame físico revela crepitações femoropatelares importantes e sensibilidade à palpação retropatelar. O principal tratamento baseia-se em fortalecimento dos músculos quadríceps, adutores e abdutores, e na promoção de ganho de flexibilidade dos isquiotibiais, panturrilhas e banda iliotibial (BIT).

Instabilidade femoropatelar

Dá-se pelo desequilíbrio entre as forças mediais e laterais que agem sobre a patela. Essa instabilidade possivelmente causa subluxação ou luxação patelar. As subluxações diminuem espontaneamente e são recorrentes. As luxações agudas podem ser causadas por traumatismo com fraturas osteocondrais do côndilo femoral lateral ou faceta medial da patela. Também ocorrem por outros motivos como: hiperfrouxidão ligamentar generalizada, patela alta ou sulco troclear raso, levando a uma trajetória patelar inadequada. Essa trajetória inadequada crônica pode levar a quadros de dor ou instabilidade em graus variados. O tratamento varia de acordo com o grau de instabilidade. Basicamente, o tratamento deve promover o fortalecimento e o alongamento da musculatura. Em casos de luxação aguda, deve-se realizar redução seguida de reabilitação. A cirurgia é individualizada em casos de recorrência e risco de lesões mais graves.

Lesões ligamentares

Ligamento cruzado anterior

As lesões que envolvem o LCA são comuns em atletas de esportes que envolvam derrubar, torcer ou saltar, isto é, movimentos que geram desaceleração não de contato. As mulheres são mais propensas a lesões que os homens. Alguns fatores de risco envolvem: maior ângulo Q, geno valgo, torção tibial externa, espessura do LCA e técnicas de treino. A lesão do menisco lateral comumente está associada à lesão do LCA, e deve ser pesquisada. O teste de Lachman é o mais sensível e a ressonância nuclear magnética (RNM) é o melhor exame de imagem para avaliação do LCA. O tratamento envolve uma reabilitação agressiva e avaliação individual para cirurgia. Pacientes jovens que praticam esportes de alto nível e apresentam instabilidade rotacional recorrente são candidatos ao procedimento.

Ligamento cruzado posterior

O LCP é lesionado com menos frequência que o LCA, devido a sua maior extensão e força. Normalmente, as lesões resultam de traumatismo direto. O teste da gaveta posterior avalia a presença de lesão e a RNM é o exame padrão ouro para diagnóstico. A lesão isolada do LCP geralmente não acarreta instabilidade significativa. O tratamento envolve imobilização por curto período, seguida de retirada de carga e reabilitação.

Síndrome da banda iliotibial

Caracteriza-se por dor na região lateral do joelho, consequente ao atrito repetitivo do epicôndilo lateral do fêmur durante a extensão e a flexão do joelho. É a dor mais comum entre corredores. Pacientes com joelho varo excessivo, fraqueza de abdutores do quadril e mau condicionamento físico têm maior predisposição ao aparecimento dessa lesão. O tratamento não farmacológico, baseado na cinesioterapia, visa ao fortalecimento muscular e ao alongamento da BIT, glúteo médio e tensor da fáscia lata. O uso de anti-inflamatórios não esteroides (AINE) sistêmicos e injeção local de anestésicos ou esteroides pode auxiliar no tratamento.

Bursite pré-patelar

Ocorre por trauma local, infecção ou doenças de depósito. A bursa pré-patelar situa-se na metade inferior da patela e na metade superior do tendão patelar. Acomete pacientes que mantêm hábito de ajoelhar-se por longos períodos. As queixas mais comuns são dor, edema e eritema local. O tratamento consiste em repouso, gelo, anti-inflamatórios sistêmicos, infiltração local e reabilitação.

Tendinite patelar

É uma síndrome clínica caracterizada por sobrecarga crônica e excessiva no tendão patelar, levando a lesões, desgaste e degeneração focal perto da sua inserção no polo inferior da patela. Essa afecção está relacionada a exercícios com saltos, sendo então conhecida como joelho do saltador. Apresenta-se com dor localizada no ápice da patela que piora com exercícios de sobrecarga extensora. O tratamento consiste em adaptações aos exercícios, fisioterapia e AINE.

Bursite anserina e tendinite anserina

A tendinite anserina é a inflamação que ocorre na inserção dos tendões dos músculos sartório, grácil e semitendíneo, conhecida como pata de ganso. Existe uma bursa subjacente a esse local, chamada bursa anserina, que também pode ser um local de inflamação. Essa afecção é uma das causas mais importantes de dor no compartimento medial. A dor se localiza na maioria das vezes a 5 cm abaixo da interlinha articular. Alguns fatores como obesidade, geno valgo e osteoartrite podem predispor a essa inflamação.

Condromatose sinovial

Doença proliferativa da membrana sinovial, rara, sem etiologia conhecida. Ocorre uma metaplasia da camada íntima da membrana sinovial. Os pacientes queixam-se de dor e edema, com formação de vários corpos livres que se tornam calcificados em estágios mais avançados. Pode acarretar limitação articular e rigidez. Acomete mais homens de meia idade. O tratamento artroscópico com retirada desses corpos livres será provavelmente necessário quando o quadro se mostrar limitante.

Lesões meniscais

As lesões em meniscos podem se apresentar de forma aguda, quando traumáticas, ou insidiosa, quando degenerativas. Em adultos jovens, predominam as causas traumáticas. As lesões de menisco têm íntima relação com instabilidade crônica. As lacerações são mais frequentes no menisco medial. Os pacientes costumam se queixar de dor, edema e sintomas mecânicos. O mecanismo da lesão e sua consequente sintomatologia são importantes para descobrir o possível menisco acometido.

A presença de dor e edema intensos após trauma local ocorrido há 1 hora pode sugerir hemartrose ou até mesmo acometimento ósseo associado, como fratura osteocondral. A RNM é o melhor exame para avaliação meniscal.

O tratamento tem como objetivo conservar ao máximo o menisco. O procedimento cirúrgico com reparação é indicado para o paciente jovem com lacerações sintomáticas. Se não for possível reparar ou houver contraindicação, medidas locais com aplicação de gelo, uso de AINE e reabilitação são tratamentos com evidência satisfatória de melhora.

BIBLIOGRAFIA

Assis MR. Dor no quadril e no joelho. Livro da Sociedade Brasileira de Reumatologia. Barueri: Manole; 2019.

Filho TEPB, Lech O. Exame físico em Ortopedia. 3. ed. São Paulo: Savier; 2017.

Helfenstein Jr M, Kuromoto J. A síndrome anserina. Rev Bras Reumatol. 2010;50(3):313-27.

Imboden JB, Hellmann DB, Stone JH. Current Diagnóstico e Tratamento. 3. ed. Porto Alegre: AMGH; 2014.

Mayahi R et al. O joelho. In: Hochberg M, Silman A, Smolen J, Weinblatt M, Weisman M. Reumatologia. Tradução da 6. ed. Philadelphia: Elsevier; 2016.

Oliveira LT, Saad MC, Felício LR, Gross DB. Análise da força muscular dos estabilizadores do quadril e joelho em indivíduos com síndrome da dor femoropatelar. Fisioter Pesq. 2014;21(4):327-32.

Pegrum J, Self A, Hall N. Iliotibial band syndrome. BMJ. 2019;364:l980.

Piazza L. Symptoms and functional limitations of patellofemoral pain syndrome patients. Rev Dor. 2012;13(1):50-4.

7 Dor em Quadril

Alexandre Lima Matos • Fábio Jennings

INTRODUÇÃO
O quadril é uma articulação sinovial, esferoidal, composta pelo acetábulo e a cabeça femoral, permitindo movimento multiaxial. A dor no quadril é um sintoma comum, acometendo aproximadamente 14,3% dos adultos acima de 60 anos, e pode ser oriunda de diversas patologias. É possível diagnosticar a maioria dos quadros com avaliação clínica e exame de imagem adequados.

ANATOMIA
O quadril é composto pela cabeça femoral e o acetábulo, este último formado pela união do ílio, ísquio e púbis. Trata-se de uma articulação do tipo bola-soquete. Alguns músculos, ligamentos e bursas auxiliam na sua mobilidade e estabilidade articular.

Os músculos flexores incluem iliopsoas, reto femoral, pectíneo e sartório. Os músculos extensores incluem o glúteo máximo e isquiotibiais. Músculos menores, como glúteos médio e máximo, piriforme, obturadores externo e interno e quadríceps femoral, inserem-se ao redor do trocanter maior, permitindo abdução, adução e rotação interna e externa.

Há múltiplas bursas na região do quadril, cerca 18 no total, sendo as principais a trocanteriana e iliopectínea, comumente afetadas por síndromes dolorosas.

A articulação é fixada ao corpo pela cintura pélvica. Em decorrência disso, anormalidades primárias do quadril ou da pelve podem causar sintomas na coluna lombar e no joelho, do mesmo modo que alterações primárias da coluna lombar ou do joelho podem causar sintomas no quadril.

AVALIAÇÃO CLÍNICA
História
Constituem pontos importantes na avaliação clínica do quadril a faixa etária, a história de trauma, o fator desencadeador, o fator de piora ou melhora, a localização, a irradiação, a gravidade e a frequência da dor.

Na pré-adolescência e adolescência, são mais comuns malformação congênita, fratura por avulsão, lesão epifisária ou apofisária. No adulto, são mais frequentes as distensões musculotendíneas e ligamentares, as contusões e as bursites. No idoso, a osteoartrite degenerativa e fraturas de insuficiência devem ser consideradas em primeiro lugar.

É importante definir se a etiologia da dor é intra-articular ou extra-articular. Tipicamente, patologias intra-articulares causam dor na virilha que pode irradiar para o joelho. Dor localizada na coxa ou nas nádegas, ou dor que irradia em direção distal além do joelho, provavelmente é oriunda da coluna lombar, da musculatura glútea ou da musculatura da coxa proximal.

Exame físico

O exame físico do quadril deve incluir: inspeção, palpação, mobilidade articular, exame neurológico e testes especiais. Além do quadril, também necessitam ser avaliados coluna, abdome, sistemas vascular e neurológico, bem como a marcha do paciente.

Teste de Trendelenburg

Com o paciente em pé, deve-se solicitar que ele flexione um dos joelhos. Quando a musculatura glútea do lado contrário for competente, haverá elevação da crista ilíaca ipsilateral à do joelho fletido. Caso haja incompetência dos músculos glúteo médio, observa-se a queda da crista ilíaca.

Teste de Patrick (teste FABERE)

Com paciente em decúbito dorsal, solicita-se que ele faça um "quatro" com o membro inferior (joelho e quadril são flexionados a 90° e o pé do membro examinado é colocado sobre o joelho oposto).

Em seguida, o paciente realiza movimentos de abdução e rotação externa da coxa na direção da mesa de exame. A presença de dor na virilha é sugestiva de patologia do quadril, enquanto dor na região posterior, sobre a sacroilíaca contralateral, sugere patologia dessa articulação.

Teste de Ober

Com o paciente em decúbito lateral sobre o lado não acometido, flexionando o joelho contralateral a 90°, o examinador deve abduzir e estender levemente o quadril, ao mesmo tempo em que o estabiliza. Em seguida, o membro é solto e, caso não haja contratura do trato iliotibial, este cairá em direção à superfície pela ação da gravidade. Quando há contratura do trato da banda iliotibial, ou seja, no teste positivo, o membro examinado não atingirá o nível da maca.

DIAGNÓSTICO DIFERENCIAL

Dor no quadril anterior

Dor em região anterior ou em virilha sugere envolvimento articular. Pacientes comumente localizam a dor colocando o polegar e o indicador sobre o quadril de modo a formar um "C". Esse achado conhecido como o sinal do "C".

Osteoartrite do quadril

É o diagnóstico mais provável em adultos mais velhos com limitação do movimento articular e início insidioso dos sintomas. A dor é profunda, constante e piora durante períodos prolongados em ortostase e aos esforços. Na fase inicial, ocorre limitação para extensão, rotação interna e abdução. Radiografia simples demonstra assimetria, redução do espaço articular, osteófitos, esclerose subcondral, formação de cistos, subluxação e achatamento da cabeça femoral.

Impacto femoroacetabular

Decorre de relações anatômico-funcionais anormais entre a região proximal do fêmur e o acetábulo, associadas a movimentos de repetição, que acarretam lesões no *labrum* e na cartilagem acetabular. Pacientes com impacto femoroacetabular são jovens e fisicamente ativos.

A dor é de início insidioso e piora quando o paciente se senta, ao levantar-se da cadeira, ou ao inclinar-se para frente. Localiza-se a princípio na virilha com irradiação ocasional para a face lateral do quadril e anterior da coxa. O teste de FABERE tem sensibilidade elevada.

Os achados radiográficos são sutis, revelam proeminência óssea do segmento cabeça-colo femoral, bem como achatamento e deslocamento reduzido do colo anterolateral (deformidade em cabo de pistola). Inicialmente, o tratamento é conservador com exercícios fisioterápicos; contudo, nos casos refratários é necessário o tratamento cirúrgico, por meio de artroscopia.

Lesão do *labrum* (lábio) acetabular

Causa comum de dor na virilha, metade dos pacientes apresenta dor que irradia para face lateral do quadril, face anterior da coxa e nádegas. De modo geral, a dor surge de maneira insidiosa, porém ocasionalmente tem início agudo após evento traumático. Metade dos pacientes apresenta sintomas mecânicos, como crepitação dolorosa durante as atividades. O teste de FABERE tem alta sensibilidade e baixa especificidade. Artrorressonância magnética é o exame de escolha. Entretanto, caso outros diagnósticos sejam mais prováveis, devem ser realizados inicialmente exames de imagem menos invasivos, como ressonância nuclear magnética (RNM) ou radiografia convencional.

Bursite do iliopsoas

Está associada à dor na virilha, sobretudo à extensão do quadril. Conforme a gravidade da condição, pode se manifestar como massa inguinal dolorosa, parestesias ou varicosidades secundárias à compressão do nervo femoral ou da veia femoral, respectivamente. Pode estar associada a diversas patologias que acometem o quadril, devido à comunicação da bursa do iliopsoas com o quadril em 15% dos adultos. O diagnóstico é realizado por ultrassonografia (US), tomografia computadorizada (TC) ou RNM. O tratamento consiste em repouso, anti-inflamatórios não esteroides (AINE) e reabilitação, além do tratamento da doença articular primária.

Fratura por estresse

É necessário considerar a possibilidade de fratura por estresse em casos com história de trauma ou esforço repetitivo, mesmo com radiografia convencional normal. Clinicamente, o paciente refere dor em região anterior do quadril ou em virilha que piora com atividade. A suspeita diagnóstica deve ser considerada principalmente em atletas jovens do sexo feminino expostas a atividades físicas de alta intensidade. A RNM é útil no diagnóstico.

Artrite séptica

Causa de dor na ausência de trauma, pode se apresentar com início agudo ou subagudo, prejudicando o suporte de carga no membro e levando à dificuldade para deambular e à claudicação. Ocorrência de febre é comum. Acomete predominantemente indivíduos com mais de 80 anos, diabetes melito, artrite reumatoide, história de cirurgia articular recente e uso de prótese de quadril ou joelho. A artrocentese diagnóstica é realizada diante da suspeita de artrite séptica, uma vez que diagnóstico precoce é essencial devido ao risco de evolução com destruição articular. Os exames laboratoriais de hemograma, velocidade de hemossedimentação e proteína C reativa, apesar de inespecíficos, auxiliam no diagnóstico e no acompanhamento do quadro.

Osteonecrose

É mais frequente na quarta e na quinta décadas de vida. Lúpus eritematoso sistêmico, anemia falciforme, infecção pelo vírus HIV, tabagismo, etilismo e uso de corticosteroide são fatores de risco. Dor insidiosa é o sintoma inicial. O acometimento bilateral é frequente e pode ocorrer em mais de 50% dos pacientes durante o seguimento. O diagnóstico precoce é estabelecido por RNM, porém os casos mais tardios podem ser diagnosticados com radiografia simples. Esse assunto será mais bem detalhado no Capítulo 49.

Dor posterior e em nádegas

Síndrome do piriforme

A compressão do nervo ciático pode causar dor em nádega que piora ao sentar ou ao deambular, e que pode irradiar para a região posterior da coxa. Ao exame físico, dor durante a rotação interna e externa da perna (teste de rolagem) é o achado comum, apesar de inespecífico. O diagnóstico de síndrome do piriforme ainda é bastante controverso e requer a exclusão de outras causas de dor em nádegas. O tratamento é conservador e realizado com analgésicos, AINE e fisioterapia. Pacientes refratários podem ser tratados com infiltração de corticosteroides guiada por US. A cirurgia (tipicamente, a tenotomia do piriforme) é considerada para pacientes com sintomas debilitantes e refratários.

Impacto isquiofemoral

Caracterizada por dor em nádega, mal definida, com irradiação para região posterior da coxa. Parece ser resultado do impacto do músculo quadrado femoral entre o trocanter menor e o ísquio. O diagnóstico é feito por RNM e o tratamento, geralmente conservador, consiste em fisioterapia para fortalecimento e alongamento do quadrado femoral, além de medicamentos como analgésicos e anti-inflamatórios.

Dor lateral

Síndrome da dor peritrocantérica

Dor em quadril lateral que afeta 10 a 25% da população. A síndrome da dor peritrocantérica refere-se à dor sobre o trocanter maior. Vários são os distúrbios que levam a esse tipo de desconforto, incluindo espessamento da banda iliotibial, bursopatias e degeneração da inserção dos músculos glúteo médio e mínimo. Pacientes apresentam rigidez matinal de leve intensidade e podem ser incapazes de deitar sobre o lado afetado.

Quando associada a lesões dos glúteos médio e mínimo, há probabilidade de dor na face posterolateral do quadril. A maioria dos quadros ocorre na ausência de trauma, tem início insidioso e é secundário à sobrecarga. Ao exame físico, o paciente apresenta dor à palpação sobre o trocanter maior e à mobilização (rotação interna e externa). O tratamento pode ser realizado com fisioterapia, analgésicos, AINE e infiltração local com corticosteroides.

BIBLIOGRAFIA

Drumond SN, Drumond FCF. Reumatologia: diagnóstico e tratamento. 4. ed. São Paulo: AC Farmacêutica; 2014.
Gortz S, Fricka KB, Bugbee WD. O quadril. In: Hochberg MC, Silman AJ, Smolen JS, Weinblatt ME, Weisman MW. Reumatologia. 6. ed. Rio de Janeiro: Elsevier; 2016.
Ward D, Parvizi J. Management of hip pain in young adults. Orthopedic Clinics of North America. 2016;47(3):485-96.
Wilson JJ, Furukawa M. Evaluation of the patient with hip pain. American Family Physician. 2014;89(1).

8 Dor em Mãos, Punhos e Cotovelos

Alexandre Lima Matos • Rita N. V. Furtado

INTRODUÇÃO

As enfermidades que acometem cotovelos, punhos e mãos podem se apresentar de diversas formas e, quando não diagnosticadas precocemente, causam morbidade e perda de função relevantes. Os diagnósticos diferenciais de dor em cotovelos, punhos e mãos são amplos, uma vez que talvez sejam decorrentes do acometimento tanto das estruturas ósseas, musculares, tendíneas e vasculares quanto das nervosas.

AVALIAÇÃO DO PACIENTE

É necessário coletar uma história clínica detalhada, sempre buscando incluir informações como ocupação, esportes praticados, traumas prévios, mão dominante, presença e características da dor, locais de edema, presença de rigidez ou limitação e episódios de instabilidade articular.

Todos os pacientes com sintomas em membros superiores devem ainda ser questionados sobre sintomas cervicais, uma vez que algumas patologias cervicais apresentam-se como dor referida em cotovelos e mãos, especialmente em casos de radiculopatias compressivas e síndromes miofasciais.

DOR NO COTOVELO

Causas

As principais causas de dor no cotovelo com base na localização anatômica para diagnóstico diferencial são:

- Anterior:
  - Tendinopatia bicipital
  - Alterações intra-articulares (p. ex., osteoartrite, gota e artrite reumatoide)
  - Síndrome do pronador redondo
  - Síndrome do interósseo anterior
- Medial:
  - Síndrome do túnel cubital
  - Epicondilite medial
  - Lesão do ligamento colateral ulnar
- Lateral:
  - Epicondilite lateral
  - Defeito osteocondral
  - Plica sinovial
  - Instabilidade posterolateral rotatória

- Síndrome do túnel radial
- Síndrome do nervo (n.) interósseo posterior
- Posterior:
  - Bursite olecraniana
  - Fratura do olécrano por estresse
  - Osteoartrite
  - Impacto posterior
  - Tendinopatia bicipital.

Clínica e diagnóstico

O cotovelo é uma articulação formada por três ossos: úmero e terços proximais do rádio e da ulna. Trata-se de articulação bastante estável, sendo essa estabilidade mantida por vários ligamentos. Associa-se com os tendões de músculos flexores e extensores do cotovelo, mas também flexores e extensores do punho. Sua principal bursa é a olecraniana. Os nervos mais importantes que se relacionam com o cotovelo e que podem sofrer compressões regionais são o n. cutâneo lateral do antebraço, o n. radial, o n. ulnar e o n. mediano.

As enfermidades que causam cotovelo doloroso são divididas, de maneira didática, em anterior, lateral, medial e posterior, conforme o local em que se manifestam com maior intensidade. O diagnóstico geralmente é clínico. A Tabela 8.1 demonstra os principais achados clínicos e a avaliação diagnóstica adicional necessária.

Tabela 8.1 Clínica e diagnóstico das principais enfermidades do cotovelo.

Diagnóstico	Clínica	Avaliação diagnóstica
Dor em face anterior		
Tendinopatia bicipital	Dor vaga em região anterior do cotovelo. Histórico de esforço	Supinação resistida recria a dor (manobra de Yergason)
Síndrome do pronador redondo	Dor e parestesia em território do nervo mediano, porém irradiada desde o 1/3 proximal do antebraço	Teste de Tinel em região do músculo pronador redondo no 1/3 proximal do antebraço
Síndrome do interósseo anterior	Perda indolor da capacidade de flexão das falanges distais do 1º e 2º quirodáctilos	Sinal do "OK" pela impossibilidade de fazer um círculo perfeito com 1º e 2º quirodáctilos
Dor em face lateral		
Epicondilite lateral	Muito mais comum que a epicondilite medial; dor de início insidioso, em geral referida distalmente a 3 cm do epicôndilo lateral; dor à palpação no tendão do extensor curto do punho	Dor e redução da força de preensão, com supinação e extensão do punho
Síndrome do nervo interósseo posterior	Perda indolor da habilidade de estender o dedo médio contra a resistência	Inabilidade de estender de maneira ativa o dedo médio
Síndrome do túnel radial	Ausência de sintomas motores	Dor e parestesia em faixa na região lateroposterior de todo antebraço

(continua)

Tabela 8.1 (*Continuação*) Clínica e diagnóstico das principais enfermidades do cotovelo.

Diagnóstico	Clínica	Avaliação diagnóstica
Dor em face medial		
Síndrome do túnel cubital	Dor e parestesia de início insidioso, que irradiam para o 4º e o 5º quirodáctilos e pioram com a extensão do cotovelo. Segunda neuropatia mais comum do membro superior. Ocorre devido à compressão do nervo ulnar na fossa cubital do cotovelo	Teste de Tinel positivo no túnel cubital; é possível palpar a subluxação do nervo ulnar acima do epicôndilo medial com flexão e extensão do cotovelo
Epicondilite medial	Dor de início insidioso decorrente do aumento nas atividades ocupacionais e recreacionais envolvendo a flexão de punho	Dor à palpação da êntese de grupo muscular flexor do punho em torno do epicôndilo medial; dor quando realizada pronação; supinação resistida do punho e flexão do punho contra resistência
Lesão do ligamento ulnar colateral	Sensação de estalido sobre o cotovelo medial	Instabilidade ao ser submetido a estresse em valgo
Dor em face posterior		
Bursite olecraniana	História de trauma mínimo no cotovelo; artropatias inflamatória, por cristais ou infecciosa; massa esponjosa e dolorosa sobre o olécrano	Tumoração visível sobre o olécrano. Análise do líquido sinovial varia de acordo com a etiologia. A mobilização do cotovelo é pouco dolorosa e não limitada
Impacto posterior	Dor principalmente com a extensão máxima do cotovelo	Radiografia pode demonstrar formação de osteófito
Tendinopatia tricipital	Dor especialmente durante a extensão	Dor à extensão resistida e à palpação na inserção do tríceps

Adaptada de Kane *et al.*, 2014.

DOR EM PUNHO E MÃO
Clínica e diagnóstico

O punho é uma articulação formada por vários ossos, entre os quais se destacam os terços distais da ulna e do rádio, além dos ossos que formam o carpo. As articulações mais importantes do punho são a radioulnar distal e a radiocarpal. Os ossos do carpo são unidos entre si por inúmeros ligamentos muito potentes que mantêm sua estabilidade. Inúmeros tendões flexores e extensores, tanto do punho quanto dos quirodáctilos, passam dorsal e ventralmente pelo punho. Esses tendões possuem bainhas tenossinoviais e são contidos dorsal e ventralmente por seus respectivos retináculos. Os nervos que se relacionam com o punho e que podem sofrer compressões regionais são o n. mediano e o n. ulnar. Dorsalmente, os tendões extensores são divididos em seis compartimentos, ilustrados na Figura 8.1.

Os principais diagnósticos diferenciais de dor subaguda e crônica no punho incluem:

Capítulo 8 • Dor em Mãos, Punhos e Cotovelos

- Face volar:
  - Síndrome do túnel do carpo
  - Síndrome do túnel ulnar
  - Fratura do gancho do hamato
- Radial:
  - Fratura de escafoide
  - Instabilidade escafolunar
  - Tenossinovite de De Quervain
  - Rizartrose
  - Artrite radiocarpal
- Face dorsal:
  - Cisto sinovial
  - Bossa carpal
  - Doença de Kienböck
  - Síndrome da intersecção
- Ulnar:
  - Tenossinovite e subluxação do extensor ulnar do carpo
  - Lesão da fibrocartilagem triangular.

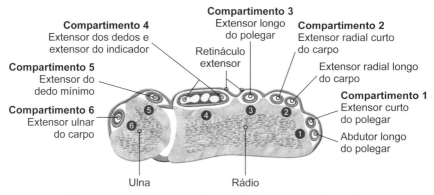

Figura 8.1 Compartimentos dos tendões extensores do punho.

Síndrome do túnel do carpo

A síndrome do túnel do carpo é a neuropatia compressiva mais comum. Resulta da compressão do n. mediano ao nível do punho, a qual pode ter etiologias mecânicas (flexão ou extensão por repetição), metabólicas (hipotireoidismo), inflamatórias (artrite reumatoide) ou por doenças de depósito (amiloidose). Inicialmente caracteriza-se por parestesia e disestesia noturna e intermitente que aumenta em frequência, passando a ocorrer durante o dia.

Ao exame físico, o teste de Tinel (dor e/ou parestesia à percussão ao nível do túnel do carpo) e o teste de Phalen (parestesia em quirodáctilos à flexão mantida de ambos os punhos ao mesmo tempo) podem ser positivos. Nas fases mais tardias, há chance de se observar perda da sensibilidade do 1º, 2º, 3º e metade radial do 4º quirodáctilos, com possível paresia da musculatura tenar.

O diagnóstico é clínico, porém a eletroneuromiografia (ENMG) pode ser útil na avaliação da gravidade do acometimento. A ultrassonografia, por sua vez, auxilia na identificação das causas de compressão e na mensuração da espessura do n. mediano ao longo do trajeto acometido.

Síndrome de compressão do nervo ulnar

Pode ocorrer ao nível do canal de Guyon ou ao longo do seu trajeto, sobretudo na fossa cubital do cotovelo. A síndrome do canal de Guyon consiste na compressão do n. ulnar na altura da região ulnar e volar do carpo, apresentando-se habitualmente com parestesia do 4º e 5º dedo e/ou sintomas motores envolvendo as eminências tenar e hipotenar. Para o diagnóstico, podem ser necessários exames complementares como a ENMG.

Síndrome de intersecção

É uma condição dolorosa que afeta o dorso do antebraço, proximalmente a alguns centímetros do punho. É um processo inflamatório dos tendões do segundo compartimento extensor do antebraço (extensor radial curto do carpo e extensor radial longo do carpo), em geral associado a trauma local direto ou atividades repetitivas, em particular as que exigem extensão resistida do punho. Calor, eritema e crepitação podem estar presentes, além da dor. É diagnóstico diferencial da tenossinovite de De Quervain, porém com localização predominantemente dorsal.

Tenossinovite de De Quervain

Corresponde à tenossinovite do primeiro compartimento dos extensores do punho (abdutor longo do polegar e extensor curto do polegar). A dor é percebida principalmente distal ao processo estiloide radial, e piora à preensão com o polegar, bem como à abdução e adução do punho. Ocorre, de modo preferencial, secundariamente a atividades repetitivas. Ao exame físico, a manobra de Finkelstein é habitualmente positiva [dor no processo estiloide do rádio e na base do polegar ao realizar desvio ulnar do punho (adução) com o polegar flexionado na palma da mão].

Tenossinovite estenosante dos flexores (dedo em gatilho)

Acomete os tendões flexores dos dedos da mão e ocorre mais comumente na quinta e na sexta década de vida. É associada a diversas doenças, devendo-se ficar atento ao diabetes melito, dada sua alta prevalência. Caracteriza-se por dor no trajeto dos tendões flexores, na região do túnel osteofibroso, relacionada à dificuldade ou travamento do movimento dos dedos. O paciente, ao efetuar a extensão do dedo, sente um ressalto semelhante ao disparo de um gatilho. Pessoas que trabalham em atividades manuais de esforço ou que exijam preensão repetitiva são mais suscetíveis a desenvolverem essa afecção.

Contratura de Dupuytren

Trata-se de uma patologia fibroproliferativa da mão, potencialmente progressiva e incapacitante, de clara predisposição genética. Ao longo da sua evolução, há probabilidade de surgir uma corda fibrosa palpável na palma da mão e na face volar dos quirodáctilos. Essa corda pode provocar encurtamento da fáscia, contratura da mão e flexão fixa do dedo acometido. Presença de nódulos fibrosos e espessamento cutâneo são sinais clínicos precoces da doença. É mais comum em homens, após os 50 anos de idade, e está associada a diabetes melito, álcool e tabagismo. Indivíduos de ascendência norte-europeia são mais predispostos a desenvolver essa doença, que também pode estar vinculada à fibrose peniana (doença de Peyronie) e à fibrose na fáscia plantar (doença de Ledderhose).

Doença de Kienböck

Causada pela osteonecrose do osso semilunar do carpo. Tem etiologia desconhecida e afeta mais homens entre 20 e 45 anos, principalmente aqueles que executam trabalho manual com carga. Pode ser assintomática ou manifestar-se como dor na região do carpo. É possível que a radiografia simples mostre esclerose do osso semilunar, porém para um diagnóstico precoce é necessária a realização de ressonância nuclear magnética (RNM) e tomografia computadorizada (TC).

Rizartrose

A osteoartrite da primeira articulação carpometacarpal é conhecida como rizartrose. Ocorre mais frequentemente acima dos 40 anos e manifesta-se como dor em base do polegar e próximo ao processo estiloide radial. Com a progressão da doença, pode haver edema local, aumento ósseo e deformidade em adução do primeiro metacarpo, o que causa disfunção importante.

TRATAMENTO

O tratamento do quadro álgico em cotovelo, punho e mão varia de acordo com a lesão envolvida. Em casos de reumatismos de partes moles, orienta-se repouso, gelo e uso de anti-inflamatórios não hormonais. O corticosteroide oral pode ser uma boa opção de tratamento. A reabilitação, que envolve principalmente a cinesioterapia e órteses de posicionamento, também faz parte do tratamento. O uso peritendíneo (na bainha sinovial, em casos de tenossinovite) e perineural de corticosteroides de depósito (betametasona, dexametasona, metilprednisolona) é uma opção em casos refratários. Já a administração intra-articular de corticosteroide (hexacetonida de triancinolona) pode ser uma opção nos casos refratários de artropatias crônicas (p. ex., na rizartrose).

No caso da enfermidade de Dupuytren, a aponeurotomia por agulha é a técnica em que, após bloqueio anestésico regional, rompe-se a corda fibrosa da aponeurose palmar ou digital por meio de movimentos repetitivos com a agulha associados ao movimento de extensão do dedo acometido.

No caso do dedo em gatilho (tenossinovite estenosante dos flexores), a secção percutânea por agulha da polia acometida (com liberação do túnel osteofibroso) é um procedimento invasivo que pode ser tentado antes da descompressão cirúrgica.

O tratamento cirúrgico é uma possibilidade em casos de pacientes refratários ao tratamento clínico. Isso se aplica principalmente às neuropatias compressivas e, com menos frequência, aos casos de entesopatias, tendinopatias e tenossinovites.

A técnica cirúrgica utilizada varia de acordo com a enfermidade. Podem ser necessárias tenossinovectomias, reinserção de ênteses, lise de retináculos, lise de polias, aponevrectomia com enxerto e até artrodeses.

Habitualmente, o tratamento cirúrgico deve ser considerado após um período de 6 meses sem resposta efetiva ao tratamento convencional e às injeções locais de corticosteroide. As contraturas de Dupuytren graves com flexão irreversível superior a 30° na metacarpofalângica ou maior que 15° na interfalângica proximal, que não responderam à aponeurotomia por agulha, têm uma maior chance de precisarem de tratamento cirúrgico.

Deve-se lembrar de que educar o paciente é fundamental para que se façam adaptações nas atividades de vida diária e ocupacionais a fim de se ter maior sucesso no tratamento clínico dessas enfermidades e evitar reincidências.

BIBLIOGRAFIA

Boggess BR. Evaluation of the adult with subacute or chronic wrist pain. UptoDate. 2017. Disponível em: https://www.uptodate.com. Acesso em: dez. 2018.

Carvalho MAP, Lanna CCD, Bertolo MB, Ferreira GA. Reumatologia: diagnóstico e tratamento. 4. ed. São Paulo: AC Farmacêutica; 2014.

Dyer GSM et al. O punho e a mão. In: Hochberg MC, Silman AJ, Smolen JS, Weinblatt ME, Weisman MW. Reumatologia. 6. ed. Rio de Janeiro: Elsevier; 2016.

Kane SF, Lynch JH, Taylor JC. Evaluation of elbow pain in adults. Am Fam Physician. 2014;89(8):649-57.

Junior RM. Tenossinovite estenosante dos flexores – ou dedo em gatilho. Einstein. 2008;6(Supl 1):S143-S5.

Machado BB, Lima CMAO, Junqueira FP, Coutinho Junior AC. Ressonância magnética na síndrome da interseção do antebraço: ensaio iconográfico. Radiologia Brasileira. 2013;46(2):117-21.

Makkouk AH, Oetgen ME, Swigart CR, Dodds SD. Trigger finger: etiology, evaluation, and treatment. Current Reviews in Musculoskeletal Medicine. 2008;1(2):92-6.

9 Síndrome da Dor Regional Complexa

Ronyérison Lourenço • Fábio Jennings

INTRODUÇÃO

A síndrome da dor regional complexa (SDRC) – denominação cunhada pela International Association for the Study of Pain (IASP) em 1994 – é um conjunto de condições dolorosas caracterizadas por dor regional (espontânea ou evocada) persistente, desproporcional no tempo ou na intensidade em relação à evolução de qualquer traumatismo ou lesão conhecidos. A dor é regional (não circunscrita a um território nervoso ou dermátomo) e, geralmente, há predomínio distal dos achados sensitivos, motores e autonômicos simpáticos da pele (em vasos sanguíneos e glândulas sudoríparas) e/ou alterações tróficas. O IASP reconhece dois subtipos de SDRC:

- Tipo I: anteriormente denominada "distrofia simpático-reflexa", correspondente aos casos sem evidência de comprometimento de nervos ou raízes nervosas. Representa cerca de 90% dos casos
- Tipo II: anteriormente denominada "causalgia", corresponde àqueles casos em que há lesão de nervos periféricos, em geral de origem traumática. Representa cerca de 10% dos casos.

É uma condição de incidência subestimada, pouco reconhecida sobretudo por não especialistas. Estudos mostram uma variação de incidência entre 5,46 e 26,2 por 100.000 indivíduos ao ano, sendo mais prevalente em mulheres (3:1), principalmente na pós-menopausa.

ETIOPATOGENIA

A síndrome é de origem multifatorial e atribuída principalmente à lesão tecidual. O trauma, com ou sem fratura, representa o principal agente causal associado a SDRD, enquanto a imobilização prolongada do membro pós-trauma constitui principal fator relacionado ao aumento do risco. Outras condições descritas são: doença arterial coronariana, uso de medicamentos (fenobarbital e isoniazida), hemiplegia e lesão de nervo periférico. Em até 35% dos casos, nenhum evento é identificado.

Fatores genéticos envolvendo o antígeno leucocitário humano (HLA)-B62 e o HLA-DQ8 podem estar implicados na suscetibilidade e na expressão da doença. Revisões recentes sugerem evidências de que a SDRC possa ter um componente autoimune devido à presença de anticorpos antineuronais em 30 a 90% dos pacientes e à resposta terapêutica com redução da dor em pacientes crônicos tratados com infusão de imunoglobulina humana.

A fisiopatologia é complexa e pouco conhecida. Postula-se que esse distúrbio seja resultado de uma resposta inflamatória exagerada a um dano tecidual. No processo agudo, pode haver uma lesão neuronal inicial, muitas vezes imperceptível, levando à sensibilização das fibras tipo C e A-delta. Além da inflamação tecidual, ocorre inflamação neurogênica com liberação de vasopeptídios, substância P e peptídio relacionado com o gene da calcitonina. Essas substâncias aumentam o extravasamento plasmático e a vasodilatação. As alterações de temperatura, sudorese e edema sugerem um estímulo excessivo do sistema nervoso simpático como fator na progressão do distúrbio e na manutenção da dor.

A estimulação persistente dos neurônios periféricos resulta em um processo de sensibilização central, aumentando a sensibilidade dos mecanorreceptores, o que resulta em hiperalgesia e alodínia.

MANIFESTAÇÕES CLÍNICAS

Variam entre os indivíduos e em um mesmo indivíduo ao longo do tempo. Quase invariavelmente, uma extremidade é afetada, mais comumente: mãos e punhos, pés e tornozelos. Em geral é unilateral, mas pode ser bilateral, e acometer o membro inteiro. Os membros são quentes ou frios, brilhantes, edemaciados ou finos, com pele escamosa ou pegajosa, e os ossos podem ou não apresentar redução da mineralização perceptível na radiografia. Os sinais e os sintomas são agrupados em quatro domínios:

- Sensibilidade: dor persistente e grave, em queimação ou lancinante, desencadeada por contato físico, estresse emocional e mudanças de temperatura, que se estende proximalmente, não respeitando o dermátomo. Ao exame: sensibilidade difusa, alodínia e hiperalgesia
- Sintomas relacionados com disfunção autonômica: alterações na cor e na temperatura da pele em comparação ao outro membro. Observam-se três fases: quente e vermelho, mosqueado com calor intermitente e permanentemente frio e cianótico (nem todos os pacientes passam pelas três fases). Pacientes com membro frio precoce têm risco de evoluir com doença grave e complicações (infecções, úlceras, distonia e mioclonia). Sudorese aumentada ou diminuída
- Edema: é comum no membro afetado, em particular na fase inicial. Na maioria dos casos, apresenta-se sem cacifo
- Motor/trófico: inabilidade para iniciar movimentos, fraqueza, tremor, espasmos, crescimento de fâneros e alterações ungueais, bem como pele atrófica e brilhante. Apresenta contraturas em estágios avançados.

DIAGNÓSTICO

Eminentemente clínico. Não há testes diagnósticos específicos. No entanto, alguns exames complementares podem ser necessários para a exclusão de outras condições clínicas. Com sensibilidade de 85% e especificidade de 69%, os critérios de Budapeste, propostos em 2007 e atualizados em 2013, são os mais recomendados para o diagnóstico de SDCR:

1. Dor contínua: desproporcional a qualquer evento precipitante.
2. Pelo menos um sintoma em três das quatro categorias a seguir:
   - Sensorial: relatos de hiperalgesia e/ou alodínia
   - Vasomotor: relatos de assimetria de temperatura e/ou alterações/assimetrias de cor da pele
   - Sudorese/edema: relatos de edema e/ou alteração na transpiração e/ou sudorese assimétrica
   - Motor/trófico: relatos de diminuição da amplitude de movimento e/ou disfunção motora (fraqueza, tremor, distonia) e/ou alterações trófcas (cabelo, unha, pele)
3. Deve exibir pelo menos um sinal no momento da avaliação em duas ou mais das seguintes categorias:

- Sensorial: evidência de hiperalgesia (à picada) e/ou alodínia (durante toque leve e/ou pressão profunda e/ou ao movimento das articulações)
- Vasomotor: evidência de assimetria de temperatura e/ou assimetria de coloração da pele
- Sudorese/edema: evidência de edema e/ou mudança de transpiração e/ou sudorese assimétrica
- Motor/trófico: evidência de diminuição da amplitude de movimento e/ou disfunção motora (fraqueza, tremor, distonia) e/ou mudanças tróficas (cabelo, unha, pele)

4. Não existe outro diagnóstico que explique melhor os sinais e os sintomas.

Diagnóstico diferencial e exames complementares

Nos estágios iniciais, deve-se fazer o diagnóstico diferencial com artrites inflamatórias, celulite, osteomielite, trombose venosa profunda, malignidade e fratura.

Embora não sejam obrigatórios, os exames complementares podem ser úteis no diagnóstico diferencial ou corroborar o diagnóstico clínico de SDRC.

Radiografia

Osteoporose moteada ou salpicada decorrente da reabsorção irregular do osso trabecular e do osso esponjoso é a aparência radiológica característica na SDRC. No entanto, não é encontrada em todos os casos e tampouco pode ser considerada patognomônica, uma vez que também é observada em osteoporose por desuso e imobilizações prolongadas.

Cintilografia óssea de três fases

Este método utiliza uma técnica sensível para a detecção de alterações ósseas, periarticulares e articulares que cursam com alterações da perfusão e do metabolismo ósseo. O achado característico é um aumento qualitativo no metabolismo ósseo periarticular nas três fases do exame. Entretanto, esses achados não são diagnósticos e um exame normal também não exclui o diagnóstico de SDRC, podendo ser útil no diagnóstico diferencial de outras condições que alteram o metabolismo ósseo (infecções, tumores, metástase, fraturas, doenças metabólicas do osso).

TRATAMENTO

O diagnóstico imediato e o tratamento precoce são necessários para evitar complicações secundárias ao desuso do membro afetado e as consequências psicológicas de se viver com dor crônica. Pacientes com formas leves podem melhorar espontaneamente.

Recomenda-se uma abordagem multidisciplinar constituída de médico assistente habituado com o manejo da SDRC, fisioterapeuta, terapeuta ocupacional e psicólogo.

A identificação e a retirada do fator desencadeante, como a imobilização prolongada, podem ser suficientes para a reversão do quadro. A fisioterapia e a terapia ocupacional são consideradas tratamento de primeira linha e fundamentadas em dois objetivos: a melhora da dor e a reabilitação do paciente e do membro afetado.

Tratamento farmacológico

Muitas recomendações para o tratamento da SDRC são de baixa evidência. A Tabela 9.1 mostra os principais medicamentos empregados no tratamento da SDRC.

Outras modalidades terapêuticas incluem os bloqueios simpáticos regionais, que podem oferecer alívio da dor, mas não há evidência definitiva sobre eficácia; e a simpatectomia, cirúrgica ou química, que oferece um bom efeito, mas transitório.

A amputação na SDRC pode ser indicada em função de dor, disfunção do membro, gangrena, infecção ou úlceras. A maioria dos pacientes refere redução na dor, melhorias na mobilidade, mas muitos sofrem de dor fantasma e recorrência no membro residual.

Tabela 9.1 Fármacos utilizados no tratamento da SDRC.

Fármacos	Observações
Anti-inflamatórios não hormonais e analgésicos	Primeira linha. Utilizados para permitir o tratamento fisioterápico sem dor
Glicocorticosteroides	Reduzem a dor inflamatória, edema, limitação da movimentação e o conteúdo de neuropeptídios contidos nos neurônios sensitivos. Em casos iniciais, ministrar 30 a 80 mg/dia divididas em duas tomadas. Recomendados como primeira linha quando os fenômenos vasculares e distróficos são proeminentes
Antidepressivos	Redução da dor neuropática. Sem estudos específicos na SDRC
Anticonvulsivantes	Evidências de eficácia no alívio da dor neuropática crônica. Estudos que investigaram a eficácia da gabapentina na SDRC tipo I relataram melhorias marcantes na redução da dor e déficits sensoriais a longo prazo
Bisfosfonatos	Retardam a reabsorção óssea, aumentam a densidade mineral óssea, porém não estão bem estabelecidos como eficazes no alívio da dor
Antagonista do receptor NMDA (cetamina)	Estudos controlados por placebo demonstraram que a administração tópica e intravenosa de cetamina é eficaz no alívio da dor e na indução de remissão completa em pacientes resistentes ao tratamento
GABA (baclofeno)	Eficaz na redução da distonia e da dor, melhorando funcionalidade e qualidade de vida em pacientes com SDRC
IGIV	Um ECR de 13 pacientes com SDRC crônica comparando baixa dose de IGIV intravenosa relatou alívio da dor nos 12 pacientes que completaram o estudo entre 6 e 19 dias após o tratamento

GABA: agonista ácido gama-aminobutírico; IGIV: imunoglobulina humana intravenosa; ECR: estudo clínico randomizado; NMDA: N-metil D-aspartato.

BIBLIOGRAFIA

Goebel A. Complex regional pain syndrome in adults. Rheumatology. 2011;50(10):1739-50.
Goh EL, Chidambaram S, Ma D. Complex regional pain syndrome: a recent update. Burns & Trauma. 2017;5(1):50-61.
Jänig W, Baron R. Complex regional pain syndrome: mystery explained? The Lancet Neurology. 2003;2(11):687-97.
Littlejohn G, Dutton K. Terminology, criteria, and definitions in complex regional pain syndrome: challenges and solutions. Journal of Pain Research. 2015;8:871-7.
Merskey H, Bogduk N. Classification of chronic pain: descriptions of chronic pain syndromes and definitions of pain terms. In: Classification of chronic pain. 1994. Disponível em: https://www.iasp-pain.org/Education/content.aspx?ItemNumber=1698.
Rooij AM, Florencia Gosso M, Haasnoot GW, Marinus J, Verduijn W, Claas FH et al. HLA-B62 and HLA-DQ8 are associated with complex regional pain syndrome with fixed dystonia. Pain. 2009;145(1):82-5.
Sudeck P. On acute inflammatory bone atrophy. Journal of Hand Surgery. 2005;30(5):477-81.
Turner-Stokes L, Goebel A. Complex regional pain syndrome in adults: concise guidance. Clinical Medicine. 2011;11(6):596-600.
Veldman PHJM, Reynen HM, Arntz IE, Goris RJ. Signs and symptoms of reflex sympathetic dystrophy: prospective study of 829 patients. Lancet. 1993;342(8878):1012-6.
Wüppenhorst N, Maier C, Frettlöh J, Pennekamp W, Nicolas V. Sensitivity and specificity of 3-phase bone scintigraphy in the diagnosis of complex regional pain syndrome of the upper extremity. Clinical Journal of Pain. 2010;26(3):182-9.

Parte 2

Exames Laboratoriais

10 Autoanticorpos

Pedro Matos • Luis Eduardo Coelho Andrade

INTRODUÇÃO

Os autoanticorpos observados nas doenças autoimunes podem ser classificados em órgão-específicos e não órgão-específicos. São considerados biomarcadores com importância diagnóstica em várias doenças imunomediadas, como anticorpos contra peptídios citrulinados (ACPA) na artrite reumatoide (AR), anti-DNA nativo no lúpus eritematoso sistêmico (LES) e anti-RNA polimerase III na esclerose sistêmica (ES). Por aparecerem de modo precoce na história natural das doenças autoimunes, podem ser marcadores preditores em alguns cenários. Alguns autoanticorpos associam-se a manifestações específicas, eventualmente conferindo conotação prognóstica. Por fim, alguns têm seus níveis séricos relacionados com atividade da doença, auxiliando no monitoramento clínico dos pacientes.

Existem diversas metodologias para pesquisa de autoanticorpos, dentre elas é possível citar: imunofluorescência; imunoensaios em fase sólida com revelação enzimática (ELISA) ou quimioluminescente (CLIA); aglutinação; imunodifusão dupla/contraimunoletroforese; *Western blot* e suas variantes (*line blot* e *dot blot*). O uso de microesferas com diferentes endereços cromáticos permite elaborar ensaios multiparamétricos, em que uma única reação com mínima quantidade de soro viabiliza a pesquisa simultânea de múltiplos autoanticorpos.

METODOLOGIAS

Imunofluorescência

Apresenta duas maneiras distintas de avaliação: imunofluorescência direta (IFD; Figura 10.1) ou indireta (IFI).

Na IFD, utiliza-se um anticorpo marcado com fluorocromo que reage contra o antígeno que se pretende pesquisar. A reação é realizada no tecido ou no substrato celular em que se avalia a presença do antígeno. Por exemplo, podem-se usar anticorpos contra classes de imunoglobulina e contra o componente C3 do complemento para demonstrar o depósito desses elementos no glomérulo de pacientes com nefrite lúpica.

Já na IFI, o objetivo é pesquisar um determinado anticorpo no soro ou em outros fluidos biológicos. Para tal, emprega-se substrato antigênico, rico nos antígenos-alvo dos autoanticorpos que se pretende pesquisar. Por exemplo, usa-se o flagelado *Crithidia luciliae* para anticorpos anti-DNA nativo, corte de cerebelo de rato para anticorpos antiaquaporina 4 (anti-AQP4) e células tumorais derivadas de carcinoma de laringe humana (HEp-2) para uma série de autoanticorpos contra antígenos nucleares e citoplasmáticos.

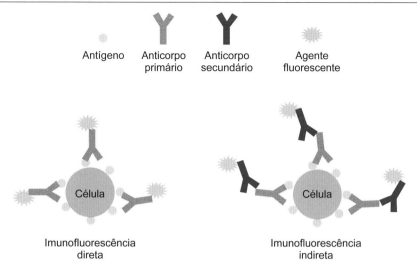

Figura 10.1 Aspectos clínicos da imunofluorescência direta nas doenças autoimunes. Adaptada de Ghanadan et al., 2015.

De início, coloca-se soro do paciente apropriadamente diluído em contato com o substrato antigênico para que ocorra a ligação do antígeno-alvo ao anticorpo específico. Na sequência, o material é lavado e incubado com imunoglobulina de cabra contra imunoglobulina humana, sendo que a imunoglobulina de cabra está conjugada a um fluorocromo, em geral fluoresceína. Esse conjugado fluorescente possibilitará a visualização dos possíveis autoanticorpos presentes no soro testado e que ficaram aderidos ao substrato antigênico.

Portanto, a IFI é utilizada para pesquisa de anticorpos em líquidos biológicos, enquanto a IFD, para a pesquisa de variados componentes moleculares depositados em tecidos.

O teste de IFI permite não só avaliar a presença ou a ausência do autoanticorpo como também a concentração deste (dada pela intensidade da reatividade), e sugere possíveis autoantígenos reconhecidos por meio do padrão morfológico de imunofluorescência observado. É um exame sensível e amplamente utilizado em fases iniciais, podendo ser complementado por outras metodologias para definição final dos possíveis autoanticorpos.

ELISA e CLIA

Os imunoensaios em fase sólida têm duas principais configurações, a depender da forma como se revela a ligação dos anticorpos pesquisados, as quais são o ensaio imunossorvente ligado à enzima (ELISA, do inglês *enzyme-linked immunosorbent assay*) e o ensaio de imunoquimioluminescência (CLIA, do inglês *chemiluminescence immunoassay*). Em ambos os casos, o antígeno de interesse é adsorvido a uma fase sólida, composta por uma superfície de poliestireno, polivinil ou polipropileno, na forma de microtubos ou microplacas.

O soro que se quer testar é diluído e incubado em poços individuais das microplacas, nos quais há a ligação dos possíveis anticorpos e formação de complexos antígeno-anticorpo. Após lavagem para retirada de material não ligado imunologicamente, esses complexos são incubados com anticorpos contra imunoglobulinas humanas conjugados com enzimas (ELISA) ou substâncias quimioluminescentes (CLIA), e então adiciona-se substrato enzimático (ELISA) ou ativador quimioluminescente (CLIA) que promoverá a respectiva reação para revelar a ligação dos anticorpos pesquisados. Posteriormente, a leitura dos resultados é feita por espectrofotômetro (que avalia a densidade óptica da luz no comprimento de onda) no caso de ELISA (Figura 10.2), ou por luminômetro no caso de CLIA.

O método mais empregado é o ELISA heterogêneo, que apresenta maior grau de sensibilidade e também de dificuldade técnica para realização, uma vez que necessita de procedimentos de lavagem durante a execução [para retirar antígenos livres que não participaram da reação enzimática, p. ex. utilizando solução salina tamponada de fosfato (PBS)]. Existem vários subtipos de ELISA, como direto, indireto, sanduíche e competitivo, cuja indicação depende da peculiaridade dos autoanticorpos de interesse.

Aglutinação

A técnica consiste na detecção de antígenos ou anticorpos por meio da aglutinação de partículas de látex, células ou outro material. O ensaio de aglutinação tradicional é avaliado por inspeção visual. Outros métodos mais avançados que utilizam esse princípio são a análise instrumentalizada por meio da turbimetria ou nefelometria.

O princípio básico da técnica consiste na colocação de antígenos de interesse em contato com anticorpos, os quais, por propriedades bivalentes em sua estrutura molecular, reagem com os antígenos em partículas distintas e formam um aglutinado (Figura 10.3).

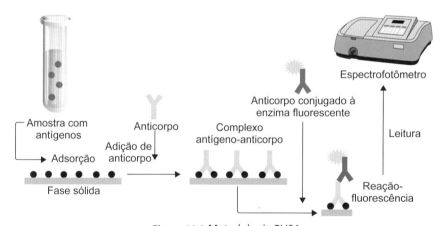

Figura 10.2 Metodologia ELISA.

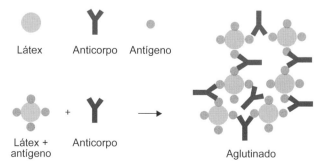

Figura 10.3 Processo de aglutinação.

A quantidade de anticorpo na amostra é estimada pela maior diluição do soro em que a aglutinação é detectada. A primeira técnica aplicando esse princípio na dosagem de autoanticorpos foi descrita por Rose-Waaler e utilizava glóbulos vermelhos de ovelhas recobertos com imunoglobulina IgG de coelho como substrato na detecção de fator reumatoide (FR) da classe IgM. Por se encontrar sob forma de pentâmeros decavalentes, a IgM tem alta capacidade aglutinante, formando grandes agregados facilmente visíveis a olho nu.

A turbimetria e a nefelometria são técnicas mais sensíveis que possibilitam detectar anticorpos de outras classes de imunoglobulina (IgG, IgA). Com base no princípio da aglutinação, micropartículas de látex recobertas por antígenos de interesse são colocadas em contato com o soro do paciente e ocorrem reações formando aglutinados. Essa reação será mensurada por sensores fotoelétricos que medirão feixes de raio *laser* atenuados (turbimetria) ou desviados (nefelometria) pelos microagregados presentes na solução. Uma vantagem dessas técnicas é apresentar maior sensibilidade em relação aos métodos de látex convencional e estimar quantitativamente a concentração de anticorpos.

Imunodifusão dupla e contraimunoeletroforese

A imunodifusão dupla é um ensaio em meio semissólido feito em plataformas contendo gel de agarose para análise de anticorpos.

Colocam-se amostras de antígeno e anticorpo, respectivamente, dentro de pequenos poços adjacentes (distância de 0,5 a 0,75 cm entre si). A reação é incubada por 6 a 72 h para que as macromoléculas presentes nas amostras se difundam no gel e ocorra a reação imunológica com formação de complexo antígeno-anticorpo.

De acordo com os gradientes de difusão das macromoléculas que se cruzam, alcança-se uma região em que a proporção de antígenos e anticorpos possibilita a geração de imunocomplexos insolúveis, produzindo uma linha de imunoprecipitado insolúvel visível entre os poços. A amostra será então submetida a diversos processos de incubação, lavagem (PBS), coloração e descoloração até uma máxima visualização da linha, e esta indicará a presença de anticorpos (Figura 10.4).

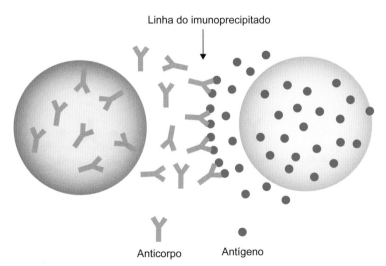

Figura 10.4 Metodologia da imunodifusão dupla. A seta indica a linha de imunoprecipitado formada pelo complexo antígeno-anticorpo.

Trata-se de uma técnica que se aproveita das propriedades polivalentes, especificidade e afinidade das interações entre antígenos e anticorpos. Por esse motivo são exames muito específicos, porém com sensibilidade limitada e que dependem da concentração de antígenos e anticorpos e da alta afinidade para positividade do método. Além disso, não são exames automatizados que dependem da interpretação capacitada do analista.

A contraimunoeletroforese se baseia no mesmo princípio aliado à aplicação de corrente elétrica que potencializa e acelera a difusão das macromoléculas, sensibilizando a reação.

Western blot

Trata-se de um imunoensaio de fase sólida, no qual o substrato antigênico é analiticamente segregado por método eletroforético e então transferido para uma fase sólida, sobre a qual se realiza a reação imunológica. Essa técnica apresenta os seguintes passos metodológicos (Figura 10.5):

1. Preparação do substrato antigênico: inicialmente prepara-se a fonte antigênica que costuma ser um extrato bruto de tecidos ou células.
2. Eletroforese: separação das proteínas da amostra por meio de eletroforese com gel de poliacrilamida (separação por peso molecular).
3. Transferência: o produto da separação eletroforética é transferido do gel para uma membrana com alta afinidade por proteínas, gerando uma réplica com os antígenos adsorvidos a uma fase sólida, composta em geral por nitrocelulose ou difluoreto de polivinilidina (PVDF).
4. Bloqueio da fase sólida: a membrana é incubada com uma solução rica em proteínas pouco relevantes imunologicamente, como albumina de soro bovino (BSA) ou preparados de leite bovino, com a finalidade de bloquear todos os sítios de ligação da membrana e assim impedir a ligação não específica de anticorpos à membrana.
5. Incubação primária: a amostra biológica a ser testada é incubada com a membrana, permitindo que os anticorpos se liguem aos antígenos de interesse formando complexos antígeno-anticorpo.
6. Lavagem primária: a membrana é lavada de modo extensivo para remover quaisquer anticorpos aderidos inespecificamente. Essa etapa é de grande importância para reduzir o *background* da reação.
7. Incubação secundária: a membrana é incubada com o anticorpo de cabra contra imunoglobulina humana. Este é conjugado a um agente químico que permitirá revelar a ligação dos anticorpos primários. Os conjugados mais comuns utilizam enzimas (peroxidase ou fosfatase alcalina), elementos quimioluminescentes ou agentes fluorescentes; o anticorpo secundário se ligará ao complexo antígeno-anticorpo, gerando um complexo antígeno-anticorpo-anticorpo.
8. Detecção: a reação é revelada adicionando-se o substrato enzimático (ELISA), o catalisador quimioluminescente (CLIA) ou colocando a membrana sob luz com comprimento de onda apropriado (fluorescência), conforme o tipo de conjugado utilizado. A ligação dos anticorpos será visualizada sob forma de bandas transversais, correspondentes aos antígenos reconhecidos pelos autoanticorpos, e terão intensidade de sinal proporcional à concentração dos anticorpos na amostra testada.
9. Análise: a inspeção e a análise das bandas são feitas visualmente, comparando-se a posição das bandas com um padrão de sete a nove moléculas de peso molecular conhecidos, estimando-se assim o peso molecular dos autoantígenos reconhecidos. A intensidade das bandas pode ser inferida medindo-se a densidade óptica ou a intensidade de luz correspondente a cada banda, o que fornece uma ideia da concentração dos respectivos autoanticorpos.

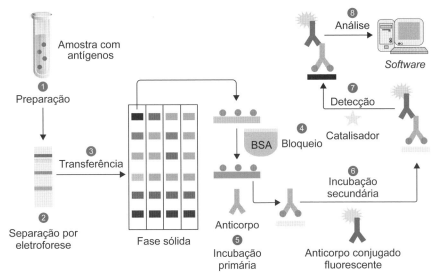

Figura 10.5 Metodologia *Western blot*.

Se houver grande concentração de anticorpos na amostra, pode haver supersaturação das bandas, atrapalhando a leitura e implicando perda de sensibilidade. Isso pode ser evitado diluindo a amostra.

O *Western blot* é um ensaio muito sensível e possibilita a identificação do peso molecular dos antígenos reconhecidos pelos anticorpos. Variações desse método incluem o *dot blot* e o *line blot*, com a diferença de serem diretamente adsorvidos na membrana (fase sólida).

Ensaios de imunofluorescência indireta baseados em células geneticamente modificadas *(cell-based assay)*

A metodologia utiliza células (em geral de rim embrionário humano – linhagem HEK) como substrato para expressar antígenos de interesse na superfície delas, o que não ocorre de maneira natural, mas mediante inoculação de DNA complementar (cDNA) correspondente ao gene do antígeno em questão. Esse processo é chamado de transfecção.

Posteriormente, preparam-se lâminas contendo uma mistura de células HEK transfectadas e não transfectadas, que servirão de substrato para uma reação de IFI. Adiciona-se o soro do paciente a ser testado, e os anticorpos nele presentes se ligarão ao antígeno na superfície das células transfectadas, porém não nas células não transfectadas (que servirão como controle negativo). A análise será feita pela técnica da imunofluorescência descrita anteriormente (Figura 10.6).

O *cell-based assay* vem sendo utilizado de modo amplo para pesquisa de anticorpos contra antígenos de superfície neuronal em doenças neurológicas autoimunes, incluindo anticorpos contra AQP4, receptor N-metil-D-aspartato (NMDAR), receptor do ácido alfa-amino-3-hidroxi-5-metil-4-isoxazolepropiônico (AMPAR) e receptor glicina (GlyR). Também têm aplicação na nefrologia para a detecção de anticorpos contra o receptor de fosfolipase A2 (PLA2R) na glomerulonefrite membranosa primária.

Imunoensaios com microesferas *(bead-based assays)*

Essa plataforma metodológica utiliza microesferas como fase sólida que receberá o substrato antigênico. Essas microesferas, geralmente de poliestireno ou sílica, apresen-

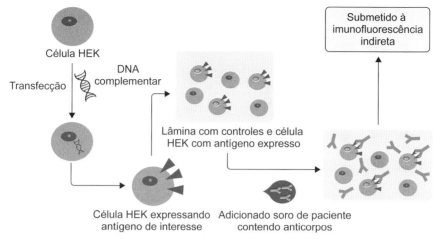

Figura 10.6 Metodologia de ensaios celulares.

tam heterogeneidade cromática ou de tamanhos (0,3 a 10 micrômetros). Assim, podem-se adsorver antígenos distintos a microesferas distintas e incubá-las com a amostra biológica.

A coleção de microesferas assim preparada é incubada com a amostra biológica a ser testada, utilizando-se um imunoensaio baseado em fluorescência ou quimioluminescência, como detalhado anteriormente. Ao terminar a reação, é possível identificar antígenos reconhecidos mediante análise cromática ou do tamanho das microesferas reagentes em citômetro de fluxo.

São ensaios multiparamétricos muito sensíveis e com várias vantagens: necessidade de pequena quantidade de soro, rapidez e automatização nas análises, fácil reprodução e custo-efetividade praticável.

Outra característica importante é possibilitar a avaliação de diversos anticorpos em uma única reação (ensaio multiparamétrico). Entretanto, como os demais imunoensaios em fase sólida, podem apresentar sensibilidade excessiva e gerar resultados falso-positivos, acarretando perda de especificidade (Figura 10.7).

Ensaios multiparamétricos em matriz bidimensional *(microarrays)*

São ensaios que utilizam uma matriz sólida plana (nitrocelulose ou silicone). Essas placas conterão pequenos círculos diversos ou quadrados com distintos antígenos adsorvidos. Tal qual no *Western blot*, a placa deve ser bloqueada com solução proteica para evitar ligações não específicas e redução do *background*.

Inicialmente, adiciona-se soro do paciente contendo anticorpos que se ligarão aos antígenos adsorvidos na fase sólida, resultando em uma ligação antígeno-anticorpo. Posteriormente, a placa é lavada de maneira extensiva para retirada de ligações inespecíficas (semelhante ao processo *Western blot*). Em seguida, adicionam-se anticorpos com conjugado fluorescente (incubação secundária). A placa será processada e escaneada dentro de um período de 12 h e depois analisada por *software* que identificará os círculos reagentes, associando-os aos respectivos autoantígenos (Figura 10.8).

Assim como no caso do *bead-based assay*, esses exames são muito sensíveis e permitem a pesquisa e a análise de diversos anticorpos (multiparamétrico) com apenas uma amostra de soro.

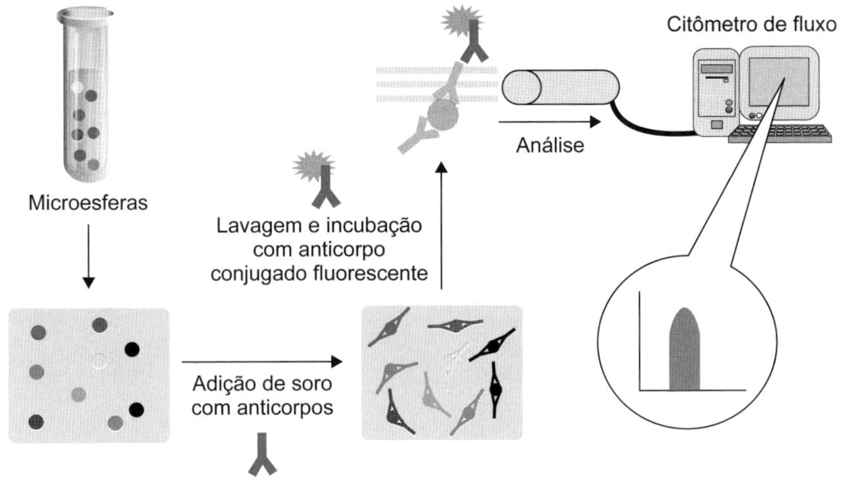

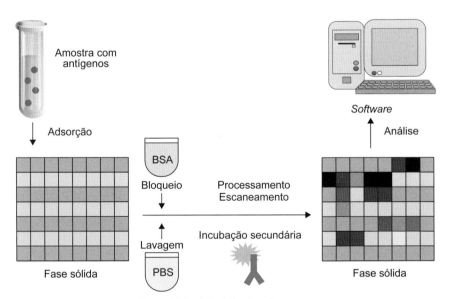

Figura 10.7 Metodologia do ensaio por microesferas. Cada esfera com endereço cromático distinto está adsorvida com um autoantígeno diferente.

Figura 10.8 Metodologia *microarrays*.

Novas técnicas

A área de pesquisa de autoanticorpos está se desenvolvendo cada vez mais, com aparecimento de diversos imunoensaios como: imunoprecipitação pelo método luciferase (LIPS, do inglês *luciferase immunoprecipitation system*); imunoprecipitação com sequenciamento de antígeno por fagos (PhIP Seq, do inglês *phage immunoprecipitation sequencing*); pesquisa de antígenos codificados em plasmídios (NAPPA, do inglês *nucleic acid programmable arrays*), entre outros. Esses ensaios utilizam princípios básicos de outras técnicas descritas anteriormente, mas com adaptações que procuram trazer alguma vantagem técnica.

TESTES DE RASTREAMENTO DE ANTICORPOS

Fator antinúcleo

A pesquisa é feita empregando células HEp-2 como substrato antigênico, em um ensaio de IFI. A tradicional designação de fator antinúcleo (FAN) tem sido gradualmente modificada, já que o ensaio possibilita também a detecção de anticorpos contra o citoplasma e o aparelho mitótico. Assim, o ensaio tem sido designado teste de IFI-HEp-2 e fornece três informações básicas: positividade (presença de autoanticorpos), concentração sérica do anticorpo (título da reação) e informação preliminar sobre a natureza do autoantígeno reconhecido pelos autoanticorpos (padrão de imunofluorescência).

Trata-se de um exame altamente sensível, podendo resultar positivo em cerca de 13% da população geral. Para sua interpretação apropriada, é importante analisar o título e o padrão de imunofluorescência que fornecem indicação sobre os possíveis autoanticorpos presentes na amostra.

A identificação de anticorpo associado, sugerida pelo padrão de imunofluorescência, deve ser confirmada por imunoensaio anticorpo-específico, como os apresentados antes: imunodifusão dupla, contraimunoeletroforese e imunoensaios em fase sólida.

Uma limitação importante do teste de IFI-HEp-2 é que não detecta anticorpos contra autoantígenos não presentes nessa linhagem celular ou aqueles em que a expressão é baixa (Tabela 10.1).

Anticorpos anticitoplasma de neutrófilos

Os anticorpos anticitoplasma de neutrófilos (ANCA) são constituídos por proteinase 3 (PR3) e mieloperoxidase (MPO). As doenças relacionadas com a presença desses anticorpos são as vasculites de pequenos vasos associadas ao ANCA (VAA), no caso granulomatose com poliangiite (GPA) e poliangiite microscópica (PAM).

Tabela 10.1 Autoanticorpos não detectáveis ou de baixa sensibilidade pela metodologia de IFI-HEp-2.

Autoantígeno não expresso em células HEp-2
• Anti-Ro52
• Anticardiolipinas
• Proteinase 3
• Mieloperoxidase
• Fator reumatoide
• Peptídios citrulinados
• HMGCR
• NXP2
• TIF1-gama
• MDA5
• LKM
• Moléculas de superfície neuronal (p. ex., AQP4)
Autoantígeno com expressão variável em células HEp-2
• P ribossômico
• RNAt sintetase (ex:PL-7; PL-12)
• Ro 60

HMCGR: 3-hidroxi-3-methyl-glutaril-CoA redutase; NXP-2: *nuclear matrix protein*; TiF1-gama: *transcriptional intermediary factor 1 gamma*; MDA-5: *melanoma differentiation associated protein 5*; LKM: anticorpo contra fração microssomal do fígado e do rim; AQP4: aquaporina 4; RNAt sintetase: anticorpos síndrome antissintetase.

Uma das primeiras plataformas desenvolvidas para pesquisa desses autoanticorpos foi por meio da IFI, utilizando neutrófilos humanos como substrato antigênico. Esse exame possibilita a inferência preliminar da reatividade contra PR3 ou MPO, mediante análise do padrão de imunofluorescência. O padrão cANCA sugere anti-PR3 e o padrão pANCA, anti-MPO.

Posteriormente, foram desenvolvidos diversos imunoensaios em fase sólida, empregando os antígenos PR3 ou MPO purificados ou recombinantes. Diversas formas de ELISA (captura, âncora), ensaios quimioluminescentes, *line dot* e ensaios multiparamétricos têm sido utilizados, com ganho de sensibilidade e especificidade capazes de discriminar entre MPO e PR3 ANCA.

A estratégia anterior do consenso do ANCA de 1999, que propunha inicialmente exame de rastreamento com IFI e depois imunoensaio em fase sólida confirmatório, foi substituída pelas recomendações do consenso de 2017, pela altíssima sensibilidade e especificidade dos métodos novos que se mostraram superiores à IFI em estudo multicêntrico EUVAS de 2016. No entanto, vale lembrar que o ANCA por imunofluorescência possibilita identificar anticorpos contra outros constituintes neutrofílicos, como lactoferrina, que podem ter relevância clínica (Tabela 10.2).

Deve-se ainda lembrar que os ANCA (PR3 ou MPO) são anticorpos associados e podem estar presentes em outras condições como:

- Outras vasculites de pequenos vasos: geralmente o anticorpo encontrado é o MPO-ANCA, o que costuma ocorrer em 30 a 38% dos pacientes com granulomatose eosinofílica com poliangiite (GEPA; asma, eosinofilia e inflamação granulomatosa), e em 20 a 35% dos pacientes com doença da membrana basal glomerular. Por se tratar de doença heterogênea, a GEPA não foi incluída no consenso

Tabela 10.2 Recomendações para o ANCA.

1. Situações de possíveis indicações para pesquisa de ANCA:
    - Glomerulonefrite, em especial a rapidamente progressiva
    - Hemorragia pulmonar, especialmente com síndrome do pulmão-rim
    - Vasculite cutânea com manifestações sistêmicas
    - Múltiplos nódulos pulmonares
    - Doença destrutiva das vias respiratórias superiores
    - História de sinusite ou otite crônica
    - Estenose de traqueia subglótica
    - Mononeurite múltipla ou outras neuropatias periféricas
    - Massa retro-orbitária
    - Esclerite

2. Ensaio antígeno-específico de alta qualidade para PR3-ANCA e MPO-ANCA, que deve ser utilizado como primeiro método de rastreio

3. Se o resultado do teste de rastreio for negativo e permanecer com alta suspeita clínica de vasculite de pequenos vasos associada ao ANCA, deve-se realizar um segundo exame com imunoensaio específico ou imunofluorescência indireta em neutrófilos ou referenciar para laboratório especializado. O segundo teste também pode ser utilizado para tentar aumentar a especificidade do primeiro em caso de baixa positividade

4. O diagnóstico de vasculite associada ao ANCA não pode ser descartado com base em resultado negativo de PR3 ou MPO-ANCA

5. Um resultado positivo PR3 ou MPO-ANCA contribui para diagnóstico de vasculite associada ao ANCA e não é diagnóstico por si só

6. Devem ser levados em consideração os níveis de anticorpos presentes na interpretação clínica

- Doenças gastrintestinais: costuma-se observar o padrão p-ANCA atípico em doença inflamatória intestinal, colangite esclerosante primária e doenças hepáticas inflamatórias (hepatites autoimunes, cirrose biliar primária e hepatite viral crônica). É mais frequente na retocolite ulcerativa (50 a 67%) e menos usual na doença de Crohn (6 a 15%)
- Outras doenças reumáticas e neoplasias: pode raramente ocorrer em AR, LES e doenças neoplásicas (linfoma não Hodgkin)
- Infecções: pode resultar positivo na endocardite, na hepatite C e na tuberculose. Há a possibilidade de os anticorpos c-ANCA, p-ANCA e até mesmo PR3 ou MPO-ANCA positivarem na endocardite
- VAA induzidas por drogas: cocaína adulterada com levamisol e medicamentos como hidralazina, propiltiouracil e minociclina podem induzir VAA secundária. No caso do levamisol, descreve-se tanto a dupla positivação característica de PR3 e MPO-ANCA até a presença de anticorpos contra a elatase humana neutrofílica (HNE-ANCA) e FAN positivo. Na terapia com hidralazina, é comum positivar MPO-ANCA, HNE-ANCA, FAN e anticorpos antilactoferrina. O uso de propiltiouracil pode induzir altos títulos de MPO-ANCA, enquanto PR3 ou HNE-ANCA estão presentes em 32 a 41% dos pacientes assintomáticos. Na terapia com minociclina, pode ocorrer 80% de p-ANCA associado à positividade de anti-MPO ou HNE-ANCA e anticorpos contra lactoferrina, catepsina G e proteína BPI.

Teste funcional do anticoagulante lúpico

O termo anticoagulante lúpico (LAC) refere-se a uma classe heterogênea de imunoglobulinas que se ligam a proteínas, como beta-2-glicoproteína I (beta-2-GPI) e protrombina, ou a complexos fosfolipídicos carregados negativamente e que, como consequência, prolongam o tempo de testes *in vitro* de coagulação fosfolipídio-dependentes. O teste funcional do LAC é utilizado como modo de detecção de anticorpos antifosfolipídios em uma amostra. Sua aplicação é dificultada pela complexidade metodológica e baseia-se em três critérios:

1. Prolongamento de um ou mais testes de coagulação fosfolipídio-dependentes acima do limite do intervalo de referência.
2. Evidência de que o prolongamento é decorrente da presença de inibidor e não da deficiência de um ou mais fatores de coagulação.
3. Demonstração de que o inibidor age contra carga negativa do fosfolipídio no complexo proteico e não contra fatores de coagulação específicos.

O teste consiste em três procedimentos: rastreio, mistura e teste confirmatório (Figura 10.9). Entre os fatores interferentes da fase pré-analítica está o resquício de plaquetas (membrana rica em fosfolipídio) no plasma, que pode diminuir a atividade (diminuir o tempo de coagulação) e atrapalhar a positividade do método em 33% dos casos, especialmente em amostras diluídas com filtração e centrifugação inadequadas.

Rastreio

Existem diversas metodologias para rastreio do LAC, sendo o mais recomendado e amplamente utilizado o veneno de víbora de Russel (VVR).

O VVR apresenta uma fração em sua estrutura molecular que ativa o fator X. O resultado deve ser repetido com outro teste que aplique a via intrínseca da coagulação, como tempo tromboplastina parcial ativada (TTPa) por caulim ou sílica micronizada. Após preparação adequada do plasma do paciente, adiciona-se VVR e observa-se o prolongamento do tempo de coagulação caso haja a presença de anticorpos antifosfolipídios.

Mistura

Consiste na adição de plasma de pessoa saudável ao plasma do paciente. Se o paciente apresentar deficiência de um ou mais fatores de coagulação, o tempo de coagulação será corrigido e o teste considerado negativo, indicando deficiência de fator de coa-

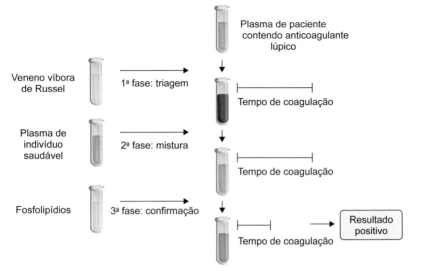

Figura 10.9 Teste funcional do anticoagulante lúpico.

gulação (p. ex., hemofilia A ou B). Caso o tempo de coagulação persista prolongado, exclui-se a possibilidade de deficiência de fator e segue-se para a próxima fase do teste.

Confirmação
Nessa fase são adicionados fosfolipídios em excesso com a finalidade de neutralizar a ação do anticorpo antifosfolipídio (LAC). Se houver correção do tempo de coagulação nessa etapa, confere-se um resultado positivo.
Heparina na amostra conferirá resultado falso-positivo. Mesmo com uso da heparinase, o resultado não será confiável, pois o prolongamento do tempo de coagulação pode persistir.

AUTOANTICORPOS EM DOENÇAS REUMÁTICAS AUTOIMUNES
Artrite reumatoide
Há uma multiplicidade de autoanticorpos na AR, porém aqueles com importância clínica definida são FR, ACPA e anticorpos carbamilados (Tabela 10.3).

Fator reumatoide
É um anticorpo contra fração Fc de imunoglobulina da classe IgG. Pode estar presente em diversas doenças como LES, síndrome de Sjögren (SSJ), vasculite crioglobulinêmica, infecções, bem como em até 10% de indivíduos saudáveis. Altos títulos estão relacionados com doença mais erosiva, nódulos subcutâneos e manifestações extra-articulares. Pode ser utilizado nos critérios classificatórios da AR com sensibilidade de 69% e especificidade de 85%.
A metodologia mais usada para dosagem do FR é aglutinação em suas várias nuances metodológicas.

Anticorpos contra peptídios citrulinados
São anticorpos contra peptídios ou proteínas que tiveram resíduos de arginina transformados em citrulina. A citrulinação é uma modificação pós-tradução amplamente presente em processos fisiológicos e patológicos.

Tabela 10.3 Resumo dos principais anticorpos em AR com aplicação clínica e método de pesquisa do anticorpo.

Anticorpo	Especificidade clínica	Característica clínica	Método de avaliação
FR	Anticorpo associado Sensibilidade moderada	Nódulos subcutâneos Manifestações extra-articulares Progressão radiográfica	Aglutinação e suas variantes (nefelometria, turbidimetria)
ACPA	Altamente específicos Sensibilidade moderada	Manifestações extra-articulares Maior gravidade Progressão radiográfica	ELISA
Outros sistemas ACPA (APF, AKA, antígeno Sa)	Altamente específicos Baixa sensibilidade	Marcadores de doença precoce	Imunofluorescência indireta

APF: antifator perinuclear; AKA: antiqueratina.

Os principais fatores que contribuem para o desenvolvimento de ACPA são tabagismo e alelos HLA-DRB1 de suscetibilidade à AR. Os ACPA são anticorpos específicos da AR e podem preceder em anos o aparecimento das manifestações clínicas.

O método mais utilizado para detectar ACPA para fins diagnósticos são os imunoensaios com peptídios citrulinados cíclicos (CCP), que apresentam sensibilidade entre 67 e 75%, e especificidade de 95%.

A pesquisa de anti-CCP geralmente é realizada nos imunoensaios de fase sólida como ELISA e CLIA.

Anticorpos contra epítopos citrulinados

Existem outras plataformas para detecção de ACPA, incluindo anticorpos antiqueratina (AKA) e antifator perinuclear (APF), que reconhecem epítopos citrulinados do autoantígeno filagrina no esôfago de rato e em queratinócitos da mucosa oral humana, respectivamente.

O APF apresenta sensibilidade variável de 49 a 91% e especificidade de 73 a 99%, com frequência igual entre os sexos, independentemente da idade. Assim como os demais ACPA, pode aparecer de modo precoce e preceder manifestações clínicas da AR.

O AKA apresenta sensibilidade menor (36 a 59%), mas altíssima especificidade (em torno de 99%) para o diagnóstico de AR. A pesquisa de APF e AKA é feita por IFI.

Outro sistema de ACPA é o anticorpo contra o antígeno Sa, originalmente identificado na placenta, porém presente também na membrana sinovial. Esses anticorpos reconhecem epítopos citrulinados da vimentina e apresentam altíssima especificidade (em torno de 92 a 100%) para diagnóstico, mas baixa sensibilidade (32 a 43%). Existem diversos outros sistemas de ACPA, como alfa enolase, fibrinogênio, fibronectina, porém no momento sem aplicabilidade clínica.

Outros anticorpos de relevância na artrite reumatoide

Os anticorpos carbamilados estão presentes em até 45% dos pacientes com AR, podendo ser úteis em pacientes negativos para FR e ACPA.

Os antígenos-alvo desses anticorpos são proteínas carbamiladas (transformação de lisina em homocitrulina), como a vimentina, fibrinogênio e albumina. Em coorte espanhola, a presença de anticorpo contra peptídios carbamilados está relacionada com maior gravidade de doença e mortalidade por envolvimento respiratório. Espera-se que esses anticorpos apresentem aplicabilidade clínica, agregando aos sistemas de FR e ACPA.

Os anticorpos anti-A2/anti-RA33 são dirigidos contra uma ribonucleoproteína de 33 kDa, associados a AR, mas podem também estar presentes na doença mista do tecido conjuntivo (DMTC). Quando excluído esse diagnóstico, tem especificidade de 96% para AR.

Lúpus eritematoso sistêmico

Teste de IFI-HEp-2 positivo em pacientes com LES é uma característica da doença. A metodologia desse ensaio, como descrita anteriormente, é por IFI em células HEp-2. A Tabela 10.4 resume os principais anticorpos no LES.

Anticorpos anticromatina

Consistem em uma família de anticorpos que possuem como alvo antígenos da cromatina, especificamente o DNA nativo e o conjunto de DNA e octâmero de histonas (nucleossomos). É frequente também a reatividade contra histonas livres; contudo, esses autoanticorpos não têm especificidade para LES.

Anti-DNA nativo

Apresenta padrão FAN nuclear homogêneo. Esses anticorpos possuem moderada sensibilidade (57 a 67%) e altíssima especificidade (92 a 96%), e fazem parte dos critérios classificatórios do LES.

É um marcador de gravidade, atividade de doença, relação com acometimento e prognóstico renal. Mostra também acometimento de sistema nervoso central. Participa da fisiopatologia da nefrite lúpica mediante a formação de imunocomplexos que se depositam nos glomérulos e ativam a cascata de complemento.

A presença de anti-DNA nativo, quando associado a consumo de complemento, é fator de risco para surto de atividade mucocutânea, renal e hematológica em questão de meses a 1 ano.

A metodologia mais utilizada para avaliação de anti-DNA é por IFI em protozoários *Crithidia luciliae*, em função de sua alta especificidade. Existem outras metodologias como ELISA e CLIA, que apresentam maior sensibilidade, porém exigem cuidados para evitar resultados falso-negativos.

Antinucleossomo

Apresenta padrão FAN nuclear homogêneo. O nucleossomo é uma molécula complexa em que o DNA está ligado a um arranjo octomérico de histonas. Anticorpos antinucleossomo também são marcadores de atividade de nefrite lúpica. É altamente específico para diagnóstico de LES e pode preceder o aparecimento do anti-DNA.

A metodologia por IFI com *Crithidia luciliae* não apresenta sensibilidade para antinucleossomo. Deve-ser avaliar por outras plataformas como ELISA e CLIA.

Anti-histonas

Apresentam padrão FAN nuclear homogêneo. São anticorpos dirigidos contra moléculas de cromatina ligadas a histonas livres. Associam-se ao LES induzido por drogas, mas podem estar presentes em LES idiopático, AR, artrite idiopática juvenil (principalmente forma oligoarticular em combinação com uveíte), síndrome de Felty e hepatites autoimunes.

A metodologia por IFI com *Crithidia luciliae* não apresenta sensibilidade para anti-histonas. Deve-se avaliar por outras plataformas como ELISA e CLIA.

Anticorpos contra antígenos extraíveis nucleares

Apresenta padrão FAN nuclear homogêneo. O termo antígenos extraíveis nucleares (ENA, do inglês *extractable nuclear antigens*) é histórico e se refere aos autoantígenos nucleares obtidos após extração com tampões suaves, principalmente Sm, U1-RNP, SSA/Ro e SS-B/La. Em seguida, outros autoantígenos foram identificados por metodo-

Tabela 10.4 Principais autoanticorpos no LES com aplicação clínica e alguns métodos de pesquisa.

Anticorpo	Padrão FAN	Especificidade clínica	Característica clínica associada	Método confirmatório
Anti-DNA nativo	Nuclear homogêneo (AC-1)	Altamente específico Sensibilidade moderada	Gravidade Atividade doença Acometimento/prognóstico renal Acometimento do SNC	Imunofluorescência indireta (*Crithidia luciliae*) ELISA, CLIA
Antinucleossomo	Nuclear homogêneo (AC-1)	Altamente específico Sensibilidade moderada	Acometimento renal Atividade de doença	ELISA, CLIA
Anti-histonas	Nuclear homogêneo (AC-1)	Anticorpo associado	LES idiopático ou induzido por drogas Hepatite autoimune AIJ AR, síndrome de Felty	ELISA, CLIA
Anti-Sm	Nuclear pontilhado grosso (AC-5)	Altamente específico Baixa sensibilidade	Mortalidade	Imunodifusão dupla ou contraimunoeletroforese ELISA, CLIA
Anti-U1-RNP	Nuclear pontilhado grosso (AC-5)	Anticorpo associado	Doença mista do tecido conjuntivo LES ES	Imunodifusão dupla ou contraimunoeletroforese ELISA, CLIA
Anti-SSA/Ro (60 kDa)	Nuclear pontilhado fino (AC-4)	Anticorpo associado	SSJ LES cutâneo subagudo LES neonatal	Imunodifusão dupla ou contraimunoeletroforese ELISA, CLIA
Anti-SS-B/La	Nuclear pontilhado fino (AC-4)	Anticorpo associado Baixa sensibilidade	SSJ	Imunodifusão dupla ou contraimunoeletroforese ELISA, CLIA
Anti-P ribossômico	Padrão composto, com citoplasmático pontilhado fino denso e nucleolar homogêneo	Altamente específico Baixa sensibilidade	Acometimento neuropsiquiátrico Pode ocorrer na hepatite autoimune	Imunodifusão dupla ou contraimunoeletroforese ELISA, CLIA *Western blot*

SNC: sistema nervoso central; AIJ: artrite idiopática juvenil.

logia semelhante, como Jo-1 e Scl-70. Embora Jo-1 seja um antígeno citoplasmático, todos estão historicamente incluídos sob essa terminologia. No entanto, a tendência atual é designar esses anticorpos como anticorpos contra antígenos específicos (SAA, do inglês *specific-antigen autoantibodies*).

Anti-Sm
Apresenta padrão FAN nuclear pontilhado grosso (AC-5). Os anti-Sm são anticorpos contra proteínas dos spliceossomos (complexos multimoleculares que participam da maturação do RNA mensageiro). Têm sensibilidade baixa (26 a 31%) e alta especificidade (95 a 99%) para LES. Sua presença está relacionada com maior mortalidade.

A metodologia de avaliação é por meio de imunodifusão dupla ou contraimunoeletroforese que, como descrito anteriormente, são métodos específicos com baixa sensibilidade.

Anti-U1-RNP
Apresentam padrão FAN nuclear pontilhado grosso (AC-5). À semelhança do anti-Sm, são anticorpos dirigidos contra um componente ribonucleoproteico específico dos spliceossomos. No entanto, não têm especificidade para uma única enfermidade, sendo encontrados em LES, ES e DMTC. Fazem parte dos critérios de classificação para DMTC.

Anti-SSA/Ro (60 kDa) e anti-SSB/La
Apresenta padrão FAN pontilhado fino (AC-4). São anticorpos contra proteínas ligadas a pequenos RNA citoplasmáticos. Anti-SS-B/La está associado à SSJ primária ou secundária (LES, AR) e ao lúpus cutâneo subagudo.

Sua presença parece se relacionar à menor incidência de acometimento renal no LES. SSA/Ro foi originalmente descrito como um sistema de duas proteínas, uma de 60 kDa e outra de 52 kDa. Hoje se sabe que essas duas moléculas têm interação transitória e fugaz, e que os respectivos autoanticorpos têm significado clínico um pouco distinto. Anti-SSA/Ro 60 kDa é predominantemente encontrado no LES, na SSJ e na ES, enquanto anti-Ro52 (também conhecido como TRIM21) associa-se também à hepatite autoimune, síndrome antissintetase (SAS) e colangite biliar primária (CBP). O anticorpo anti-Ro de 52 kDa não é detectável pelas metodologias de IFI-HEp-2 e imunodifusão dupla. O anti-Ro de 60 kDa é facilmente detectado por imunodifusão dupla.

Anti-P ribossômico
Associa-se a um padrão composto de IFI-HEp-2, caracterizado por citoplasmático pontilhado fino denso (AC-19) e nucleolar homogêneo. Em geral, a intensidade de fluorescência é mais forte para o padrão citoplasmático que para o nucleolar. Vale salientar que nem sempre o anticorpo anti-P ribossômico é reconhecido no teste de IFI-HEp-2.

Anti-P ribossômico está presente em cerca de 20% dos pacientes com LES, sendo altamente específico para essa enfermidade, embora possa ocorrer também na hepatite autoimune. Está associado ao envolvimento neuropsiquiátrico do LES.

É possível detectar esses autoanticorpos por vários métodos, inclusive a imunodifusão dupla, contraimunoeletroforese, ELISA, CLIA, *Western blot* e imunoprecipitação. O método de imunodifusão dupla tem alta especificidade, porém sensibilidade restrita. Os métodos ELISA e CLIA têm alta sensibilidade e são passíveis de automação, motivo pelo qual têm adquirido alta popularidade. Em função de sua alta sensibilidade, podem ocasionar resultados positivos em contexto clínico não esperado, especialmente quando em níveis pouco acima do valor de corte da reação. Portanto, é aconselhável considerar resultados positivos fracos com reserva.

Esclerose sistêmica
A Tabela 10.5 resume os principais anticorpos detectados na ES.

Tabela 10.5 Principais anticorpos na esclerose sistêmica com aplicação clínica e alguns métodos de pesquisa.

Anticorpo	Padrão FAN	Especificidade clínica	Característica clínica	Método confirmatório
Anticentrômero	Nuclear pontilhado centromérico	Altamente específico Baixa sensibilidade	Forma cutânea limitada Hipomotilidade esofágica; calcinose cutânea, telangiectasias Melhor prognóstico	IFI-HEp-2, ELISA e CLIA
Anti-Scl-70	Misto anti-DNA Topoisomerase	Altamente específico Baixa sensibilidade	Forma difusa Doença pulmonar intersticial Cardíaco Pior prognóstico	Imunodifusão dupla, ELISA e CLIA
Anti-RNA polimerase III	Nuclear e placa metafásica pontilhado fino + citoplasmático pontilhado fino	Específico Baixa sensibilidade	Forma difusa Crise renal Neoplasia subjacente Maior mortalidade	ELISA e CLIA
Anti-Th/To	Nucleolar homogêneo	Específico Baixa frequência	Forma limitada Doença pulmonar intersticial Hipertensão pulmonar Pior prognóstico	Imunoprecipitação
Anti-U3-RNP/ fibrilarina	Nucleolar aglomerado	Específico Baixa sensibilidade	Forma difusa Precoce e pior Prognóstico em afro-americanos Cardíaco Renal	Imunoprecipitação

Anticentrômero

Apresenta padrão FAN nuclear pontilhado centromérico (AC-3). Ocorre em 20 a 42% dos pacientes na forma limitada, com especificidade de 97% e valor preditivo positivo de 89,5%. As manifestações clínicas mais frequentes são esclerodactilia, úlceras digitais, hipomotilidade esofágica, telangiectasias e calcinose *cutis*. Não é comum o acometimento renal e miocárdico, mas alguns pacientes talvez apresentem hipertensão pulmonar. O anticorpo anticentrômero pode estar presente também na CBP e na SSJ. Na ES, está relacionado com melhor prognóstico.

É possível identificar esse autoanticorpo no teste de IFI-HEp-2 devido ao seu padrão de imunofluorescência único. Ademais, a reatividade específica contra as proteínas de centrômero B (CENP-B) ou A (CENP-A), principais autoantígenos, pode ser demonstrada por ELISA ou CLIA.

Antitopoisomerase I ou anti-Scl 70

Apresenta padrão FAN composto anti-DNA topoisomerase (AC-29) e é mais relacionado com a forma cutânea difusa. Estudos populacionais mostraram incidência variável de 14 a 42% na população norte-americana. O método tem especificidade de 99,5% e valor preditivo positivo de 98%. Está associado com doença pulmonar intersticial (DPI), envolvimento cardíaco, úlceras digitais e contratura de mãos. Mostra pior prognóstico.

Anticorpos contra antígenos nucleolares

Anti-RNA polimerase III

Apresenta padrão FAN nuclear pontilhado. Ocorre em 16 a 20% dos pacientes com a forma cutânea difusa e é um marcador de evolução para contratura de mãos, acometimento renal (crise renal esclerodérmica), maior mortalidade e sinovite. Esses pacientes raramente apresentam DPI. É também um marcador de risco de aparecimento de neoplasia em 3 anos após instalação da ES.

Anti-Th/To

Apresentam padrão FAN nucleolar homogêneo (AC-8). São anticorpos contra subunidade mitocondrial RNase e P RNase de complexos de ribonucleoproteínas. De frequência baixa, ocorrem em cerca de 2 a 5% dos pacientes com ES, principalmente na doença limitada. Associados com fibrose e hipertensão arterial pulmonar, indicam pior prognóstico.

Anti-U3-RNP

Apresenta padrão de FAN nucleolar aglomerado (AC-9). Anticorpo dirigido contra a fibrilarina e presente em até 18,5% dos pacientes afro-americanos, mais relacionado com a forma difusa. Marcador de instalação de doença em idade mais precoce, úlceras digitais, envolvimento cardíaco (pericardite e miocardiopatia), acometimento renal e pior prognóstico. Interessantemente, confere menor risco de acometimento pulmonar. Pode apresentar associação com envolvimento muscular e hipertensão arterial pulmonar.

Anti-U11/U12 RNP

Apresenta padrão FAN nuclear pontilhado. Presente em 3,2% dos pacientes, especialmente na ausência de outros anticorpos. Vinculado a acometimento pulmonar (fibrose intersticial) e mortalidade. Parece associado a risco de miopatia, acometimento sério do trato gastrintestinal e fenômeno de Raynaud mais grave.

Anti-RNA polimerase I e anti-NOR 90

Apresentam padrão FAN nucleolar pontilhado (AC-10). São anticorpos relacionados com ES. O anti-NOR 90 está associado com a forma limitada, acometimento visceral e melhor prognóstico. Embora a princípio tenha sido descrito como específico para ES, pode ocorrer em outras enfermidades.

Autoanticorpos em miopatias inflamatórias idiopáticas

Cerca de 60 a 70% dos adultos e crianças com miopatias inflamatórias idiopáticas (MII) apresentam algum autoanticorpo (Tabela 10.6). Como em outras doenças reumáticas autoimunes (DRAI), há anticorpos específicos (anticorpos miosite-específicos) e outros que também são encontrados em diversas enfermidades, geralmente LES ou ES (anticorpos miosite-associados).

Anticorpos miosite-específicos

Anticorpos antissintetase ou antiaminoacil RNA sintetases

A SAS é um dos fenótipos mais comuns em pacientes adultos com miosites. Estão descritos oito antiaminoacil RNA sintetases (anti-ARS), sendo que o anti-Jo-1 (tRNA histidil sintetase) está presente em 19% dos adultos com polimiosite; outros anti-ARS (anti-PL-7, anti-PL-12, anti-EJ, anti-OJ, anti-Ha, anti-KS e anti-Zo) ocorrem em menos frequência.

Capítulo 10 • Autoanticorpos 89

Tabela 10.6 Principais autoanticorpos em miopatias inflamatórias idiopáticas.

Anticorpo	Cutâneo	Muscular	Pulmonar	Especificidade e forma clínica	Neoplasia
Anti-SRP	*Rash* cutâneo atípico Mãos de mecânico	Doença mais grave (CPK elevada) Disfagia	Relatos	Anticorpo específico Adultos	Não
Anti-HMCGR	*Rash* cutâneo atípico	Doença mais grave (CPK elevada)	Não	MNIM Exposição à estatina Anticorpo específico Adultos (raramente crianças)	Relatos
Anti-TIF1-gama	Forma cutânea clássica Doença grave Fotossensibilidade Lesões *"red on white"*	Acometimento muscular moderado	Não	Anticorpo específico Adultos Associação com neoplasia Pode acometer crianças	Relação bem estabelecida (exceto crianças)
Anti-NXP2	Forma cutânea clássica Calcinose	Acometimento moderado	Não	Anticorpo específico Adultos Pode acometer crianças	Relação bem estabelecida em adultos (não aplicável a crianças)
Anti-MDA5	Forma cutânea clássica Ulcerações digitais (quando DPI-associado)	Acometimento muscular mais brando ou ausente Artrite	DPI grave rapidamente progressiva	Dermatomiosite amiopática Anticorpo específico Adultos Pode acometer crianças	Não
Anti-Pm/Scl	*Rash* cutâneo Espessamento cutâneo (*overlap*)	Acometimento muscular frequente	DPI dominante	*Overlap* ES Anticorpo associado Adultos	Não
Anti-SAE	Forma cutânea clássica	Acometimento muscular tardio	Não	Anticorpo específico Adultos	Relatos

(*continua*)

Tabela 10.6 (Continuação) Principais autoanticorpos em miopatias inflamatórias idiopáticas.

Anticorpo	Cutâneo	Muscular	Pulmonar	Especificidade e forma clínica	Neoplasia
AnticINA	Não	Acometimento flexores dedos e extensores de joelhos	Não	Miosite por corpúsculos de inclusão Anticorpo específico Adultos (homens)	Não
Anti-Mi-2	Forma cutânea clássica	Doença muscular branda	Não	Bom prognóstico Anticorpo específico	Relatos
Anti-U1-RNP	Não	Frequente	Incomum	Doença mista do tecido conjuntivo Anticorpo associado	Não
Anti-Ku	Não	Não	Não	Overlap de doenças Anticorpo associado	Não
Anti-Ro52	Fotossensibilidade Rash cutâneo	Não	Anti-ARS ; sim, quando em associação com anticorpos antissintetase	Overlap de doenças Anticorpo associado	Não

CPK: creatinofosfoquinase.

Classicamente a SAS é composta por DPI, mãos de mecânico (lesão hiperceratótica descamativa nos dedos e palmas), pirexia, fenômeno de Raynaud e artrite, podendo aparecer de forma incompleta. O espectro de doença varia de acordo com os anticorpos envolvidos, sendo anti-Jo-1, anti-PL-7 e anti-EJ mais relacionados à miosite.

A artrite está associada à presença de anti-Jo-1; enquanto anti-PL-7, anti-PL-12, anti-OJ e anti-KS estão mais relacionados com DPI e maior gravidade da doença. Anti-Jo-1 associa-se a melhor sobrevida entre os pacientes com DPI. Anti-ARS são raros na dermatomiosite juvenil (menos 5%) e, quando presentes, conferem maior mortalidade. A Tabela 10.7 apresenta os principais anticorpos antissintetase.

Miopatia necrosante imunomediada

Anti-SRP

O anti-SRP (do inglês *anti-signal recognition particle*) está relacionado com doença muscular mais grave, refratariedade ao tratamento e disfagia. É usado no diagnóstico diferencial com distrofias musculares e, em geral, está ausente nas formas juvenis.

Anti-HMGCR

O anti-3-hidroxi-3-metil-glutaril-CoA redutase (anti-HMGCR) é um anticorpo relacionado com miopatia necrosante imunomediada (MNIM) e pode estar associado ao uso de estatina, com histórico de exposição em 40 a 60% dos casos.

Esse anticorpo é específico para MNIM e não é encontrado em outras condições como mialgia ou alteração de creatinofosfoquinase por estatina. Exposição prévia a estatina é marcador de melhor resposta; aqueles que não apresentam história de exposição

Tabela 10.7 Anticorpos antissintetase.

Anticorpos antissintetase	Padrão FAN	Cutâneo	Muscular	Pulmonar	Articular
Anti-Jo-1 (histidil-tRNA sintetase)	Citoplasmático pontilhado fino	+	+++	+ Melhor sobrevida	+++
Anti-PL-7 (antitreonil-tRNA sintetase)	Citoplasmático pontilhado fino denso	+	+++	+++ Gravidade	+
Anti-PL-12 (antialanil-tRNA sintetase)	Citoplasmático pontilhado fino denso	+	+	+++ Gravidade	+
Anti-EJ (antiglicil-tRNA sintetase)	–	+	+++	+	+
Anti-OJ (anti-isoleucil-tRNA sintetase)	Não	+	+	+++ Gravidade	+
Anti-Ha (antitirosil-tRNA sintetase)	Não	+	+	+	+
Anti-Ks (antiasparagil-tRNA sintetase)	Não	+	+	+++ Gravidade	+
Anti-Zo (antifenilalanil-tRNA sintetase	Não	+	+	+	+

tendem a apresentar idade de instalação menor que 50 anos e podem ser mais refratários à terapia imunossupressora. Em adultos jovens e crianças, esse anticorpo está associado a gravidade e pior prognóstico (independentemente de história de exposição).

Autoanticorpos relacionados a neoplasias

Na dermatomiosite do adulto, observa-se uma alta incidência de neoplasias nos primeiros 3 anos após instalação da doença, não observada na forma juvenil. Os anticorpos mais relacionados com essa condição são o anti-TIF1-gama (do inglês *anti-transcription intermediary factor 1-gamma*; também conhecido como TRIM33) e o NXP2 (do inglês *anti-nuclear matrix protein 2* ou MORC3). São anticorpos específicos para miosites.

Anti-TIF1-gama

Está associado à neoplasia em 50% dos adultos com esse anticorpo. Na maioria dos casos está vinculado ao anti-TIF1-alfa (detectado por imunoprecipitação) e juntos elevam o risco de neoplasia em indivíduos acima de 40 anos em 75% dos casos; essa associação não está relacionada com maior risco nem neoplasia em indivíduos com idade inferior a 40 anos.

Anti-NXP2

Anticorpo específico das miosites, também está relacionado com neoplasia em adultos com dermatomiosite. Pode estar presente em 15% das dermatomiosites juvenis, porém sem relação com neoplasia nessa faixa etária. Esse anticorpo é menos frequente que o anti-TIF1-gama, o que torna difícil estudar a sua relação com as neoplasias. Além disso, associa-se a calcinose em adultos e crianças com aparecimento mais precoce e rápida disseminação.

Autoanticorpos relacionados à doença pulmonar intersticial

A DPI é causa importante de mortalidade em pacientes com miosites idiopáticas. Os anticorpos relacionados a DPI são os da SAS, PM/Scl e anti-MDA5 (do inglês *anti-melanoma differentiation associated protein*).

Anti-MDA5

Anticorpo específico das miosites relacionado com dermatomiosite amiopática (81% dos casos em coorte asiática), doença pulmonar rapidamente progressiva e maior mortalidade (74%), em especial por dano alveolar difuso e vasculopatia sistêmica associada.

É o anticorpo mais presente na dermatomiosite juvenil (40% das crianças afetadas) e também se correlaciona a maior mortalidade por DPI nessa população. Também está ligado a úlceras mucocutâneas (pelo quadro de vasculopatia), artrite e acometimento muscular moderado. Parece estar vinculado a maior risco de pneumomediastino nesses pacientes. Esse autoanticorpo parece ser mais prevalente em japoneses.

Anti-PM/Scl

Anticorpo associado a miosites, também presente em pacientes com *overlap* e ES. Produz um quadro semelhante ao dos pacientes com acometimento pulmonar na SAS, podendo haver comprometimento muscular mais brando.

Acometimento cutâneo das miopatias inflamatórias na dermatomiosite

Alguns autoanticorpos estão especificamente relacionados com o envolvimento cutâneo na dermatomiosite:

- Dermatomiosite clássica: anticorpos anti-SAE (do inglês *anti-small ubiquitin-like modifier activating enzyme*), anti-Mi-2, anti-TIF1-gama, anti-PM/Scl, anti-MDA5, anti-NXP2
- Formas atípicas: anti-ARS, anti-TIF1-gama, anti-HMCGR, anti-PM/Scl (*overlap* com ES), anti-Ro52 (fotossensibilidade), anti-SRP.

Acometimento muscular

Formas de dermatomiosite sem comprometimento muscular evidente são denominadas hipomiopáticas ou amiopáticas, e estão relacionadas com anticorpos anti-MDA5 (descrito anteriormente) e anti-SAE.

Anti-SAE

É um autoanticorpo específico das MII, associado com formas hipo/amiopáticas. Após meses de instalação, o acometimento muscular mais tardio é característico. Parece estar envolvido a aumento de risco de neoplasias. Tem frequência abaixo de 5%.

Dermatomiosite juvenil

Os autoanticorpos mais frequentes nas formas juvenis são o anti-MDA5, anti-TIF1-gama e anti-NXP2, presentes em 50% dos pacientes. Ao contrário do que se observa em adultos, porém, não apresentam relação com neoplasia em crianças.

A calcinose cutânea associada à dermatomiosite é muito mais frequente em crianças do que em adultos, e está fortemente relacionada à presença de anti-NXP2.

A presença de anti-TIF1-gama em crianças sinaliza acometimento cutâneo mais grave e curso mais crônico de doença. *Rash* cutâneo está vinculado a anti-Mi-2, anti-SRP e anti-HMCGR.

Miosite por corpúsculos de inclusão

O autoanticorpo associado com essa condição é o anti-c1NA (cytosolic 5'-nucleotidase 1A), encontrado em 30 a 50% dos casos.

Anti-c1NA

Autoanticorpo considerado específico de miosite por corpúsculos de inclusão (MCI), sendo também um sinalizador de maior mortalidade (independentemente de sexo e comorbidades) e disfagia.

Outros autoanticorpos

Anti-Mi-2 (do inglês *nucleosome remodelling deacetylase complex*). Autoanticorpo específico de miosites, sinalizando acometimento cutâneo clássico, ausência de DPI, acometimento muscular brando, bom prognóstico e ótima resposta ao tratamento.

Anti-U1-RNP (do inglês *small ribonucleoprotein*). Anticorpo associado às MII, em geral sinalizando acometimento muscular. Com frequência está relacionado com sobreposição com outras DRAI, como LES, ES e DMTC.

Anti-Ku (do inglês *Ku complex*). Anticorpo associado a miosites, geralmente sinalizando sobreposição com LES ou ES.

Anti-Ro52 (do inglês *TRIM21 located in cytoplasm and nucleus*). Anticorpo associado a miosites, relacionado com fotossensibilidade e sobreposição com outras doenças. Associação frequente com anticorpos anti-ARS, sinalizando quase infalivelmente a possibilidade de pneumonite intersticial.

Plataformas para detecção de autoanticorpos nas miopatias inflamatórias idiopáticas

Rastreio com FAN pode ser útil, mas os padrões observados não são específicos. Há a chance de não detectar anticorpos anti-ARS, dependendo de peculiaridades técnicas e do *expertise* do examinador. Ademais, sistematicamente não detecta anti-Ro52, anti-HMGCR, anti-NXP2 e nem anti-MDA5.

Métodos confirmatórios

A maior parte dos autoanticorpos miosite-específicos ou miosite-associados podem ser detectados por ELISA, CLIA, imunoensaios com microesferas, *dot blot* e *line blot*. Também é possível detectar anti-Mi-2, anti-U1-RNP e anti-Jo-1 por imunodifusão dupla.

Síndrome antifosfolipídio

Os anticorpos implicados nessa síndrome (Tabela 10.8) são dirigidos contra múltiplas formas de fosfolipídios negativamente carregados, como a cardiolipina, mas também contra a proteína beta-2-GPI, que se liga a esse fosfolipídio. O teste do anticoagulante é um eficiente método de detectar esses autoanticorpos. Embora haja uma variedade de testes disponíveis, os três considerados para os critérios de classificação da síndrome antifosfolipídio (SAF) são o anticorpo anticardiolipina, o anti-beta-2-GPI e o LAC.

Portanto, para o diagnóstico de SAF é necessário que os anticorpos antifosfolipídios sejam persistentes por pelo menos 12 semanas e que tenham níveis relevantes (p. ex., acima de 40 GPL ou 40 MPL para os anticorpos anticardiolipina de classes IgG e IgM, respectivamente).

Teste anticardiolipina

Embora tenha esse nome, é importante ressaltar que o substrato antigênico contém cardiolipina e soro bovino, o qual fornece um cofator (beta-2-GPI) que se liga à cardiolipina na superfície sólida. Os anticorpos reconhecem epítopos formados pela junção das duas moléculas. É um método mais simples, porém com boa sensibilidade na detecção de anticorpos contra fosfolipídios. O ensaio utilizado para detecção é o ELISA ou o CLIA. Ele detecta anticorpos das classes IgM, IgA e IgG, sendo que o de maior importância é o da classe IgG relacionado com maior risco de trombose. Títulos acima de 40 GPL/MPL são considerados relevantes.

Anticoagulante lúpico

A metodologia do LAC (descrita anteriormente) é uma técnica mais específica, porém um pouco menos sensível que a da cardiolipina. Dos três testes para anticorpos, é o que apresenta maior especificidade e maior risco para eventos trombóticos.

Teste anti-beta-2-glicoproteína I

A beta-2-GPI é um antígeno bastante específico como alvo dos anticorpos antifosfolipídios. O método é por meio de ELISA ou CLIA e está relacionado a risco de trombose e perda gestacional.

A presença desses três autoanticorpos (tripla positividade) confere alta especificidade para o diagnóstico de SAF.

Recentemente, tem-se pesquisado sobre o domínio 1 da beta-2-GPI e sua patogenicidade. A interação da beta-2-GPI com fosfolipídios induz a mudança de conformação da proteína e expõe epítopos escondidos do domínio 1. Estudos têm demonstrado que a presença de anticorpos específicos contra o domínio 1 apresentam maior correlação com eventos trombóticos, em comparação aos anticorpos contra outros domínios da beta-2-GPI. Ademais, altos títulos são encontrados em pacientes triplo-positivos.

Outros anticorpos envolvidos

Anticorpos contra o complexo fosfatidilserina/protrombina, anticorpos contra as proteínas C e S, e anticorpos contra anexina A5 e diversos fosfolipídios estão sendo estu-

Tabela 10.8 Principais anticorpos associados à síndrome antifosfolipídio com aplicação clínica e métodos de pesquisa.

Anticorpo	Especificidade clínica	Método confirmatório
Anticardiolipina	Boa sensibilidade Especificidade restrita, principalmente quando em baixos títulos	ELISA e CLIA
Teste anticoagulante lúpico	Sensibilidade moderada Alta especificidade	Testes específicos de coagulação
Teste anti-beta-2-glicoproteína 1	Sensibilidade moderada Alta especificidade	ELISA e CLIA

dados. Geralmente a pesquisa é feita com ELISA. Entre estes, os anticorpos contra fosfatidilserina/protrombina já têm o seu valor clínico comprovado.

Vasculites associadas ao ANCA

Os principais métodos disponíveis na prática clínica são a IFI em neutrófilos humanos fixados em etanol, que oferece padrões de p-ANCA ou c-ANCA, correspondentes aos anticorpos anti-MPO e anti-PR3, respectivamente. Dentre os imunoensaios de nova geração os mais empregados são os de fase sólida como ELISA e CLIA, que apresentam moderada/alta sensibilidade. Recentemente, houve uma melhora de sensibilidade e especificidade, com os ensaios de terceira geração, em que os antígenos estão ligados à superfície sólida por meio de uma proteína de captura. Na Tabela 10.9, estão listados os principais anticorpos relacionados com VAA.

Granulomatose eosinofílica com poliangiite

Em cerca de um terço dos pacientes o p-ANCA é positivo e direcionado ao MPO-ANCA. Um marcador que está sendo estudado é a quimiocina eotaxina-3 (CCL26), que é secretada por células epiteliais e faz a quimiotaxia de eosinófilos. Em doença ativa, o CCL26 está presente em altos títulos e diminui com o tratamento; com um *cut-off* de 80 pg/mℓ, apresenta sensibilidade de 87,5% e especificidade de 98,6%. Uma característica curiosa é que ele está diminuído em outras doenças como asma e síndromes hipereosinofílicas, o que pode auxiliar no diagnóstico diferencial com essas doenças e outras VAA. A quimiocina CCL17/timo e os metabólitos do ácido araquidônico ainda estão em estudo. Portanto, esses testes não estão disponíveis comercialmente.

Poliangiite microscópica

O anticorpo mais relacionado à PAM é o MPO-ANCA. As recidivas da PAM são marcadas por aumento nos títulos de MPO-ANCA juntamente com provas inflamatórias elevadas. A presença de MPO-ANCA associado à glomerulonefrite necrosante é marcador de pior resposta e prognóstico renal, sendo que valores de creatinina acima de 4,6 mg/dℓ são preditivos de falência renal com sensibilidade de 92,3% e especificidade de 84,6%.

Granulomatose com poliangiite

O anticorpo mais associado é o PR3-ANCA com sensibilidade e especificidade acima de 90%, principalmente em doença ativa e sistêmica (a positividade é menor na doença localizada), mas casos ANCA-negativos podem ocorrer. Uma característica importante é que a presença do PR3-ANCA atua como marcador de recidivas frequentes em cerca de 50% dos pacientes em 5 anos, sendo ou não precedida pelo aumento dos níveis de anti-PR3. O aumento dos níveis de ANCA tem correlação clínica com recidiva em pacientes apresentando envolvimento renal.

Tabela 10.9 Principais anticorpos em vasculites de pequenos vasos associadas ao ANCA com aplicação clínica e métodos de pesquisa.

Vasculite pequenos vasos associada ao ANCA	Padrão de imunofluorescência	ELISA/CLIA (anticorpo mais associado)	Características clínicas
GPA	c-ANCA	PR3-ANCA	Marcador de recidivas e de gravidade
GEPA	p-ANCA	MPO-ANCA	Menor acometimento cardíaco e pulmonar não hemorrágico
PAM	p-ANCA	MPO-ANCA	Pior resposta Pior prognóstico renal

BIBLIOGRAFIA

Alarcon RT, Andrade LE. Anticorpos antiproteínas citrulinadas e a artrite reumatoide. Rev Bras Reumatol. 2007;47(3):180-7.
Andrade LEC. Livro da Sociedade Brasileira de Reumatologia. Barueri: Manole; 2019.
Aydin S. A short history, principles, and types of ELISA, and our laboratory experience with peptide/protein analyses using ELISA. Peptides. 2015;72:4-15.
Bass JJ, Wilkinson DJ, Rankin D, Phillips BE, Szewczyk NJ, Smith K *et al*. An overview of technical considerations for Western blotting applications to physiological research. Scandinavian Journal of Medicine & Science in Sports. 2016;27(1):4-25.
Bossuyt X, Cohen Tervaert JW, Arimura Y, Blockmans D, Flores-Suárez LF, Guillevin L *et al*. Position paper: Revised 2017 international consensus on testing of ANCAs in granulomatosis with polyangiitis and microscopic polyangiitis. Nature Reviews Rheumatology. 2017;13(11):683-92.
Burbelo PD, O'Hanlon TP. New autoantibody detection technologies yield novel insights into autoimmune disease. Current Opinion in Rheumatology. 2014;26(6):717-23.
Damoiseaux J, Andrade LE, Fritzler MJ, Shoenfeld Y. Autoantibodies 2015: From diagnostic biomarkers toward prediction, prognosis and prevention. Autoimmunity Reviews. 2015;14:(6):555-63.
Delavance A, Gabriel Júnior A, Nuccitelli B, Taliberti BH, von Mühlen CA, Bichara CDA *et al*. III Consenso Brasileiro para pesquisa de autoanticorpos em células HEp-2 (FAN): recomendações para padronização do ensaio de pesquisa de autoanticorpos em células HEp-2, controle de qualidade e associações clínicas. Rev Bras Reumatol. 2009;49(2):89-98.
Feist E, Burmester GRM. Reumatologia. 6. ed. Rio de Janeiro: Elsevier; 2016
Francescantonio PLC, Cruvinela WM, Dellavance A, Andrade LEC, Taliberti BH, von Mühlen CA *et al*. IV Consenso Brasileiro para pesquisa de autoanticorpos em células HEp-2. Rev Bras Reumatol. 2014;54(1):44-50.
Ghanadan A, Saghazadeh A, Jahanzad I, Rezaei N. Clinical aspects of indirect immunofluorescence for autoimmune diseases. Expert Review of Clinical Immunology. 2015;11(5):597-616.
Hornbeck P. Double-immunodiffusion assay for detecting specific antibodies (ouchterlony). Current Protocols in Immunology. 2017;116:2.3.1-2.3.4.
Jog NR, James JA. Biomarkers in connective tissue diseases. Journal of Allergy and Clinical Immunology. 2017;140(6):1473-83.
Kayser C, Fritzler MJ. Autoantibodies in systemic sclerosis: unanswered questions. Frontiers in Immunology. 2015;6:167.
Leng Y, Sun K, Chen X, Li W. Suspension arrays based on nanoparticle-encoded microspheres for high-throughput multiplexed detection. Chemical Society Reviews. 2015;44(15):5552-95.
McHugh NJ, Tansley SL. Autoantibodies in myositis. Nature Reviews Rheumatology. 2018;14(5):290-302.
Pisetsky DS. Anti-DNA antibodies – quintessential biomarkers of SLE. Nature Reviews Rheumatology. 2016;12(2):102-10.
Renaudineau Y, Jamin C, Saraux A, Youinou P. Rheumatoid factor on a daily basis. Autoimmunity. 2005;38(1):11-6.
Rodriguez Cruz PM, Huda S, López-Ruiz P, Vincent A. Use of cell-based assays in myasthenia gravis and other antibody-mediated diseases. Experimental Neurology. 2015;270:66-71.
Rosenberg JM, Utz PJ. Protein microarrays: a new tool for the study of autoantibodies in immunodeficiency. Frontiers in Immunology. 2015;6:138.
Stochmal A, Czuwara J, Trojanowska M, Rudnicka L. Antinuclear antibodies in systemic sclerosis: an update. Clinical Reviews in Allergy & Immunology. 2019.
Tripodi A. Laboratory testing for lupus anticoagulants: a review of issues affecting results. Clinical Chemistry. 2007;53(9):1629-35.

11 Pesquisa de Autoanticorpos por Imunofluorescência Indireta em Células HEp-2

Daniel Viana da Silva e Silva • Luis Eduardo Coelho Andrade

INTRODUÇÃO

A pesquisa de autoanticorpos contra antígenos celulares por imunofluorescência indireta em células tumorais derivadas de carcinoma de laringe humana (IFI-HEp-2) passou por constante evolução ao longo das últimas décadas, tanto do ponto de vista técnico-científico quanto de sua padronização e interpretação.

O exame consiste na reação de anticorpos presentes no soro do paciente com os respectivos antígenos-alvo, para então ser marcado por um segundo anticorpo marcado com fluorocromo, cuja leitura é feita em microscópio de epifluorescência. A terminologia histórica fator antinúcleo (FAN) tende a ser substituída por IFI-HEp-2 em virtude de o exame detectar anticorpos contra outros componentes celulares que não o núcleo, como o citoplasma e o aparelho mitótico.

As células HEp-2 advêm de uma linhagem perene de carcinoma de laringe humana, escolhidas para realização do exame por apresentarem significativo número de antígenos expressos nas várias fases do ciclo celular, o que otimiza a identificação de anticorpos contra vários antígenos distintos.

Além disso, usar um mesmo substrato celular favorece a padronização universal do processamento das amostras e a interpretação dos resultados.

INDICAÇÃO PARA O TESTE

A IFI-HEp-2 é um exame de triagem para a presença de autoanticorpos. Analisando o padrão apresentado na IFI obtém-se um direcionamento para a sequência de testes específicos que deverão ser solicitados e quais as prováveis enfermidades associadas.

O teste oferece três informações relevantes na prática clínica:

- Sua positividade confirma a presença de autoanticorpos contra componentes celulares
- A concentração do autoanticorpo é estimada por seu título (pacientes com doenças autoimunes tendem a apresentar títulos moderados a altos, enquanto indivíduos sadios a apresentar títulos baixos, podendo haver exceções em ambas as situações)
- O padrão da imunofluorescência possibilita intuir os possíveis anticorpos implicados.

A Tabela 11.1 apresenta uma lista dos principais padrões, sua associação com os respectivos autoanticorpos e as correlações clínicas.

Tabela 11.1 Padrões, principais anticorpos associados e situações clínicas correlatas na IFI-HEp-2.

Padrões de IFI-HEp-2	Principais anticorpos associados	Principais situações clínicas correlatas
Nuclear tipo membrana nuclear	Anti-gp210 (específico para cirrose biliar primária); anti-gp62; anti-Lamin A; anti-Lamin B; anti-Lamin C; anti-LBP	CBP, hepatite autoimune, raramente doenças reumáticas. Alguns casos de LES, esclerodermia linear e SAF
Nuclear homogêneo	Anti-DNA nativo	Marcador de LES
	Anti-histona	Marcador de LES idiopático, LES induzido por drogas, AR, AIJ
	Anticromatina	LES
Nuclear pontilhado grosso	Anti-Sm	Marcador para LES
	Anti-U1-RNP	Obrigatório na doença mista do tecido conjuntivo. Também presente no LES, na ES e na PM
Nuclear pontilhado fino	Anti-SS-A/Ro	SSJ primária, LES, lúpus neonatal e LECSA, ES, PM e CBP
	Anti-SS-B/La	SSJ, LES, lúpus neonatal
Nuclear pontilhado fino denso	Anticorpo DFS70 (LEDGF-p75)	Encontrado predominantemente em pessoas saudáveis, tireoidite de Hashimoto e raramente associado a doenças reumáticas
Nuclear pontilhado pontos isolados	Anti-p80 colina Anti-Sp100/anti-p95	Sem associação clínica definida CBP, hepatite autoimune
Nuclear pontilhado centromérico	Anticentrômero	ES forma CREST, CBP e SSJ
Nuclear pontilhado pleomórfico	Anticorpo contra núcleo de células em proliferação (anti-PCNA)	Específico para LES
Padrão nuclear pontilhado *quasi*-homogêneo	Pode estar associado a anti-DNA nativo, antinucleossomo, anti-histona; mas também pode representar uma somatória de autoanticorpos ou mesmo anticorpos não conhecidos	Pode estar relacionado a doenças autoimunes, porém pode aparecer em outros contextos clínicos
Nucleolar homogêneo	Anti-To/Th	ES
	Antinucleolina	Descrito no LES, DECH e mononucleose infecciosa
	Anti-B23	ES, alguns tipos de câncer, SAF e DECH
Nucleolar aglomerado	Antifibrilarina (U3-nRNP)	ES, especialmente com acometimento visceral grave, HP
Nucleolar pontilhado	Anti-NOR 90	ES e outras doenças do tecido conjuntivo, sem relevância definida
	Anti-RNA polimerase I	ES forma difusa, tendência à forma visceral grave
	Anti-ASE	Associação mais frequente com LES

(*continua*)

Tabela 11.1 (*Continuação*) Padrões, principais anticorpos associados e situações clínicas correlatas na IFI-HEp-2.

Padrões de IFI-HEp-2	Principais anticorpos associados	Principais situações clínicas correlatas
Citoplasmático fibrilar linear	Antiactina	Hepatite autoimune, cirrose
	Antimiosina	Em geral, sem associação específica. Pode ocorrer na hepatite C, CHC, miastenia *gravis*
Citoplasmático fibrilar filamentar	Antivimentina e antiqueratina	Antiqueratina é o anticorpo mais importante na doença hepática alcoólica. Sem relevância clínica certa
Citoplasmático fibrilar segmentar	Antialfa-actinina, antivinculina e antitropomiosina	Em geral, não tem relevância clínica. Pode ocorrer na miastenia *gravis*, doença de Crohn e colite ulcerativa
Citoplasmático pontilhado polar	Antigolginas	Raro no LES, SSJ e outras doenças autoimunes sistêmicas. Relatado em ataxia cerebelar idiopática, degeneração cerebelar paraneoplásica e infecções virais pelo EBV e HIV
Citoplasmático pontilhado pontos isolados	Anti-EEA1 e antifosfatidilserina	Sem associação clínica definida
	Anti-GWB	SSJ primária e diversas outras condições clínicas
Citoplasmático pontilhado fino denso	Anti-PL7/PL12	PM, síndrome antissintetase
	Antiproteína P-ribossômico	Encontrado no LES
Citoplasmático pontilhado fino	Anti-histidil t RNA sintetase (Jo1)	Marcador de PM no adulto, síndrome antissintetase, raramente encontrado na DM
Citoplasmático pontilhado reticulado	Antimitocôndria	Marcador de CBP. Raramente encontrado na ES
Aparelho mitótico tipo centríolo	Antialfa-enolase	Em altos títulos pode estar associado à ES
Aparelho mitótico tipo ponte intercelular	Antibeta-tubulina	Em geral, não tem associação clínica específica. Pode ser encontrado no LES e na DMTC
Aparelho mitótico tipo fuso mitótico (Em uma-2)	Anti-HsEg5/Em uma-2	Associado a diversas condições autoimunes com baixa especificidade individual
Composto do tipo nuclear pontilhado fino com fluorescência do aparelho mitótico	Anti-NuMA1	Associado à SSJ, podendo ocorrer também em outras condições autoimunes ou inflamatórias crônicas
Composto do tipo nuclear pontilhado grosso e nucleolar homogêneo	Anti-Ku	Marcador de superposição ES e PM. Poder ocorrer no LES e ES

(*continua*)

Tabela 11.1 (*Continuação*) Padrões, principais anticorpos associados e situações clínicas correlatas na IFI-HEp-2.

Padrões de IFI-HEp-2	Principais anticorpos associados	Principais situações clínicas correlatas
Composto do tipo nuclear e nucleolar pontilhado fino com placa metafásica corada, citoplasma pontilhado fino e pontos isolados na placa metafásica	Anti-DNA topoisomerase I (Scl-70)	ES forma difusa, com maior acometimento visceral. Raramente na forma CREST e superposição
Composto do tipo nuclear pontilhado fino e nucleolar pontilhado	Anti-RNA polimerase I e II	Anti-RNA pol I é considerado marcador de esclerose sistêmica e anti-RNA pol II aparece em diversas condições autoimunes
Composto do tipo citoplasmático pontilhado fino denso a homogêneo e nucleolar homogêneo	Anti-RNP (antiproteína P ribossomal)	Marcador de LES, frequentemente associado à psicose lúpica e marcador de atividade de doença
Composto do tipo CENP-F	Anticorpos contra CENP-F ou mitosina	Suspeita de doença neoplásica

CBP: colangite biliar primária; LES: lúpus eritematoso sistêmico; SAF: síndrome antifosfolipídio; AR: artrite reumatoide; AIJ: artrite idiopática juvenil; ES: esclerose sistêmica; PM: polimiosite; LECSA: lúpus eritematoso cutâneo subagudo; SSJ: síndrome de Sjögren; CREST: calcinose, Raynaud, esofagopatia, esclerodactilia, telangiectasia; DECH: doença enxerto *versus* hospedeiro; HAP: hipertensão arterial pulmonar; CHC: hepatocarcinoma; HIV: vírus da imunodeficiência humana; EBV: vírus Epstein-Barr; DM: dermatomiosite; DMTC: doença mista do tecido conjuntivo.
Adaptada de Francescantonio *et al.*, 2009.

Certos padrões na IFI-HEp-2 são bastante sugestivos de determinadas condições autoimunes. Como exemplo, o padrão nuclear pontilhado grosso representa o local de distribuição das proteínas envolvidas no processamento do RNA mensageiro (*splicing*), como o antígeno SM e a ribonucleoproteína U1-RNP. Anticorpos anti-Sm são fortemente associados ao lúpus eritematoso sistêmico (LES), já o anti-U1-RNP ocorre em doença mista do tecido conjuntivo, LES, esclerose sistêmica e miopatias inflamatórias idiopáticas. Portanto, o padrão nuclear pontilhado grosso é um achado de alta relevância clínica do teste de IFI-HEp-2.

O mesmo ocorre com o padrão nuclear homogêneo, que representa o ponto de distribuição da cromatina (sítio-alvo dos anticorpos anti-DNA nativo e antinucleossomo) e apresenta forte correlação com o LES.

Em relação ao teste de IFI original, utilizando tecidos de animais como substrato, os avanços metodológicos, inclusive a mudança para a célula HEp-2, têm apresentado grande aumento na sensibilidade, porém com certa diminuição de sua especificidade. Como consequência, observa-se, na rotina, um considerável número de pacientes hígidos com resultado positivo.

No Brasil, estima-se que cerca de 13% da população geral resulte positiva para o teste de IFI-HEp-2. Em paralelo, observou-se uma crescente solicitação desse exame, muitas vezes sem que os pacientes apresentem indícios clínicos consistentes de doenças autoimunes. Considerando a pouca familiarização de diversos especialistas com as nuances do teste de IFI-HEp-2, os resultados positivos em contexto clínico ambíguo podem gerar desconforto e angústia a esses pacientes.

Para a correta interpretação de um resultado positivo, deve-se determinar a existência de uma associação clara com doença autoimune. Caso contrário, abre-se um leque de possibilidades:

- Existe certo grau natural de autoimunidade fisiológica, que tem início ainda na fase intrauterina e se mantém ao longo da vida. Portanto, especialmente quando em baixos títulos, um resultado positivo de IFI-Hep-2 pode ser um achado laboratorial isolado sem significado patológico
- Eventos estressores do sistema imune, como processos infecciosos, uso de medicações ou neoplasias, também podem gerar surgimento transitório de autoanticorpos
- A positividade do IFI-HEp-2 pode preceder o aparecimento do LES e de outras doenças autoimunes por vários anos. Desse modo, há possibilidade de o paciente ainda manifestar a doença, embora essa opção represente um menor percentual dos casos.

Além disso, como doenças autoimunes têm importante base genética, é possível que a presença de autoanticorpos faça parte do traço genético familiar, apresentando-se como achado laboratorial isolado. Nesse sentido, deve-se recordar o caráter espectral das doenças autoimunes, em que a presença isolada de autoanticorpos pode representar uma forma frustra ou incompleta de doença autoimune, que não se configura em diagnóstico clínico definido.

PADRONIZAÇÃO TÉCNICA

Apesar da sua facilidade e simplicidade do ponto de vista técnico, o teste de IFI-HEp-2 apresenta um grande desafio na análise e na interpretação das imagens e dos padrões de imunofluorescência, o que tornou necessária a padronização da nomenclatura utilizada.

Para tanto, desde o ano 2000, definiu-se o Consenso Brasileiro para Pesquisa de Autoanticorpos em Células HEp-2, atualmente na 5ª edição, que propõe a padronização de alguns aspectos técnicos, terminologias empregadas e padrões observados, visando a garantir a homogeneidade nos laudos emitidos em todo território nacional.

A iniciativa brasileira serviu de base para a criação de um consenso internacional, denominado *International Consensus on Antinuclear Antibody Patterns* (ICAP), que disponibiliza digitalmente um guia de pesquisa rápida dos principais padrões encontrados, além de apresentar imagens ilustrativas, descrição dos padrões e possíveis combinações com autoanticorpos e enfermidades.

CONSIDERAÇÕES FINAIS

A Tabela 11.1 apresenta os padrões mais relevantes e suas associações com os autoanticorpos. É importante ressaltar que o exame IFI-HEp-2 não é cabal. Caso o teste resulte positivo, deverão ser realizados exames específicos para os autoanticorpos sugeridos pelo padrão de imunofluorescência e pelo contexto clínico.

Como o IFI-HEp-2 resulta positivo em cerca de 13% da população geral, este é um exame que necessita ser solicitado somente dentro de contexto clínico sugestivo de doenças autoimunes sistêmicas. Do contrário, haverá uma grande proporção de resultados positivos sem correlação clínica.

BIBLIOGRAFIA

Andrade LEC, Chan EK, Peebles CL, Tan EM. Two major autoantigen-antibody systems of the mitotic spindle apparatus. Arthritis Rheum. 1996;39(10):1643-53.
Borchers AT, Keen CL, Gershwin ME. Drug-induced lupus. Ann N Y Acad Sci. 2007;182:166-82.
Chan EK, Damoiseaux J, Carballo OG, Conrad K, de Melo Cruvinel W, Francescantonio PL et al. Report of the first international consensus on standardized nomenclature of antinuclear antibody HEp-2 cell patterns 2014 – 2015. Front Immunol. 2015;6:412.

Chan EK, Damoiseaux J, de Melo Cruvinel W, Carballo OG, Conrad K, Francescantonio PL et al. Report on the second International Consensus on ANA Pattern (ICAP) workshop in Dresden 2015. Lupus. 2016;25(8):797-804.
Dellavance A, Leser PG, Andrade LEC. Análise crítica do teste de anticorpos antinúcleo (Fan) na prática clínica. Rev Bras Reumatol. 2007;11:265-75.
Dellavance A, Coelho Andrade LE. Immunologic derangement preceding clinical autoimmunity. Lupus. 2014;23(12):1305-8.
Faria AC, Barcellos KS, Andrade LE. Longitudinal fluctuation of antibodies to extractable nuclear antigens in systemic lupus erythematosus. J Rheumatol. 2005;32(7):1267-72.
Francescantonio PLC, Andrade LEC, de Melo Cruvinel W, Araújo FI, Dellavance A, Gabriel Júnior A et al. III Consenso Brasileiro para Pesquisa de Autoanticorpos em Células HEp-2: perspectiva histórica, controle de qualidade e associações clínicas. Jornal Brasileiro de Patologia e Medicina Laboratorial. 2009;45(3):185-99.
Francescantonio PLC, de Melo Cruvinel W, Dellavance A, Andrade LEC, Taliberti BH, von Mühlen CA et al. IV Consenso Brasileiro para pesquisa de autoanticorpos em células HEp-2. Revista Brasileira de Reumatologia. 2014;54(1):44-50.
Mahler M, Andrade LE, Casiano CA, Malyavantham K, Fritzler MJ. Anti-DFS70 antibodies : an update on our current understanding and their clinical usefulness. Expert Review of Clinical Immunology. 2019;15(3):241-50.
Mariz HA, Sato EI, Barbosa SH, Rodrigues SH, Dellavance A, Andrade LE. Pattern on the antinuclear antibody – HEp-2 test is a critical parameter for discriminating antinuclear antibody – Positive healthy individuals and patients with autoimmune rheumatic diseases. Arthritis Rheum. 2011;63(1):191-200.
Meroni PL, Chan EKL, Tincani A, de la Torre IG, Andrade LEC. Antinuclear antibody test: when to order? The American Journal of Medicine. 2013;126(10):e17.

12 Análise do Líquido Sinovial

Alexandre Lima Matos • Antonio J. L. Ferrari

INTRODUÇÃO

O líquido sinovial (LS) preenche a cavidade articular e funciona como lubrificante e meio de nutrição para a cartilagem, auxiliando também a homeostase da articulação. É produzido pelas células sinoviais e consiste em um transudato de plasma complementado com sacarídeos de alto peso molecular, como o proteoglicano-4 e o ácido hialurônico.

A análise do LS é um dos exames mais úteis para o diagnóstico das afecções articulares. Possibilita determinar o grau de inflamação e, por meio da identificação de cristais e microrganismos, diagnosticar artropatias microcristalinas e artrite séptica.

O LS é analisado por meio da avaliação macroscópica, citologia, bioquímica, bacterioscopia, cultura bacteriana e detecção de cristais. Conforme as suas características, pode ser classificado em normal, não inflamatório, inflamatório, séptico e hemorrágico (Tabela 12.1).

COLETA E MANIPULAÇÃO DO LÍQUIDO SINOVIAL

Sempre que possível, a análise do LS deve ser feita logo após a artrocentese. Essa medida evita problemas na contagem de leucócitos e na interpretação do caráter inflama-

Tabela 12.1 Tipos e características do líquido sinovial conforme suas características macroscópicas, citologia e cultura.

Medida	Normal	Não inflamatório	Inflamatório	Séptico	Hemorrágico
Volume, mℓ (joelho)	< 3,5 mℓ	> 3,5 mℓ	> 3,5 mℓ	> 3,5 mℓ	> 3,5 mℓ
Transparência	Transparente	Transparente	Transparente ou opaco	Opaco	Opaco
Coloração	Claro	Amarelo	Amarelo	Amarelo	Vermelho
Viscosidade	Alta	Alta	Baixa	Variável	Variável
Leucócitos por mm^3	< 200	0 a 2.000	> 2.000	> 20.000	Variável
Porcentagem de polimorfonucleares	< 25	< 25	≥ 50	≥ 75	50 a 75
Cultura	Negativa	Negativa	Negativa	Comumente positiva	Negativa

Adaptada de Sholter, 2017.

tório do LS, uma vez que os leucócitos podem se agregar e/ou se desintegrar após 2 h, e, desse modo, sua contabilização seria subestimada.

Outro fator potencialmente confundidor da análise tardia do LS é a possibilidade de agregação leucocitária e consequente obscurecimento de cristais, o que pode ser evitado mantendo a amostra em um frasco heparinizado, de preferência com anticoagulantes que contenham sais de lítio, como o heparinato de lítio.

Além disso, horas após a coleta da amostra, pode haver dissolução dos cristais de pirofosfato de cálcio (PFC) di-hidratado. Por outro lado, em questão de horas a dias, os cristais de monourato de sódio (MUS) podem sofrer diminuição quantitativa, além de alteração do formato e da birrefringência, dificultando sua diferenciação em relação aos outros cristais.

Diante de pacientes com história de traumatismo articular, o líquido deve ser centrifugado para evidenciar e separar eventuais células gordurosas. Com o trauma medular, a análise pode revelar quantidades significativas de espículas de medula óssea com células lipídicas (*fat cells*).

AVALIAÇÃO MACROSCÓPICA

O LS deve ser avaliado quanto ao volume, transparência, coloração e viscosidade (Tabela 12.2).

A coloração do líquido varia do amarelo-palha (em decorrência da discreta presença de bilirrubina), cor natural de um LS normal, ao amarelo claro, nos processos inflamatórios. O líquido séptico pode ser amarelo, amarelo-esverdeado ou acastanhado. A presença de colesterol confere eventualmente uma coloração dourada. O líquido branco ou amarelo-cremoso (aspecto de creme dental) deve-se à presença de ácido úrico ou de cristais de apatita. O xantocrômico, vermelho ou hemorrágico, de acordo com a presença de eritrócitos, pode decorrer de uma artrocentese traumática ou outras causas de hemartrose. Líquidos turvos com partículas acastanhadas sugerem ocronose, ao passo que os de coloração acinzentada ou enegrecida sugerem partículas plásticas ou de metal proveniente das próteses articulares.

A viscosidade do líquido é avaliada ao se observar sua consistência na passagem por seringas ou para o tubo de vidro. A viscosidade diminuída sugere algum processo inflamatório. Em contrapartida, a viscosidade aumentada pode ocorrer nos casos de hipotireoidismo, acromegalia e nos líquidos obtidos de cistos sinoviais na osteoartrite.

CITOLOGIA

A contagem de leucócitos permite diferenciar o LS não inflamatório do inflamatório. Geralmente, o predomínio monocitário é descrito em algumas artrites virais e na artri-

Tabela 12.2 Comparação de achados de macroscopia de um líquido sinovial normal (não inflamatório) *versus* um líquido sinovial alterado.

Medida	Normal	Alterado
Volume (joelho)	< 3,5 mℓ	No geral, quanto maior a inflamação, maior o volume
Transparência	Transparente	Opacidade aumentada decorrente de células nucleadas e hemácias
Coloração	Incolor/claro	O aumento do conteúdo de plasma e células nucleadas contribui para coloração amarelada ou amarelo-esverdeada no líquido inflamatório ou séptico. Vermelho, laranja ou marrom é indicativo de sangue prévio ou atual
Viscosidade	Alta	Baixa viscosidade, incapaz de produzir o efeito tipo cordão. LS purulento pode ser viscoso

te reumatoide inicial. O predomínio eosinofílico pode estar presente nos pacientes com infecção parasitária, alergia, doença de Lyme, síndromes hipereosinofílicas e neoplasias. Outra possibilidade é a presença de células neoplásicas e leucêmicas sugerindo seus respectivos diagnósticos. Algumas patologias inflamatórias, como a artrite reumatoide, podem apresentar características semelhantes às da artrite séptica.

BIOQUÍMICA

A análise bioquímica (glicose, proteína e desidrogenase láctica) é de pouco auxílio diagnóstico devido a sua baixa acurácia na diferenciação do caráter inflamatório e infeccioso do LS. Além disso, para uma avaliação precisa das características bioquímicas, exige-se uma metodologia de coleta e análise de difícil aplicação prática.

BACTERIOSCOPIA E PESQUISA DE BACILO ÁLCOOL-ÁCIDO RESISTENTE

A coloração de Gram é de fácil execução, baixo custo e rápida disponibilização do resultado. Trata-se de um teste simples e útil para determinar a presença de bactéria no LS e, portanto, no diagnóstico e na decisão da antibioticoterapia mais adequada no tratamento da artrite séptica. Possui sensibilidade entre 29 e 59%. A coloração pelo método Ziehl-Neelsen para detecção de bacilos álcool-ácido resistentes também apresenta baixa sensibilidade.

CULTURA

A sensibilidade da cultura para a artrite séptica bacteriana não gonocócica, sem tratamento prévio com antibiótico, é de 75 a 85%. Na vigência de antibioticoterapia o percentual de resultados falso-negativos varia de 30 a 80%. A manutenção do LS em frascos de hemocultura aumenta a sensibilidade. A cultura de *Mycobacterium tuberculosis* apresenta sensibilidade aproximada de 79%.

ANÁLISE DE CRISTAIS

A análise de cristais requer microscópio óptico de luz comum e com luz polarizada. A identificação dos cristais de MUS ou de PFC no LS confirma o diagnóstico, respectivamente, de gota e de doença por PFC. A presença desses cristais sendo fagocitados (intracelulares) aumenta a especificidade da análise, uma vez que elimina o risco de serem artefatos (talco da luva durante preparo ou cristais de corticosteroides após infiltração intra-articular).

Outros cristais que podem estar presentes são: cristais de fosfato básico de cálcio (mais comumente hidroxiapatita), colesterol, lipídios, corticosteroides. A Tabela 12.3 sumariza os tipos de cristais e na Figura 12.1 há uma ilustração dos principais tipos de cristais e seus formatos.

Tabela 12.3 Tipos e característica dos cristais visualizados no líquido sinovial.

Tipo de cristal	Formato	Características específicas	Condições relacionadas
Monourato de sódio	Agulha	Intensa birrefringência negativa	Gota S: 63 a 78% E: 93 a 100%
Pirofosfato de cálcio	Romboide, retangular	Fraca birrefringência positiva, nem sempre presente	DPFC S: 12 a 83% E: 78 a 96%

(continua)

Tabela 12.3 (*Continuação*) Tipos e característica dos cristais visualizados no líquido sinovial.

Tipo de cristal	Formato	Características específicas	Condições relacionadas
Hidroxiapatita	Aglomerados vermelhos	Necessária coloração com vermelho de alizarina para visualização sob MO	Doença por depósito de cristais de fosfato de cálcio básico OA AR
Colesterol	Placas/envelopes entalhados	Birrefringência mista	Inflamação crônica (p. ex., AR)
Lipídios	Cruz de malta	Birrefringência positiva	Fratura articular; artropatias relacionada com doença pancreática; artrite aguda

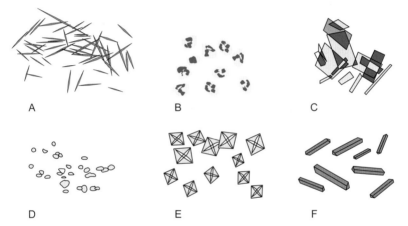

Figura 12.1 Formatos dos principais tipos de cristais. **A.** Monourato de sódio. **B.** Pirofosfato de cálcio. **C.** Cristal de colesterol. **D.** Corticosteroide. **E.** Oxalato de cálcio. **F.** Cristal de apatita.

BIBLIOGRAFIA

Brannan SR, Jerrard DA. Synovial fluid analysis. Journal of Emergency Medicine. 2006; 30(3):331-9.
Courteney P, Doherty M. Joint aspiration and injection and synovial fluid analysis. Best Practice and Research: Clinical Rheumatology. 2013; 27(2):137-69.
Margaretten ME, Kohlwes J, Moore D, Bent S. Does this adult patient have septic arthritis? Jama. 2007; 297(13):1478-88.
Melo RG. O líquido sinovial. Sociedade Portuguesa de Reumatologia. Acta Reum Port. 2003; 28:249-66.
Pascual E, Sivera F, Andrés M. Crystals – Synovial fluid analysis for crystals. Current Opinion in Rheumatology. 2011; 23(2):161-9.
Sholter DE, Russel AS. Synovial fluid analysis. UptoDate. 2017. Disponível em: http://www.uptodate.com. Acesso: jan. 2019.

Parte 3

Artrites por Microcristais

13 Gota

*Ronyérison Lourenço • Priscila Dias Cardoso Ribeiro •
Antonio J. L. Ferrari*

INTRODUÇÃO

A doença por depósito de cristais de monourato de sódio (MUS), mais conhecida como gota, é a artropatia inflamatória mais comum e bem elucidada. Sua incidência mundial tem aumentado gradualmente nas últimas décadas, fato que se atribui à piora de hábitos alimentares, sedentarismo, aumento da incidência de obesidade e síndrome metabólica.

EPIDEMIOLOGIA E FATORES DE RISCO

A incidência anual de gota é estimada em 2,68 a cada 1.000 indivíduos, enquanto sua prevalência se mantém em torno de 1 a 4% da população geral.

Nos países ocidentais, ocorre com mais frequência no sexo masculino (3 a 6%) do que no feminino (1 a 2%). Quando se considera a população com mais de 80 anos, a discrepância entre os sexos torna-se ainda maior, 10% em homens e 6% em mulheres. Portanto, acomete o sexo masculino 2 a 6 vezes mais, com maior incidência durante o climatério (decorrente do efeito uricosúrico dos estrógenos).

A origem étnica afeta claramente a prevalência e a incidência da gota, a qual sustenta uma substancial predisposição genética. Outros fatores também interagem para determinar a suscetibilidade à gota:

- Obesidade: aumenta a produção de purinas e diminui a excreção de ácido úrico
- Dieta: maior ingestão de purinas, brutose e bebidas alcoólicas
- Fármacos que diminuem excreção renal de urato: ciclosporina, tacrolimo, tiazídicos, furosemida, ácido nicotínico, ácido acetilsalicílico (em baixas doses), pirazinamida, etambutol
- Fármacos que causam hiperuricemia de mecanismo incerto: levodopa, teofilina, didanosina.

ETIOPATOGENIA

A progressão da gota pode ser definida por quatro estágios fisiopatológicos:

- Hiperuricemia sem evidência de deposição de cristais de MUS ou gota
- Deposição de cristais sem gota sintomática
- Deposição de cristais com crises de gota aguda
- Gota avançada caracterizada por tofos, artrite gotosa crônica e erosões radiográficas.

Hiperuricemia

A hiperuricemia patológica foi definida como a concentração sérica de urato (408 μmol/ℓ [6,8 mg/dℓ]), forma ionizada do ácido úrico presente no corpo, acima da qual se formam, *in vitro*, os cristais de MUS em temperatura e pH fisiológicos. Além da concentração sérica, alguns fatores podem afetar a solubilidade do ácido úrico na articulação, como pH do fluido sinovial, concentração de água, nível de eletrólitos e outros componentes sinoviais (p. ex., proteoglicanos e colágeno).

As concentrações de urato no organismo dependem de um equilíbrio entre a ingestão de fontes de purina e sua absorção, a síntese de urato pelas vias de renovação celular e a sua excreção, renal ou gastrintestinal. Sendo assim, a hiperuricemia pode resultar da superprodução de urato (10%), da excreção insuficiente de urato (90%) ou, mais frequentemente, de uma combinação desses dois mecanismos.

Dieta

Apesar da pequena contribuição na determinação dos níveis de uricemia, a ingestão de alimentos ricos em purinas é um elemento-chave para o aumento dos precursores do ácido úrico. As fontes de purinas que devem ser evitadas são especialmente aquelas de origem animal ou de frutos do mar, cozidos ou processados. Alimentos ricos em purinas de origem vegetal, por sua vez, como feijão, lentilha, cogumelos, ervilha, legumes e produtos lácteos, não apresentam nenhum risco de piora dos níveis de hiperuricemia e crises de gota, sendo, portanto, permitidos na dieta. Além disso, alimentos ricos em vitamina C, produtos lácteos com baixo teor de gordura, óleos vegetais, como os de girassol, oliva e soja, foram associados à redução do risco de hiperuricemia.

O álcool é um fator de risco bem conhecido para a doença, e seu consumo já foi demonstrado como diretamente relacionado à frequência e à gravidade clínica das crises. Destaca-se também que o risco de desencadeamento de gota é variável de acordo com o tipo de bebida alcóolica, sendo o vinho a bebida de menor correlação às crises e a cerveja a de maior.

Produção endógena de urato

O aumento da produção endógena de ácido úrico ocorre em moléstias que envolvem um alto *turnover* celular, como nas malignidades (em especial as linfoproliferativas), nas doenças inflamatórias e no calor. Descobriu-se também que a leptina, o hormônio produzido principalmente pelos adipócitos ou células gordurosas, aumenta os níveis séricos de urato, conferindo risco adicional de gota a indivíduos obesos. Assim, a perda de peso e os exercícios são muito úteis na redução dos níveis de ácido úrico sérico e do risco de gota.

Diminuição da excreção de ácido úrico

Dois terços da excreção de urato ocorrem nos rins, enquanto o restante é eliminado pelo trato gastrintestinal (TGI). Os cristais de ácido úrico não são solúveis, portanto, requerem transportadores específicos para atravessar as membranas celulares. Entre esses transportadores estão o transportador/canal de urato (URAT), em particular o URAT1, e os transportadores de ânions orgânicos (merecem destaque OAT1 e OAT3). Ao fim de múltiplas fases de reabsorção e secreção do urato nos túbulos proximais renais, o produto final excretado na urina é quase 10% de todo o urato filtrado através da cápsula de Bowman, enquanto todo o restante é reabsorvido.

Alguns fatores podem regular a ação desses transportadores renais de ácido úrico. É provável que a redução da excreção renal do urato esteja associada a alguns distúrbios autossômicos dominantes, especialmente relacionados ao gene da uromodulina, expresso no ramo ascendente espesso da alça de Henle e responsável pela regulação da permeabilidade da água. Além disso, o URAT1, que transporta o urato do fluido filtrado para dentro dos túbulos proximais por meio de um processo de transporte ativo, pode ter sua atividade modulada por certos fármacos. Medicações uricosúricas, como probenecida, benzobromarona e sulfinpirazona, diminuem a atividade do URAT1 e, consequentemente, a reabsorção do urato nos túbulos proximais. Por outro lado, fármacos como a pirazinamida, o nicotinato e o lactato agem sobre o URAT1 aumentando a reabsorção de urato e deslocando-o do lúmen para as células tubulares. Algumas substâncias que afetam a atividade da URAT1 podem tanto potencializar quanto inibir sua atividade de acordo com sua dose, como o ácido acetilsalicílico, que em baixas doses reduz a excreção renal de urato e em altas doses otimiza a uricosúria.

Patogênese da artrite gotosa aguda

Algumas pessoas com depósitos intra-articulares (IA) de cristais de MUS desenvolvem uma resposta inflamatória aguda que se manifesta como crises de gota. Essa resposta é iniciada quando cristais de MUS interagem com os macrófagos sinoviais para formar e ativar o inflamassoma NLRP3. A caspase 1, que é recrutada pelo inflamassoma ativado, processa a pró-interleucina 1-beta na interleucina (IL) 1-beta ativa. A resposta inflamatória é amplificada pela ativação de neutrófilos e mastócitos, levando à liberação de uma série de citocinas pró-inflamatórias e outros fatores, como espécies reativas de oxigênio, prostaglandina E2 e enzimas lisossomais. Macrófagos bem diferenciados têm a capacidade de conter esses cristais sem induzir uma resposta inflamatória exuberante, enquanto monócitos produzem quantidades abundantes de fator de necrose tumoral (TNF), IL-1, IL-6 e IL-8, que estimulam a ativação endotelial após a fagocitose dos cristais de MUS. Além disso, os mastócitos, quando ativados, são os principais envolvidos na indução da crise de gota pela produção de histamina e IL-1, conferindo um aumento da permeabilidade vascular e vasodilatação local. Os fatores quimiotáticos produzidos por monócitos e mastócitos e a vasodilatação local estimulam a quimiotaxia neutrofílica na crise de gota. A ativação das células endoteliais, por liberação de quimiocinas, agrava ainda mais o influxo de neutrófilos local e a resposta inflamatória do quadro. Todas essas etapas são ilustradas na Figura 13.1.

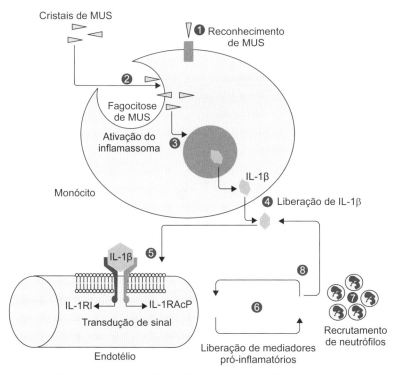

Figura 13.1 Etapas da cascata inflamatória iniciada por cristais de urato monossódico.

A resolução da crise depende da remoção e da fagocitose dos cristais por macrófagos bem diferenciados, suprimindo assim a ativação celular e as quimiocinas. Além disso, os macrófagos eliminam os remanescentes celulares apoptóticos para ajudar a deter a cascata inflamatória e secretam fator transformador do crescimento (TGF)-beta, que elimina a IL-1, outro fator importante no aprimoramento do processo inflamatório. Outros mecanismos envolvidos na interrupção das crises incluem proteólise de citocinas pró-inflamatórias, diminuição da expressão de receptores para TNF-alfa e interleucinas na superfície dos leucócitos.

Metabolismo das purinas

O urato é o produto final da degradação de purinas nos seres humanos devido à ausência da enzima uricase. Essa enzima converte o ácido úrico em um composto mais solúvel, conhecido como alantoína. A ausência da uricase, combinada com reabsorção aumentada do urato filtrado, resulta em níveis plasmáticos de ácido úrico cerca de 10 vezes maiores do que em outros mamíferos.

As purinas são componentes-chave do sistema energético celular (p. ex., ATP, NAD), dos sinalizadores (p. ex., GTP, cAMP, cGMP), e, juntamente com as pirimidinas, participam da produção de RNA e DNA. As purinas imprescindíveis à síntese de ácidos nucleicos são produzidas no próprio organismo humano ("síntese *de novo*"), sem necessidade de ingestão de suas fontes. As purinas ingeridas, por sua vez, não são incorporadas a ácidos nucleicos, mas convertidas em ácido úrico por enzimas da mucosa intestinal e do fígado e também excretadas em sua maioria na urina. A maior parte dos nucleotídios formados é reutilizada por meio da enzima hipoxantina-guanina fosforribosiltransferase, e o produto final do catabolismo completo das purinas, esquematizado na Figura 13.2, é o ácido úrico; o catabolismo das pirimidinas produz intermediários no ciclo do ácido cítrico.

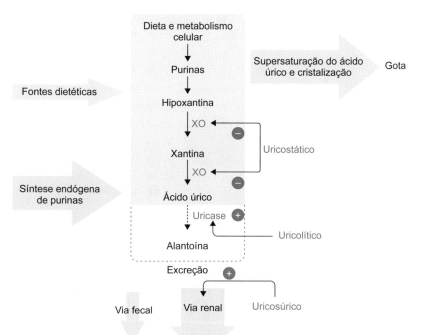

Figura 13.2 Via de metabolismo da purina. XO: xantina.

Capítulo 13 • Gota 113

Patogênese da artrite gotosa crônica

A gota caracteristicamente se apresenta como uma inflamação crônica com crises recorrentes. Na ausência de terapia de redução dos níveis séricos de ácido úrico, a gota avançada em geral ocorre mais de 10 anos após o primeiro surto agudo e manifesta-se por sinovite crônica, erosões ósseas, danos na cartilagem e formação de tofos, podendo ser explicado por diferentes mecanismos.

A presença de cristais de MUS na sinóvia leva à estimulação dos condrócitos e à liberação de citocinas inflamatórias, óxido nítrico e metaloproteases de matriz, resultando em danos locais na cartilagem. No nível ósseo, a IL-1b está envolvida na ativação do receptor para o fator nuclear e na via do ligante RANK (RANK-RANKL). Essas são peças-chave na osteoclastogênese e na formação de erosões ósseas. Além disso, os osteoblastos liberam citocinas pró-inflamatórias levando a erosão e destruição óssea, além de comprometerem sua própria função de formação óssea. Na fase intercrítica, as mesmas citocinas responsáveis pelo surto agudo podem ser encontradas em concentrações mais baixas entre os ataques. As erosões gotosas caracterizam-se por terem bordas salientes e preservação parcial do espaço da articulação envolvida.

O tofo é uma resposta granulomatosa inflamatória crônica organizada a cristais de MUS, que envolve tanto células imunes inatas quanto adaptativas. A infiltração de tofos no osso parece ser o mecanismo dominante para a erosão óssea e o dano articular na gota (Figura 13.3).

APRESENTAÇÃO CLÍNICA

Hiperuricemia assintomática

Estágio preliminar da gota. Nessa fase, os pacientes não apresentam sintomas ou sinais e são na maior parte dos casos descobertos acidentalmente ao medir o ácido úrico sérico (> 7 mg/dℓ). Muitos pacientes hiperuricêmicos nunca desenvolverão manifestações de gota.

Gota aguda

Geralmente se apresenta como uma monoartrite de início abrupto que atinge seu pico em horas com intensa inflamação articular, manifestando os sinais cardinais de infla-

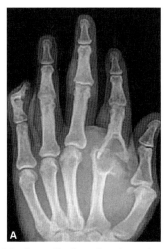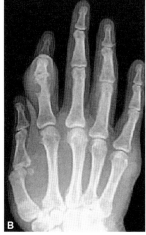

Figura 13.3 Radiografia das mãos de paciente com gota tofácea crônica com destruição articular de 2ª metacarpofalângica direita (A) e lesão em saca-bocada em 2ª falange esquerda (B).

mação, incluindo vermelhidão, calor, sensibilidade, edema e perda de função. Em grandes articulações, como joelhos e tornozelos, os sinais de pele são pouco frequentes, mas o edema e a dor podem ser intensos.

A gota tem predileção por extremidades inferiores, em especial por articulações como a primeira metatarsofalângica, cuja manifestação na artrite é mais conhecida como podagra. Outras articulações porventura afetadas são as tarsais e metatarsais, tornozelos, joelhos, punhos, metacarpofalângicas (MCP) e articulações interfalângicas das mãos. Raramente, articulações do quadril, dos ombros e a coluna vertebral estão envolvidas. A inflamação dos tecidos moles também pode ocorrer, incluindo a bursite do olécrano e a tendinite de Aquiles.

Artrite que acomete mais de uma articulação ao mesmo tempo não é muito rara. É mais comum em gota de longa data não tratada ou em mulheres na pós-menopausa. Sintomas constitucionais como febre, dor de cabeça e mal-estar podem estar presentes.

Ingestão de álcool, hemorragia, dieta com excesso de purinas, exercícios, drogas, trauma, cirurgia, infecções e ingestão de bebidas contendo frutose são fatores relacionados ao desencadeamento de ataques de gota.

Gota crônica

A doença não tratada progride para a destruição de articulações com formação de tofos palpáveis. Os tofos são massas formadas por grandes quantidades de cristais acumulados. Os pacientes usualmente os descrevem como nódulos subcutâneos nas mãos, nos cotovelos e nos pés. Essas lesões geralmente são indolores, mas há chance de se tornarem inflamadas e, quando graves, causar restrição de movimento articular, preocupações estéticas e/ou dificuldade para encontrar calçados adequados.

Macroscopicamente, o tofo contém um material branco calcário que pode causar destruição e deformidade das articulações. Também há possibilidade de erosões ósseas à medida que os tofos em crescimento se estendam até o osso.

DIAGNÓSTICO

Embora a gota aguda seja tipicamente monoarticular e possa ser diagnosticada de maneira clínica, é fundamental levantar um histórico completo do paciente quanto a início, localização, trauma ou lesão articular prévia, bem como os demais fatores de risco.

Apresentações de gota não se limitam ao acometimento da metatarsofalângica. As apresentações atípicas relatadas incluem manifestações dermatológicas secundárias à erupção cutânea, envolvimento ocular, gota espinal e manifestações viscerais mimetizando tumor ou infecção.

O padrão-ouro para diagnóstico de gota é punção articular e análise do líquido sinovial durante a crise aguda. Cristais negativamente birrefrigentes em forma de agulha, observados com microscopias de luz polarizada, sobretudo se fagocitados por macrófagos, são considerados patognomônicos para a gota. Os cristais ficam amarelos quando o eixo é perpendicular ao compensador, e azuis quando o mesmo eixo está paralelo à fonte de luz.

Durante a crise, o líquido apresenta-se amarelo, turvo, não viscoso, com padrão inflamatório e predominância de neutrófilos. Em alguns casos, a contagem leucocitária pode exceder 50.000 céls./mℓ. Além do exame de cristal, o líquido sinovial aspirado deve ser enviado para coloração de Gram e cultura, em razão da ocorrência de artrite séptica simultânea em 4% dos pacientes.

A utilidade do nível sérico de ácido úrico no diagnóstico de gota tem valor limitado. Embora a hiperuricemia seja uma característica da gota, durante as crises agudas, o ácido úrico sérico pode cair para níveis normais.

Exames de imagem

Diferentes modalidades de imagem são cada vez mais empregadas para auxiliar no diagnóstico da gota, particularmente em situações em que a artrocentese não é viável.

Radiografia
No momento da primeira crise, as radiografias são em geral normais, exceto pelo edema inespecífico de partes moles da articulação afetada. Na gota crônica, os sinais característicos são os cistos subcondrais, as erosões com bordas escleróticas bem definidas (lesões em saca-bocado) e tofos interósseos.

Ultrassonografia
Pode mostrar características do depósito de cristais de MUS, como o duplo sinal de contorno (realce hiperecoico na superfície da cartilagem hialina), um achado considerado específico de depósito de cristais com até 95% de precisão.

Tomografia computadorizada de dupla energia
Método de imagem por tomografia computadorizada que, analisando a diferença na atenuação em um material exposto a dois espectros de raios X diferentes, pode identificar e codificar os depósitos incipientes de cristais com cor e até diferenciar cristais de urato dos de cálcio.

Ressonância magnética
Particularmente útil devido à sua capacidade de identificar os tecidos moles profundos circunvizinhos e avaliar a presença de malignidade ou tumor.

TRATAMENTO

Crises agudas
Várias classes de anti-inflamatórios são eficazes para o tratamento do surto de gota, incluindo glicocorticoides sistêmicos e IA, anti-inflamatórios não esteroides (AINE), colchicina e agentes biológicos que inibem a ação da IL-1 (Figura 13.4). Alguns princípios gerais são importantes no manejo efetivo da crise de gota, independentemente do agente a ser escolhido, e são citados a seguir.

Tratamento precoce
O tratamento deve começar o mais cedo possível após a percepção de nova crise, de preferência dentro de algumas horas após iniciados os sintomas. Uma resolução mais rápida e completa dos sintomas ocorre quando há início precoce de terapêutica adequada (com fármaco e doses corretas). É preciso instruir os pacientes a continuar com o tratamento durante todo o surto, com doses paulatinamente reduzidas conforme se alcança uma diminuição significativa dos sintomas.

Duração da terapia
A cessação completa do tratamento para a exacerbação da gota geralmente pode ser feita com segurança dentro de 2 a 3 dias após a resolução completa da crise; no entanto, no caso dos glicocorticoides orais, opta-se por um desmame mais lento para um risco menor de crises recorrentes ou rebote. Assim, a duração da terapia para o surto de gota pode variar de apenas alguns dias (p. ex., em um paciente tratado dentro de horas do início dos sintomas) até várias semanas (p. ex., em um paciente com tratamento iniciado após 4 ou 5 dias de sintomas).

Profilaxia da exacerbação da gota
De modo geral, uma terapia anti-inflamatória com doses baixas deve ser mantida durante os primeiros meses do tratamento hipouricemiante. A intenção dessa profilaxia anti-inflamatória de gota é a redução do risco de *flares* adicionais, que são comuns no início do tratamento. Necessita ser feita com colchicina, quando ausência de contraindicações, em doses otimizadas de acordo com a função renal.

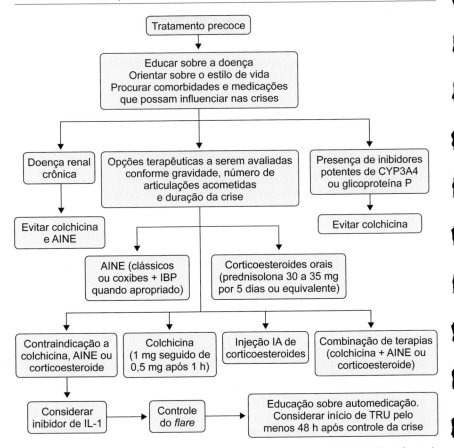

Figura 13.4 Manejo da crise de gota segundo recomendações EULAR 2016. Adaptada de Richette, 2016.

Terapêutica de redução contínua de uratos durante as crises

Em doentes que já estejam a receber terapia redutora de urato (TRU) no momento de um surto de gota, deve-se mantê-la contínua e em dose estável. Não há benefício para a interrupção temporária, e a reintrodução subsequente após um período pode predispor a outra crise. No entanto, quando não introduzida previamente, a TRU não propicia benefício direto no tratamento da crise de gota, de modo que deve ser iniciada após devido controle do processo inflamatório.

Comorbidades

Comorbidades importantes (e suas terapias em andamento) frequentes entre os pacientes com gota podem afetar a segurança ou a eficácia dos medicamentos anti-inflamatórios, especialmente em idosos. A consideração dessas circunstâncias é crítica na escolha do tratamento anti-inflamatório para uma crise de gota, devendo-se atentar em particular para casos de:

- Alteração de função renal, visto que modifica a escolha dos melhores agentes e doses conforme a taxa de filtração glomerular

- Doença cardiovascular, incluindo insuficiência cardíaca, hipertensão mal controlada e doença arterial coronariana
- Doença gastrintestinal, inclusive doença ulcerosa péptica
- Uso de medicação concomitante. Devem-se buscar interações medicamentosas e suas consequências
- Diabetes melito, principalmente se mal controlada
- Alergia ou intolerância a medicamentos.

Medidas adjuvantes, nenhuma das quais com eficácia comprovada, são com frequência administradas para alívio dos sintomas e incluem compressas geladas locais nas articulações afetadas, repouso da articulação envolvida e administração de medicamentos analgésicos (p. ex., paracetamol ou opioides). No paciente que requer terapia com opioides, esses agentes devem ser usados nas doses mais baixas e pelo menor tempo necessário. Essas medidas não substituem o tratamento anti-inflamatório eficaz da crise da gota.

Escolha do fármaco

Deve ser baseada na presença de contraindicações, na experiência anterior do paciente com os tratamentos, no tempo de iniciação após o início do surto e no número e tipo de articulações envolvidas. As opções recomendadas de primeira linha para crises agudas são:

- Colchicina
- AINE
- Corticosteroide sistêmico
- Infiltração articular com corticosteroides.

Anti-inflamatórios não esteroides

Apresentam eficácia excelente e toxicidade mínima com uso em curto prazo. A indometacina, o naproxeno e o sulindaco tiveram aprovação da Food and Drug Administration (FDA) para o tratamento da gota, porém outros AINE também parecem ser efetivos. As doses recomendadas de alguns dos principais AINE utilizados são:

- Naproxeno: 750 mg, seguidos de 250 mg a cada 8 h, até a regressão da crise
- Cetoprofeno: 50 a 75 mg 3 a 4 vezes/dia
- Ibuprofeno: 400 mg 3 vezes/dia
- Celecoxibe: 800 mg seguidos de 400 mg no primeiro dia; subsequentemente, 400 mg 2 vezes/dia, durante 1 semana.

Os inibidores seletivos da ciclo-oxigenase-2 (COX-2; p. ex., celecoxibe) podem constituir uma opção para pacientes aos quais o uso de AINE não seletivos é menos indicado; todavia, a razão risco-benefício na gota aguda não está bem esclarecida, uma vez que é preciso considerar o risco cardiovascular. Mais detalhes sobre AINE encontram-se no Capítulo 55.

Corticosteroides

A eficácia dos corticosteroides é equivalente à dos AINE, podendo ser usados sistemicamente ou até por injeção IA, em casos de acometimento monoarticular.

Uma possível estratégia de posologia oral da prednisona ou prednisolona consiste em 0,5 mg/kg/dia durante 3 a 5 dias, com prolongamento máximo por 10 dias, a depender da gravidade da crise, seguidos de interrupção abrupta ou desmame lento (que em geral reduz a incidência de crises rebotes).

A metilprednisolona é usada em esquema de 6 dias, começando com uma dose de 24 mg no primeiro dia, diminuindo em 4 mg a cada dia. A triancinolona acetonida, por sua vez, na dose de 20 a 40 mg administrados por injeção IA, pode ser usada se a gota for limitada a uma ou duas articulações e, via de regra, associada à terapia oral de AINE, colchicina ou outro corticosteroide em baixa dose. De modo alternativo, considera-se a monoterapia com corticosteroide intramuscular em pacientes com múltiplas articulações acometidas que não podem receber terapia oral.

Em geral, o uso de corticosteroides em curto prazo é bem tolerado. Entretanto, deve-se evitar seu uso em longo prazo, devido ao risco de osteoporose, supressão do eixo hipotálamo-hipófise-suprarrenal, catarata e descondicionamento muscular. Mais detalhes sobre glicocorticosteroides encontram-se no Capítulo 56.

Colchicina

Altamente efetiva no alívio das crises agudas de gota. Quando administrada dentro das primeiras 24 h após o início, cerca de dois terços dos pacientes respondem em poucas horas. A colchicina só deve ser usada dentro de 36 h após o início da crise, visto que a probabilidade de sucesso diminui de forma expressiva se o tratamento for tardio.

Inicialmente, a dose recomendada é 1 a 1,2 mg, seguida de uma dose de 0,5 a 0,6 mg dentro de 1 h. As diretrizes de tratamento da gota do American College of Rheumatology (ACR) sugerem que a colchicina, 0,5 a 0,6 mg 1 ou 2 vezes/dia, pode ser iniciada dentro de 12 h após administradas as primeiras duas doses e continuado até a resolução da crise ou, até mesmo, por período mais prolongado para profilaxia, quando indicada.

A colchicina provoca efeitos adversos gastrintestinais dependentes da dose (náuseas, vômitos e diarreia). Os efeitos não incluem neutropenia e neuromiopatia axonal, mas esta pode ser agravada em pacientes em uso de outros agentes miopáticos (como as estatinas) ou se insuficiência renal. Não deve ser usada concomitantemente com inibidores da glicoproteína P ou inibidores potentes do CYP450 (como a claritromicina), uma vez que a excreção biliar reduzida levaria a níveis plasmáticos elevados de colchicina e consequente toxicidade.

Gota crônica

Terapia redutora de urato

Deve ser considerada e discutida com todos os pacientes com diagnóstico definitivo de gota desde a sua primeira apresentação. A TRU está indicada em todos os pacientes com surtos recorrentes, tofos, artropatia de urato e/ou cálculos renais. O início da TRU é recomendado próximo ao momento do primeiro diagnóstico em pacientes diagnosticados com menos de 40 anos de idade, apresentando níveis séricos muito altos (> 8 mg/dℓ; 480 mmol/ℓ) de ácido úrico e/ou comorbidades como comprometimento de função renal, hipertensão, doença cardíaca isquêmica ou insuficiência cardíaca de qualquer etiologia. Os pacientes com gota devem ser sempre bem informados e estar totalmente envolvidos na tomada de decisões sobre o uso de TRU.

Para pacientes em TRU, o nível de ácido úrico sérico deve ser monitorado e mantido < 6 mg/dℓ (360 mmol/ℓ). Um alvo de ácido úrico sérico menor (< 5 mg/dℓ; 300 mmol/ℓ) para facilitar a dissolução mais rápida de cristais é recomendado para pacientes com gota grave (com presença de tofo, artropatia crônica avançada ou crises frequentes) até a dissolução total do cristal e resolução da gota. O nível de ácido úrico sérico < 3 mg/dℓ não é recomendado em longo prazo.

Quando a gota ocorre em um paciente recebendo diuréticos de alça ou tiazídicos, é preciso substituir o diurético, se possível. Para hipertensão, deve-se considerar losartana ou bloqueadores dos canais de cálcio; para hiperlipidemia, considerar uma estatina ou fenofibrato.

Em pacientes com função renal normal, o alopurinol é recomendado para TRU de primeira linha, começando com uma dose baixa (100 mg/dia), com incrementos de 100 mg a cada 2 a 4 semanas, se necessário, para atingir a meta de uricemia. Se o alvo de ácido úrico sérico não puder ser alcançado com uma dose apropriada de alopurinol, ou em casos em que ele não for bem tolerado, o alopurinol deve ser mudado para febuxostato ou ser combinado com um uricosúrico (Figura 13.5).

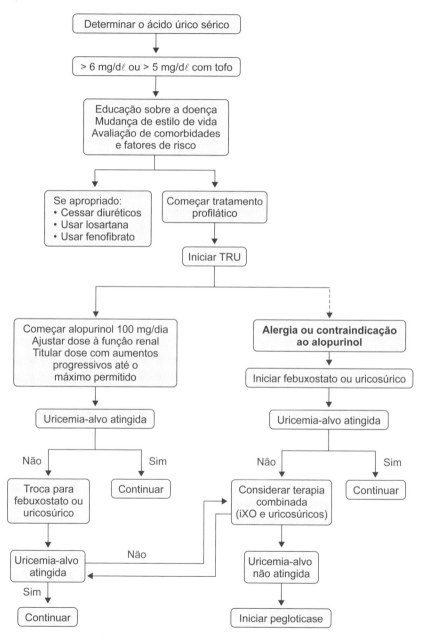

Figura 13.5 Manejo da gota crônica segundo recomendações EULAR 2016. Adaptada de Richette, 2016.

Alopurinol

É rapidamente metabolizado em seu metabólito ativo, oxipurinol, e eliminado pelo rim. Embora estudos comparativos tenham demonstrado que o febuxostato é mais eficaz, foram usadas apenas doses fixas de alopurinol (máximo de 300 mg/dia); portanto, doses mais elevadas não foram comparadas em ensaios clínicos. Essa restrição nas doses resulta da preocupação com a síndrome de hipersensibilidade ao alopurinol, sobretudo em pacientes com insuficiência renal. No entanto, vários fatores, que não só a elevação da dose, contribuem para a síndrome, inclusive insuficiência renal HLA-B * 5801 e uso concomitante de diuréticos. A síndrome ocorre tipicamente nas primeiras 8 semanas de terapia.

Recomenda-se que a dose inicial máxima de alopurinol não seja superior a 100 mg/dia (reduzida para 50 mg/dia naqueles com doença renal crônica moderada a grave). Há evidências crescentes de que, em pacientes que toleram o alopurinol, a dose pode ser aumentada com segurança para mais de 300 mg/dia, mesmo se houver comprometimento renal. Embora mais estudos sobre a segurança dessa abordagem estejam em andamento, o ACR apoia o início do fármaco em doses baixas com aumento progressivo, quando com acompanhamento adequado.

Febuxostato

Ainda indisponível no Brasil, também é um agente inibidor da xantina-oxidase. Essa medicação é predominantemente metabolizada no fígado e, portanto, não é necessário reduzir a dose na insuficiência renal leve a moderada, população em que é preferível. Em pacientes com insuficiência renal grave (ou seja, taxa de filtração glomerular estimada < 30 mℓ/min por 1,73 m^2), os dados são limitados. O febuxostato é menos eficaz como terapia de primeira linha do que o alopurinol.

Uricosúricos

Constituem uma terapia hipouricemiante de segunda linha, utilizada em pacientes que não atingem os alvos séricos de ácido úrico com um inibidor da xantina oxidase.

A probenecida é um uricosúrico de primeira linha e pode ser usada como monoterapia ou em combinação com um inibidor da xantina oxidase. Não está disponível ainda no Brasil, mas, no exterior, é um dos uricosúricos mais estudados e utilizados; contudo, não é eficaz a pacientes com taxas de filtração glomerular estimadas inferiores a 50 mℓ/min por 1,72 m^2.

Já o benzobromarona, mais potente que a probenecida e disponível no Brasil, pode ser eficaz em pacientes com função renal comprometida, embora essa eficácia diminua quando as taxas estimadas de filtração glomerular são inferiores a 30 mℓ/min por 1,72 m^2. O benzobromarona tem sido associado, no entanto, a efeitos hepatotóxicos, devendo ser usado com cautela em populações com comprometimento hepático já estabelecido.

O lesinurad é um inibidor da URAT1 aprovado recentemente e ainda indisponível em território nacional, cujo efeito é potencializar a redução de urato quando usado em combinação com inibidores da xantina oxidase. O monitoramento rigoroso da função renal é necessária em pacientes tratados com lesinurad.

Pegloticase

Administrada via parenteral a cada 2 semanas, é tipicamente reservada para pacientes com gota refratária grave, nos quais as concentrações-alvo de urato no soro não são atingidas ou que sejam intolerantes à terapia oral de redução de uratos (ver Figura 13.5).

A pegloticase resulta em uma redução importante do ácido úrico sérico, com melhorias rápidas na função musculoesquelética, na qualidade de vida relacionada à saúde, na dor e na sobrecarga. Altos títulos de anticorpos, tipicamente contra a porção polietilenoglicol da pegloticase, são encontrados em cerca de 40% dos pacientes e estão associados à perda de resposta e ao aumento do risco de reações à infusão.

BIBLIOGRAFIA

Becker MA. Treatment of gout flares. UpToDate. Waltham, MA: UpToDate Inc. Disponível em: https://www.uptodate.com. Acesso em: 18 fev. 2019.

Dalbeth N, Merriman TR, Stamp LK, Gout. Lancet. 2016;388(10055):2039-2052.

Kuo C, Grainge MJ, Zhang W, Doherty M. Global epidemiology of gout: prevalence, incidence and risk factors. Nature Reviews – Rheumatology. 2015;11(11):649-62.

Ragab G, Elshahaly M, Bardin T. Gout: An old disease in new perspective – A review. Journal of Advanced Research. 2017;8:495-511.

Richette P, Doherty M, Pascual E, Barskova V, Becce F, Castañeda-Sanabria J et al. 2016 updated EULAR evidence-based recommendations for the management of gout. Ann Rheum Dis. 2017;76:29-42.

14 Doença por Depósito de Pirofosfato de Cálcio e Hidroxiapatita

Pedro Paulo A. Pedro • Antonio J. L. Ferrari

INTRODUÇÃO

A deposição de cristais de cálcio nas articulações e nos tecidos periarticulares frequentemente leva à liberação de enzimas e citocinas pró-inflamatórias que podem resultar em uma variedade de desordens clínicas. Os tipos mais comuns de cristais de cálcio envolvidos nessas desordens são os de pirofosfato de cálcio (PFC) e de fosfato básico de cálcio (FBC), que têm a hidroxiapatita como seu constituinte mais comum.

Apesar de as manifestações clínicas serem variadas, observa-se maior frequência de determinados padrões de acometimento, a depender da natureza do cristal de cálcio envolvido. No caso dos cristais de PFC, devido ao predomínio de deposição intra-articular, os pacientes sintomáticos costumam apresentar artropatias com maior produção de fluido sinovial e tendência à artrite crônica. Em contrapartida, os cristais de FBC, por apresentarem uma maior deposição extra-articular, estão mais relacionados a quadros periarticulares como as tendinopatias.

MANIFESTAÇÕES CLÍNICAS

Artropatias associadas aos cristais de pirofosfato de cálcio

A doença por depósito de pirofosfato de cálcio (DPFC) refere-se às manifestações clínicas ligadas à precipitação dos cristais de PFC. Frequentemente, a forma assintomática é identificada como um achado radiográfico incidental, no qual é possível observar a calcificação da cartilagem hialina e/ou fibrocartilagem [condrocalcinose (CC)]. Essa condição pode ocorrer em uma articulação à primeira vista normal ou coexistir com alterações estruturais que se assemelham a osteoartrite (OA). Embora a CC seja mais comumente observada nos pacientes com DPCF, pode ser causada por depósito de outros cristais, como os cristais de FBC.

Nos pacientes sintomáticos, o quadro clássico é a artrite aguda, que ocorre em mais de 25% dos pacientes com DPFC e é a causa mais comum de monoartrite inflamatória em mulheres idosas. Via de regra, essas crises são acompanhadas de dor, edema e eritema, que envolvem com mais frequência grandes articulações como joelhos e punhos, e pode ser mono, oligo ou poliarticular. Pela eventualidade de mimetizar uma crise de gota aguda, era anteriormente denominada pseudogota. A Tabela 14.1 apresenta os possíveis cenários clínicos para a DPFC.

Em pacientes que mantêm o processo inflamatório articular crônico, a condição pode ser semelhante à OA, com alterações estruturais como degradação da cartilagem, esclerose do osso subcondral, osteofitose e alterações císticas. Em geral, é distinguível da OA típica, pois os sinais e os sintomas inflamatórios, assim como o

Capítulo 14 • Doença por Depósito de Pirofosfato de Cálcio e Hidroxiapatita   123

Tabela 14.1 Cenários clínicos segundo a European League Against Rheumatism para terminologia e diagnóstico da doença por depósito de pirofosfato de cálcio.

Espectro clínico	Apresentação
Assintomático	Sem manifestação clínica, mas com condrocalcinose radiográfica
OA com DPFC	DPFC em uma articulação, que também demonstre alterações de OA em exames de imagem ou histológico
Artrite aguda (pseudogota)	Sinovite autolimitada de início agudo com cristais de PFC
Artrite inflamatória crônica	Artrite inflamatória crônica associada à DPFC

dano articular, costumam ser bastante intensos. Ainda, em uma minoria dos pacientes (cerca de 10%), a condição pode mimetizar o aspecto clínico da artrite reumatoide (AR) e frequentemente acarretar confusão diagnóstica, sobretudo na presença de baixos níveis de fator reumatoide. Dessa forma, a presença de cristais de PFC no líquido sinovial associada a alterações radiográficas similares à OA favorecem o diagnóstico de artrite crônica por PFC, enquanto a presença de anticorpos antipeptídio citrulinado cíclico (anti-CCP) e erosões ósseas típicas aos exames de imagem podem indicar o diagnóstico de AR.

Embora a DPFC ocorra preferencialmente em áreas como segunda e terceira metacarpofalângicas, punhos (ligamento triangular), joelhos (menisco) e sínfise púbica, esses cristais têm sido identificados em quase todos os ligamentos e tecidos musculares, inclusive na coluna vertebral. O acometimento dos ligamentos e articulações vertebrais pode levar a numerosas anormalidades vertebrais (degeneração do disco, escoliose, espondilolistese, subluxação atlantoaxial, anquilose vertebral) ou compressões nervosas (mielopatia, dor radicular ou síndrome da cauda equina).

Artropatias associadas aos cristais de fosfato básico de cálcio

No sistema musculoesquelético, os cristais de FBC estão localizados na cartilagem, sinóvia, bursas, discos intervertebrais e tendões. A deposição periarticular é mais comumente vinculada à periartrite calcificada, enquanto a deposição intra-articular tem correspondência com a OA e artropatias destrutivas, como a síndrome do ombro de Milwaukee (Figura 14.1). Várias formas secundárias de artropatias associada aos cristais

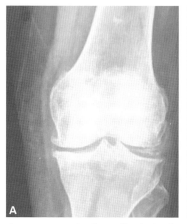
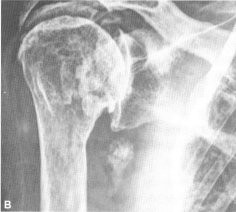

Figura 14.1 A. Radiografia de joelho com condrocalcinose e doença por depósito de cristal de pirofosfato de cálcio. **B.** Radiografia de ombro de Milwaukee.

de FBC também são descritas, incluindo calcinose tumoral e calcifilaxia. No entanto, diferentemente da DPFC, o conhecimento da epidemiologia e dos fatores de risco para a maioria dessas artropatias relacionadas aos FBC ainda são escassos.

Há fortes evidências que sugerem a contribuição dos cristais de FBC na patogênese da OA, os quais são encontrados inclusive em quase todas as cartilagens das articulações afetadas nos pacientes que se submetem à artroplastia. Portanto, a presença desses cristais correlaciona-se fortemente à gravidade da doença.

A deposição dos cristais no tecido periarticular (p. ex., tendões e bursas) costuma ser assintomática, todavia pode haver manifestação clínica na forma de uma série de síndromes clínicas como a periartrite calcária ou a tendinite calcária aguda. Os tendões mais comumente acometidos são os do manguito rotador da articulação do ombro e o tendão do glúteo médio. Múltiplas localizações são comuns, sendo o tendão do músculo supraespinal o mais acometido (78%), seguido pelo infraespinal (16%), subescapular (6%) e a porção longa do bíceps.

A apresentação aguda dessas tendinopatias é a principal manifestação sintomática, com quadro de dor intensa súbita acompanhada de edema e diminuição da amplitude de movimento da articulação afetada. Acredita-se que esses episódios agudos sejam causados pela ruptura de depósitos calcificados preexistentes e seu transporte para um espaço de tecido mole adjacente (tendão ou bursa), onde ocorre uma reação inflamatória aguda. A calcificação persistente pode levar a complicações locais como sensibilidade articular, ruptura do tendão e capsulite adesiva.

A síndrome do ombro de Milwaukee é o protótipo das artropatias destrutivas associada aos cristais de FBC, na qual se observa um alto grau de destruição vinculado a afecções do manguito rotador. Geralmente, os pacientes apresentam grandes derrames sinoviais não inflamatórios (com elevado número de eritrócitos e baixo número de leucócitos), grandes rupturas do manguito rotador, restrição do movimento e destruição avançada da superfície articular, observada de maneira típica por meio de crepitação e instabilidade articular. As radiografias mostram inicialmente uma subluxação superior da cabeça umeral da fossa glenoide, secundária a uma ruptura generalizada do manguito rotador. Calcificações de tecidos moles periarticulares são frequentes e notadas em cerca de 60% dos ombros afetados. Esclerose óssea e formação de cisto na cabeça do úmero são comuns, assim como erosões da tuberosidade maior no local de inserção do manguito rotador.

EXAMES COMPLEMENTARES E DIAGNÓSTICO

As características radiográficas dos cristais de FBC mostram densidade variável e depósitos homogêneos contendo cálcio, sem trabeculação, que permitem diferenciá-los das ossificações heterotópicas ou dos ossículos acessórios. As calcificações são principalmente ovoides, mas também podem ser lineares e triangulares (Tabela 14.2). Na DPFC a calcificação da cartilagem hialina ocorre com frequência nas articulações do punho, joelho, cotovelo e quadril e é identificada nas radiografias como uma linha fina e densa paralela ao osso subcondral (ver Figura 14.1). As áreas mais comumente acometidas são o menisco do joelho, a fibrocartilagem triangular do punho, a sínfise púbica e o ânulo fibroso do disco intervertebral.

Alterações articulares estruturais relacionadas à DPFC são comuns e semelhantes às da OA, incluindo estreitamento do espaço articular, esclerose subcondral e formação de cistos subcondrais. Tais achados nem sempre são acompanhados de calcificações discerníveis por radiografias e, nesse caso, pode ser difícil diferenciar OA regular daquela associada à artropatia da DPFC.

A ultrassonografia é uma excelente ferramenta para identificar calcificações e para avaliar concomitantemente o *status* dos tendões do manguito rotador, as bursas subacromial-subdeltóidea e o derrame articular. As calcificações dos cristais de FBC aparecem dentro do tendão ou próximo ao osso como lesões hiperecogênicas com sombra acústica posterior (ver Tabela 14.2). Os cristais de PFC em geral se apresentam como finas bandas ou pontos cintilantes hiperecogênicos, mas sem sombra acústica posterior.

A tomografia computadorizada (TC) é superior à radiografia na detecção de calcificações e lesões ósseas, em especial nas crises agudas envolvendo coluna cervical (padrão-ouro). Desempenha um papel importante na detecção da erosão óssea aguda induzida pela reabsorção cristalina de FBC e é altamente precisa em predizer a consistência dos depósitos de cristais em relação ao seu valor médio de atenuação.

O papel da ressonância magnética na DPFC e FBC é limitado, sendo um exame de imagem mais utilizado na avaliação de envolvimento da coluna vertebral, para avaliação de complicações neurológicas e edema de partes moles. Os depósitos calcificados são mais tipicamente associados à perda de intensidade do sinal na ressonância magnética.

A análise do líquido sinovial ao microscópio com luz polarizada sempre que possível deve ser realizada. A presença de cristais de PFC pode ter birrefringência fracamente positiva ou negativa, isto é, assumem brilho ou não, mas a sua elongação é sempre positiva e confere sobretudo a cor azul. Não raro, são encontrados com cristais de ácido úrico. Neste caso, observam-se cristais com birrefringência bem positiva (alto brilho) e uma elongação negativa, o que confere uma cor amarelada. Cerca de 5% dos pacientes podem apresentar sobreposição com gota. O vermelho de alizarina, apesar de identificar cristais contendo cálcio, não permite diferenciar os cristais de PFC e FBC. A detecção dos cristais de FBC à microscopia de luz é incomum devido a seu tamanho extremamente pequeno, sendo necessário na maioria das vezes o uso de microscopia eletrônica. É fundamental, portanto, a descoberta de meios mais sensíveis para identificação desses cristais.

O diagnóstico das artropatias relacionadas aos cristais de PFC e FBC baseia-se então em história clínica, alterações radiográficas e análise do líquido sinovial. Embora alguns padrões radiológicos de localização da calcificação possam diferenciar a deposição de cristais de PFC e FBC, apenas o exame microscópico do líquido sinovial possibilita a identificação correta do cristal de cálcio envolvido.

TRATAMENTO

As recomendações gerais para o tratamento dos pacientes com DPFC e artropatias relacionadas ao FBC não são baseadas em evidências, dado o escasso número de ensaios clínicos controlados publicados, a maioria dos quais com resultados decepcionantes. Portanto, as recomendações atuais baseiam-se principalmente na opinião de especialistas e em estudos não controlados. Como nenhum tratamento está disponível para reduzir a carga desses cristais, os objetivos são limitados ao controle sintomático das crises agudas (quando ocorrem), à prevenção dessas crises (se frequentes) e ao manejo da OA associada. A maioria dos pacientes desenvolverá apenas episódios isolados, embora recorrentes, de artrite aguda.

Tabela 14.2 Principais padrões de apresentação dos cristais de pirofosfato de cálcio e fosfato básico de cálcio à radiografia e à ultrassonografia.

Exame de imagem	Pirofosfato de cálcio	Fosfato básico de cálcio
Radiografia	Linha fina, densa e paralela ao osso subcondral	Ovoide ou linear, denso e homogêneo sem trabeculação
Ultrassonografia	Finas bandas hiperecogênicas dentro da cartilagem hialina e pontos cintilantes na fibrocartilagem Ausência de sombra acústica posterior	Lesão hiperecogênicas dentro do tendão, com grande foco único ou múltiplos focos menores. Sombra acústica posterior

O tratamento ideal da DPFC requer modalidades não farmacológicas (gelo, repouso e imobilização) e farmacológicas, sendo estas adaptadas à forma clínica predominante (CC isolada, associada à OA, artrite inflamatória cristalina forma aguda e crônica) e individualizadas conforme idade e comorbidades relacionadas (Tabela 14.3). Se identificadas, condições como hiperparatireoidismo, hemocromatose ou hipomagnesemia devem ser tratadas, assim como as demais condições endócrino-metabólicas associadas.

O tratamento das artropatias e tendinopatias relacionado aos cristais de FBC segue a mesma linha recomendada na DPFC: aspiração das articulações, injeção intra-articular ou periarticular de glicocorticoides, anti-inflamatórios não esteroides e colchicina oral. No caso das artropatias destrutivas, como na síndrome do ombro de Milwaukee, recomenda-se que todos os pacientes sejam encaminhados para fisioterapia com os objetivos de melhorar a amplitude de movimento e a funcionalidade da articulação. Se houver resposta inadequada à injeção articular, a lavagem articular sob orientação ultrassonográfica pode ser uma alternativa à redução do processo inflamatório antes de uma nova injeção de glicocorticoide intra-articular. Por fim, em pacientes com alterações articulares graves em grandes articulações, a substituição total pode ser necessária.

Tabela 14.3 Recomendações para tratamento da doença por depósito de pirofosfato de cálcio conforme apresentação clínica predominante.

Forma clínica	Recomendação
Artrite aguda (pseudogota)	Crise: - 1 ou 2 articulações: IF com GC após aspirar - ≥ 2 articulações: AINE (5 a 7 dias); GC (0,5 mg/kg por curtos períodos); colchicina (1,5 mg no primeiro dia e 1 mg/dia até remissão) Profilaxia (se ≥ 3 crises/ano): - Colchicina 0,5 a 1 mg/dia
Artrite crônica (pseudoartrite)	Primeira linha: - AINE e/ou colchicina (0,5 a 1 mg/dia) - GC oral (prednisona < 10 mg/dia) - Hidroxicloroquina 400 mg/dia Segunda linha (refratários): - Metotrexato (mesma dose da AR)
Osteoartrite com DPFC (pseudo-osteoartrite)	Mesmo manejo da OA primária
Condrocalcinose isolada	Nenhum tratamento é indicado

BIBLIOGRAFIA

Abhishek A, Doherty M. Epidemiology of calcium pyrophosphate crystal arthritis and basic calcium phosphate crystal arthropathy. Rheum Dis Clin N Am. 2014;40:177-91.
Andres M, Sivera F, Pascual E. Therapy for CPPD: options and evidence. Curr Rheumatol Rep. 2018;20:31.
Ea H, Lioté F. Diagnosis and clinical manifestations of calcium pyrophosphate and basic calcium phosphate crystal deposition diseases. Rheum Dis Clin N Am. 2014;40:207-29.
Machado NP. Doença por deposição de pirofosfato de cálcio. Livro da Sociedade Brasileira de Reumatologia. Barueri: Manole; 2019.
McCarthy G, Dunne A. Calcium crystal deposition diseases – beyond gout. Nature Reviews Rheumatology. 2018;14(10):592-602.
Subramanian H, Gochhait D, Ganesh RN, Govindarajalou R, Siddaraju N. Diagnosis of pseudo-gout (calcium pyrophosphate crystal deposition disease) clinched on cytology. Diagnostic Cytopathology. 2018;46(9):748-51.
Zhang W, Doherty M, Pascual E, Barskova V, Guerne PA, Jansen TL et al. EULAR recommendations for calcium pyrophosphate deposition. Part II: management. Ann Rheum Dis. 2011;70:571-5.
Zhang W, Doherty M, Bardin T, Barskova V, Guerne PA, Jansen TL et al. EULAR recommendations for calcium pyrophosphate deposition. Part I: terminology and diagnosis. Ann Rheum Dis. 2011;70:563-70.

Parte 4

Artrites Infecciosas

15 Artrites Bacterianas

Danielle Annunciato • Charlles Heldan de Moura Castro

INTRODUÇÃO

Consideradas emergências clínicas, as artrites infecciosas bacterianas apresentam curso em geral agudo. O reconhecimento precoce é fundamental, uma vez que atrasos no diagnóstico e no tratamento podem causar destruição articular e risco de morte. As artrites bacterianas são didaticamente divididas em não gonocócica e gonocócica.

ARTRITE NÃO GONOCÓCICA

Fatores de risco e etiopatogenia

Os principais fatores de risco para o desenvolvimento da artrite séptica não gonocócica são idade avançada, cirurgia ou prótese articular, doença articular preexistente, alcoolismo, úlceras ou infecções cutâneas, doença renal crônica dialítica, uso de drogas intravenosas (IV), ou doenças e medicamentos que causam imunossupressão (incluindo o diabetes melito, HIV/AIDS, neoplasias, bem como o uso de quimioterápicos ou glicocorticosteroides).

Habitualmente, o processo patogênico tem início em sítio infeccioso distante e o agente bacteriano alcança o espaço articular por disseminação hematogênica. A disseminação por outras vias também pode ser observada, como nos casos em que há osteomielite adjacente (sobretudo em crianças), inoculação direta de bactérias na articulação por meio de artrocentese ou artroscopia (iatrogênica) ou por trauma penetrante.

A proliferação bacteriana no líquido sinovial induz aumento da atividade fagocítica dos polimorfonucleares e das células sinoviais. A degradação enzimática e a formação de pus transformam o espaço articular em ambiente anóxico, contribuindo para a necrose e a degradação da cartilagem.

Principais agentes microbianos

Bactérias Gram-positivas predominam como agente etiológico mais prevalente nas artrites sépticas não gonocócicas. O *Staphylococcus aureus* é o microrganismo mais comum (60% dos casos), seguido do estreptococo beta-hemolítico. Bacilos Gram-negativos, como a *Klebsiella pneumoniae*, são encontrados em grupos de risco, enquanto a *Pseudomonas aeruginosa* é mais comumente observada em usuários de drogas IV. Bactérias anaeróbias podem ser encontradas nas artrites sépticas após mordeduras de cão ou em pacientes com úlceras cutâneas de pressão.

Quadro clínico

Em geral, o acometimento é monoarticular, de início súbito, com derrame articular extenso e limitação dos movimentos pela dor. Habitualmente há febre elevada com calafrios e queda do estado geral. As articulações afetadas com mais frequência são os joelhos (55%) e os quadris (15%). Tornozelos, cotovelos, ombros e punhos também podem ser acometidos. O envolvimento poliarticular é mais comum na forma gonocócica, enquanto o acometimento do esqueleto axial é raro.

Diagnóstico

O principal exame diagnóstico é a artrocentese com análise do líquido sinovial. A análise necessita incluir contagem celular total e diferencial, coloração pelo método de Gram, pesquisa de bactérias anaeróbias, fungos, micobactérias, cristais e culturas. O líquido sinovial deve ser preferencialmente coletado antes do início da antibioticoterapia.

O líquido sinovial via de regra se apresenta purulento, opaco, com 50.000 a 150.000 células/mm^3 e predomínio de polimorfonucleares. A cultura é positiva em mais de 60% dos casos. A pesquisa de cristais no líquido sinovial é muito importante, uma vez que a artrite microcristalina pode mimetizar ou coexistir com a artrite séptica.

A propedêutica laboratorial deve incluir hemoculturas (positivas em até 50% dos casos), hemograma, velocidade de hemossedimentação (VHS) e proteína C reativa. Radiografias simples, cintilografia óssea, tomografia computadorizada (TC) e ressonância magnética (RM) podem ser solicitadas para avaliar a integridade da articulação e a presença de osteomielite.

Diagnóstico diferencial

Artrites infecciosas por vírus, micobactérias ou fungos, artropatia por cristais, artrite reativa, artrite psoriásica, espondiloartrites periféricas e artrite reumatoide são alguns diagnósticos diferenciais importantes para a artrite séptica. O caráter mono ou oligoarticular, associado a febre ou queda do estado geral, favorece o diagnóstico da artrite séptica.

Tratamento

É necessário iniciar a antibioticoterapia com base no quadro clínico, presença de fatores de risco e coloração de Gram, até que o resultado das culturas e do antibiograma seja conhecido. Os antibióticos devem ser administrados inicialmente por via parenteral, por 2 a 4 semanas. Se houver evolução favorável, após 2 semanas, o esquema poderá então ser convertido em dose equivalente oral. Em indivíduos de alto risco ou com artrite séptica causada por agente Gram-negativo ou *S. aureus*, deve-se iniciar antibiótico IV de amplo espectro por no mínimo 4 semanas.

Os principais agentes bacterianos associados com a artrite séptica e a respectiva antibioticoterapia recomendada são mostrados na Tabela 15.1.

A drenagem da articulação acometida por artrocentese ou por via cirúrgica é parte da abordagem terapêutica. A abordagem cirúrgica é mandatória em casos de infecção de prótese articular. Também deve ser realizada reabilitação, com cinesioterapia precoce visando ao ganho de amplitude de movimento e à prevenção de contraturas.

Artrite séptica em próteses articulares e osteomielite

A artrite séptica em próteses articulares costuma ser caracterizada por quadro mais indolente, uma vez que os microrganismos produzem biofilmes sobre a prótese, dificultando a penetração de antibióticos e a ação fagocítica do sistema imune. Os fatores de risco incluem fratura prévia, artrite reumatoide, obesidade e procedimentos para revisão do sítio cirúrgico.

As infecções que ocorrem em menos de 3 meses de pós-operatório provavelmente são causadas por *S. aureus* ou bacilos Gram-negativos, em razão de contaminação cirúrgica. Esses casos podem cursar com febre elevada, drenagem de secreção purulenta pela ferida operatória, dor e edema articular. Em casos em que a infecção se dá após 3 meses da cirurgia, além do *S. aureus* ou dos bacilos Gram-negativos, a cobertura antibiótica precisa também incluir estreptococos, outros estafilococos e bactérias anaeróbias.

Tabela 15.1 Agentes bacterianos e esquemas de antibióticos recomendados na artrite séptica.

Bactéria	Antibiótico intravenoso
Bacilos Gram-negativos	Ceftriaxona 2 g/dia ou ceftazidima 1 a 2 g de 8/8 h
Cocos Gram-positivos	Vancomicina: dose de ataque, 25 mg/kg; dose de manutenção, 15 mg/kg de 8/8 h (guiar por vancocinemia)
S. aureus	Oxacilina 2 g de 4/4 h ou cefazolina 2 g de 8/8 h
MRSA (S. aureus meticilina resistente)	Vancomicina: dose de ataque, 25 mg/kg; dose de manutenção, 15 mg/kg de 8/8 h (guiar por vancocinemia) ou linezolida 600 mg de 12/12 h
P. aeruginosa	Ceftazidima 1 a 2 g de 8/8 h + gentamicina 3 a 5 mg/kg/dia
Na ausência de coloração para Gram e em pacientes imunocompetentes	Vancomicina: dose de ataque, 25 mg/kg; dose de manutenção, 15 mg/kg de 8/8 h (guiar por vancocinemia)
Na ausência de coloração para Gram e em pacientes imunodeprimidos	Vancomicina: dose de ataque, 25 mg/kg; dose de manutenção, 15 mg/kg de 8/8 h (guiar por vancocinemia) + cefepima 2 g de 8/8 h

Na artrite séptica com prótese articular, a antibioticoterapia deve ser direcionada contra bactérias produtoras de biofilme e geralmente é essencial ser associada à remoção da prótese. Após antibioticoterapia prolongada, a implantação de uma nova prótese pode ser aconselhada.

Há a possibilidade de as bactérias atingirem o osso e ocasionarem osteomielite por três formas distintas: disseminação hematogênica, invasão por foco contíguo (p. ex., em úlceras infectadas e celulites) ou inoculação direta por trauma ou procedimento cirúrgico. O agente etiológico mais frequente nos casos associados à osteomielite é o S. aureus, e o diagnóstico definitivo é feito a partir do isolamento do microrganismo na cultura do tecido ósseo.

Nesse cenário clínico, a cintilografia parece ser mais sensível para capturar áreas de proliferação bacteriana, muito embora apresente baixa especificidade. A TC, por sua vez, pode ajudar a delimitar o sítio de lesão e parece ser superior à RM. O tratamento baseia-se em antibioticoterapia guiada por cultura e prolongada por mais de 4 a 6 semanas. Abordagem cirúrgica para lavagem articular também é recomendada.

ARTRITE GONOCÓCICA

A infecção gonocócica disseminada (IGD) resulta da disseminação hematogênica da *Neisseria gonorrhoeae*, patógeno sexualmente transmissível. A incidência da IGD é de 0,5 a 3% dos pacientes infectados por esse diplococo Gram-negativo.

A *N. gonorrhoeae* infecta exclusivamente seres humanos, nos quais as mucosas de uretra, cérvice, faringe e mucosa ocular dos recém-nascidos são as principais portas de entrada. É a causa mais comum de artrite séptica aguda em jovens sexualmente ativos.

A IGD é mais comum em mulheres, em particular durante o período menstrual, gestação e pós-parto. Múltiplos parceiros sexuais, baixo nível socioeconômico, deficiências do complemento e lúpus eritematoso sistêmico são fatores de risco reconhecidos para IGD.

Fatores de risco e etiopatogenia

A patogênese da artrite gonocócica não é bem definida. Frequentemente, o gonococo não é detectado em culturas do líquido sinovial, pele e sangue periférico, e tais achados podem sugerir que artrite possa ter mecanismo inflamatório e não esteja relacionada necessariamente com invasão direta pela *N. gonorrhoeae*. A presença de pili e porina B IA na membrana celular conferem ao gonococo aumentada patogenicidade e resistência aos antibióticos.

Quadro clínico

De modo habitual, apresenta duas fases: bacterêmica – caracterizada pela tríade poliartrite, tenossinovite e dermatite –, e supurativa. Na primeira, o paciente apresenta febre alta, poliartrite aditiva ou migratória, tenossinovites (mais comum no dorso das mãos) e dermatite com lesões papulares ou vesiculares indolores, no tórax e no abdome. Essa fase pode melhorar espontaneamente em 48 a 72 h. A segunda fase corresponde à monoartrite de grandes articulações periféricas, em particular joelhos, punhos, ombros e cotovelos. É possível que ocorram complicações graves, tais como endocardite, bloqueios de condução, osteomielite e meningite.

Diagnóstico

Semelhante às artrites não gonocóccicas, o diagnóstico também é feito por meio de artrocentese e análise do líquido sinovial. O líquido sinovial na artrite gonocócica geralmente contém de 10 mil a 100 mil células/mm^3, com predomínio de polimorfonucleares. Cultura em meio próprio para a *N. gonorrhoeae*, pesquisa de cristais e coloração de Gram devem fazer parte da propedêutica laboratorial, embora os diplococos Gram-negativos sejam observados em apenas 25% dos casos.

Para a cultura da *N. gonorrhoeae*, são necessários meios enriquecidos e seletivos. Entre os meios de cultura seletivos para o cultivo do gonococo o mais tradicional é o Thayer Martin modificado (TMm). O gonococo é uma bactéria fastidiosa que exige suplementos especiais. Recomenda-se esperar mais de 48 h para o adequado crescimento bacteriano. A cultura é positiva em apenas 50% dos casos. Testes moleculares de amplificação de ácidos nucleicos [reação em cadeia da polimerase (PCR)] e culturas de amostras das mucosas uretral, endocervical, faríngea e retal também devem ser realizados.

O diagnóstico definitivo é feito a partir da identificação da *N. gonorrhoeae* na cultura do líquido sinovial, pele ou sangue, e também pode ser efetuado quando houver cultura de mucosa positiva para o gonococo associada aos sintomas de IGD. No cenário em que todas as culturas são negativas e o paciente apresenta quadro clínico compatível, além de uma rápida melhora clínica subsequente à antibioticoterapia adequada, o diagnóstico de artrite gonocócica também precisa ser considerado.

Os parceiros sexuais do caso índice também devem ser investigados, mesmo se assintomáticos. Exames de imagem não são necessários, mas podem ajudar no diagnóstico precoce da tenossinovite e da artrite.

O diagnóstico diferencial da fase bacterêmica inclui a artrite reativa, as artrites virais, as espondiloartrites, a meningococcemia e a endocardite. Na fase supurativa, deve-se lembrar de outras artrites sépticas e da artropatia por cristais.

Tratamento

Deve consistir na administração de ceftriaxona 1 g/dia IV ou intramuscular (IM). Para pacientes sem artrite purulenta, o tratamento deve durar 7 dias. Uma vez que haja melhora clínica com a terapia parenteral nas primeiras 48 h, o tratamento pode ser completado com ceftriaxona IM em dose menor (250 mg/dia) ou, em casos apontados por testes de sensibilidade, com cefixima 400 mg a cada 12 h até completar 7 dias. Em pacientes com artrite purulenta ou comorbidades, sugere-se manter tratamento IV com ceftriaxona por 10 a 14 dias, aliado à drenagem articular.

Para o tratamento da *Chlamydia*, frequente copatógeno nesse cenário clínico, o tratamento da artrite gonocócica deve ser feito com ceftriaxona associada à dose única oral de azitromicina 1 g. Em casos nos quais a azitromicina não possa ser usada, recomenda-se doxiciclina oral 100 mg, 2 vezes/dia durante 7 dias. A hospitalização precisa ser considerada em casos de artrite purulenta ou quando o diagnóstico for incerto.

BIBLIOGRAFIA

Bardin T. Gonococcal arthritis. Best Pract Res Clin Reheumatol. 2003;17; 201-8.

Goldenberg DL, Sexton DJ. Septic arthritis in adults. UpToDate, 2019.

Hassan AS, Izao A, Manadam AM, Block JA. Peripheral bacterial septic arthritis: review of diagnosis and management. J Clin Reheumatol. 2017;(8):435-32.

Klausner JD. Disseminated gonococcal infection. UpToDate, 2019.

Lew DP, Waldvoguel FA. Osteomyelitis. Lancet. 2004;364(9431):369-79.

Nair R, Schweizer ML, Singh N. Septic arthritis and prosthetic joint infections in older adults. Infect Dis Clin North Am. 2017;31(4):715-29.

Rice PA. Gonococcal arthritis (disseminated gonococcal infection). Infect Dis Clin North Am. 2005;19(4):853-61.

Ross, JJ. Septic arthritis of native joints. Infect Dis Clin North Am. 2017;31(2):203-18.

Stirling P, Tahir M, Atkinson HD. The limitations of Gram-stain microscopy of synovial fluid in concomitant septic and crystal arthritis. Curr Rheumatol Rev. 2018;14:255.

16 Artrites por Fungos e Micobactérias

Pedro Matos • Marcelo de Medeiros Pinheiro

ARTRITE POR MICOBACTÉRIAS

O número de casos de artrite por micobactérias tem aumentado nos últimos anos em virtude da associação com HIV e outros fatores de risco, incluindo diabetes, idade avançada, etilismo, usuários de drogas e terapia imunossupressora. Alguns fatores genéticos também têm sido descritos, como as mutações na via de sinalização da interferona-gama (IFN-gama), interleucina-12 (IL-12) e transdutores de sinal e ativadores da família de transcrição (STAT).

Em países endêmicos, o acometimento musculoesquelético é mais comum em crianças e adultos jovens. Por outro lado, em países desenvolvidos, é mais frequente em idosos. Em 2018, o Brasil ainda figurava entre os 20 primeiros países com maior incidência de tuberculose (TB). O envolvimento osteoarticular pela TB corresponde aproximadamente a 10% dos casos extrapulmonares, sendo a terceira forma mais frequente de TB extrapulmonar.

Artrite por *Mycobacterium tuberculosis*

Patogenia

A principal via de disseminação micobacteriana articular é a hematogênica. Entretanto, também devem ser consideradas a disseminação linfática ou por contiguidade, sobretudo em casos com osteomielite associada. As metáfises ósseas são os sítios inicialmente mais comprometidos, uma vez que apresentam maior suprimento sanguíneo, seguidos da destruição das epífises ósseas. Na sequência, ocorre acometimento do espaço articular e, assim, artrite e formação de abscessos frios. Em crianças, o comprometimento musculoesquelético é mais frequente, em função do crescimento ósseo e da maior vascularização. O acometimento muscular geralmente ocorre por contiguidade.

Quadro clínico

As manifestações musculoesqueléticas são heterogêneas, uma vez que podem comprometer articulações, discos intervertebrais, ossos, músculos e tendões, especialmente vértebras, quadril e joelho (70 a 80% dos casos). Correspondem a 1 a 3% das formas de TB, e é possível que metade dos casos tenham envolvimento pulmonar concomitante.

Envolvimento axial ou da coluna vertebral (doença ou mal de Pott)

O envolvimento axial é a manifestação osteoarticular mais frequente (50% dos casos), sobretudo pelo acometimento da coluna torácica e lombar. A disseminação ocorre por via hematogênica de foco pulmonar ou linfonodos. Os pacientes referem queixa de dor lombar ou torácica associada a febre, mal-estar, sudorese vespertina e perda de peso, de modo insidioso (3 a 12 meses).

Capítulo 16 • Artrites por Fungos e Micobactérias   **135**

O acometimento vertebral inicia-se pelo elemento anterior (corpo vertebral e disco) e evolui com posterior comprometimento total daquela vértebra e das contíguas, ocasionando complicações como colapso vertebral, cifose, abscessos paravertebrais, abscesso de psoas e comprometimento neurológico (paraparesia e paraplegia). Envolvimento de sacrilíacas é raro (10%) e, quando ocorre, unilateral.

Envolvimento articular periférico
Em geral, caracteriza-se por monoartrite crônica e insidiosa, principalmente dos membros inferiores (joelhos, tornozelos e quadris). Representa cerca de 30% dos casos de TB osteoarticular e pode ocorrer em associação com osteomielite.

Envolvimento ósseo
Corresponde a 2 a 3% dos casos de TB osteoarticular e ocorre por disseminação hematogênica, acometendo tanto adultos quanto crianças. Em adultos, via de regra atinge o esqueleto apendicular e os ossos longos, como fêmur e tíbia. Além disso, pode comprometer pequenas articulações como interfalângicas, metatarsofalângicas e falanges, sobretudo em crianças.

Artrite reativa (doença ou reumatismo de Poncet)
Manifestação extrapulmonar mais frequente em homens jovens, caracterizada por poliartralgias (joelhos, tornozelos e punhos), não erosiva e não deformante, e sem evidência de envolvimento articular direto. O quadro articular pode se associar a febre e mal-estar. Nesses casos, a reação de tuberculina (PPD) geralmente é positivo e o principal sítio de TB relacionado são os linfonodos.

Acometimento de partes moles
O mais descrito é a formação de abscessos frios (região genital, coluna, linfonodos e quadril) e paniculite. Mais raramente, pode ocorrer eritema endurado associado a lesões vasculíticas e artrite de tornozelo, caracterizando a doença (ou eritema endurado) de Bazin.

Diagnóstico
O padrão-ouro é identificar ou isolar o bacilo *Mycobacterium tuberculosis* por cultura ou por reação em cadeia da polimerase (PCR). Outros métodos diagnósticos incluem NAAT (do inglês, *nucleic acid amplification test*), LAMP (do inglês *loop-mediated isothermal amplification*), GeneXpert, além de outros testes sorológicos. Os IGRA (do inglês *interferona-gamma release assays*) podem ser usados para investigação de infecção por TB latente em casos negativos para a prova tuberculínica com o PPD. A elevação de provas inflamatórias (velocidade de hemossedimentação e proteína C reativa) é achado inespecífico.

A análise do líquido sinovial pode revelar um aspecto turvo ou xantocrômico e aumento de celularidade. Há alta positividade para cultura (70 a 80% em meios apropriados, como tubos Myco-F, ou até 90% com biópsia de tecido seguida de cultura), bem como para pesquisa de adenosina deaminase (ADA) (80%). Os achados histopatológicos incluem granuloma, paniculite lobular ou septal com microabscessos, vasculite necrosante e eritema endurado.

Exame de imagem
Os principais exames de acordo com o local de envolvimento são:

- Coluna:
    - Radiografia: pouco sensível e com achados tardios e sequelares. Detecta alterações quando mais de 50% do corpo vertebral é afetado
    - Tomografia: útil para avaliar a magnitude da destruição óssea, acometimento de osso cortical, bem como para guiar biopsia percutânea ou drenagem de abscessos

- Ressonância nuclear magnética (RNM): método de escolha para avaliação precoce do acometimento de partes moles, bem como ósseo (edema medular) e de estruturas adjacentes. Alguns achados são sugestivos da espondilodiscite tuberculosa: abscessos intraósseos, diminuição do espaço discal, múltiplas lesões (salteadas), massa (abscesso) paravertebral, calcificações e acometimento da transição toracolombar
- Articulação:
  - Radiografia: utilizada para detectar osteopenia justarticular, erosões ósseas marginais e redução do espaço articular (tríade de Phemister), com ausência de esclerose ou periostite
  - Tomografia: útil para verificar se há destruição e sequestro ósseos
  - RNM: opção para diagnosticar derrame articular, destruição óssea, edema medular ósseo, acometimento de partes moles, realce dos tratos acometidos "em trilho de trem"
- Osteomielite: a avaliação pode ser feita por tomografia ou RNM e os achados incluem lesões líticas com margens borradas, cistos e cavitações ósseas (50% dos casos) e ausência de esclerose óssea.

Tratamento

As medicações são as mesmas utilizadas no tratamento de TB pulmonar. No entanto, o tempo da terapêutica é mais prolongado (9 a 12 meses) e a toxicidade deve ser monitorada com mais frequência.

Em pacientes que iniciarão terapia imunossupressora [sobretudo com antagonistas do fator de necrose tumoral (TNF)], a pesquisa e o tratamento da infecção TB latente necessitam ser rigorosamente seguidos. As populações de maior risco para TB latente são os pacientes HIV-positivos, transplantados, com doença renal crônica dialítica, profissionais de saúde, moradores de rua, usuários de drogas e população carcerária. A pesquisa deve ser feita com radiografia de tórax e teste tuberculínico (PPD > 5 mm é considerado positivo nesse cenário). Outra opção a se considerar é o IGRA, principalmente em pacientes em uso de corticosteroide e imunossupressores, contexto no qual a positividade do PPD está comprometida pela maior possibilidade de anergia. Os pacientes com quadros latentes devem completar pelo menos 1 mês de tratamento antes do início de terapia imunossupressora. O tempo de tratamento é de 6 meses com isoniazida 300 mg/dia ou 5 mg/kg/dia (em associação a 25 a 50 mg de piridoxina por dia) com a finalidade de diminuir o risco de desenvolver neuropatia periférica. Outra opção é a rifampicina 600 mg/dia ou a combinação entre rifampicina e isoniazida.

Micobacteriose atípica

Essas infecções incluem o complexo Mycobacterium avium; M. kansasii; M. marinum; M. haemophilum; M. leprae. Os fatores de risco são inoculação direta, ferimentos, trauma/cirurgia, injeções intra-articulares de corticosteroide e terapia imunossupressora.

Essas infecções apresentam maior predileção por tendões e articulações de mãos e punhos (aproximadamente 50%) e joelhos (20%). A tenossinovite é um achado frequente, sobretudo quando causada pelo M. marinum (25% dos casos). Outro achado que pode estar presente são os corpos em grão de arroz (nódulos esbranquiçados compostos por material acidofílico, envoltos por fibrina e colágeno, localizados nos tendões ou nas bursas). O envolvimento poliarticular e da coluna vertebral é menos comum.

O tratamento depende do agente envolvido e do perfil de resistência. Em geral, trata-se por tempo mais prolongado e mais frequentemente com quinolonas, estreptomicina, macrolídeos e amicacina.

ARTRITE POR FUNGOS

As infecções fúngicas são cada vez mais frequentes, principalmente devido ao aumento das populações de risco (as mesmas das artrites por micobactérias). A osteomielite é a infecção musculoesquelética mais frequente, seguida pela artrite séptica. A forma de disseminação mais comum é por contiguidade óssea e, com menos frequência, pode ocorrer por via hematogênica ou inoculação direta. O envolvimento articular periférico em geral é crônico, com uma monoartrite que tem probabilidade de evoluir por meses a anos. No entanto, a condição pode se apresentar de forma aguda quando causada por *Candida* ou *Blastomyces*.

Histoplasmose

Causada por fungo dimórfico (*Histoplasma capsulatum*) encontrado no solo. A transmissão é feita por inalação de esporos contendo excrementos de pássaros ou fezes de morcegos. A infecção geralmente é assintomática e autolimitada. Contudo, em casos com alta inoculação de esporos ou em pacientes imunossuprimidos, o período de incubação pode ser mais curto (2 semanas) e surgir febre, calafrios, dispneia, tosse, dor esternal e aumento de linfonodos mediastinais. O quadro articular pode se apresentar como uma poliartrite aguda migratória de grandes articulações (joelhos, tornozelos e punhos), mialgia, tenossinovite e eritema nodoso. O quadro articular crônico é raro.

Alterações laboratoriais incluem pancitopenia, aumento de desidrogenase lática (DHL) e ferritina. Os exames de imagem podem mostrar infiltrado reticulonodular, intersticial ou de padrão miliar. No entanto, o diagnóstico específico é feito por meio da pesquisa de antígenos séricos e urinários (galactomanana com positividade de 80 a 95% em doença pulmonar ou disseminada), bem como outros testes sorológicos. A pesquisa do fungo em amostras teciduais pode ser efetuada com colorações específicas, como *periodic acid-Schiff* (PAS), ou cultura.

Em indivíduos saudáveis, recomenda-se tratamento sintomático e desbridamento cirúrgico das lesões. Em pacientes imunocomprometidos e/ou com doença disseminada ou recorrente, a opção de escolha é o itraconazol 200 mg, 3 vezes/dia durante 3 dias, seguido de 200 mg, 2 vezes/dia, por 12 meses. Outras opções são anfotericina B lipossomal, voriconazol e caspafungina.

Aspergilose

Pode ser provocada por diversos fungos do gênero *Aspergillus*, principalmente as espécies *A. fumigatus*, *A. flavus* e *A. terreus*. Representa a segunda causa de mortalidade nas infecções fúngicas invasivas. Os principais fatores de risco são pacientes imunossuprimidos (HIV, corticosteroide, bloqueadores de TNF, quimioterapia), uso de glicocorticoide intra-articular e crianças com doença granulomatosa crônica (DGC).

As principais vias de transmissão são a pulmonar, a hematogênica e por inoculação direta. A infecção óssea geralmente ocorre por embolismo fúngico, formando áreas com lesões líticas. O sítio mais frequente de osteomielite é a coluna vertebral, associada à espondilodiscite com progressão para déficit neurológico; em seguida, está o crânio (pacientes com otite externa, diabéticos e com neutropenia), mandíbula, costelas e ossos longos. A artrite por contiguidade de osteomielite ou por inoculação direta (injeções, trauma) é mais frequente nos joelhos.

O diagnóstico é feito por meio de cultura, visualização direta das hifas, biopsia e testes sorológicos (imunodifusão, ELISA, PCR, galactomananas). O tratamento inclui o desbridamento cirúrgico associado ao voriconazol por 8 semanas a 6 meses. Outras opções são as equinocandinas.

Blastomicose

Causada pelo fungo dimórfico *Blastomyces dermatitidis*, está entre as três principais micoses endêmicas do mundo, com distribuição ampla nos EUA, Europa, África e norte da América do Sul. A transmissão ocorre por inalação de conídios durante a manipulação do solo e, posteriormente, ocorre disseminação hematogênica através dos pulmões para pele e sistema musculoesquelético.

A princípio, as manifestações são agudas ou subagudas com febre, sudorese vespertina, tosse, cefaleia, dor torácica, emagrecimento e anorexia. Pacientes com doença disseminada apresentam acometimento ósseo (vértebras; ossos longos, como a tíbia; costelas e crânio) e abscessos paravertebrais. A manifestação articular, em geral, é monoarticular e aguda.

O diagnóstico pode ser feito pela detecção do antígeno sérico e urinário, lavado broncoalveolar, cultura de líquido sinovial, biopsia e cultura de outros tecidos (sensibilidade 93%). Testes sorológicos não são úteis, pois apresentam reação cruzada com outros fungos dimórficos.

O tratamento recomendado é o uso de itraconazol 200 mg, 3 vezes/dia, por 3 dias e, posteriormente, 200 mg dose única (ou 2 vezes/dia) por 12 meses. Outras alternativas são fluconazol, cetoconazol e, em casos refratários, anfotericina B.

Candidíase

Causada por diversos fungos do gênero *Candida*, sobretudo *C. albicans*, *C. parapsilosis*, *C. glabrata*, *C. tropicalis* e *C. crusei*.

A candidemia é a infecção sanguínea fúngica mais comum e está associada com morbidade e mortalidade. *C. albicans* é a responsável pela metade dos casos de candidemia. Os principais fatores de risco são: tempo prolongado em unidade de terapia intensiva, uso de cateter venoso central, hemodiálise, neutropenia e transplantes.

As manifestações mais frequentes são febre, mal-estar e envolvimento mucocutâneo. O acometimento ósseo e articular é menos frequente, sendo a osteomielite em coluna vertebral mais comum. O quadro articular pode ser decorrente de inoculação direta ou disseminação hematogênica. Nesses casos, há chance de haver mono ou poliartrite séptica, com 75% dos casos acometendo os joelhos.

O diagnóstico pode ser estabelecido por cultura, pesquisa de antígenos e provas inflamatórias como proteína C reativa. Se combinados, conferem maior sensibilidade e especificidade.

O tratamento é feito com caspafungina com dose de ataque de 70 mg/dia, seguida por 50 mg/dia durante, pelo menos, 2 semanas após negativação de hemoculturas, e depois fluconazol 400 mg/dia até resolução completa da neutropenia e dos sintomas. Outras opções são micafungina 100 mg/dia ou anfotericina B 3 a 4 mg/kg/dia por, pelo menos, 2 semanas nas infecções invasivas. Desbridamento cirúrgico articular e fluconazol por, pelo menos, 6 semanas são usados em casos de acometimento articular.

Criptococose

Causada pelo *Cryptococcus neoformans* e pelo *C. gatti* por meio de inalação de esporos do solo com excrementos de pombos. Existe uma maior associação em pacientes com HIV e transplante de órgãos sólidos.

Inicialmente, observa-se um quadro inespecífico com febre, tosse e mal-estar, restrito ao trato respiratório e acompanhado de diversas manifestações, inclusive nódulos pulmonares, derrame pleural, pneumonite intersticial, adenopatia e síndrome do desconforto respiratório do adulto. Pode acometer qualquer órgão, em especial causando meningite no sistema nervoso central (imunocompetentes: *C. gatti*; imunodeprimidos: *C. neoformans*). A manifestação musculoesquelética mais frequente é a osteomielite (5 a 10%), enquanto a artrite é muito rara (mais em joelhos).

O diagnóstico é feito pelo isolamento do microrganismo no líquido sinovial, liquor (tinta da china positivo), cultura e biopsia de tecido ósseo.

O tratamento é realizado com fluconazol 400 mg/dia durante 8 semanas a 6 meses e, em casos mais graves ou refratários, usa-se a anfotericina B.

Coccidioidomicose

Doença causada pelos fungos *Coccidioides immitis* e *C. pasadassi*, que estão presentes no solo. A transmissão é feita pela inalação de artroconídios contendo endoesporos, presentes no solo seco, com posterior disseminação hematogênica ou linfática.

Inicialmente, observam-se tosse, fadiga, dispneia, dor pleurítica e febre. Ao mesmo tempo, pode haver artralgias, mialgia, *rash* cutâneo, eritema nodoso ou multiforme. No início da infecção, ainda que em raros casos, é mais comum haver acometimento monoarticular, sobretudo em joelhos, ou oligoarticular. Mais tardiamente, é possível ocorrer osteomielite associada à infecção de grandes articulações. O envolvimento da coluna vertebral é mais incomum.

O diagnóstico é estabelecido por testes sorológicos específicos, bem como biopsia e cultura de tecidos envolvidos.

Para o quadro agudo, usa-se tratamento sintomático. Para os casos crônicos, recomendam-se desbridamento cirúrgico de lesões e antifúngicos como itraconazol 200 mg, 2 vezes/dia, por 3 a 6 meses, ou outras opções como fluconazol, anfotericina B e caspafungina.

Esporotricose

É uma micose emergente causada por *Sporotrix schenckii*, fungo saprofítico e dimórfico. Cresce em ambientes com vegetação em decomposição, solo, madeira, musgo. A transmissão é pela inoculação direta após trauma ou por zoonose após arranhaduras de roedores, gatos e cachorros. Ocorre mais em fazendeiros, mineiros, indivíduos que trabalham na floresta e imonocomprometidos.

Inicialmente, observam-se nódulos avermelhados com pústulas ou lesões ulceradas (cancro esporotricose) e saída de material purulento nos locais de inoculação (primeiras 3 a 4 semanas). A doença sistêmica ocorre por disseminação hematogênica, pulmonar ou por linfonodos regionais, havendo comprometimento articular em 80% dos casos (joelhos, tornozelos, mãos e punhos). A osteomielite é frequente e pode evoluir com destruição óssea e fístulas.

O diagnóstico é realizado por colorações especiais para a parede do fungo [coloração PAS e coloração *Groccot* (GMS)], cultura e biopsia.

Além do desbridamento cirúrgico, o tratamento de escolha para manifestações cutâneas e musculoesqueléticas é o itraconazol 200 mg, 2 vezes/dia, por 12 meses. Outras opções são iodeto de potássio, sulfametoxazol-trimetoprima, fluconazol e anfotericina B lipossomal.

Paracoccidioidomicose

O agente etiológico é *Paracoccidioides brasiliensis*, fungo leveduriforme. A transmissão ocorre por inalação de esporos. Acomete mais frequentemente homens, uma vez que a infecção está relacionada com a exposição ocupacional em trabalhadores rurais. Em crianças e adolescentes, o quadro é agudo ou subagudo, e, em adultos, costuma ter curso mais crônico.

O foco de infecção primária são os pulmões e pode acometer pele, fígado, baço, cólon, trato geniturinário e sistema nervoso central. Geralmente, o acometimento musculoesquelético é ósseo (2 a 30%), enquanto o quadro articular e muscular é mais raro. A infecção pode ser assintomática ou com sintomas de evolução lenta (em 4 a 6 meses). Há possibilidade de surgirem sintomas sistêmicos, como febre, perda de peso, mal-estar, úlceras orais e linfonodomegalias (linfadenite em pescoço de búfalo). Os ossos mais comprometidos são escápula, acrômio, clavículas, costelas, úmero, rádio e falanges, e os achados radiográficos incluem lesões osteolíticas e osteomielite.

O diagnóstico deve incluir cultura, biopsia de tecidos ou pesquisa de antígenos (contraimunoeletroforese, lavado broncoalveolar, liquor, teste intradérmico).

A duração do tratamento depende da gravidade, órgãos acometidos e histórico prévio. Para doença disseminada, usa-se itraconazol 200 mg/dia durante 6 meses. Outras opções incluem cetoconazol ou sulfadiazina por 6 a 12 meses, associado ao desbridamento cirúrgico, quando necessário. No acometimento ósseo, o tratamento deve ser mais prolongado, com sulfametoxazol-trimetoprima por no mínimo 12 meses. A Tabela 16.1 apresenta as principais particularidades das artrites por fungos e micobactérias.

Tabela 16.1 Características das artrites por micobactérias e fungos.

Doença	Agente	Principal envolvimento osteoarticular	Tempo	Abscesso paravertebral	Osteomielite	Envolvimento cutâneo	Tratamento (medicação e tempo)
TB	Mycobacterium tuberculosis	Vértebra	Insidioso	++++	+	Paniculite, eritema indurado, abscessos	RIPE 9 a 12 meses
MAC	Complexo M. avium; M. kansasii; M. marinum; M. haemophilum; M. leprae	Mãos e punhos Tenossinovite	Insidioso	++	+	Não	Quinolonas 9 a 12 meses
Histoplasmose	Histoplasma capsulatum	Poliartrite migratória	Agudo	------	------	Eritema nodoso	ITRA 12 meses
Aspergilose	Apergillus fumigatus, A. flavus; A.terreus	Vértebra	Insidioso	++	++++	Pápulas, úlceras, abscessos	VOR 8 semanas a 6 meses
Blastomicose	Blastomyces dermatitidis	Monoarticular, vértebras	Agudo	++	++	Não	ITRA 12 meses
Candidíase	Candida albicans, C. parapsilosis, C. glabrata	Vértebra	Insidioso	++	+++	Não	Não invasivas FLUCO (6 semanas)
Criptococose	Cryptococcus neoformans e C. gatti	Raro	Insidioso	+	++	Não	FLUCO 2 a 6 meses
Coccidioidomicose	Coccidioides immitis e C. posadasii	Joelhos	Articular: agudo OM: crônico	------	+++	Rash cutâneo, eritema nodoso/ multiforme	ITRA 3 a 6 meses
Esporotricose	Sporotrix schenckii	Joelhos	Insidioso	------	++++ Fístulas	Nódulo, úlceras (cancro)	ITRA 12 meses
Paracoccidioidomicose	Paracoccidioides brasiliensis	Muito raro	Insidioso	------	++	Não	ITRA 6 meses

FLUCO: fluconazol; ITRA: itraconazol; MAC: micobacteriose atípica; RIPE: rifampicina, isoniazida, pirazinamida e etambutol; TB: tuberculose; VOR: voriconazol.

BIBLIOGRAFIA

De Vuyst D, Vanhoenacker F, Gielen J, Bernaerts A, De Schepper AM. Imaging features of musculoskeletal tuberculosis. Eur Radiol. 2003;13(8):1809-19.

Global Tuberculosis Report 2018. World Health Organization; 2018.

Hochberg M, Gravallese E, Silman A, Smolen J, Weinblatt M, Weisman. Rheumatology. v.2. 7.ed. Philadelphia: Elsevier; 2019.

Hogan JI, Hurtado RM, Nelson SB. Mycobacterial musculoskeletal infections. Infect Dis Clin North Am. 2017;31(2):369-82.

Leonard MK, Blumberg HM. Musculoskeletal tuberculosis. Microbiol Spectr. 2017;5(2):371-92.

Sterling G. West secrets Rheumatology. 3.ed. Philadelphia: Elsevier; 2015.

Vallabhaneni S, Mody RK, Walker T, Chiller T. The global burden of fungal diseases. In Dis Clin North Am. 2016;(1):1-11.

# 17 Artrites Virais

Pedro Matos • Marcelo de Medeiros Pinheiro

INTRODUÇÃO

Os vírus podem causar poliartrites inflamatórias com instalação aguda ou crônica e serem acompanhadas por manifestações sistêmicas inespecíficas, como febre, fadiga, mialgias e queda do estado geral. Todos esses achados também são encontrados em quadros iniciais de doenças reumáticas autoimunes (DRAI), sobretudo artrite reumatoide (AR), síndrome de Sjögren (SSJ) e lúpus eritematoso sistêmico (LES), tornando muito importante e desafiador o diagnóstico diferencial. Os quadros agudos estão mais relacionados com as arboviroses (*Chikungunya, Zika*), parvovírus B19, hepatite B, síndromes mononucleose-*like* (inclusive rubéola), citomegalovírus (CMV) e vírus Epstein-Barr (EBV). Já os quadros crônicos estão mais associados a infecções pelo vírus linfotrópico da célula T humana (HTLV), hepatite C e vírus da imunodeficiência humana (HIV).

Além disso, sabe-se que os próprios vírus são reconhecidos como gatilhos para o desenvolvimento ou estímulo para recorrência e atividade de diversas DRAI.

PARVOVÍRUS B19

O parvovírus é um vírus DNA de fita simples que se replica nos precursores eritrocitários da medula óssea. A infecção ocorre em surtos na primavera e no fim do inverno e é transmitida por secreções respiratórias, principalmente na infância e na adolescência. Atenção epidemiológica tem sido dada aos contactantes de crianças, como professores, cuidadores e enfermeiras pediátricas. A via de transmissão parenteral é menos comum.

Fisiopatogenia

Após a infecção, o vírus se multiplica em eritroblastos na medula óssea e sua proteína de membrana (NS1) pode estimular citotoxicidade em leucócitos e plaquetas. A produção de anticorpos específicos IgG B19 durante o 16º dia da infecção está relacionada com o aparecimento do *rash* cutâneo e de artralgias por deposição de imunocomplexos.

Outra característica é a suscetibilidade individual ao vírus por diferenças em antígeno leucocitário humano (HLA) de classe I e II; os principais alelos implicados são HLA-B49 e HLADRB1*01, *04,*07*,15 e *16, que predispõem a maior produção de citocinas pró-inflamatórias [fator de necrose tumoral (TNF) e interleucina (IL)-6].

Quadro clínico

Em crianças, o quadro clássico de eritema infeccioso (*rash* maculopapular), acompanhado por febre e artralgias/artrite, é raro.

Em adultos, a infecção geralmente é assintomática. Quando sintomática, está associada à queixas gripais, na maioria das vezes sem *rash* cutâneo, após 7 a 10 dias do período de incubação. A artrite, quando ocorre, é caracterizada pelo envolvimento poliarticular simétrico e acomete metacarpofalângicas (MCF) e interfalângicas proximais (IFP), mas com evolução autolimitada (menos de 4 semanas).

Em indivíduos imunocomprometidos, pode cursar mais frequentemente com crise aplásica resultando em anemia crônica ou outras citopenias.

Diagnóstico

Pode ser feito pela pesquisa da reação em cadeia de polimerase (PCR) viral específico. No entanto, a sorologia (IgM e IgG) é mais disponível e, portanto, mais frequentemente solicitada. É importante lembrar que a evidência sorológica de IgG está presente em 50 a 70% da população geral e em 90% dos idosos. Além disso, pode haver positividade, em baixos títulos, para o fator reumatoide (FR) e o fator antinúcleo (FAN), com pesquisa negativa para os antígenos extraíveis nucleares (ENA).

Tratamento

A terapêutica para o quadro de parvovirose baseia-se no suporte clínico e no controle de sintomas, sem tratamento específico.

HEPATITES

As infecções pelos vírus da hepatite A, B (HBV) e C (HCV) podem provocar quadro articular, com grande heterogeneidade de apresentação clínica e evolução.

Hepatite A

Na hepatite A raramente ocorrem manifestações extra-hepáticas. As manifestações gerais típicas são sintomas gripais associados a icterícia e dor abdominal. Artralgias e *rash* cutâneo ocorrem em menos de 20% dos pacientes.

Hepatite B

O HBV tem DNA de fita dupla e é transmitido por via parenteral, sexual e vertical.

Na infecção aguda, cerca de 10 a 25% dos pacientes desenvolvem poliartrite ou poliartralgia simétricas, envolvendo predominantemente IFP, joelhos e tornozelos. Além disso, sintomas inespecíficos como febre, mialgia e *rash* cutâneo podem estar presentes, em geral antes do aparecimento da icterícia, evoluindo de forma autolimitada (menos de 4 semanas).

Os exames laboratoriais podem evidenciar baixos títulos de FR e consumo de C3 e C4. Na infecção crônica é raro os pacientes desenvolverem poliarterite nodosa (PAN) com quadro articular crônico associado. Após 6 meses da infecção aguda, a manifestação musculoesquelética mais frequente é artralgia ou, mais raramente, artrite de grandes articulações como joelhos, punhos e tornozelos.

O rastreamento para hepatite B deve ser realizado antes do início de terapia com imunobiológicos (em particular anti-TNF e rituximabe) pelo risco de reativação do HBV.

Hepatite C

O HCV é um vírus de RNA transmitido principalmente por via parenteral, cuja infecção segue um curso crônico na maioria dos casos (60 a 85%).

O quadro articular pode ser dividido em quatro grupos: diretamente relacionado ao HCV; associado às DRAI; secundário à vasculite crioglobulinêmica; ou relacionado com evento adverso medicamentoso.

Os pacientes podem apresentar artrite diretamente relacionada ao HCV, com incidência cumulativa de 20% em 1 ano. Em geral, o quadro é poliarticular, simétrico, não erosivo e envolve as pequenas articulações de mãos e pés, tipo AR-símile. Outros sintomas são fadiga (35 a 65% dos casos), vinculada ou não à mialgia, e síndrome *sicca* (10 a 30% dos casos). Menos de 5% dos pacientes têm diagnóstico de SSJ associado.

É importante ressaltar que o HCV pode estar ligado a outras DRAI, sobretudo SSJ, AR e LES. Nesses casos, a definição de qual fator está diretamente relacionado com artralgia ou artrite nem sempre é clara. Considerando todos esses aspectos, o uso de medicamentos hepatotóxicos, como metotrexato e leflunomida, deve ser feito com cautela ou mesmo ser contraindicado. Por outro lado, os bloqueadores do TNF-alfa apresentam maior segurança com relação ao risco de reativação do HCV.

A manifestação de púrpura palpável (vasculite crioglobulinêmica) ocorre em menos de 10% dos pacientes, sendo um dos quadros mais frequentes entre as manifestações musculoesqueléticas relacionadas com HCV. Com o advento das novas medicações para tratamento do HCV, a vasculite crioglobulinêmica tende a diminuir em frequência e gravidade.

A terapia antiviral com interferona-alfa pode exacerbar sintomas como fadiga, mialgia, artralgia, febre e, por consequência, dificultar o diagnóstico diferencial e a adesão ao tratamento.

Laboratorialmente, pelo menos uma anormalidade imunológica é comum em metade dos pacientes, em especial naqueles com fibrose e idade mais avançada. Os achados mais frequentes incluem crioglobulinemia mista (50 a 60%) e positividade de alguns autoanticorpos como FR (40%), FAN (20 a 35%), anticardiolipinas (10 a 15%) e antimúsculo liso (< 10%).

SÍNDROME DA IMUNODEFICIÊNCIA HUMANA ADQUIRIDA

A infecção pelo HIV pode se manifestar à semelhança de diversas doenças reumatológicas, como artrites reativa, séptica e psoriásica. A incidência dessas manifestações diminuiu com o desenvolvimento da terapia antirretroviral (TARV) e melhor controle da doença. Por outro lado, houve acréscimo das complicações relacionadas com tratamento, como lipodistrofia, osteomalacia, osteonecrose, osteoporose. Durante o início da TARV e da reconstituição imunológica, é possível que os pacientes apresentem quadros simulando AR, lúpus, miopatias inflamatórias e sarcoidose.

O HIV pode também apresentar três quadros reumatológicos únicos e próprios: artrite associada ao HIV, síndrome da dor articular e síndrome linfocitária infiltrativa difusa (DILS).

A artrite vinculada ao HIV geralmente é oligoarticular, com envolvimento dos membros inferiores (joelhos e tornozelos) e evolução autolimitada (duração de 1 a 6 semanas). Apresenta boa resposta aos anti-inflamatórios não esteroides (AINE) ou a doses baixas de corticosteroide. Em casos de cronificação ou de dependência de corticosteroide, a hidroxicloroquina ou a sulfassalazina tornam-se opções terapêuticas.

A síndrome da dor articular ocorre nos estágios tardios pela infecção do HIV e caracteriza-se por dor aguda em joelhos, cotovelos e ombros, de curta duração (menos de 24 h), sem sinovite, e com resposta a opioides.

A DILS é um importante diagnóstico diferencial com SSJ e ocorre após 3 anos, em média, da infecção pelo vírus HIV. Caracteriza-se por xerostomia, xeroftalmia, aumento indolor de glândulas salivares (principalmente parótidas) ou cistos de parótida, linfocitose persistente (à custa de CD8 circulante) e infiltração visceral linfocitária. Embora raras, outras manifestações comuns à SSJ que podem ocorrer na AIDS são: pneumonite intersticial linfocítica, acometimento do VII par craniano, nefrite intersticial, acidose tubular renal, neuropatia motora, meningite asséptica e linfoma. O tratamento é feito com glicocorticosteroides (dose variável dependendo da gravidade) e TARV.

VÍRUS EPSTEIN-BARR

Raramente causa acometimento articular. Quando presente, o achado mais comum é artralgia, que evolui de forma autolimitada e benigna.

ALFAVIROSES

São causadas por RNA vírus que levam a um quadro de febre associada com poliartralgia ou poliartrite. A transmissão ocorre por vetores como *Aedes aegypti* e *Aedes albopictus*. Entre as alfaviroses, é possível citar: Ross River, Sinbids, Mayaro, O'nyong-oyng, Igbo-ora e Chikungunya.

Chikungunya

Fisiopatologia

Após a picada do vetor, ocorre a inoculação do vírus no hospedeiro, com posterior multiplicação nos macrófagos e fibroblastos cutâneos, e disseminação para linfonodos até atingir a corrente sanguínea, os músculos e as articulações. O mecanismo envolvido na cronificação está relacionado com desregulação da resposta imune pela infecção persistente de macrófagos teciduais e persistência do RNA viral.

Quadro clínico

O período de incubação é de 3 a 7 dias, com posterior surgimento de poliartrite inflamatória, que pode ser dividida em três fases:

- Fase aguda (7 a 14 dias): ocorre em mais de 80% dos casos e caracteriza-se por febre, poliartralgia/poliartrite simétrica de mãos, punhos, tornozelos e pés, rigidez matinal, mialgias, astenia e cefaleia. Edema facial, náuseas, vômitos, linfadenopatia generalizada e *rash* maculopapular em tronco também podem ocorrer
- Fase subaguda (até 3 meses): ocorre em cerca de 50% dos pacientes. Caracteriza-se pelo desaparecimento da febre e das manifestações cutâneas, com persistência dos sintomas articulares envolvendo principalmente as mãos e punhos, com quadro AR-símile. Chama atenção a tenossinovite de extensores dos dedos
- Fase crônica (mais de 3 meses): ocorre nas formas persistentes (20 a 40%) ou recidivantes (60 a 80%) e manifesta-se por poliartrite AR-símile. Os principais fatores de risco associados com a cronificação são: sexo feminino, idade acima 40 anos, doença articular prévia, tenossinovite de fase subaguda e diabetes melito. Os critérios laboratoriais para cronificação são proteína C-reativa (PCR) elevada, IgG em altos títulos e persistência de IgM.

Laboratório

Além de provas inflamatórias elevadas, podem-se observar alterações de aspartato aminotransferase (AST), alanino aminotransferase (ALT), gama glutamil transferase (GGT), creatinofosfoquinase (CPK) e desidrogenase lática (DHL). É possível encontrar também citopenias (plaquetopenia e linfopenia).

Diagnóstico

É clínico, epidemiológico e sorológico, com detecção de RNA viral na fase inicial e dosagem de IgM e IgG por ELISA na fase tardia. Pode-se definir o quadro de Chikungunya pelos seguintes critérios:

- Critérios clínicos:
  - Febre abrupta > 38,5°C e artralgia/artrite de início agudo não explicados por outras condições
- Critérios epidemiológicos:
  - Reside ou visitou área epidêmica/endêmica em um intervalo de 15 dias antes do início dos sintomas
  - Contato com caso confirmado
- Critérios laboratoriais:
  - Isolamento do vírus por cultura com RNA viral

- Aumento de 4 vezes nos títulos de anticorpos IgG específicos, com amostras colhidas dentro de um intervalo de 10 a 14 dias
- Detecção de anticorpos neutralizantes por teste de neutralização por redução de placa (PRNT) em soro.

Suspeita-se de Chikungunya caso o paciente apresente critérios clínicos e epidemiológicos, e o diagnóstico é confirmado pelo critério laboratorial.

Tratamento

Consiste em suporte clínico e medicações sintomáticas:

- Fase aguda: utilizam-se analgésicos ou opioides fracos
- Fase subaguda: são empregados AINE, analgésicos e opioides. Todavia, a melhor resposta ocorre com o uso de glicocorticosteroides em baixas doses (prednisona 20 mg/dia ou equivalente)
- Na fase crônica: utilizam-se AINE, analgésicos, opioides e glicocorticosteroides. Nessa fase, há uma resposta expressiva ao glicocorticosteroide, o que torna sua retirada dificultosa. Por isso, pode-se lançar mão de poupadores de corticosteroides, em especial a hidroxicloroquina e metotrexato. A terapia anti-TNF é eventualmente necessária em casos refratários e de maior gravidade.

Flavoviroses

As principais flavoviroses de importância epidemiológica são dengue e infecção por Zika vírus, que se apresentam com quadro de febre, *rash* cutâneo e poliartrite/artralgia de pequenas articulações de mãos e pés. Em geral, a dengue não causa artrite, mas mialgias difusas. O diagnóstico diferencial destas viroses é difícil e geralmente requer PCR viral. A Tabela 17.1 resume as principais infecções virais e seus respectivos quadros clínicos.

Tabela 17.1 Principais infecções virais com quadro articular.

Doença	Agente infeccioso	Tempo	Manifestações de OA agudas	Manifestações OA crônicas	Outros sintomas
Parvovírus B19	Parvovírus B19	Agudo	Poliarticular Simétrico, acomete MCF e IF	Não cronifica	Sintomas gripais e *rash* cutâneo (raro em adultos)
Hepatites	Hepatite B	Agudo/crônico	Poliarticular Simétrico, acomete joelhos, tornozelos e IF	PAN associada, artralgia de joelhos, punhos e tornozelos	Fase pré-ictérica: febre, mialgia, *rash* cutâneo
	Hepatite C	Agudo/crônico	Poliarticular Simétrico, acomete pequenas articulações, mãos e pés (AR-símile)	Vasculite crioglobulinêmica, artralgia, mialgia, fraqueza	Fadiga, mialgia, síndrome *sicca*
AIDS	HIV	Agudo/ crônico	Oligoarticular Acomete joelhos e tornozelos	Não cronifica	DILS
Alfaviroses	Chikungunya	Agudo, subagudo ou crônico	Agudo: • Poliarticular • Simétrico • Mãos, punhos e pés Subagudo: • Poliarticular simétrico mãos e punhos (AR símile) • Tenossinovite dos extensores dos dedos	Poliarticular Simétrico, acomete mãos e punhos (AR-símile) com recidivas frequentes	Fase aguda: *rash* maculopapular, edema facial e linfadenopatia
Arboviroses	Dengue	Agudo	Mialgias	Não cronifica	Febre e *rash* cutâneo
	Zika vírus	Agudo	Poliarticular de pequenas articulações	Não cronifica	Febre, *rash* cutâneo e conjuntivite

OA: osteoartrites; IF: interfalângicas; DILS: síndrome linfocitária infiltrativa difusa; PAN: poliarterite nodosa; AIDS: síndrome da imunodeficiência humana adquirida; MCF: metacarpofalângica; AR: artrite reumatoide.

BIBLIOGRAFIA

Cacoub P, Commarmond C, Sadoun D, Desbois AC. Hepatitis C virus infection and rheumatic diseases: the impact of direct-acting antiviral agents. Rheum Dis Clin North Am. 2017;43(1):123-32.
Dimitrius V, Calabrese LH. Aspectos reumatológicos de infeções virais. Reumatologia. 6. ed. Rio de Janeiro: Elsevier; 2016.
Holland R, Barnsley L, Barnsley L. Viral arthritis. Rheumatology. 2013;42(11):770-3.
Kerr JR. The role of parvovirus B19 in the pathogenesis of autoimmunity and autoimmune disease. J Clin Pathol. 2016;69(4):279-91.
Marques CDL, Duarte ALBP, Ranzolinb A, Dantas AT, Cavalcanti NG, Gonçalves RSG et al. Recomendações da Sociedade Brasileira de Reumatologia para diagnóstico e tratamento da febre chikungunya. Rev Bras Reumatol. 2017;57(S2):S421-S437.
Patel N, Patel N, Espinoza LR. HIV infection and rheumatic diseases: the changing spectrum of clinical enigma. Rheum Dis Clin North Am. 2009;35:139-61.
Sayiner ZA, Haque U, Malik MU, Gurakar A. Hepatitis C virus infection and its rheumatologic implications. Gastroenterol Hepatol (NY). 2014;10(5):287-93.
Sterling G. West secrets Rheumatology. 3. ed. Rio de Janeiro: Elsevier; 2015.
Trépo C, Chan HL, Lok A. Hepatitis B virus infection. Lancet. 2014;384(9959):2053-63.
Vassilopoulos D, Calabrese LH. Management of rheumatic disease with comorbid HBV or HCV infection. Nat Rheumatol. 2012;8(6):348-57.

Parte 5

Osteoartrite

18 Osteoartrite Primária

Guilherme Devidé Mota • Fábio Jennings

INTRODUÇÃO

A osteoartrite (OA) é a doença reumática mais comum na população idosa. Apresenta quadro clínico muito variável, abrangendo desde pacientes assintomáticos, muitas vezes diagnosticados incidentalmente por exames de imagem, até aqueles com artropatia grave e incapacitante.

EPIDEMIOLOGIA

Dados mundiais apontam para uma prevalência de 3,8% de OA radiográfica e sintomática de joelhos na população mundial, mais frequente em mulheres (4,8% *versus* 2,8%), com pico aos 50 anos.

Um estudo na população brasileira encontrou prevalência de OA de joelhos de 4,1%. São fatores de risco conhecidos:

- Obesidade, que não só contribui por meio da sobrecarga mecânica em certas articulações como estabelece um estado pró-inflamatório que leva, muitas vezes, a OA de sítios sem carga, demonstrada pela maior incidência de OA nas mãos de pacientes obesos
- Idade avançada
- Sexo feminino
- Trauma
- Desalinhamento articular
- Carga genética
- Ocupação, havendo maior risco em trabalhadores braçais, com movimentações repetidas ou sobrecarga mecânica.

FISIOPATOLOGIA

A compreensão da fisiopatologia da OA possibilitou uma mudança na sua nomenclatura. O nome "osteoartrose" sugeria a OA como um processo puramente degenerativo. No momento presente, sabe-se da importância do mecanismo inflamatório na sua gênese, bem como do envolvimento da cartilagem, de todos os tecidos articulares e do osso subcondral na sua fisiopatologia (Figura 18.1).

QUADRO CLÍNICO

A principal manifestação da OA é a dor articular com característica tipicamente mecânica, que no início costuma ser desencadeada por alguma movimentação específica, sem grande impacto nas atividades diárias ou sinais de inflamação sistêmica. Esse quadro evolui para episódios mais frequentes, nos quais a dor se torna constante e a articulação fica gravemente limitada. A artralgia pode ser acompanhada de rigidez

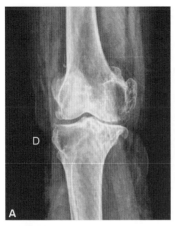 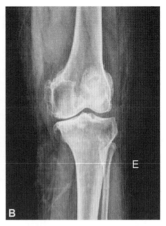

Figura 18.1 Radiografia de joelhos com sinais de OA. Presença de osteófitos marginais, diminuição de espaço articular e esclerose subcondral.

(em geral menor que 30 min), hipotrofia muscular, crepitação, sensação de falseio e limitação do arco de movimento.

A OA acomete preferencialmente as articulações do joelho, quadril, interfalângicas, primeira carpometacarpal, primeira metatarsal e facetárias nas colunas cervical e lombar baixa.

A apresentação também pode ser mais generalizada, na forma de um subtipo poliarticular menos comum e de início insidioso. Não há uma definição universal para o número de articulações afetadas antes que alguém possa ser classificado com OA generalizada, mas o American College of Rheumatology (ACR) e a European League Against Rheumatism (EULAR) sugerem que a OA deva ser considerada generalizada se acometer articulações da coluna ou da mão, respectivamente, em associação com o envolvimento de pelo menos outras duas regiões articulares. De modo clássico, a OA generalizada apresenta-se com nodulações de Heberden e Bouchard (em interfalângicas distais e proximais, respectivamente), mas há também a forma generalizada não nodal que, ao contrário da forma nodal, é mais comum em homens do que em mulheres.

Existe também a forma erosiva da OA, que é mais rara (5 a 10% dos casos) e apresenta um componente genético preponderante, sendo mais comum em mulheres.

O diagnóstico é clínico e os exames de imagem podem desempenhar um importante papel na avaliação dos pacientes. Entretanto, a dissociação clínico-radiológica na OA é muito frequente e gera a necessidade de avaliar a indicação dos exames.

EXAMES COMPLEMENTARES

Radiografia simples

É o método de imagem mais amplamente utilizado devido ao baixo custo e à execução simples. Os achados típicos incluem osteófitos marginais, diminuição do espaço articular, esclerose subcondral e cistos ósseos (ver Figura 18.1). De modo ideal, na avaliação da OA de joelhos e de quadril, a radiografia deve ser efetuada com carga, traduzindo o verdadeiro aspecto da articulação em sua condição real.

Ressonância magnética

É um método caro e dispensável na grande maioria dos casos. Pode demonstrar, no entanto, alterações precoces da OA não visíveis nas fases iniciais em radiografias simples.

Além disso, a ressonância magnética (RM) possibilita uma melhor avaliação dos tecidos periarticulares e de outras estruturas articulares (líquido sinovial, ligamentos, meniscos, tendões).

Ultrassonografia
É útil na avaliação da inflamação sinovial, derrames articulares e osteofitose, com a ressalva de ser operador-dependente e ter uma utilidade limitada em estruturas articulares profundas como o osso subcondral.

Análise do líquido sinovial
Geralmente, o líquido é não inflamatório ou pouco inflamatório, com menos de 2.000 leucócitos/mm^3 e predomínio mononuclear. É importante no diagnóstico diferencial de doenças microcristalinas e quadros infecciosos.

Laboratório
Tem pouco valor para o diagnóstico em si, porém é útil no diferencial. De forma típica, os reagentes de fase aguda (proteína C reativa/velocidade de hemossedimentação) encontram-se normais ou discretamente alterados. A avaliação metabólica deve ser feita na suspeita de etiologia microcristalina. Caso se desconfie de doença reumática autoimune, é possível indicar a pesquisa de autoanticorpo, a critério clínico.

DIAGNÓSTICO DIFERENCIAL
A distinção de quadros de OA primária e secundária nem sempre é uma tarefa simples. Há uma ampla gama de diagnósticos diferenciais a serem considerados, de modo que a avaliação inicial deve buscar achados sugestivos de quadros secundários, a saber: doença em indivíduos jovens, sintomas atípicos e/ou dor rapidamente progressiva, sintomas constitucionais/perda ponderal, acometimento de outras articulações (glenoumeral, punhos, cotovelos, tornozelos, metacarpofalângicas e das 2ª a 5ª metatarsofalângicas).

Nessa categoria estão incluídas as doenças microcristalinas, a artrite reumatoide, a artrite psoriásica, hemocromatose, ocronose, hemoglobinopatias, diabetes, tireoidopatias, alterações sequelares, causas congênitas, causas mecânicas (assimetria de membros, hipermobilidade), entre outras.

TRATAMENTO
É complexo e costuma contemplar abordagens farmacológicas, não farmacológicas, intervencionistas e até mesmo cirúrgicas. Infelizmente, não há uma medicação que atue de modo direto na fisiopatogênese da doença, à semelhança dos medicamentos modificadores do curso da doença (MMCD) em outras enfermidades reumáticas autoimunes, embora vários estudos estejam atualmente em andamento. De modo geral, o objetivo do tratamento é promover o alívio sintomático e melhorar a funcionalidade da articulação.

Não farmacológico
Constitui parte fundamental do tratamento e não deve ser negligenciado, sempre individualizando a terapêutica. A educação do paciente, o controle de comorbidades, a adequação do estilo de vida e a definição de metas realistas necessitam ser rotineiramente abordadas. Questionários podem ser utilizados para estratificação, como o Western Ontario McMaster Universities (WOMAC), que avalia três domínios: dor, rigidez e dificuldade em realizar certas tarefas.

A reabilitação, que abrange a orientação de exercícios físicos adequados, indicação de órteses e auxiliares de marcha, deve ser individualizada. A combinação de exercícios aeróbicos e de fortalecimento é ideal, com preferência por modalidades com menor impacto articular e sobrecarga mecânica (hidroterapia, hidroginástica) ou por modalidades mais tradicionais, como a caminhada.

Farmacológico
As medicações habitualmente utilizadas são os anti-inflamatórios não esteroides (AINE) tópicos e orais, a capsaicina tópica, os analgésicos simples (dipirona, paracetamol), os opioides fracos (tramadol e codeína), os antidepressivos (duloxetina, na modulação da dor) e os corticosteroides.

Estudos com medicações anti-fator de necrose tumoral (anti-TNF) e anti-interleucina-1 tiveram resultados conflitantes. A escolha de qual terapia adotar vai depender das comorbidades, do número de articulações acometidas e da gravidade do quadro, sempre com a menor dose e no menor tempo necessário para controlar os sintomas. As medicações ditas condroprotetoras, como a condroitina, a glucosamina e a diacereína, são rotineiramente prescritas, mas carecem de evidências e apresentam resultados controversos.

Intervencionista
A terapia mais aceita é a aplicação intra-articular de corticosteroides, com evidência favorável para o uso da triancinolona hexacetonida como corticosteroide de escolha. A aplicação intra-articular do plasma rico em plaquetas (PRP) autólogo tem sido estudada e vem sendo usada no tratamento de lesões musculoesqueléticas, mesmo sem uma definição exata do mecanismo de ação. A teoria mais plausível é a de que as altas concentrações de fatores de crescimento tecidual e de derivados das plaquetas do PRP induziriam a proliferação e a diferenciação de células-tronco mesenquimais locais. No entanto, a falta de padronização do processamento e a baixa qualidade dos estudos restringe sua indicação. Outros tratamentos, como a viscossuplementação com ácido hialurônico, também carecem de evidências mais robustas, apesar de serem utilizados na prática diária.

Cirúrgico
Reservado para os casos refratários ao tratamento clínico ou com grave limitação funcional. Bons resultados foram alcançados em estudos envolvendo artroplastia total de quadril e joelho. Terapias minimamente invasivas como meniscectomia parcial e desbridamento artroscópico não mostraram benefícios significativos no aspecto clínico.

BIBLIOGRAFIA
Bedson J, Croft PR. The discordance between clinical and radiographic knee osteoarthritis: A systematic search and summary of the literature. BMC Musculoskelet Disord. 2008;9:116.
Hayashi D, Roemer FW, Guermazi A. Imaging for osteoarthritis. Ann Phys Rehabil Med. 2016;59:161.
Kloppenburg M, Kroon FP, Blanco FJ, Doherty M, Dziedzic KS, Greibrokk E et al. 2018 update of the EULAR recommendations for the management of hand osteoarthritis. Ann Rheum Dis. 2019;78(1):16-24.
Lawrence JS. Generalized osteoarthrosis in a population sample. Am J Epidemiol. 1969;90:381.
National Collaborating Centre for Chronic Conditions (UK). Osteoarthritis: national clinical guideline for care and management in adults. In: Conditions, editor. London: Royal College of Physicians; 2008.
Punzi L, Ramonda R, Sfriso P. Erosive osteoarthritis. Best Pract Res Clin Rheumatol. 2004;18:739.
Sakellariou G, Conaghan PG, Zhang W, Bijlsma JWJ, Boyesen P, D'Agostino MA et al. EULAR recommendations for the use of imaging in the clinical management of peripheral joint osteoarthritis. Ann Rheum Dis. 2017;76:1484.
Van Saase JL, van Romunde LK, Cats A, Vandenbroucke JP, Valkenburg HA. Epidemiology of osteoarthritis: Zoetermeer survey. Comparison of radiological osteoarthritis in a Dutch population with that in 10 other populations. Ann Rheum Dis. 1989;48:271.

19 Osteoartrite Secundária

Lísel Gottfried Mallmann • Charlles Heldan de Moura Castro

INTRODUÇÃO

Acromegalia, ocronose e hemocromatose são causas raras de osteoartrite (OA) secundária e devem ser lembradas em pacientes mais jovens (menos de 45 anos), particularmente se associadas a outras manifestações sistêmicas.

ACROMEGALIA

Doença endócrina rara causada pelo excesso de hormônio do crescimento (GH) e de seu principal mediador, o fator de crescimento insulina-símile (IGF-1). O GH e o IGF-1 são importantes para crescimento, diferenciação e reparação da cartilagem e do osso. O excesso dessas moléculas induz proliferação exagerada dos condrócitos, com espessamento da cartilagem articular e alargamento dos espaços articulares. Além disso, o GH promove o crescimento das estruturas periarticulares, causando frouxidão ligamentar e instabilidade articular, fatores que propiciam o processo da perda de cartilagem articular.

As manifestações musculoesqueléticas são frequentes e podem ser a primeira expressão da doença. A acromegalia deve ser lembrada como uma causa rara de OA, particularmente na OA precoce e associada à síndrome do túnel do carpo. As principais manifestações reumáticas da acromegalia são listadas na Tabela 19.1.

Tabela 19.1 Manifestações da acromegalia.

Manifestação	Frequência	Apresentação clínica
Artropatia	74%	Artralgia, edema articular, derrame articular e crepitação. Acomete mãos, ombros, quadris e joelhos
Axial	50%	Dor na coluna. Acometimento de coluna lombossacra em 50% dos pacientes, e das colunas cervical e torácica em até 1/3 dos casos
Síndrome do túnel do carpo	50%	Ocorre por compressão do nervo mediano em virtude do aumento de partes moles. É bilateral e melhora com o tratamento da doença de base
Fenômeno de Raynaud	33%	Compreende três fases: palidez, cianose e hiperemia das extremidades, principalmente das polpas digitais. Consiste em uma resposta exagerada da microcirculação das extremidades a fatores precipitantes, como a exposição ao frio ou estresse emocional
Fraqueza muscular	47 a 55%	Proximal, simétrica; enzimas musculares e eletroneuromiografia normais

A artropatia costuma ser mais frequente em idosos e com doença prolongada. As principais alterações radiográficas são: aumento de partes moles; ampliação do espaço articular e do espaço discal; deformidade das epífises com quadratura ou alargamento da parte terminal das falanges ("ponta de flecha"); condrocalcinose; aposição periosteal em ossos tubulares; e coxim calcâneo > 21 mm (resultado do aumento de partes moles).

OCRONOSE

Também chamada de alcaptonúria, é uma doença autossômica recessiva do metabolismo da tirosinoquinase causada pela deficiência da enzima ácido homogentísico dioxigenase (HGO). A ausência da HGO causa acúmulo do ácido homogentísico, que sofre polimerização formando um pigmento que se deposita nos tecidos conjuntivos. É uma doença rara, cuja prevalência nos EUA é de 1 caso em 250 mil a 1 milhão de pessoas.

O paciente com ocronose apresenta a tríade de urina escura à adição álcali ou à exposição ao ar, pigmentação ocronótica da pele e artrite. Presente ao nascimento, a pigmentação escura nas fraldas é o primeiro sinal da doença na faixa pediátrica.

A manifestação articular costuma ocorrer a partir da terceira década de vida e apresenta-se como artropatia degenerativa que acomete a coluna vertebral e as grandes articulações. Os locais mais acometidos são a coluna lombar, joelhos, quadris e ombros.

A pigmentação ocronótica da pele inicia-se também a partir da terceira década de vida, é cinza enegrecida e ocorre, principalmente, na esclera e na orelha.

A radiografia convencional mostra alterações degenerativas precoces, calcificação de ligamentos, aspecto de "biscoito *wafer*" ou calcificação dos discos intervertebrais, sinal do vácuo e redução do espaço discal (Figura 19.1). O diagnóstico é confirmado com a dosagem do ácido homogentísico na urina de 24 h.

A abordagem para tratamento consiste em terapia padrão para OA, com alívio da dor e reabilitação. Não há estudos que mostrem o benefício da restrição dietética de tirosina e fenilalanina. Doses altas de vitamina C têm sido usadas, mas os resultados dos estudos foram variáveis e esse tratamento geralmente é pouco eficaz. A nitisinona, inibidor da segunda enzima na via catabólica da tirosina que reduz os níveis de ácido homogentísico em 95%, é uma opção terapêutica.

HEMOCROMATOSE

É uma doença autossômica recessiva caracterizada pela sobrecarga de ferro no organismo em decorrência da absorção anormal de ferro. A ingestão prolongada de ferro,

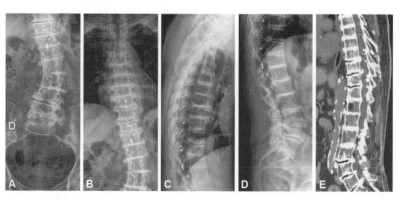

Figura 19.1 Radiografia e tomografia computadorizada de coluna vertebral em paciente com ocronose.

seu uso intravenoso e transfusões sanguíneas frequentes também podem causar essa sobrecarga.

A mutação do gene *HFE*, localizado no cromossomo 6, é responsável pela maioria dos casos. A proteína HFE é expressa nas criptas dos enterócitos duodenais e regula o transporte de ferro do lúmen intestinal. Causas menos comuns são a mutação dos genes da hemojuvelina, hepcidina, receptor de transferrina 2 e ferroportina. A mutação desses genes determina um aumento da absorção intestinal de ferro e a consequente sobrecarga.

Os sinais e os sintomas aparecem entre os 40 e 60 anos de idade. Os pacientes com mutação nos genes da hemojuvelina e da hepcidina podem apresentar os primeiros sintomas em uma idade mais precoce, geralmente em torno dos 20 anos.

Astenia, artropatia e elevações das transaminases ("transaminites") são as manifestações mais frequentes. As elevações das transaminases costumam ser assintomáticas e cerca de 95% dos pacientes apresentam hepatomegalia. Se não tratados, esses casos podem evoluir para fibrose e cirrose hepática, com aumento do risco de carcinoma hepatocelular.

O diabetes melito, a miocardiopatia e a hiperpigmentação da pele são manifestações tardias.

A artropatia ocorre em 40 a 80% dos pacientes, pode ser a primeira manifestação da doença e, eventualmente, surge mesmo após o tratamento. As articulações mais acometidas são a segunda e a terceira metacarpofalângicas. É possível que outras articulações, como as interfalângicas proximais, radiocarpal, joelhos, quadris, tornozelos, ombros e ocasionalmente metatarsofalângicas, também sejam acometidas. Episódios agudos de artrite inflamatória são decorrentes da deposição de pirofosfato de cálcio.

O fator reumatoide (FR) e o anticorpo antipeptídio citrulinado (anti-CCP) são em geral negativos.

As principais alterações radiográficas na hemocromatose incluem: condrocalcinose, presente em 30 a 60% dos pacientes; tríade de radiolucência subcondral (particularmente no quadril), condrocalcinose e osteófitos em gancho; e margens escleróticas com redução do espaço articular (Figura 19.2).

A osteopenia e a osteoporose são comuns em pacientes com hemocromatose e resultam de três fatores principais: o aumento do ferro sinovial com consequente inibição da formação óssea; a infiltração de ferro na hipófise com redução dos níveis de

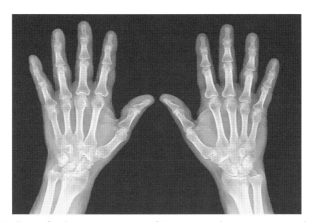

Figura 19.2 Radiografia de mãos com osteófitos em gancho e margens escleróticas com redução do espaço articular.

gonadotrofina, levando ao hipogonadismo hipogonadotrófico; e, por fim, a cirrose hepática com atrofia testicular, hipogonadismo e redução da conversão de colecalciferol em 25-hidroxivitamina D (25OHD).

O diagnóstico da hemocromatose baseia-se inicialmente nos testes de triagem, que incluem o índice de saturação de transferrina (IST) e a ferritina. Diante de um IST superior a 45% combinado a uma ferritina sérica superior a 100 µg/ℓ em mulheres ou a 200 µg/ℓ em homens, a triagem é considerada positiva.

Quando os testes de triagem apresentam resultados alterados, testes genéticos devem ser solicitados para confirmação. A homozigose para a mutação C282Y ou a heterozigose composta para as duas mutações C282Y/H63D confirmam o diagnóstico.

O tratamento da hemocromatose consiste atualmente na remoção do excesso de ferro por meio de flebotomia semanal. A flebotomia é bem tolerada e mantida até que a ferritina atinja um valor entre 30 e 40 mg/mℓ. A hepatomegalia, os testes de função hepática e hiperpigmentação cutânea melhoram durante o tratamento. A fibrose hepática pode melhorar; no entanto, a cirrose hepática, uma vez instalada, é irreversível. A flebotomia tem pouco impacto no hipogonadismo e na artropatia. O tratamento com anti-inflamatório não hormonal, colchicina ou glicocorticosteroide pode ser útil.

BIBLIOGRAFIA

Altman RD. Características clínicas da osteoartrite. Reumatologia. 6. ed. Rio de Janeiro: Elsevier; 2016.
Axford JS. Arthritis and bone disease associated with hereditary hemochromatosis. UpToDate, 2018.
Balaban B, Taskaynatan M, Yasar E, Tan K, Kalyon T. Ochronotic spondyloarthropathy: spinal involvement resembling ankylosing spondylitis. Clinical Rheumatology. 2005;25(4):598-601.
Ferreira MSM, Santos FL, Costa AMC, Barbosa BMP, Rocha RMR, Lebre JFF. Knee osteoarthrosis secondary to ochronosis – clinical case. Revista Brasileira de Ortopedia (English Edition). 2014;49(6):675-80.
Hordon LD. Rheumatic and bone disorders associated with acromegaly. Uptodate, 2018.
Hornstein EH. Rheumatology secrets. 3. ed. Philadelphia: Elsevier Mosby; 2015.
Husar-Memmer E, Stadlmayr A, Datz C, Zwerina J. HFE-related hemochromatosis: an update for the rheumatologist. Current Rheumatology Reports. 2013;16(1).
McNab TL, Khandwala HM. Acromegaly as an endocrine form of myopathy: case report and review of literature. Endocrine Practice. 2005;11(1):18-22.
Melmed S, Casanueva FF, Klibanski A, Bronstein MD, Chanson P, Lamberts SW et al. A consensus on the diagnosis and treatment of acromegaly complications. Pituitary. 2012;16(3):294-302.
Rocha FAC. Osteoartrite. Livro da Sociedade Brasileira de Reumatologia. Barueri: Manole; 2018.
Souza EJR, Kayser C. Nailfold capillaroscopy: relevance to the practice of rheumatology. Rev Bras Reumatol. 2015;55(3):264-71.

Parte 6

Espondiloartropatias

20 Espondiloartrites Axiais Radiográfica e Não Radiográfica

Eduarda Bonelli Zarur • Marcelo de Medeiros Pinheiro

INTRODUÇÃO

As espondiloartrites (EpA) correspondem a um grupo de doenças que acometem a êntese e englobam espondilite anquilosante (EA), artrite psoriásica (APs), artrite reativa (ARe), espondiloartrite associada à doença inflamatória intestinal ou artrite enteropática (AE) e espondiloartrite indiferenciada (EI).

Podem, ainda, ser classificadas de acordo com o envolvimento principal: axial, que lesa coluna vertebral, caixa torácica e/ou pelve, e periférico, que envolve principalmente as ênteses das articulações periféricas.

As EpA axiais caracterizam-se por dor lombar crônica (acima de 3 meses) e podem estar associadas à artrite periférica, entesite e/ou dactilite, bem como a manifestações extra-articulares, como psoríase, doença inflamatória intestinal ou uveíte.

Ao diagnóstico, são chamadas de EpA axial radiográfica quando existe alteração estrutural à radiografia de sacroilíacas, de acordo com os critérios modificados de Nova York (1984); ou de EpA axial não radiográfica quando o diagnóstico é feito por meio do antígeno leucocitário humano (HLA)-B27 ou da ressonância magnética (RM) de sacroilíacas [critérios classificatórios Assessment of SpondyloArthritis International Society (ASAS), 2009].

EPIDEMIOLOGIA E PATOGÊNESE

O pico de incidência das EpA axiais se dá na terceira década de vida, contudo ocorre 5 anos mais cedo em pacientes positivos para HLA-B27. As formas radiográficas são um pouco mais frequentes nos homens, em uma razão de 2 a 3:1, enquanto as formas não radiográficas têm frequência semelhante em ambos os sexos.

Os dados de prevalência variam de acordo com o HLA-B27 nas populações. Nos europeus, por exemplo, nos quais a prevalência do HLA-B27 é de 8%, a prevalência de EA é de 0,5 a 1,5%; nos afro-americanos, com menor positividade, a frequência de EA também é menor.

Além do HLA-B27, a fisiopatogenia da EA também está associada a genes não MHC, como o *ERAP* e o do receptor da interleucina (IL)-23, bem como a alterações da microbiota intestinal (colite) e cutânea (psoríase). Assim, o acometimento primário da êntese é um dos principais marcos das EpA, principalmente em pacientes com maior suscetibilidade genética quando expostos ao gatilho ambiental, seja pelo estresse mecânico ou infeccioso.

Partindo desse binômio gene-ambiente, sabe-se que a resposta imune inata é a principal via envolvida, particularmente com a participação de alguns tipos celulares (células apresentadoras de antígenos, linfócitos T-gamadelta e células linfoides inatas do tipo 3) e diversas citocinas, sobretudo IL-23, fator de necrose tumoral (TNF) e IL-17, que amplificam a resposta inflamatória.

Além das vias Th1 e Th17, a via da neoformação óssea é de grande relevância no cenário das EpA, uma vez que é responsável pelo achado mais característico da doença: a anquilose.

APRESENTAÇÃO CLÍNICA

Os pacientes apresentam dor lombar ou glútea alternante, de característica inflamatória, mas que pode acometer, também, qualquer parte da coluna vertebral. De modo geral, a dor piora pela manhã e após repouso prolongado ou noturno, e é acompanhada por rigidez matinal com duração superior a 30 min e fadiga.

Diferentemente do observado em populações caucasianas, as articulações periféricas podem estar envolvidas em metade dos casos no Brasil. A artrite geralmente é assimétrica, sobretudo nas articulações dos membros inferiores (joelhos, tornozelos e quadris), dado que sustentam o peso e estão sujeitas ao estresse mecânico, além de estarem associadas a uma quantidade maior de fibrocartilagem. Isto se assemelha ao que ocorre com as entesites, especialmente do tendão do calcâneo e da fáscia plantar.

Outras enteses que podem ser acometidas incluem joelho, crista ilíaca, processos espinhosos e cartilagens costocondrais. A dactilite é uma manifestação rara nas EpA axiais, mas pode ocorrer e é decorrente da tenossinovite dos flexores dos dedos.

A manifestação extra-articular mais frequente é a uveíte, que em geral é anterior, unilateral, recorrente e pode alternar de um olho para o outro. Além disso, eventualmente o paciente apresenta psoríase e/ou doença inflamatória intestinal.

CLASSIFICAÇÃO E DIAGNÓSTICO

Desde 1961, já foram criados diversos critérios classificatórios, sendo o mais recente e aceito o critério do grupo ASAS, de 2009 (Tabela 20.1). Ele é aplicado em pacientes que apresentam dor nas costas crônica, não necessariamente na lombar, por mais de 3 meses, e cujo início tenha se dado com menos de 45 anos de idade, independentemente do ritmo inflamatório. Esse critério possui duas vertentes:

- Dados de imagem: pacientes com alteração radiográfica de sacroilíacas consoante com os critérios de Nova York modificados, ou imagem inflamatória compatível à RM de sacroilíacas (Figura 20.1) e uma manifestação de EpA
- Dados clínicos: pacientes com positividade para o HLA-B27 e duas manifestações de EpA.

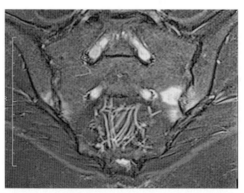

Figura 20.1 Ressonância magnética com sacroileíte.

Capítulo 20 • Espondiloartrites Axiais Radiográfica e Não Radiográfica   163

Tabela 20.1 Critérios classificatórios ASAS de espondiloartrite axial.

Critérios
Pacientes com dor nas costas em região lombar, torácica ou cervical por > 3 meses, com idade de início < 45 anos*: ▪ Sacroiliite em imagem (inflamação aguda demonstrada por RM, sugestiva de sacroiliite relacionada com espondiloatropatias, ou sacroiliite radiográfica definida de acordo com os critérios de Nova York modificados) + 1 manifestação de EpA**; ou ▪ HLA-B27 + 2 manifestações de EpA
Manifestações de EpA
▪ Dor nas costas de padrão inflamatório ▪ Artrite ▪ Entesite (calcâneo) ▪ Uveíte ▪ Dactilite ▪ Psoríase ▪ Doença inflamatória intestinal ▪ Boa resposta a AINE ▪ HLA-B27 ▪ Proteína C reativa elevada#

* Sensibilidade = 82,9% e especificidade = 84,4%; n = 649 pacientes com lombalgia crônica e idade de início < 45 anos.
** Isoladamente, vertente dos dados de imagem tem sensibilidade de 66,2% e especificidade de 97,3%.
# É considerada uma manifestação de EpA no contexto da lombalgia crônica.

Frequentemente, critérios classificatórios são aplicados por falta de critérios diagnósticos; entretanto, no manejo clínico de pacientes, é necessária uma maior flexibilidade para o diagnóstico, tanto diferencial quanto de valorização dos achados negativos. Deve-se levar em consideração dados epidemiológicos, achados articulares e extra-articulares típicos, bem como história familiar. Laboratorialmente, pode-se encontrar elevação dos marcadores inflamatórios, como proteína C reativa e velocidade de hemossedimentação (VHS).

Na avaliação das alterações radiográficas, utilizam-se os critérios de Nova York modificados, sendo positiva aquela com sacroiliite bilateral graus 2 a 4 ou unilateral graus 3 a 4; à RM, considera-se resultado positivo edema ósseo subcondral em dois pontos no mesmo corte ou em um ponto em dois cortes consecutivos. A primeira imagem a ser solicitada deve ser a radiografia de sacroilíacas. Se normal e houver suspeita clínica de EpA, recomenda-se RM das sacroilíacas.

TRATAMENTO E MONITORAMENTO

Diversas ferramentas estão disponíveis para o monitoramento do paciente. Para avaliar atividade de doença, os mais utilizados são o *Bath Ankylosing Spondylitis Disease Activity Index* (BASDAI) e o *Ankylosing Spondylitis Disease Activity Score* (ASDAS), que abordam itens como intensidade das dores axiais e periféricas, da rigidez matinal, da fadiga e da entesite.

O ASDAS diferencia-se do BASDAI por incorporar os marcadores inflamatórios em sua equação, tornando-se, assim, um pouco menos subjetivo. Já o *Bath Ankylosing Spondylitis Functional Index* (BASFI) é uma escala que avalia a funcionalidade do paciente por meio de perguntas autoaplicáveis. Para avaliar a mobilidade da coluna, utiliza-se o *Bath Ankylosing Spondylitis Metrology Index* (BASMI), calculado pelo reumatologista após a mensuração de diversas medidas das colunas cervical e lombar, bem como dos quadris. O dano estrutural radiográfico é avaliado pelo *Modified Stoke Ankylosing Spondylitis Spinal Score* (mSASSS), calculado após avaliação das vértebras cervicais (C2 a T1) e lombares (T12 a S1). Pontua-se de 0 a 3, sendo 0 a vértebra normal; 1 a presença de quadratura, esclerose ou erosão; 2 a presença de sindesmófito; ou 3 a existência de ponte óssea.

O tratamento visa primariamente a controle da dor, preservação da função e melhora da mobilidade e da qualidade de vida em curto, médio e longo prazo, controlando os sintomas articulares, extra-articulares e a fadiga, bem como evitando danos estruturais. A abordagem deve ser multiprofissional, tanto pelas manifestações extra-articulares que precisam de avaliação de especialista (p. ex., uveíte), quanto para o tratamento não farmacológico com reabilitação e atividade física.

As recomendações *treat-to-target* para as EpA, definidas em 2014, apontam a remissão da doença como objetivo principal do tratamento, incluindo baixos escores do BASDAI e ASDAS e baixos valores plasmáticos de proteína C reativa. Em todos os estágios, deve ser contemplado o tratamento não farmacológico, com educação do paciente, atividade física e reabilitação. Baseando-se nisso, a Sociedade Brasileira de Reumatologia lançou recentemente um aplicativo gratuito, chamado REPARE, que orienta os pacientes sobre a doença, além de oferecer registro de sintomas diários, agenda e vídeos explicativos de como fazer exercícios domiciliares e regulares.

A primeira linha de tratamento farmacológico para as manifestações axiais são os anti-inflamatórios não esteroides (AINE), que devem ser substituídos por agentes anti-TNF, caso a remissão não seja atingida ou se houver contraindicação ou efeito adverso limitante. Os medicamentos modificadores do curso da doença (MMCD) sintéticos, como metotrexato, sulfassalazina e leflunomida, têm pouco espaço nas manifestações axiais, mas podem beneficiar casos com manifestação periférica concomitante ou extra-articular e, diferentemente da artrite reumatoide, não apresentam benefício comprovado em reduzir a imunogenicidade do imunobiológico. A resposta inicial ao AINE se dá nas primeiras 2 semanas de tratamento e pode aumentar até a 24ª semana. Pacientes com doença inicial ao diagnóstico parecem responder melhor aos AINE do que aqueles com doença avançada. Recomenda-se reduzir a dose ou suspender a medicação nos pacientes em remissão.

Os imunobiológicos incluídos como segunda linha de tratamento os agentes anti-TNF ou, havendo contraindicação ou falha da medicação anti-TNF, agentes anti-IL-17. Os cinco agentes anti-TNF aprovados para o tratamento das EpA são infliximabe, etanercepte, adalimumabe, golimumabe e certolizumabe. Todos têm boa resposta nas manifestações articulares, mas o etanercepte não é eficaz para tratar doença inflamatória intestinal e uveíte, devendo-se optar por outros fármacos nessas situações. O secuquinumabe é o representante anti-IL-17 aprovado para o tratamento de pacientes que falharam em responder ou apresentam contraindicação ao anti-TNF. Ainda não foi realizado um estudo *head-to-head* comparando agentes anti-TNF ao secuquinumabe, entretanto, parece que ambos apresentam eficácia semelhante.

Quanto ao efeito de evitar neoformação óssea e dano estrutural, só há evidência para os tratamentos com agente anti-TNF instituídos em fase precoce da doença e com duração maior do que 4 anos. Por outro lado, não há evidência de redução de progressão radiográfica com o uso de AINE, anti-IL-17 ou anti-TNF quando iniciados tardiamente.

BIBLIOGRAFIA

Rosenbaum JT, Asquith M. The microbiome and HLA-B27-associated acute anterior uveitis. Nat Rev Rheumatol [Internet]. 2018;14(12):704-13.

Schett G, Lories RJ, D'Agostino MA, Elewaut D, Kirkham B, Soriano ER et al. Enthesitis: from pathophysiology to treatment. Nature Reviews Rheumatology. 2017;13(12):731-41.

Sieper J, Braun J, Dougados M, Baeten D. Axial spondyloarthritis. Nat Rev Dis Prim. 2015;1(46):231-6.

Sieper J, Poddubnyy D. New evidence on the management of spondyloarthritis. Nat Rev Rheumatol [Internet]. 2016;12(5):282-95.

Sieper J, Rudwaleit M, Baraliakos X, Brandt J, Braun J, Burgos-Vargas R et al. The Assessment of SpondyloArthritis international Society (ASAS) handbook: A guide to assess spondyloarthritis. Ann Rheum Dis. 2009;68 Suppl 2:ii1-44.

Taurog JD, Chhabra A, Colbert RA. Ankylosing spondylitis and axial spondyloarthritis. N Engl J Med. 2016;374(26):2563-74.

Van Der Heijde D, Ramiro S, Landewé R, Baraliakos X, Van Den Bosch F, Sepriano A et al. 2016 update of the ASAS-EULAR management recommendations for axial spondyloarthritis. Ann Rheum Dis. 2017;76(6):978-91.

21 Espondiloartrites Periféricas

Danielle Annunciato • Marcelo de Medeiros Pinheiro

INTRODUÇÃO

Grupo de manifestações clínicas, radiográficas e laboratoriais típicas das espondiloartrites (EpA), mas com quadros exclusivos ou predominantemente periféricos. Pode englobar as formas periféricas da artrite psoriásica (APs), artrite reativa (ARe), artrite enteropática (AE) ou relacionadas às enteropatias inflamatórias e dos quadros indiferenciados (EI), incluindo os pacientes excluídos segundo os critérios de classificação para as doenças descritas anteriormente.

De modo geral, os pacientes são classificados em três grupos principais: axial, periférico e predominância axial ou periférica. No Brasil, o acometimento periférico é observado com frequência em quase metade dos pacientes. No entanto, o acometimento periférico isolado (ou "puro") tem sido observado em 10 a 15% dos pacientes.

MANIFESTAÇÕES CLÍNICAS

Nas EpA periféricas (EpA-p), a artrite é geralmente de caráter assimétrico, mais comum em membros inferiores, relacionada com dactilite (dedos em salsicha) e entesite, sobretudo a do calcâneo. Entre as manifestações extra-articulares, a uveíte anterior aguda é a mais encontrada.

Psoríase, colite, uretrite, cervicite, eritema nodoso e pioderma gangrenoso também podem aparecer associados ao quadro de EpA-p ou com predominância periférica. As manifestações clínicas de cada EpA específica foram descritas com mais detalhes em outros capítulos deste livro.

CLASSIFICAÇÃO

Os critérios de classificação das EpA-p, internacionalmente aceitos e validados, foram propostos pelo grupo Assessment of SpondyloArthritis International Society (ASAS), em 2010-2011, e são mostrados na Tabela 21.1.

Estes critérios são valiosos porque as EpA-p apresentam evolução, prognóstico e resposta ao tratamento distintas das EpA axiais. Além disso, representam uma oportunidade para classificar pacientes com EpA-p não relacionadas à psoríase nem à enteropatia inflamatória ou reativa.

TRATAMENTO

A definição de metas de tratamento pertinentes para EpA-p é desafiadora em razão da heterogeneidade da doença, incluindo manifestações axiais, periféricas e extra-articulares, além de comorbidades e a necessidade de acompanhamento multidisciplinar. Em geral, existem poucos estudos envolvendo pacientes com EpA-p. No entanto, a maioria das evidências é baseada em estudos sobre APs e AE.

Tabela 21.1 Critérios de classificação para espondiloartrites periféricas (2010-2011).

Artrite, dactilite ou entesite associada a pelo menos uma das características a seguir:
- Uveíte
- Psoríase
- Doença de Crohn ou retocolite ulcerativa
- Infecção (urogenital ou intestinal)
- Antígeno leucocitário humano (HLA)-B27
- Imagem de sacroileíte (lesões inflamatórias agudas observadas por ressonância magnética, compatível com sacroileíte EpA-associada ou sacroileíte radiograficamente definida pelos critérios modificados de Nova York)

Ou artrite, dactilite ou entesite relacionada a pelo menos duas das seguintes características:
- Artrite
- Dactilite
- Entesite
- Dor lombar inflamatória
- História familiar de EpA.

Anti-inflamatórios não esteroides

De modo geral, recomenda-se que os anti-inflamatórios não esteroides (AINE) sejam usados de modo sintomático e por curto período, uma vez que existem menos evidências de eficácia e segurança em médio e longo prazo.

Glicocorticosteroides

Os glicorticosteroides (GC) sistêmicos não são recomendados para as EpA-p devido à falta de evidências, exceto em casos de ARe ou contraindicação ao uso de AINE (farmacodermia, colite, hepato- ou nefrotoxicidade). No entanto, é importante ressaltar que devem ser usados por curto período e, sobretudo, para alívio da dor e da inflamação.

Em contrapartida, o uso intra-articular é uma alternativa terapêutica efetiva para a doença restrita a um número menor de articulações ou com acometimento monoarticular mais refratário.

MMCDsc

Os medicamentos modificadores do curso da doença sintéticos convencionais (MMCDsc) são indicados para formas moderadas a graves da doença e na ausência de resposta à terapia com AINE ou GC intra-articular. Na APs, o metotrexato tem sido escolhido como primeira opção, de acordo com as últimas recomendações da European League Against Rheumatism (EULAR; Tabela 21.2).

MMCDb antagonistas do TNF

Não existem dados robustos sobre a eficácia e a segurança dos medicamentos modificadores do curso da doença biológicos (MMCDb) antagonistas do fator de necrose tumoral (TNF) em pacientes com EpA-p. No entanto, os dados existentes extrapolados de casos com APs ou AE. São indicados quando não há resposta adequada após 12 a

Tabela 21.2 Medicamentos modificadores do curso da doença sintéticos convencionais.

MMCDs	Dose recomendada	Via de administração
Metotrexato	15 a 25 mg/semana	Oral ou subcutâneo
Sulfassalazina	2 a 3 g/dia	Oral
Leflunomida	20 mg/dia	Oral
Ciclosporina*	2,5 a 5 mg/kg/dia	Oral

* Para artrite psoriásica.

16 semanas de uso dos MMCDsc ou em casos graves da doença. Na APs, além de apresentarem boa eficácia, reduzem progressão radiográfica e são bem tolerados (Tabela 21.3).

MMCDb não bloqueadores do TNF

Não existem dados sobre sua eficácia e segurança em pacientes com EpA-p. No entanto, os dados são extrapolados de casos de APs ou AE, com indicação para pacientes que falharam em responder ou têm contraindicação aos inibidores do TNF (Tabela 21.4).

Tabela 21.3 Medicamentos modificadores do curso da doença biológicos antagonistas do fator de necrose tumoral.

Bloqueadores do TNF	Dose recomendada	Via de administração
Infliximabe	3 a 5 mg/kg/dose Indução: semanas 0, 2 e 6 Manutenção: a cada 6 a 8 semanas	IV
Adalimumabe*	40 mg a cada 14 dias	SC
Etanercepte	50 mg/semana	SC
Golimumabe	50 mg a cada 4 semanas 2 mg/kg/dose Indução**: semanas 0 e 4 Manutenção**: a cada 8 semanas	SC IV
Certolizumabe	Indução: 400 mg nas semanas 0, 2 e 4 Manutenção: 400 mg a cada 4 semanas	SC

* Na artrite relacionada com doenças inflamatórias intestinais, utiliza-se o adalimumabe: 160 mg na semana 0; 0,80 mg na semana 2 e, subsequentemente, a cada 14 dias, por via SC.
** Para as formulações administradas por via intravenosa. IV: intravenosa; SC: subcutânea.

Tabela 21.4 Medicamentos modificadores do curso da doença biológicos não bloqueadores do TNF.

Não bloqueadores do TNF	Dose recomendada	Via de administração
Tofacitinibe (inibidor da Janus quinase)	5 mg de 12/12 h	VO
Ustequinumabe (anticorpo monoclonal inibidor da IL-12 e IL-23)	Indução: 45 mg nas semanas 0 e 4 Manutenção: 45 mg a cada 12 semanas	SC
Abatacepte* (modulador seletivo da coestimulação dos linfócitos T)	Indução: 500 a 1.000 mg nas semanas 0, 2 e 4 Manutenção: 500 a 1.000 mg a cada 4 semanas 162 mg/0,9 mL a cada 7 dias	IV SC
Secuquinumabe (anticorpo monoclonal inibidor da IL-17)	Indução**: 300 mg nas semanas 0, 1, 2, 3, 4 Manutenção**: 300 mg a cada 4 semanas	SC

* Dose dependente do peso: 500 mg (< 60 kg), 750 mg (60 a 100 kg) e 1.000 mg (> 100 kg). Indução e manutenção para as formulações de uso IV.
** Dose extrapolada de ensaios clínicos de APs moderada a grave e refratária ao uso de inibidores do TNF.
IL: interleucina; IV: intravenosa; SC: subcutânea.

BIBLIOGRAFIA

Carneiro S, Azevedo VF, Bonfiglioli R, Ranza R, Gonçalves CR, Keiserman M et al. Recommendations for the management and treatment of psoriatic arthritis. Rev Bras Reumatol. 2013; 53(3):227-41.

Coates LC, Moverley AR, McParland L, Brown S, Navarro-Coy N, O'Dwyer JL et al. Effect of tight control of inflammation in early psoriatic arthritis (TICOPA): a UK multicentre, open-label, randomised controlled trial. Lancet. 2015; 386(10012):2489-98.

Gladman D, Rigby W, Azevedo VF, Behrens F, Blanco R, Kaszuba A et al. Tofacitinib for psoriatic arthritis in patients with an inadequate response to TNF inhibitors. N Engl J Med. 2017; 377(16):1525-36.

Mease P, Sieper J, Van den Bosch F, Rahman P, Karunaratne PM, Pangan AL. Randomized controlled trial of adalimumab in patients with nonpsoriatic peripheral spondyloarthritis. Arthritis Rheumatol. 2015; 67(4):914-23.

Rudwaleit M, Van der Heijde D, Landewe R, Akkoc N, Brandt J, Chou CT. The Assessment of SpondyloArthritis international Society classification criteria for peripheral spondyloarthritis and for spondyloarthritis in general. Ann Rheum Dis. 2011; 70(1):25-31.

Sampaio-Barros PD, Gonçalves CR, Silva JAB, Ximenes AC, Azevedo VF, Bianchi WA et al. Registro ibero-americano de espondiloartritis (RESPONDIA): Brasil. Reumatologia Clínica. 2008; 4(supl4):S30-5.

Smolen JS, Schöls M, Braun J, Dougados M, FitzGerald O, Gladman DD et al. Treating axial spondyloarthritis and peripheral spondyloarthritis, especially psoriatic arthritis, to target: 2017 update of recommendations by an international task force. Ann Rheum Dis. 2018; 77(1):3-17.

Van den Bosch F, Deodhar A. Treatment of spondyloarthritis beyond TNF-alpha blockade. Best Pract Res Clin Rheumatol. 2014; 28(5):819-27.

22 Artrite Psoriásica

*Germana R. A. C. de Lucena •
Vanessa de Oliveira Magalhães*

INTRODUÇÃO

A artrite psoriásica (APs) é uma doença que pode acometer múltiplos sítios, entre eles: pele, unhas, ênteses, articulações periféricas e axiais. A variabilidade da apresentação clínica da doença torna o diagnóstico desafiador e, por vezes, tardio, de modo que se preconiza uma abordagem multidisciplinar entre a dermatologia e a reumatologia para uma intervenção precoce e eficaz.

EPIDEMIOLOGIA

A prevalência da APs varia entre 6 e 25 a cada 10 mil pessoas, podendo afetar até 30% dos pacientes psoríacos, com uma incidência anual que varia entre 2 e 3%. A APs é mais comum na etnia caucasiana, apresentando distribuição semelhante entre homens e mulheres (1:1).

É uma doença de grande impacto psicossocial e na qualidade de vida, estando inclusive associada à queda na produtividade laboral. A taxa de mortalidade nesse grupo de pacientes é semelhante ao restante da população, e os óbitos por causas cardiovasculares são os mais frequentes.

FISIOPATOLOGIA

A expressão fenotípica da APs apresenta significativa heterogeneidade, com marcante destruição óssea, secundária à erosão e à osteólise, e neoformação óssea, que abrange periostite, anquilose óssea e formação de sindesmófitos.

A fisiopatologia da APs, no entanto, ainda não foi completamente elucidada. A APs parece ser desencadeada por uma rede de citocinas inflamatórias em resposta ao estímulo do microbioma e sinais mecânicos de estresse. As interleucinas 23 e 17 (IL-23 e IL-17), assim como o fator de necrose tumoral alfa (TNF-alfa) são instrumentais na patogênese e servem como alvos terapêuticos altamente eficazes (Figura 22.1). As alterações na reabsorção e na formação óssea devem-se à interação de vários sinalizadores da rede, inclusive RANK-L, BMP e WNT.

Do ponto de vista histológico, a condição está associada a um infiltrado difuso de linfócitos B e T, macrófagos e células dendríticas, e à proliferação de neutrófilos. Além disso, há aumento da expressão do TNF-alfa na membrana sinovial e nas placas cutâneas da psoríase.

Alguns estudos sugerem vínculo entre fenótipo de APs e dois padrões de complexo principal de histocompatibilidade (MHC, do inglês *main histocompatibility complex*). O primeiro envolve o gene *C*06*, que confere maior chance de doença cutânea e menor prevalência do fenótipo musculoesquelético. Por outro lado, o segundo padrão parece ser mediado por alelos do antígeno leucocitário humano (HLA)-B, sobretudo o B27, que está relacionado com maior incidência de envolvimento musculoesquelético e pene-

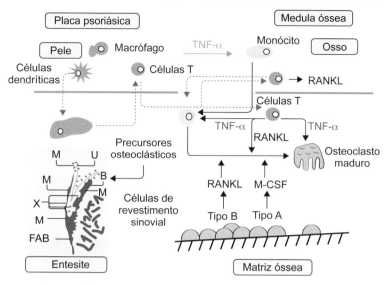

Figura 22.1 Fisiopatologia das manifestações articulares e cutâneas na artrite psoriásica.

trância semelhante à do envolvimento cutâneo. Outros alelos de risco associados incluem as moléculas envolvidas na sinalização mediada por IL-23, IL-17 e receptores de TNF.

MANIFESTAÇÕES CLÍNICAS

Em geral, iniciam-se 10 anos após as primeiras manifestações da psoríase. Entretanto, em até 15% dos casos, essas manifestações podem iniciar antes ou simultaneamente ao quadro cutâneo. Moll e Wrigth descreveram cinco subtipos da doença:

1. Oligoarticular: acomete no máximo quatro articulações de forma assimétrica.
2. Poliarticular: afeta cinco ou mais articulações de forma simétrica, semelhante à artrite reumatoide.
3. Distal: envolve as articulações interfalângicas distais de mãos e pés, em geral acompanha outros subtipos, porém pode ser isolada em até 5% dos casos.
4. Artrite mutilante: artrite deformante e destrutiva, com importante reabsorção óssea, eventualmente com dedos em telescópio.
5. Axial: acomete primeiro coluna vertebral e articulações sacroilíacas.

A presença de entesite pode ser observada em 30 a 50% dos pacientes, atingindo com mais frequência a fáscia plantar e o tendão calcâneo. Dactilite ocorre em 40 a 50% dos pacientes, sendo mais frequente no 4º e no 5º pododáctilos; entretanto, também pode envolver os quirodáctilos e ser aguda ou crônica, geralmente associada à doença mais grave com poliartrite, erosões e neoformações ósseas.

DIAGNÓSTICO

Baseia-se na história clínica e no exame físico. Atualmente, não existem biomarcadores que consigam predizer com acurácia pacientes que evoluirão com APs. É importante, no entanto, que o diagnóstico seja realizado de modo precoce, a fim de se evitar sequelas articulares.

Na prática, são utilizados os Critérios Classificatórios para Artrite Psoriásica (CASPAR; Tabela 22.1), desenvolvidos por meio de análise de dados de pacientes portadores de APs ao longo da evolução da doença. Têm como base critérios diagnósticos para doença inflamatória articular e achados específicos de APs, incluindo distrofia ungueal, fator reumatoide negativo, dactilite e evidência radiográfica de formação óssea justarticular. Apresentam alta especificidade (99,1%), porém sensibilidade intermediária (87,4%).

MEDIDAS PARA O SEGUIMENTO CLÍNICO

O Group for Research and Assessment of Psoriasis and Psoriatic Arthritis (GRAPPA) desenvolveu critérios que indicam baixa atividade de doença, utilizados como alvos terapêuticos, chamados de atividade mínima de doença (MDA; Tabela 22.2).

TRATAMENTO

Tratamento não farmacológico

Para todos os pacientes, recomenda-se fortemente: cessar tabagismo, controlar o peso e praticar atividade física. Essas três intervenções melhoram o prognóstico do paciente e a resposta ao tratamento. Além disso, a reabilitação física e o uso de órteses têm sido grandes aliados no controle da doença articular.

Tabela 22.1 Critérios Classificatórios para Artrite Psoriásica.

Critérios	Pontos
1. Psoríase atual	2
2. História de psoríase (na ausência de psoríase atual)	1
3. História familiar de psoríase (na ausência de psoríase atual ou história de psoríase)	1
4. Dactilite	1
5. Neoformação óssea justarticular	1
6. Fator reumatoide negativo	1
7. Distrofia ungueal	1

Obs.: são classificados com artrite psoriásica pacientes com três ou mais pontos.
Adaptada de Taylor et al., 2006.[1]

Tabela 22.2 Atividade mínima de doença de acordo com o GRAPPA.

Critérios
Número de articulações dolorosas ≤ 1
Número de articulações edemaciadas ≤ 1
Índice de atividade e gravidade da psoríase (PASI) ≤ 1 ou área de superfície corporal < 3
Escore de escala visual analógica de dor ≤ 15
Escore de escala visual analógica de atividade global de doença pelo paciente ≤ 20
Questionário de saúde ≤ 0,5
Ênteses dolorosas ≤ 1

Obs.: paciente classificado com MDA quando atender a cinco critérios.
Adaptada de Coates et al., 2016.[2]

Terapias convencionais

Anti-inflamatórios não esteroides
Os anti-inflamatórios não esteroides (AINE) agem como sintomáticos, reduzindo dor e edema, porém não atuam modificando o curso natural da doença nem impedem o dano estrutural. A Tabela 22.3 apresenta a eficácia e os efeitos colaterais dos principais AINE para tratamento da APs.

Glicocorticoides
Os glicocorticoides orais, em geral, são evitados na APs, devido à possibilidade de piora das lesões cutâneas ao iniciar desmame ou realizar suspensão abrupta do fármaco. Por outro lado, a infiltração local com glicocorticoides tem grande benefício no controle das manifestações articulares e periarticulares, com bom perfil de segurança, desde que efetuada por profissional treinado.

Medicamentos modificadores de curso de doença

Sintéticos
A Tabela 22.4 apresenta a eficácia e os efeitos colaterais dos principais medicamentos modificadores de curso de doença (MMCD) sintéticos para tratamento da APs.

Tabela 22.3 Eficácia e efeitos colaterais dos AINE no tratamento da artrite psoriásica.

Medicamento	Via	Dose de acordo com a indicação	Sinais e sintomas	Efeitos colaterais comuns
Naproxeno	VO	Articulação: 750 a 1.000 mg/dia Pele: não avaliada	Articulação: + Pele: -	Gastrintestinal Cardíaco Renal
Diclofenaco	VO	Articulação: 100 a 150 mg/dia Pele: não avaliada	Articulação: + Pele: -	Gastrintestinal Cardíaco Renal
Indomentacina	VO	Articulação: 100 a 150 mg/dia Pele: não avaliada	Articulação: + Pele: -	Gastrintestinal Cardíaco Renal

Adaptada de Ritchlin et al., 2017.[3]

Tabela 22.4 Eficácia e efeitos colaterais dos MMCD sintéticos no tratamento da artrite psoriásica.

Medicamento	Via	Dose de acordo com a indicação	Sinais e sintomas	Efeitos colaterais comuns
Metotrexato	VO, SC	Articulação: 15 a 25 mg/semana Pele: 15 a 25 mg/semana	Articulação: + Pele: ++	Alopecia Náuseas Hepatotoxicidade
Leflunomida	VO	Articulação: 20 mg/dia Pele: não avaliada	Articulação: + Pele: +	Diarreia Nefropatia Alopecia
Sulfassalazina	VO	Articulação: 2 a 3 g/dia Pele: não avaliada	Articulação: - Pele: -	Neutropenia Diarreia

Adaptada de Ritchlin et al., 2017.[3]

Metotrexato

É um inibidor da enzima di-hidrofolato redutase e atua na inibição da síntese de DNA, RNA e proteínas. Seu uso é aprovado para tratamento de psoríase grave e incapacitante. Essa medicação constitui a primeira linha terapêutica para a doença, podendo ser utilizada em monoterapia ou combinada à terapia biológica. É recomendada efetivamente tanto para a artropatia como para a doença cutânea, apresentando como principais efeitos colaterais hepatotoxicidade e mielotoxicidade.

Leflunomida

É um inibidor da síntese de pirimidinas e atua prevenindo a ativação e a proliferação de células T. Apresenta eficácia no tratamento de manifestações articulares. Sem indicação para controle de doença cutânea.

Biológicos

A Tabela 22.5 apresenta a eficácia e os efeitos colaterais dos principais MMCD biológicos para tratamento da APs.

Agentes antifator de necrose tumoral

O TNF-alfa, a IL-12/23 e a IL-17 têm papel na patogênese de condições inflamatórias crônicas, como psoríase e APs. As terapias biológicas agem como terapias alvo-específicas. Os medicamentos anti-TNF atualmente liberados para uso na APs são: etanercepte, infliximabe, adalimumabe, golimumabe e certolizumabe pegol.

Essas medicações apresentam bom perfil de segurança, com efeito sobre as lesões cutâneas e osteoarticulares, atuando como terapia modificadora do curso natural da doença. Seu principal evento adverso é o risco elevado de quadros infecciosos.

Anti-interleucina-17

Tem como alvo a IL-17, envolvida na fisiopatogênese das lesões articulares e cutâneas. No momento presente, as medicações aprovadas são secuquinumabe e ixequizumabe, ambas administradas por via subcutânea, eficazes igualmente para controle das manifestações cutâneas e articulares.

Anti-interleucina-12/23

Tem como representante o ustequinumabe. Apresenta efeitos mais evidentes para manifestações cutâneas do que para as articulares. Além disso, sua posologia é bastante conveniente, com administração por via subcutânea a cada 12 semanas.

Anti-Jak

Tofacitinibe e baricitinibe são medicações com uso liberado para artrite reumatoide, ainda em fase de estudo na APs.

Tabela 22.5 Eficácia e efeitos colaterais dos MMCD biológicos no tratamento da artrite psoriásica.

Medicamento	Via	Dose (articulações e pele)	Sinais (articulações)	Sintomas (pele)	Inibição do dano	Efeitos colaterais
Anti-TNF						
Adalimumabe	SC	40 mg a cada 2 semanas	+++	++	++	Reação local Infecções
Certolizumabe	SC	200 mg a cada 2 semanas ou 400 mg a cada 4 semanas	+++	++	++	Reação local Infecções
Etanercepte	SC	50 mg/semana	+++	+	++	Reação local Infecções
Golimumabe	SC, IV	50 mg/mês	+++	+	++	Reação local Infecções
Infliximabe	IV	5 mg/kg nas semanas 0, 2, 6; após, a cada 8 semanas	+++	++++	++	Reação infusional Infecções
Anti-IL-17						
Ixequizumabe	SC	80 mg a cada 2 semanas	+++	++++	++	Infecção por *Candida*
Secuquinumabe	SC	300 mg nas semanas 0, 1, 2, 3, 4 e, subsequentemente, a cada 4 semanas	+++	++++	+++	Infecção por *Candida*
Brodalumabe	SC	210 mg nas semanas 0, 1, 2 210 mg a cada 2 semanas				Ideação suicida
Anti-IL-12/23						
Ustecinumabe	SC	45 mg (peso < 100 kg) ou 90 mg	++	+++	+	Reação no local Infecções
Inibidor de PDE4						
Apremilaste	VO	30 mg, 2 vezes/dia	++	+	?	Perda de peso Diarreia

Adaptada de Ritchlin *et al.*, 2017.[3]

REFERÊNCIAS BIBLIOGRÁFICAS

1. Taylor W, Gladman D, Helliwell P, Marchesoni A, Mease P, Mielants H; CASPAR Study Group. Classification criteria for psoriatic arthritis: development of new criteria from a large international study. Arthritis Rheum. 2006;54:2665-73.
2. Coates LC, Kavanaugh A, Mease PJ, Soriano ER, Laura Acosta-Felquer M, Armstrong AW et al. Group for research and assessment of psoriasis and psoriatic arthritis 2015 treatment recommendations for psoriatic arthritis. Arthritis Rheumatol. 2016;68(5):1060e1071.
3. Ritchlin CT, Colbert RA, Gladman DD. Psoriatic arthritis. N Engl J Med. 2017;376(10):957-70. Review. Erratum in: N Engl J Med. 2017;376(21):2097.

BIBLIOGRAFIA

Barnas JL, Ritchlin CT. Etiology and pathogenesis of psoriatic arthritis. Rheum Dis Clin N Am. 2015;41:643-63.

Coates LC, Fransen J, Helliwell PS. Defining minimal disease activity in psoriatic arthritis: a proposed objective target for treatment. Ann Rheum Dis. 2010;69:48e53.

Gossec L, Smolen JS, Ramiro S, de Wit M, Cutolo M, Dougados M et al. European League against Rheumatism (EULAR) recommendations for the management of psoriatic arthritis with pharmacological therapies: 2015 update. Ann Rheum Dis. 2016;75(3):499e510.

Helliwell PS, FitzGerald O, Fransen J, Gladman DD, Kreuger GG, Callis-Duffin K et al. The development of candidate composite disease activity and responder indices for psoriatic arthritis (GRACE project). Ann Rheum Dis. 2013;72:986e991.

Mumtaz A, Gallagher P, Kirby B, Waxman R, Coates LC, Veale JD et al. Development of a preliminary composite disease activity index in psoriatic arthritis. Ann Rheum Dis. 2011;70:272e277.

Raychaudhuri SP. Comorbidities of psoriatic arthritis e metabolic syndrome and prevention: a report from the GRAPPA 2010 annual meeting. J Rheumatol. 2012;39:437e440.

Ritchlin C, Mcgonagle D. Etiopatologia e patogênese da artrite psoriásica. Reumatologia. 6. ed. Rio de Janeiro: Elsevier; 2016.

23 Artrite Enteropática

Lísel Gottfried Mallmann • Thauana Luiza de Oliveira

INTRODUÇÃO

A artrite enteropática é uma espondiloartrite relacionada com doenças inflamatórias intestinais (DII), doença de Crohn (DC) e retocolite ulcerativa (RCU), que se manifesta por meio de diarreia, dor abdominal e sangramento do trato gastrintestinal, além de apresentar sintomas sistêmicos, como febre e perda ponderal.

EPIDEMIOLOGIA

As DII têm um pico de incidência entre a 2ª e a 3ª décadas de vida, com uma prevalência estimada de até 0,2% da população geral. A DC é ligeiramente mais comum em mulheres e a RCU em homens.

A artrite é a manifestação extraintestinal mais comum das DII, ocorrendo em 2,8 a 3,1% dos casos, e com frequência semelhante na DC e na RCU. O envolvimento axial (sacroiliíte e/ou espondilite) é mais comum na DC (5 a 22%) quando comparado a RCU (2 a 6%).

FISIOPATOLOGIA

A fisiopatologia da artrite enteropática, assim como das espondiloartrites de uma forma geral, ainda não é totalmente conhecida. Sabe-se que há um aumento da permeabilidade da mucosa intestinal, o que possibilita a ativação do sistema imune por meio do contato com bactérias do microbioma intestinal. Acredita-se que células da imunidade inata e linfócitos ativados na mucosa intestinal possam migrar para a êntese de fibrocartilagem, sítio em que ocorre o processo inflamatório que culminará nas principais manifestações extraintestinais da doença.

O polimorfismo com perda de função do gene *CARD15* (do inglês *caspase activating recruitment domain 15*), que codifica uma proteína capaz de reconhecer componentes bacterianos, é um dos fatores de risco genéticos para a doença. Outro grupo de genes associado a esse risco é o relacionado com os receptores de interleucina (IL)-23 e de IL-17.

QUADRO CLÍNICO

Nas DII, até 50% dos pacientes apresentarão ao menos uma manifestação extraintestinal, que pode preceder o quadro intestinal.

A artrite acomete predominantemente grandes articulações de membros inferiores, como joelhos e tornozelos. O envolvimento dos membros superiores e pequenas articulações é mais comum na RCU do que na DC. As manifestações articulares são classificadas de acordo com o critério de Oxford em artrite periférica (tipos 1 e 2) e forma axial.

A artrite periférica do tipo 1 é a mais comum e está relacionada à atividade da DII ou pode até mesmo precedê-la. É oligoarticular, não erosiva, não deformante, assimétrica e predomina nas grandes articulações dos membros inferiores. Apresenta um curso autolimitado ou intermitente com duração inferior a 6 meses.

A artrite periférica do tipo 2 é menos frequente e independe da atividade intestinal. É poliarticular, simétrica, predomina em membros superiores, acometendo grandes e pequenas articulações. Pode ser erosiva e deformante, e costuma apresentar um curso intermitente com períodos de reativação mais graves e tendência à cronificação. A manifestação extra-articular mais comum é a uveíte. Alguns autores consideram ainda o tipo 3 ou misto, com comprometimento axial e periférico.

O acometimento axial pode ser assintomático ou manifestar-se com lombalgia inflamatória e sacroiliíte. É mais comum na DC (5 a 22%) do que na RCU (2 a 6%). O início pode preceder a colite clínica e seu curso pode ser independente da atividade intestinal. A prevalência é maior em homens do que em mulheres (3:1). O curso clínico é semelhante ao da espondilite anquilosante e pode progredir para anquilose com consequente imobilidade e perda de funcionalidade. Há possibilidade de ocorrer ainda entesite e dactilite.

Fasciite plantar e entesite de calcâneo são as manifestações mais comuns de entesite. A dactilite, por sua vez, manifesta-se na forma de "dedos em salsicha" e pode acometer as mãos e os pés.

Até 25% dos pacientes têm outras manifestações extraintestinais. A uveíte anterior aguda, insuficiência aórtica e distúrbios cardíacos de condução apresentam prevalências de 25%, 4 a 10% e 3 a 9%, respectivamente. Essas manifestações estão associadas ao gene *HLA-B27* e, por consequência, são mais frequentes naqueles pacientes com acometimento axial de longa duração. Outras manifestações incluem lesões cutâneas, que podem acometer 10 a 25% dos pacientes. Entre estas, é possível citar o eritema nodoso, cuja atividade inflamatória coincide com a exacerbação da DII e com a atividade da artrite periférica. O pioderma gangrenoso, manifestação cutânea mais grave da DII, é mais comum em mulheres; mostra uma prevalência de 2,2% na RCU e 1,5% na DC, e em geral não coincide com a atividade da doença intestinal. Outras manifestações clínicas incluem a colangite esclerosante primária (70 a 90% dos casos em pacientes com DII) e a tireoidite de Hashimoto (principalmente na RCU, envolvimento poliarticular e doença prolongada).

DIAGNÓSTICO

Deve-se suspeitar de artrite enteropática em todo paciente com DII que apresente artralgia, rigidez matinal, edema articular, dor nas costas e/ou nas nádegas.

Não existe nenhum teste laboratorial específico para o diagnóstico. Há probabilidade de os reagentes de fase aguda (velocidade de hemossedimentação e proteína C reativa) estarem normais ou elevados.

A anemia de doença crônica pode ocorrer tanto na doença intestinal ativa quanto no acometimento articular. Além disso, a anemia ferropriva pode ser o primeiro sinal de DII. Leucocitose e plaquetose também podem estar presentes. O fator reumatoide (FR) costuma ser negativo ou positivo em baixos títulos.

O HLA-B27 é encontrado em 35 a 75% dos pacientes do DII. O p-ANCA (padrão atípico) é encontrado em 65% dos pacientes com RCU e em menos de 10% dos pacientes com DC. O anti-*Saccharomyces cerevisae* (ASCA) pode ser observado em 40 a 70% dos pacientes com DC e em menos de 15% dos pacientes com RCU. É viável usar a calprotectina fecal como um método de rastreio, mas os valores de normalidade ainda não estão definidos na artrite enteropática.

As radiografias de articulações periféricas mostram edema de partes moles, osteopenia periarticular e periostite, enquanto as erosões ou a redução do espaço articular são achados tardios e menos frequentes. As lesões de Romanus (erosões com margens escleróticas adjacentes ao corpo vertebral) podem ser vistas nas radiografias de coluna. A sacroiliíte costuma ser simétrica e bilateral.

A ressonância magnética (RM) de sacroilíacas e de coluna lombar é importante para o melhor entendimento do curso da doença e o diagnóstico precoce. As lesões podem ser divididas em agudas e crônicas. As lesões agudas incluem o edema de medula óssea (sacroiliíte), entesite, capsulite e sinovite. Essas lesões são mais bem visualizadas nas sequências ponderadas em T2 com saturação de gordura (STIR, do inglês *short tau inversion recovery*), com exceção da sinovite, que requer administração de contraste intravenoso (gadolíneo) na sequência ponderada em T1. Já as lesões crônicas, como esclerose subcondral, erosões, metaplasia gordurosa (*fatty lesions*) e anquilose, são vistas nas sequências ponderadas em T1. O edema de medula óssea em um contexto clínico adequado pode ser altamente sugestivo de sacroiliíte ativa.

A ultrassonografia com *power Doppler* possibilita identificar sinovites, erosões, tenossinovites e entesites. É uma ferramenta útil no diagnóstico precoce e para avaliar atividade de doença e dano articular.

TRATAMENTO

Corticosteroide, medicamentos modificadores do curso da doença sintéticos (MMCDs) e agentes biológicos são opções terapêuticas para o manejo da atividade intestinal e articular.

Os anti-inflamatórios não esteroides (AINE) devem ser usados de forma criteriosa e cuidadosa nesses pacientes, uma vez que podem exacerbar a colite. Na DII grave, com fístulas e inflamação intestinal extensa, os AINE são formalmente contraindicados. Para esses casos, o corticosteroide sistêmico ou intra-articular é uma opção.

A sulfassalazina (2 a 3 g/dia) é utilizada no tratamento da DII e também se mostra efetiva na artrite periférica leve. Esse fármaco, no entanto, parece não ter efeito no envolvimento axial.

Outros imunossupressores, como metotrexato (15 a 25 mg/semana), azatioprina (1 a 3 mg/kg/dia), ciclosporina (3 a 5 mg/kg/dia) e leflunomida (20 mg/dia) podem ser eficazes para o controle das manifestações gastrintestinais e articulares.

Os agentes antifator de necrose tumoral (anti-TNF) monoclonais (infliximabe, adalimumabe, certolizumabe e golimumabe) são indicados na refratariedade, intolerância ou efeitos colaterais de MMCDs. Outra opção terapêutica é o ustequinumabe (inibidor de IL-12/23), atualmente liberado para o tratamento da DC.

BIBLIOGRAFIA

Colia R, Corrado A, Cantatore FP. Rheumatologic and extraintestinal manifestations of inflammatory bowel diseases. Annals Of Medicine. 2016;48(8):577-85.

Holden W, Orchard T, Wordsworth P. Enteropathic arthritis. Rheumatic Disease Clinics of North America. 2003;29(3):513-30.

Mandl P, Navarro-Compán V, Terslev L, Aegerter P, van der Heijde D, D'Agostino MA et al. EULAR recommendations for the use of imaging in the diagnosis and management of spondyloarthritis in clinical practice. Annals of The Rheumatic Diseases. 2015;74(7):1327-39.

Peluso R, Di Minno MN, Iervolino S, Manguso F, Tramontano G, Ambrosino P et al. Enteropathic spondyloarthritis: from diagnosis to treatment. Clinical and Developmental Immunology. 2013;2013:1-12.

Resende GG, Pieruccetti LB, Bianchi WA, editores. Livro da Sociedade Brasileira de Reumatologia. Barueri: Manole; 2018.

Resende GG, Lanna CCD, Bortoluzzo AB, Gonçalves CR, Silva JAB, Ximenes AC et al. Artrite enteropática no Brasil: dados do registro brasileiro de espondiloartrites. Revista Brasileira de Reumatologia. 2013;53(6):452-59.

Sieper J, Poddubnyy D. Axial spondyloarthritis. Lancet. 2017;390(10089):73-84.

Sieper J, Rudwaleit M, Baraliakos X, Brandt J, Braun J, Burgos-Vargas R et al. The Assessment of SpondyloArthritis international Society (ASAS) handbook: a guide to assess spondyloarthritis. Annals of The Rheumatic Diseases. 2009;68(2):1-44.

Smolen JS, Schöls M, Braun J, Dougados M, FitzGerald O, Gladman DD et al. Treating axial spondyloarthritis and peripheral spondyloarthritis, especially psoriatic arthritis, to target: 2017 update of recommendations by an international task force. Annals of The Rheumatic Diseases. 2017;77(1):3-17.

West SG. Rheumatology Secrets. 3. ed. Philadelphia: Elsevier Mosby; 2015.

24 Artrite Reativa

Guilherme Devidé Mota • Marcelo de Medeiros Pinheiro

INTRODUÇÃO

A definição clássica de artrite reativa (ARe) compreende uma artrite subsequente a um quadro infeccioso urinário ou gastrintestinal, muitas vezes sem a identificação do agente etiológico nas articulações afetadas. Atualmente, integra o conceito e o grande espectro das espondiloartrites (EpA).

EPIDEMIOLOGIA

Estima-se que a incidência global de ARe seja de 0,6 a 27 a cada 100 mil adultos, anualmente. No entanto, essa grande variabilidade pode estar subestimada, sobretudo pela maior predisposição genética em populações caucasianas, a qual é principalmente relacionada com presença do antígeno leucocitário humano (HLA)-B27. Além disso, a ARe apresenta uma evolução autolimitada em cerca de metade dos pacientes e muitos sequer passam por avaliação médica especializada, o que diminui a sensibilidade do diagnóstico clínico.

A ARe incide tipicamente em indivíduos jovens e os patógenos costumam variar de acordo com a região geográfica, sendo a *Chlamydia trachomatis* o agente mais endêmico. Outros patógenos conhecidos incluem *Yersinia enterocolitica, Salmonella typhimurium/eneridits, Shigella flexneri/sonnei, Campylobacter jejuni/fetus/lari, Escherichia coli, Clostridioides difficile, Ureaplasma urealyticum, Mycoplasma genitalium* e *Chlamydia pneumoniae.*

FISIOPATOLOGIA

As bases fisiopatológicas da ARe ainda não são totalmente compreendidas, com diversas teorias correntes. Alguns autores postulam mecanismos de hipersensibilidade, decorrentes da resposta inflamatória estimulada por um antígeno bacteriano que acomete articulações estéreis. Outros sugerem desregulação dos padrões de resposta imune do hospedeiro, com tendência à diminuição da resposta Th1 e inibição do receptor *Toll-like* 4 (TLR-4). No entanto, os modelos teóricos fisiopatogênicos mais consistentes estão relacionados com o próprio processamento antigênico determinado pelo HLA-B27, sobretudo pelo desdobramento falho e pela formação de homodímeros a ele associadas. Além disso, observou-se em estudos prévios uma maior positividade do HLA-B27 nos casos de cronificação de ARe.

QUADRO CLÍNICO

A ARe caracteriza-se, na maioria dos casos, por oligoartrite assimétrica, que acomete preferencialmente as articulações de membros inferiores (joelhos, tornozelos e metatarsofalângicas), precedida por infecção urogenital ou gastrintestinal em 1 a 6 semanas.

Entesite, dactilite, dor alternante em nádegas e lombalgia inflamatória também podem ocorrer na apresentação inicial ou com a evolução. A febre e o quadro sistêmico de perda de peso e adinamia não são comuns em casos de EpA e, quando presentes, podem sugerir ARe, diferentemente de espondilite anquilosante e artrite psoriásica. As manifestações extra-articulares são variadas e devem ser ativamente questionadas e avaliadas. A ocorrência tem sido estimada em 20 a 30% para o envolvimento ocular e 15 a 25% para o quadro cutâneo. As principais manifestações são:

- Oftalmológicas: conjuntivite, uveíte anterior, episclerite, ceratite
- Geniturinárias: disúria, dor pélvica, uretrite, flogose no meato uretral, cervicite, prostatite, salpingooforite e cistite. Outra manifestação característica é a balanite circinada (lesões eritematosas indolores, com úlceras rasas e pequenas em glande e meato uretral). O principal diagnóstico diferencial é a psoríase de glande
- Gastrintestinais: diarreia e dor abdominal
- Cutâneas: úlceras orais indolores, erupções cutâneas, ceratoderma blenorrágico (lesões hiperqueratóticas em mãos e pés, parecidas com as lesões da psoríase pustulosa). Alterações ungueais também são comuns e em muito se assemelham àquelas da psoríase
- Cardíacas: são muito incomuns, porém há relatos de doença valvar (principalmente insuficiência aórtica), distúrbios de condução e pericardite.

O quadro é autolimitado na maioria das vezes, com resolução espontânea dentro de 6 meses em cerca de metade dos casos e, na grande maioria, dentro de 1 ano. Destaque para os portadores do HLA-B27, que apresentam maiores taxas de cronificação e manifestações extra-articulares, além de pior prognóstico.

DIAGNÓSTICO DIFERENCIAL

A gama de diagnósticos diferenciais é ampla, reforçando a importância de uma boa anamnese e exame físico, bem como exames complementares bem direcionados. Devem ser consideradas as artrites infecciosas, sobretudo a gonocócica, e microcristalinas, bem como as pós-traumáticas, relacionadas com doença inflamatória intestinal e doença celíaca, e associadas ao uso intravesical de BCG (Bacilo de Calmette-Guérin; tratamento de neoplasia vesical) e à febre reumática, entre outros.

EXAMES COMPLEMENTARES

Exames de imagem

Não há achados específicos para o diagnóstico de ARe em nenhum dos métodos de imagem disponíveis atualmente. Embora as evidências de sinovite, entesite e sacroiliite sejam inespecíficas, são importantes para se estabelecer o melhor diagnóstico diferencial após o adequado raciocínio clínico.

Exames laboratoriais

Reagentes de fase aguda, como proteína C reativa e velocidade de hemossedimentação (VHS), podem ou não estar elevados. Há forte correlação com a presença do HLA-B27, que está positivo em 30 a 50% dos casos. É possível obter coprocultura, urocultura, cultura de *swab* uretral e técnicas utilizando a reação em cadeia da polimerase; porém, muitas vezes, quando o quadro articular se instala e a hipótese é feita, o quadro infeccioso urinário ou gastrintestinal já se resolveu. Sorologias não costumam ter aplicabilidade clínica, embora existam relatos de positividade em até 50% dos casos de infecções causadas por *Salmonella* e *Yersinia*.

Análise do líquido sinovial

Apresenta achados inespecíficos, comuns entre as artrites inflamatórias, com elevação discreta a moderada de leucócitos (em geral entre 2.000 e 64.000 céls.) e predomínio neutrofílico. Algumas vezes, pode ter aspecto séptico resultante de um processo inflamatório muito intenso, o que causa confusão diagnóstica.

TRATAMENTO

Tratamento da infecção gatilho

Embora o uso de antibióticos não seja indicado para o tratamento da artrite propriamente dita, a resolução da infecção pode contribuir para a melhora do quadro articular, em especial nos casos agudos decorrentes de infecção do trato geniturinário causados pela *C. trachomatis* (sugere-se doxiciclina ou azitromicina).

Quando a infecção é gastrintestinal, o antibiótico só deve ser considerado na concomitância da diarreia (sugerem-se fluoroquinolonas). Uma revisão sistemática com metanálise comparou o uso de antibióticos e placebo em quadros de ARe aguda e não observou melhora na dor, diminuição do número de articulações afetadas, melhora na avaliação global do paciente e na probabilidade de remissão espontânea. Outros estudos tiveram resultados controversos, com alguns falhando em demonstrar qualquer benefício no tratamento antibiótico dos casos crônicos e outros mostrando uma potencial redução nas manifestações extra-articulares e na cronificação.

Tratamento de quadro articular

O manejo da artrite aguda em geral consiste no uso de anti-inflamatórios não hormonais e corticosteroides sistêmicos ou intra-articulares por curtos períodos (habitualmente menos de 2 semanas). Uma pequena porcentagem apresenta cronificação, com sintomas que duram mais de 6 meses, sem controle adequado. Nos casos refratários, pode-se associar um dos medicamentos modificadores do curso da doença (MMCD), como sulfassalazina ou metotrexato, ou até medicações bloqueadoras do fator de necrose tumoral (TNF), incluindo etanercepte, infliximabe, adalimumabe, golimumabe e certolizumabe pegol, apesar da falta de ensaios clínicos randomizados robustos.

De modo geral, quando a terapia com MMCD é iniciada, espera-se que haja resposta dentro de 3 a 4 meses e aguardam-se 3 a 6 meses de remissão para a retirada. Não há estudos de boa qualidade metodológica dirigidos especificamente para o tratamento de ARe, tampouco um instrumento diagnóstico/prognóstico validado. Por consequência, muito do manejo decorre de extrapolação de outras doenças, sobretudo da espondilite anquilosante.

Tratamento das manifestações extra-articulares

Manifestações oculares devem obrigatoriamente ser avaliadas pelo oftalmologista com o objetivo de identificar uveíte. Lesões mucocutâneas leves podem se beneficiar do tratamento com corticosteroides tópicos. É possível que quadros mais graves, como ceratoderma blenorrágico e lesões pustulares refratárias, necessitem de medicações sistêmicas como MMCD e inibidores do TNF.

BIBLIOGRAFIA

Benoldi D, Alinovi A, Bianchi G, Buticchi G. Reiter's disease: successful treatment of the skin manifestations with oral etretinate. Acta Derm Venereol. 1984;64:352.

Carter JD, Espinoza LR, Inman RD, Sneed KB, Ricca LR, Vasey FB *et al.* Combination antibiotics as a treatment for chronic Chlamydia-induced reactive arthritis: a double-blind, placebo-controlled, prospective trial. Arthritis Rheum. 2010;62(5):1298-307.

Carter JD, Gérard HC, Whittum-Hudson JA, Hudson AP. Combination antibiotics for the treatment of Chlamydia-induced reactive arthritis: is a cure in sight? Int J Clin Rheumtol. 2011;6(3):333-45.

Carter JD, Hudson AP. Recent advances and future directions in understanding and treating Chlamydia-induced reactive arthritis. Expert Rev Clin Immunol. 2017;13(3):197-206.

Chiereghin A *et al.* Artrite reativa. In: Marques Neto JF, Vasconcelos JTS, Shinjo SK, Radominski SC. Livro da Sociedade Brasileira de Reumatologia. Barueri: Manole; 2018.

Clegg DO, Reda DJ, Weisman MH, Cush JJ, Vasey FB, Schumacher HR Jr et al. Comparison of sulfasalazine and placebo in the treatment of reactive arthritis (Reiter's syndrome). A Department of Veterans Affairs Cooperative Study. Arthritis Rheum. 1996;39:2021.

Gérard HC, Carter JD, Hudson AP. Chlamydia trachomatis is present and metabolically active during the remitting phase in synovial tissues from patients with chronic Chlamydia-induced reactive arthritis. Am J Med Sci. 2013;346(1):22-5.

Hannu T, Inman R, Granfors K, Leirisalo-Repo M. Reactive arthritis or post-infectious arthritis? Best Pract Res Clin Rheumatol. 2006;20:419.

Hannu T. Reactive arthritis. Best Pract Res Clin Rheumatol. 2011;25(3):347.

Juvakoski T, Lassus A. A double-blind cross-over evaluation of ketoprofen and indomethacin in Reiter's disease. Scand J Rheumatol. 1982;11:106.

Kvien TK, Gaston JS, Bardin T, Butrimiene I, Dijkmans BA, Leirisalo-Repo M et al. Three month treatment of reactive arthritis with azithromycin: a EULAR double blind, placebo controlled study. Ann Rheum Dis. 2004;63:1113.

Laasila K, Laasonen L, Leirisalo-Repo M. Antibiotic treatment and long term prognosis of reactive arthritis. Ann Rheum Dis. 2003;62:655.

Meyer A, Chatelus E, Wendling D, Berthelot JM, Dernis E, Houvenagel E et al. Safety and efficacy of anti-tumor necrosis factor α therapy in ten patients with recent-onset refractory reactive arthritis. Arthritis Rheum. 2011;63:1274.

Rohekar S, Pope J. Epidemiologic approaches to infection and immunity: the case of reactive arthritis. Curr Opin Rheumatol. 2009;21(4):386-90.

Sieper J, Rudwaleit M, Braun J, van der Heijde D. Diagnosing reactive arthritis: role of clinical setting in the value of serologic and microbiologic assays. Arthritis Rheum. 2002;46:319.

Yli-Kerttula T, Luukkainen R, Yli-Kerttula U, Möttönen T, Hakola M, Korpela M et al. Effect of a three month course of ciprofloxacin on the late prognosis of reactive arthritis. Ann Rheum Dis. 2003;62(9):880-4.

25 Espondiloartrite Indiferenciada

Guilherme Devidé Mota • Marcelo de Medeiros Pinheiro

INTRODUÇÃO

A espondiloartrite indiferenciada (EI), descrita inicialmente em 1982, durante estudos envolvendo familiares de pacientes com espondilite anquilosante (EA), abrange os pacientes que apresentam manifestações clínicas próprias das espondiloartrites (EpA), bem como uma mesma base fisiopatológica, sem apresentar, no entanto, critérios definitivos para classificação em uma das entidades já conhecidas [EA, artrite psoriásica (APs), artrite enteropática (AE) e artrite reativa (ARe)].

A discussão acerca da classificação da EI como subtipo diferenciado de espondiloartropatia, como uma entidade própria ou apenas como um quadro pré-clínico, ainda é motivo de certa controvérsia na literatura. Em 1991, ao postular critérios preliminares para definição das EpA, o European Spondyloarthritis Study Group (ESSG) permitiu que quadros indiferenciados fossem incluídos como um subtipo no grande leque das EpA. No entanto, o grupo Assessment on Spondyloarthritis International Society (ASAS), em 2009, optou por mudar o enfoque na abordagem das EpA classificando os quadros de acordo com as manifestações axiais ou periféricas e radiográficas ou não radiográficas, sem explicitar o termo "indiferenciado". Essa abordagem foi útil na prática clínica e houve um aumento na sensibilidade diagnóstica, com quadros anteriormente conhecidos como EI que passaram a ser encarados como EpA não radiográficas axiais ou periféricas.

EPIDEMIOLOGIA

A falta de consenso quanto à definição da EI dificulta a realização de estudos para avaliar a real incidência e prevalência dessa doença. O Registro Brasileiro de Espondiloartrites (RBE) avaliou 1.036 pacientes oriundos de 28 centros universitários brasileiros e encontrou prevalência de 6,3%.

A literatura também sugere uma tendência de os quadros inicialmente diagnosticados como EI atenderem, subsequentemente, aos critérios classificatórios para alguma das outras doenças do espectro das EpA. Uma coorte brasileira, com um tempo total de seguimento de 10 anos, acompanhou pacientes a princípio diagnosticados com EI e mostrou que apenas 35,7% dos pacientes evoluíram para EA; 16,7% permaneceram como EI; 7,1% receberam o diagnóstico de APs; e os outros 40,5% evoluíram para remissão. Além disso, observou-se que etnia branca, positividade para o antígeno leucocitário humano (HLA)-B27, dor alternante em nádegas, lombalgia inflamatória, acometimento de tornozelos e sacroiliíte radiográfica eram variáveis independentemente associadas com a evolução para EA.

FISIOPATOLOGIA

A intrínseca relação entre o HLA-B27 e a fisiopatologia das EpA já é conhecida. Diversos estudos demonstraram um erro no processamento antigênico, com desdobramento falho e formação de homodímeros, que fundamentam o processo inflamatório. Análises mais aprofundadas do HLA-B27 identificaram diversos alelos e subtipos, dentre os quais B*2705, B*2702 e B*2704 apresentam associação mais significativa.

Recentemente, estudos genéticos identificaram um novo e promissor biomarcador, o RGS1 (do inglês, *regulator of G-protein signalling 1*), cuja expressão e atividade estão aumentadas em quadros de EI. O RGS1 parece responder ao estímulo do fator de necrose tumoral alfa (TNF-alfa) e interleucina 17 (IL-17) e, assim, teria papel central na patogênese.

QUADRO CLÍNICO

Abrange as manifestações já conhecidas dentro do espectro das EpA, com menor ocorrência dos sintomas e sinais mais específicos dos demais subtipos. Apresenta, portanto, frequência menor de sintomas gastrintestinais (frequentes na AE), de sintomas geniturinários (comuns nos quadros de ARe) e de envolvimento cutâneo (usuais na APs).

De modo geral, a lombalgia inflamatória é uma das características mais marcantes da EI (50 a 80%), seguida pela artrite periférica (60 a 100%) e entesopatia (50%). As manifestações oftalmológicas (conjuntivite e uveíte) e cardíacas (disfunção valvar e distúrbios de condução) também podem ocorrer nos quadros de EI, principalmente em indivíduos HLA-B27 positivos.

EXAMES COMPLEMENTARES

Exames laboratoriais

Os principais exames são velocidade de hemossedimentação (VHS) e proteína C reativa, como provas de atividade inflamatória, e o HLA-B27, integrando o espectro das EpA.

Exames de imagem

As radiografias simples de coluna lombar e torácica podem apresentar achados de ângulos brilhantes, erosões, quadratura vertebral, sindesmófitos e anquilose; as de bacia em anteroposterior ou sacroilíacas (incidência em Ferguson) podem apresentar sinais de sacroiliíte, como esclerose subcondral, redução do espaço articular, pseudoalargamento, erosões, pontes e anquilose.

Em casos suspeitos com radiografias normais, a ressonância magnética de sacroilíacas é de fundamental importância.

TRATAMENTO

Baseia-se no tratamento das EpA, conforme a predominância axial ou periférica, uma vez que existem poucos estudos de qualidade dirigidos especificamente para a EI. Assim, podem ser usados anti-inflamatórios não esteroides (AINE), sulfassalazina (SSZ), bem como antagonistas do TNF. Bloqueadores da IL-17 ainda não têm papel estabelecido no tratamento da EI, mas são alvos promissores.

BIBLIOGRAFIA

Cruzat V, Cuchacovich R, Espinoza LR. Undifferentiated spondyloarthritis: recent clinical and therapeutic advances. Curr Rheumatol Rep. 2010;12:311-7.

da Cruz Lage R, de Souza Bomtempo CA, Kakehasi AM, de Carvalho MA. Undifferentiated spondyloarthritis in a heterogeneous Brazilian population: an eight-year follow-up study. Rheumatol Int. 2014;34(7):1019-23.

De La Mata J, Maese J, Martinez JA, Rosario P, Estibaliz Loza E. Current evidence of the management of undifferentiated spondyloarthritis: a systematic literature review. Semin Arthritis Rheum. 2011;40:421-29.

Deodhar A, Miossec P, Baraliakos X. Is undifferentiated spondyloarthritis a discrete entity? A debate. Autoimmun Rev. 2018;17(1):29-32.

Gu J, Wei YL, Wei JC, Huang F, Jan MS, Centola M et al. Identification of RGS1 as a candidate biomarker for undifferentiated spondyloarthritis by genome-wide expression profiling and real-time polymerase chain reaction. Arthritis Rheum. 2009;60:3269-79.

Liao HT, Lin KC, Chen CH, Liang TH, Lin MW, Tsai CY et al. Human leukocyte antigens in undifferentiated spondyloarthritis. Semin Arthritis Rheum. 2007;37(3):198-201.

Olivieri I, D'Angelo S, Scarano E, Santospirito V, Padula A. The HLA-B*2709 subtype in a woman with early ankylosing spondylitis. Arthritis Rheum. 2007;56:2805-7.

Rudwaleit M, Haibel H, Baraliakos X, Listing J, Märker-Hermann E, Zeidler H et al. The early disease stage in axial spondyloarthritis. Results from the German Spondyloarthritis Inception Cohort (GESIC). Arthritis Rheum. 2009;60:717-27.

Sampaio-Barros PD, Bortoluzzo AB, Conde RA, Costallat LT, Samara AM, Bértolo MB. Undifferentiated spondyloarthritis: a longterm followup. J Rheumatol. 2010;37(6):1195-9.

Xia Q, Fan D, Yang X, Li X, Zhang X, Wang M et al. Progression rate of ankylosing spondylitis in patients with undifferentiated spondyloarthritis: A systematic review and meta-analysis. Medicine (Baltimore). 2017;96(4):e5960.

Yazbeck MA, Meirelles ES. Espondiloartrite indiferenciada. Livro da Sociedade Brasileira de Reumatologia. Barueri: Manole, 2018.

Zeidler H, Mau W, Khan MA. Undifferentiated spondyloarthropaties. Rheum Dis North Am. 1992;18:187-202.

Parte 7

Doenças Reumáticas Autoimunes

26 Diagnóstico Diferencial do Paciente com Poliartrite

João Victor Campos de Oliveira • Fábio Jennings

INTRODUÇÃO

Um dos sintomas mais comuns na consulta do reumatologista é a dor articular, seja inflamatória ou mecânica. As poliartrites e as poliartralgias são comumente encontradas na prática clínica, e suas causas incluem desde várias doenças autolimitadas até outras com risco de vida potencial. A história e o exame físico em geral fornecem informação diagnóstica útil. Dados de suporte ou confirmação são obtidos de estudos laboratoriais e de imagem ou, mais raramente, de biopsia de tecido.

AVALIAÇÃO E APRESENTAÇÕES CLÍNICAS

As dores articulares inflamatórias requerem avaliação de sua intensidade, bem como pesquisa de sinais flogísticos, alterações de coloração, período de aparecimento da dor, presença de alteração funcional e de rigidez matinal e relação com esforço ou repouso.

Nas doenças inflamatórias, costumam ocorrer artralgias mais intensas, de predomínio matutino ou após repouso prolongado, com significativa restrição de movimento na primeira hora, acompanhadas de aumento de volume e de temperatura, que diminuem, mas não desaparecem, com o repouso, comprometendo habitualmente mais de uma articulação. A lista de causas de poliartralgia é grande e inclui:

- Poliartrites:
  - Artrites infecciosas: bacterianas (doença de Lyme, endocardite infecciosa), virais e outras
  - Artrites pós-infecciosas: artrite reativa e febre reumática
  - Espondiloartrites: espondilite anquilosante, artrite psoriásica e artrite enteropática
  - Artrite reumatoide (AR)
  - Artrite induzida por cristal
  - Artrite idiopática juvenil
  - Doenças reumáticas sistêmicas: lúpus eritematoso sistêmico, vasculite, esclerose sistêmica, polimiosite e dermatomiosite, doença de Still do adulto, doença de Behçet, policondrite recidivante, síndromes autoinflamatórias e doença mista do tecido conjuntivo
  - Miscelânea: sarcoidose, reumatismo palindrômico, febre familiar do mediterrâneo, malignidades e hiperlipoproteinemias
- Artrites virais:
  - Hepatite B e C
  - Vírus Epstein-Barr
  - Parvovírus

- Chikungunya
- Dengue
- Fibromialgia
- Reumatismo de partes moles (bursites e tendinites)
- Hipotireoidismo
- Dor neuropática
- Poliartralgia associadas à depressão.

O padrão de envolvimento articular pode ser sugestivo de uma doença. Poliartrite simétrica e aditiva, de pequenas e médias articulações, conceituada como síndrome reumatoide, acontece com frequência na AR, no lúpus eritematoso sistêmico (LES), na artrite reativa e na artrite psoriásica. As doenças inflamatórias cujo envolvimento é predominantemente axial, dentre as quais se destacam as espondiloartrites, em geral apresentam concomitante acometimento de sacroilíacas, o qual deve ser sempre pesquisado nesse contexto. Uma monoartrite de repetição, muito dolorosa, sobretudo nos membros inferiores, em homens e que evolui para oligoartrite (três ou menos articulações) e poliartrite é sugestivo de artropatia microcristalina (gota).

Nas artrites reativas, a distribuição é aleatória e assimétrica, com preferência pelo acometimento de grandes articulações dos membros inferiores, levando a grande incapacidade funcional. A artrite psoriásica, por sua vez, pode se manifestar de cinco maneiras: forma poliarticular (simétrica e aditiva, semelhante à AR), oligoarticular (grandes articulações), axial, interfalângica distal (mais típica, embora represente apenas 2% dos casos) e forma mutilante.

Em casos de pacientes idosos que apresentam dor inflamatória nas cinturas escapular e pélvica, rigidez matutina e velocidade de hemossedimentação (VHS) elevada, deve-se avaliar a possibilidade de polimialgia reumática.

É necessário sempre também indagar acerca de sintomas constitucionais, como febre, perda de peso e mal-estar, além de sintomas associados como fadiga, *rash*, adenopatia, alopecia, úlceras nasais e orais, dor pleurítica, fenômeno de Raynaud, xeroftalmia e xerostomia. A presença de febre sugere algumas etiologias, como: artrite infecciosa, pós-infecciosa, doença sistêmica (doença de Still, vasculite, LES) e artrite por depósitos de cristal (gota ou doença por deposição de cristal de pirofosfato).

Outras informações da história clínica que podem auxiliar a formular a hipótese diagnóstica são: profissão, história de trauma na articulação, fatores de risco para infecção, uso de medicações (aventar LES induzido por drogas), história social e psicológica.

EXAME FÍSICO

O exame físico específico do sistema musculoesquelético necessita incluir avaliação morfológica e funcional. É muito importante, com o exame físico, estabelecer a presença ou não de sinovites, que aumenta a probabilidade de artrite inflamatória ou doença reumática sistêmica. Assim, deve-se realizar a inspeção (geral e segmentar), palpação e movimentação, nessa ordem. É essencial examinar todas as articulações e estruturas periarticulares à procura de dor, edema, calor, rubor, deformidades, assimetrias, crepitações e restrições de movimento. A avaliação da mobilidade articular requer testes de movimentos ativos (feitos pelo paciente), passivos (realizados pelo examinador) e de contrarresistência (feitos pelo paciente contra a oposição imposta pelo examinador). A redução ativa de movimentos, mas mantendo-se a mobilização passiva, sugere acometimento de partes moles, como bursites, tendinites e lesão muscular. Se ambas as movimentações estiverem comprometidas, considera-se que o paciente apresenta acometimento articular.

É importante estabelecer a presença ou a ausência de sinovite por meio do exame físico. Os principais achados de sinovites incluem: edema de partes moles, calor sobre a articulação, perda de mobilidade e palpação de líquido intra-articular. O exame da articulação também é importante para ajudar a confirmar crepitações ou achados de alargamentos ósseos, típicos na osteoartrite (OA).

Achados adicionais do exame físico podem sugerir doenças específicas, como nodulações (nódulos reumatoides ou tofos); lesões de pele (endocardite, artrite psoriásica, LES, infecções virais, doença de Still); doença ocular (ceratoconjuntivite seca, uveíte, conjuntivite e episclerite); ou alargamento ósseo na ausência de sinovite (OA). Em pacientes sem alterações objetivas articulares ao exame físico, devem-se também pesquisar outros sintomas de amplificação dolorosa, tendo em mente o diagnóstico de fibromialgia.

EXAMES COMPLEMENTARES

Exames laboratoriais

Quando uma causa mecânica ou extra-articular é identificada, testes de laboratório são em geral desnecessários. Entretanto, na suspeita de doença sistêmica, alguns testes podem ser utilizados:

- Provas de atividade inflamatória: embora inespecíficas, auxiliam na diferenciação entre condições inflamatórias e não inflamatórias. As mais empregadas são a VHS e a proteína C reativa. Entretanto, esses testes não diagnosticam e há chance de estarem alterados em uma série de doenças (malignidades, infecções). Além disso, a VHS pode se alterar nas afecções da série vermelha, insuficiência renal, diabetes e aumentam com a idade
- Autoanticorpos: devem ser pesquisados quando há suspeita clínica
  - Fator antinúcleo (FAN): tem alta sensibilidade, mas baixa especificidade para LES, além de ser encontrado em outras doenças (reumáticas ou não) bem como em indivíduos saudáveis. Quanto mais alto o título do FAN, maior a possibilidade do diagnóstico de doença autoimune, observando-se ainda o padrão de fluorescência
  - Fator reumatoide (FR): deve ser solicitado diante da hipótese diagnóstica de AR. Tem, entretanto, limitações: até um terço dos pacientes com AR mantém-se soronegativos ao longo da evolução da doença. O FR pode ainda ser encontrado em outras doenças inflamatórias ou infecciosas – LES, endocardite infecciosa, vasculites, hepatites virais, sífilis, entre outros. Quando presente em títulos elevados tem alto valor preditivo positivo para AR e também está associado a pior prognóstico
  - Anticorpos contra peptídio cíclico citrulinado (anti-CCP): são mais específicos que o FR para o diagnóstico de AR e frequentemente encontrados nesses indivíduos. Predizem doença erosiva
- Sorologias virais e bacterianas: pesquisa de vírus como parvovírus, hepatites B e C, pesquisa de estreptococos do grupo A e *Borrelia burgdorferi*
- Ácido úrico sérico: em geral está elevado na gota. No entanto, a hiperuricemia assintomática é condição frequente na população geral, de modo que o achado isolado de hiperuricemia tem pouco valor. Por outro lado, o achado de ácido úrico abaixo do valor da normalidade torna o diagnóstico de gota pouco provável. Em pacientes em crise, mesmo no acometimento poliarticular, comumente os níveis de ácido úrico estão normais ou até baixos.

Análise do líquido sinovial

É especialmente importante no diagnóstico de artrite séptica e por depósito de cristal. Possibilita também a classificação entre artrite inflamatória e não inflamatória, bem como a identificação de hemartrose. Assim, recomenda-se a análise do líquido sinovial a pacientes já com doença reumática estabelecida, que apresentem febre e nova atividade articular, bem como para pacientes que ainda têm diagnóstico incerto após propedêuticas clínica e laboratorial iniciais.

A avaliação deve consistir em exame citológico total e diferencial, pesquisa de Gram e de cristais com luz polarizada. Líquidos não inflamatórios geralmente têm contagem celular < 2.000 céls/mm³, com predomínio de leucócitos polimorfonucleares (ver também Capítulo 12).

Exames de imagem
Não são recomendados rotineiramente. Têm maior utilidade quando há suspeita específica, como na investigação de AR, em que as radiografias mostram achados como erosões, ou de OA, em que se procura por osteofitose e redução do espaço articular. Em condições agudas, em geral, não há alterações.

Na suspeita de depósitos de pirofosfato, a radiografia pode revelar sinais de condrocalcinose. Achados de sacroiliíte são detectados mais precocemente à ressonância nuclear magnética e, quando presentes à radiografia, aumentam a suspeita de espondiloartrite, porém já em fases mais tardias. A ultrassonografia é útil quando há dúvida clínica de sinovite.

Biopsia articular
Deve ser realizada especialmente quando houver suspeita de tuberculose, infecções fúngicas ou sarcoidose.

PADRÕES DE POLIARTRITE NAS DOENÇAS REUMATOLÓGICAS
Artrite reumatoide
Pode acometer qualquer uma das articulações diartrodais do corpo. Apresenta em geral acometimento poliarticular (mais de 4 articulações), mas também pode seguir um curso oligo ou até monoarticular.

Mãos e punhos são acometidos em quase todos os pacientes com AR. O acometimento de punhos, metacarpofalângicas (MCF) e interfalângicas proximais (IFP) são frequentes desde o início do quadro. O acometimento das interfalângicas distais (IFD) é raro, o que é útil para diferenciar AR de outras condições, como OA e artrite psoriásica.

A forma simétrica da poliartrite é mais comum, embora nas MCF e nas metatarsofalângicas (MTF) a simetria não seja necessariamente completa. A sinovite costuma ter padrão cumulativo, ou seja, acometer de modo progressivo novas articulações, sem deixar de inflamar as afetadas anteriormente. Há rigidez matutina prolongada, com frequência de duração maior do que 1 h, relacionada com imobilização que ocorre no sono. Se não tratada, leva à destruição articular decorrente de erosão da cartilagem e dos ossos, causando deformidades.

Artrite psoriásica
Apresenta-se na forma de poliartrite simétrica (3 a 15% dos casos). Os sinais inflamatórios clássicos são encontrados, porém por vezes menos intensos do que na AR. A maior parte dos pacientes apresenta quadro inicial de padrão oligoarticular assimétrico, evoluindo em 8 a 12 anos de doença para padrão poliarticular.

Lúpus eritematoso sistêmico
A presença de artralgia ou artrite é comum no início da doença, em aproximadamente 80% dos casos, e na maioria dos pacientes durante a evolução. Embora não haja um padrão específico de acometimento, na maioria das vezes observa-se uma poliartrite simétrica aditiva, por vezes com rigidez matinal, semelhante à da AR.

Outro achado importante na doença é a artropatia de Jaccoud, identificada em até 10% dos casos, caracterizada pelo desvio ulnar redutível dos dedos e deformidades reversíveis do tipo "pescoço de cisne", decorrentes do acometimento inflamatório de tendões e ligamentos.

Síndrome de Sjögren

Em 30% dos casos, verifica-se poliartrite não erosiva, não deformante, ou poliartralgia inflamatória, simétrica ou assimétrica.

Reumatismo palindrômico

Caracterizado por episódios de inflamação articular que afeta sequencialmente uma a várias articulações, por horas a dias, com períodos que podem durar dias e meses livres de sintomas. Alguns pacientes com essa síndrome têm probabilidade de desenvolver uma doença reumática bem definida. A maioria desses pacientes (28 a 67%) desenvolve AR, enquanto outros desenvolvem LES ou outras doenças sistêmicas. Pacientes com anti-CCP positivo têm maior chance de desenvolver AR.

Doença mista do tecido conjuntivo

Doença inflamatória autoimune crônica multissistêmica que contempla manifestações clínico-laboratoriais de LES, esclerose sistêmica e miopatias inflamatórias, sorologicamente caracterizada por presença de autoanticorpo RNP (ribonucleoproteínas) em altos títulos, de modo isolado. Até 80% dos pacientes referem artrite ou artralgias e mais de 90% apresentam fenômeno de Raynaud. Em 60% dos pacientes, há edema de dedos ao exame físico.

BIBLIOGRAFIA

Cecin HA, Ximenes AC, Samara AM, Brenol JCT, Santiago MB, Chahade WH et al. Tratado Brasileiro de Reumatologia. São Paulo: Atheneu; 2015.

Lima FAC. Avaliação clínica do paciente com doença reumática: anamnese. Livro da Sociedade Brasileira de Reumatologia. Barueri: Manole; 2019.

Shmerling RH. Evaluation of the adult with polyarticular pain. Post TW, editor. UpToDate. Waltham, MA: UpToDate Inc. Disponível em: https://www.uptodate.com/contents/evaluation-of-the-adult-with-polyarticular-pain. Acesso em: 25 nov. 2018.

27 Artrite Reumatoide

Rywka Tenenbaum Medeiros Golebiovski • Alex Rocha Bernardes da Silva

INTRODUÇÃO

A artrite reumatoide (AR) é uma doença inflamatória autoimune sistêmica que compromete primariamente a sinóvia, gerando destruição óssea e cartilaginosa, além de comprometimento em outros órgãos e sistemas.

O atraso no seu diagnóstico e tratamento impacta de modo direto a morbimortalidade, em virtude do grave prejuízo articular, causando limitação funcional, social e profissional.

EPIDEMIOLOGIA

A prevalência mundial estimada é de 0,5 a 1%, sendo maior em mulheres (2,5:1) entre 30 e 50 anos, com incidência média entre 0,24 e 0,29/1.000 pessoas ao ano. No Brasil, em 2004, estimou-se a prevalência em 0,4%.

ETIOPATOGÊNESE E FATORES DE RISCO

A fisiopatologia da AR é complexa e participam fatores genéticos (HLA-DRB1*0401, 0101, 1001 e 0404, PTPN 22 e PADI 4) e epigenéticos, associados a influências ambientais (tabagismo, periodontite por *Porphyromonas gingivalis* e exposição à sílica), infecciosas (parvovírus, vírus Epstein-Barr, micoplasma, *Mycobacterium* e bactérias da microbiota intestinal) e hormonais (estrógenos). O principal fator de risco modificável é o tabagismo, com aumento da chance de desenvolver artrite reumatoide a partir de 10 anos-maço, mantido mesmo após suspensão do tabagismo por até 20 anos.

O estágio inicial da fisiopatogênese associa-se a alterações do sistema imune inato e adaptativo, com consequente produção de autoanticorpos contra várias moléculas-alvo. Os fatores ambientais, em indivíduos geneticamente predispostos, podem induzir a produção de enzimas, como a peptidil arginina deaminase tipo IV (PADI 4), que altera peptídios próprios e transforma resíduos de arginina em citrulina. Esse processo de citrulinização ocorre nas mucosas, em especial no pulmão, e é modulado pelo cigarro. Além da citrulinização, pode haver a carbamilação, que é uma reação química envolvendo o cianeto. Na reação, o ácido isociânico reage com o grupo amino de um aminoácido, resultando na conversão da lisina em homocitrulina. Acredita-se que a maior parte da carbamilação ocorre durante o processo inflamatório, quando a mieloperoxidase, que converte o tiocianato a cianato, é liberada pelos neutrófilos.

Proteínas citrulinadas e carbamiladas funcionam como neoantígenos. Estes se ligam ao HLA-DR (contendo epítopos compartilhados) e são apresentados aos linfócitos TCD4 que migram para os órgãos linfoides secundários e ativam linfócitos B, os quais produzem autoanticorpos contra peptídios citrulinados (ACPA) e anticorpos anticarbamilados (detectados em até 45% dos pacientes com AR, incluindo 16 a 30% dos pacientes ACPA-negativos). Essa fase de autotolerância pode preceder as manifestações clínicas por anos.

A ativação repetida da imunidade inata (sobretudo em mucosas) leva ao aumento gradual da resposta imune com posterior geração de um segundo sinal no linfócito TCD4, direcionando-a para doença clinicamente aparente. Esse sinal pode ser ativado por fatores biomecânicos, ambientais e hormonais, interações neuroimunológicas e alterações na microvasculatura articular.

Após o segundo sinal, os linfócitos migram para a membrana sinovial e estimulam macrófagos, monócitos e fibroblastos sinoviais a produzir citocinas inflamatórias, como interleucina (IL)-1, IL-6, fator de necrose tumoral alfa (TNF-alfa) e metaloproteinases. O resultado é um desequilíbrio entre citocinas pró e anti-inflamatórias, recrutamento articular de macrófagos, neutrófilos, linfócitos T, linfócitos B, células *natural killers* e ainda ativação de fibroblastos, osteoclastos e condrócitos.

A inflamação tecidual aumenta a permeabilidade vascular e isso leva ao influxo de mais células inflamatórias e anticorpos (ACPA), elevação da expressão das enzimas peptidilarginina desaminase 4 (PADI4) e mieloperoxidase, com consequente citrulinização e carbamilação de proteínas da sinóvia e da cartilagem. Além disso, há aumento da osteoclastogênese via RANKL (do inglês *receptor activator of nuclear factor-kappa B ligand*) induzindo lise óssea.

O processo inflamatório estabelecido na AR faz a sinóvia se reorganizar em um tecido invasivo granulomatoso chamado *pannus*. A fisiopatologia da AR pode se dividir em três grandes fases: exsudação (congestão e edema mais acentuados na superfície interna da membrana sinovial, próximo às bordas da cartilagem com formação do derrame articular), infiltração (predomínio de infiltrado inflamatório de linfócitos T, principalmente o CD4) e fase crônica (em que a membrana sinovial se encontra hiperplásica com formação do tecido de granulação que recobre a cartilagem e o osso subcondral, o *pannus*, gerando destruição da cartilagem articular, erosão óssea e anquilose).

MANIFESTAÇÕES CLÍNICAS
Articulares
Na maioria das vezes, as manifestações articulares se instalam de maneira insidiosa e progressiva (semanas a meses) como uma poliartrite simétrica e aditiva, principalmente de mãos e pés [metacarpofalângicas (MCF), interfalângicas proximais (IFP), interfalângicas distais (IFD) e metatarsofalângicas (MTF)], relacionada com rigidez matinal ≥ 1 h. Podem ocorrer sintomas gerais, como fadiga, febre, mialgia e perda de peso. As principais manifestações articulares da artrite reumatoide são:

- Mãos: atrofia de interósseos; desvios ulnar de MCF e radial dos punhos; dedo em pescoço de cisne (hiperextensão da IFP + flexão da IFD); dedo em botoeira (flexão da IFP e hiperextensão da IFD); síndrome do túnel do carpo (compressão do n. medial); síndrome do canal de Guyon (compressão do n. ulnar); tenossinovite estenosante (dedo em gatilho); mãos em dorso de camelo; estiloide em tecla de piano (lesão do ligamento colateral ulnar, levando à proeminência da cabeça ulnar e estiloide); e polegares em Z (flexão da MCF e hiperextensão IF)
- Ombros: redução da amplitude de movimento e progressão para ombro congelado (capsulite adesiva)
- Cotovelos: semiflexão e semipronação
- Cervical: cervicalgia; instabilidade C1-C2 (tenossinovite do ligamento transverso de C1) com subluxação atlantoaxial e mielopatia cervical
- Joelhos: cisto de Baker (herniação posterior da cápsula), que pode romper e evoluir com clínica semelhante à trombose venosa profunda ; deformidades em varo ou valgo

- Antepé: retificação/desabamento do arco anterior (metatarsos), levando a pé plano anterior (calosidades nas cabeças dos metatarsos), hálux valgo e desvio e subluxação das cabeças da MTF em direção à superfície plantar
- Cricoaritenoides: disfonia e dor à deglutição.

Extra-articulares

As manifestações extra-articulares (MEA) associam-se à doença grave, poliarticular, com fator reumatoide (FR) positivo e HLADRB1*0401, e incluem:

- Nódulos reumatoides: predominam em zonas de atrito (superfície extensora do antebraço, tendão do calcâneo, ísquio, MTF e flexora dos dedos). Apresentam relação com atividade de doença
- Rim: glomerulonefrite mesangial, amiloidose AA (amiloide A) e nefrite intersticial secundária à síndrome de Sjögren ou uso de anti-inflamatórios não esteroides (AINE)
- Cardíacas: derrame pericárdico assintomático (50%), aortite, aneurisma de aorta e insuficiência aórtica (dilatação do anel valvar)
- Respiratória: maioria assintomática. Pode ocorrer doença intersticial com fibrose intersticial em bases [pneumonia intersticial usual (PIU)], nódulos pulmonares, derrame pleural (glicose baixa, desidrogenase lática e proteínas elevadas) e bronquiolite obliterante (rara e grave)
- Ocular: síndrome *sicca* (Sjögren), episclerite (benigna), esclerite (grave), ceratite ulcerativa periférica e escleromalacia perfurante
- Doença de Still: é uma doença inflamatória sistêmica rara, com apresentação clínica heterogênea. Caracteriza-se por sintomas constitucionais, como febre alta, mialgia e poliartrite, podendo ser um episódio único ou recorrente. O *rash* rosa-salmão evanescente, que ocorre durante os episódios febris, é característico da doença. É possível também o aparecimento de quadros de serosite, linfadenopatia e esplenomegalia, assim como anemia e trombocitose. A doença será mais bem detalhada no Capítulo 28
- Síndrome de Felty: presença de AR associada a esplenomegalia e leucopenia (às custas especialmente de neutropenia), via de regra em uma fase mais tardia de AR destrutiva. Ocorre em menos de 1% dos pacientes com AR, e sua faixa etária predominante é da quinta à sétima década, sendo dois terços dos pacientes do sexo feminino. Apresenta vínculo com HLA DR4, nódulos reumatoides e níveis elevados de FR. Pode vir associada a nódulos subcutâneos, úlceras em membros inferiores (MMII), linfadenopatia, vasculite reumatoide e neuropatia periférica. Tem como diagnóstico diferencial importante a leucemia linfocítica granular (LLG) T
- Vasculite reumatoide: ligada ao FR positivo, tabagismo ativo e doença de longa duração. Pode apresentar-se com neuropatia periférica (acometimento de *vasa vasorum*), vasculite cutânea (púrpura palpável e úlcera em MMII), vasculite de médios vasos com arterite visceral, mononeurite múltipla, livedo reticular, pioderma gangrenoso, infecção periungueal e necrose de extremidades.

EXAMES COMPLEMENTARES

Os reagentes de fase aguda, velocidade de hemossedimentação (VHS) e proteína C reativa devem ser solicitados periodicamente para avaliar atividade de doença. O FR e o anticorpo antipeptídio citrulinado cíclico (anti-CCP), que são mais específicos, têm utilidade como auxiliares no diagnóstico e prognóstico.

Os exames de imagem são importantes também no diagnóstico e na avaliação da progressão de doença. A radiografia de mãos e pés pode mostrar edema de partes moles, osteopenia periarticular, erosões marginais, redução do espaço articular e deformidades. A ultrassonografia tem importante papel na AR, não só para diagnóstico precoce (sinovites subclínicas e/ou erosões), mas também como instrumento de avaliação de atividade da doença (sinovites com *power Doppler* positivo). É possível utilizar também a ressonância magnética. Trata-se de exame de alta sensibilidade e pode mostrar edema ósseo (prediz erosão), tenossinovite, erosão e dano à cartilagem.

DIAGNÓSTICOS DIFERENCIAIS

Infecções por parvovírus B19, vírus da imunodeficiência humana (HIV), vírus da hepatite B e C, e rubéola fazem parte dos inúmeros diagnósticos diferenciais da AR. Além disso, outras doenças autoimunes como lúpus eritematoso sistêmico (LES), síndrome de Sjögren, polimialgia reumática, espondiloartropatia, artrite psoriásica, hipotireoidismo, sarcoidose e amiloidose podem se apresentar como uma síndrome reumatoide. A investigação também deve excluir doença microcristalina e osteoartrite, que podem ser agressivamente erosivas. Um importante diagnóstico diferencial na AR é a poliartrite paraneoplásica, que sempre necessita ser pesquisada em pacientes com síndrome consumptiva ou com outros sinais de alerta.

CRITÉRIOS CLASSIFICATÓRIOS | ACR/EULAR 2010

Devem ser aplicados em pacientes com pelo menos uma sinovite clínica não explicada por nenhuma outra doença. É positivo para pontuações ≥ 6 (Tabela 27.1).

TRATAMENTO

O tratamento não farmacológico envolve educação sobre a doença, cessação do tabagismo, terapias físicas (fisioterapia, reabilitação e terapia ocupacional), infiltração articular e controle de comorbidades (risco cardiovascular e infeccioso).

O princípio do tratamento farmacológico, por sua vez, baseia-se no uso precoce de medicamento modificador do curso da doença (MMCD) em pacientes recém-diagnosticados e sob rígido controle da resposta à terapêutica (*tight control*), aplicando a estratégia *treat-to-target*. Dentro dessa estratégia, deve-se buscar como alvo preferencial a remissão, sendo, no entanto, aceitável a baixa atividade em pacientes com doença de longa data (Tabela 27.2).

Tabela 27.1 Critérios classificatórios ACR/EULAR (2010) para artrite reumatoide.

Critério	Pontos
Artrite	
Grande	0
Duas a dez grandes articulações	1
Uma a três pequenas articulações	2
Quatro a dez pequenas articulações	3
> dez articulações com, pelo menos, uma pequena	5
Tempo de doença	
< 6 semanas	0
≥ 6 semanas	1
Sorologias	
FR e APF negativos	0
FR positivo ou APF positivo em baixos títulos	2
FR ou APF em altos títulos	3
Provas inflamatórias	
Proteína C reativa ou VHS normal	0
Proteína C reativa ou VHS elevado	1

Positivo: pontuação ≥ 6. FR: fator reumatoide; APF: fator antiperinuclear; VHS: velocidade de hemossedimentação.

Tabela 27.2 Medicações utilizadas no tratamento da artrite reumatoide.

Medicações	Dose
MMCD sintéticos convencionais	
Metotrexato	7,5 a 25 mg/semana VO
Leflunomida	20 mg/dia VO
Hidroxicloroquina	400 mg/dia VO
Sulfassalazina	2 a 3 g/dia VO
MMCD biológicos (anti-TNF)*	
Adalimumabe	40 mg SC, a cada 14 dias
Certolizumabe	Ataque: 400 mg nos dias 0, 14 e 28, SC Manutenção: 400 mg a cada 28 dias ou 200 mg a cada 14 dias, SC
Etanercepte	50 mg/semana SC (traz menor risco de reativação de tuberculose)
Golimumabe	50 mg SC, a cada 28 dias
Infliximabe	3 a 5 mg/kg/dose IV Ataque: 0, 2 semanas e 6 semanas Manutenção: a cada 6 a 8 semanas
Bloqueador da coestimulação do linfócito T	
Abatacepte	Ataque: 0, 14 e 28 dias Manutenção: 125 mg SC, 1 vez/semana, a cada 28 dias < 60 kg: 500 mg IV 60 a 100 kg: 750 mg IV ≥ 100 kg: 1 g IV
Antirreceptor de IL-6	
Tocilizumabe	8 mg/kg/dose IV, a cada 28 dias (máximo 800 mg) 162 mg SC, 1 vez/semana
Anti-CD20	
Rituximabe	1 g IV no dia 0 e 1 g IV no dia 14, a cada 6 ou mais meses
MMCD sintéticos alvo-específicos (anti-JAK)	
Tofacitinibe	5 mg VO, a cada 12 h
Baracitinibe	4 mg VO, 1 vez/dia 2 mg VO 1 vez/dia, se > 75 anos de idade ou após controle da doença ou *clearence* de creatinina entre 30 e 60 mℓ/min/1,73 m²

* Evitar em pacientes com insuficiência cardíaca congestiva (classe III/IV ou quando há piora durante o uso de anti-TNF) ou com história prévia de câncer de pele melanoma ou não melanoma. Em desordens linfoproliferativas prévias, preferir rituximabe. Evitar tocilizumabe em pacientes com diverticulite ou história de doença inflamatória intestinal (risco de perfuração intestinal). MMCD: medicamento modificador do curso da doença.

    É importante lembrar que antes de iniciar qualquer medicamento biológico, deve-se fazer rastreio infeccioso, principalmente para tuberculose e hepatites, por meio de radiografia de tórax, teste tuberculínico com derivado proteico purificado (PPD) ou IGRA (do inglês *interferon-gamma release assay*), e sorologias para hepatites B e C. Em caso de teste tuberculínico positivo, é preciso iniciar tratamento de tuberculose latente com isoniazida por 6 meses; somente após 1 mês do uso dessa medicação, pode-se introduzir o agente biológico.

    Em cada consulta (a cada 3 a 6 meses), é necessário calcular um dos índices de atividade da doença e classificar os pacientes como em estado de remissão ou com atividade da doença baixa, moderada ou alta, conforme Tabela 27.3. Os índices devem ser comparados aos das consultas anteriores para avaliação da resposta terapêutica após 3 meses do início de um novo tratamento, nos casos de troca, conforme descrito na Tabela 27.4.

Tabela 27.3 Índice de atividade da doença.

Índice	Remissão	Baixa atividade	Moderada atividade	Alta atividade
DAS	≤ 2,6	> 2,6 e ≤ 3,2	> 3,2 e ≤ 5,1	> 5,1
CDAI	≤ 2,8	> 2,8 e ≤ 10	> 10 e ≤ 22	> 22
SDAI	≤ 3,3	> 3,3 e ≤ 11	> 11 e ≤ 26	> 26

DAS: *Disease Activity Score 28*; CDAI: *Clinical Disease Activity Index*; SDAI: *Simple Disease Activity Index*.

Tabela 27.4 Classificação da resposta terapêutica em artrite reumatoide de acordo com a variação de pontos dos índices compostos de atividade da doença segundo EULAR.

DAS 28
Boa: queda do DAS-28 > 1,2, resultando em LDA (DAS-28 < 3,2)
Moderada: queda do DAS-28 > 1,2, sem alcançar LDA (DAS-28 > 3,2) ou queda de 0,6 a 1,2, alcançando MDA (DAS-28 < 5,1)
Sem resposta: queda do DAS-28 entre 0,6 e 1,2, DAS 28 > 5,1 ou queda ≤ 0,6
CDAI e SDAI
Boa: queda ≥ 85% do valor do escore
Fraca: queda ≥ 70 e < 85% do valor do escore
Sem resposta: queda < 50% do valor do escore

LDA: *low disease activity*; MDA: *moderate disease activity*; DAS: *Disease Activity Score 28*; CDAI: *Clinical Disease Activity Index*; SDAI: *Simple Disease Activity Index*.

Tratamento medicamentoso no Brasil

A seguir, são listadas as recomendações da Sociedade Brasileira de Reumatologia (SBR) de 2017 para o tratamento medicamentoso da AR:

- 1ª etapa: MMCD sintéticos convencionais
  - 1ª fase: o metotrexato (MTX) deve ser a primeira escolha terapêutica. Em situações de contraindicação ao MTX, optar por leflunomida (LFN) ou sulfassalazina. A hidroxicloroquina pode se tornar a primeira opção em pacientes sem fatores de mau prognóstico (casos leves e com menor risco de apresentar erosões ósseas)
  - 2ª fase: se houver toxicidade, falta de resposta em 3 meses ou o alvo não for atingido em 6 meses, orienta-se a troca ou a associação de MMCD sintéticos convencionais. As associações de MMCD sintéticos recomendadas são: MTX com antimalárico (cloroquina ou hidroxicloroquina); MTX com sulfassalazina; MTX com antimalárico e sulfassalazina (terapia tríplice); e MTX com LFN. Entre estas combinações, a menos usual é a de MTX com antimalárico. Para minimizar riscos de efeitos adversos, recomenda-se a redução da dose do primeiro MMCD sintético no momento da associação ao segundo. Não se recomenda o uso de MMCD biológicos na primeira etapa do tratamento medicamentoso da AR neste consenso
- 2ª etapa: após 6 meses, iniciar primeiro biológico em associação com MMCD, de preferência o MTX
  - 3º fase: após 6 meses em uso de dois esquemas terapêuticos diferentes utilizando MMCD sintéticos, e com persistência da atividade de doença moderada ou alta, con-

forme um índice combinado de atividade da doença (ICAD), recomenda-se o uso de um MMCD biológico ou do tofacitinibe, sempre em combinação com MTX, sulfassalazina ou LFN. Apenas para os casos de contraindicação absoluta a esses MMCD sintéticos, recomenda-se a monoterapia com MMCD biológico ou com tofacitinibe. Os MMCD biológicos disponíveis no Sistema Único de Saúde (SUS) são anti-TNF, bloqueador da coestimulação de linfócitos, anti-IL-6 ou sintético alvo-específico
- 3ª etapa: troca de biológicos em associação com MMCD sintético, preferencialmente o MTX.

Em caso de, pelo menos, 6 meses de terapia combinada, monoterapia com MMCD biológico ou tofacitinibe e caso haja persistência moderada ou alta da atividade da doença, conforme o ICAD, pode ser realizada a substituição por uma segunda opção de anti-TNF (adalimumabe, certolizumabe pegol, etanercepte, infliximabe e golimumabe); bloqueador da coestimulação de linfócitos T (abatacepte); antirreceptor de IL-6 (tocilizumabe); ou anti-CD20 [rituximabe (RTX)]. Não é recomendado o uso de um terceiro anti-TNF após a falha do segundo.

Manifestações extra-articulares
O esquema terapêutico proposto para MEA na AR é descrito em cada caso, a seguir.

- Vasculites:
  - Formas leves (localizadas) ou moderadas: prednisona 20 a 40 mg associada a imunossupressores [como MTX ou azatioprina (AZA)]. Manutenção do tratamento com MTX, AZA ou LFN
  - Formas graves: pulsoterapia com metilprednisolona 1 g por 3 dias associada à pulsoterapia com ciclofosfamida (CFA), RTX ou anti-TNF. A manutenção pode ser feita com MTX, AZA ou LFN
- Doença pulmonar intersticial: varia conforme o padrão tomográfico, com pouca resposta para PIU (pouca inflamação). Se houver estabilidade, não se deve tratar especificamente a doença pulmonar intersticial. Quando houver necessidade de tratamento, podem-se usar corticosteroides e imunossupressores. Em casos graves, há opção de usar CFA. Como esquema de manutenção, é possível deixar AZA, micofenolato mofetila (MMF) e RTX. Há contraindicação relativa para o uso de anti-TNF, LFN e MTX
- Acometimento ocular:
  - Síndrome *sicca*: sintomáticos e controle da doença de base
  - Episclerite: medidas locais (colírio lubrificante, AINE tópico)
  - Esclerite: tratamento tópico, corticosteroide sistêmico e imunossupressores
  - Escleromalacia: tratamento tópico, corticosteroide sistêmico e imunossupressores (CFA)
- Nódulos reumatoides: respondem bem ao corticosteroide sistêmico e ao MMCD sintético convencional.

FATORES DE MAU PROGNÓSTICO
São considerados fatores de mau prognóstico: FR em altos títulos, anti-CCP positivo, presença do HLA DR4 e DRB1*0101, elevação persistente de VHS e de proteína C reativa, acometimento de grandes articulações, sexo feminino, acometimento extra-articular, erosões (sobretudo nos primeiros 2 anos de doença) e início da doença em idade precoce.

MONITORAMENTO
Deve ocorrer a cada 1 a 3 meses, com avaliação clínica, seguimento infeccioso, medidas laboratoriais para avaliar atividade da doença (VHS e proteína C reativa) e toxicidade medicamentosa [hemograma, aspartato aminotransferase (AST), alanina ami-

notransferase (ALT) e função renal]; e a cada 3 a 6 meses, para calcular DAS28, CDAI ou SDAI.

Solicitar radiografia de mãos e pés anualmente para avaliar progressão da doença, bem como ponderar os benefícios da ultrassonografia de mãos e punhos para avaliação de atividade subclínica.

BIBLIOGRAFIA

Aletaha D, Neogi T, Silman AJ, Funovits J, Felson DT, Bingham CO 3rd et al. 2010. Rheumatoid arthritis classification criteria: an American College of Rheumatology/European League Against Rheumatism collaborative initiative. Ann Rheum Dis. 2010;69(9):1580-8.

Mota LMH da, Cruz BA, Brenol CV, Pereira IA, Fronza LSR, Bertolo MB et al. Consenso da Sociedade Brasileira de Reumatologia 2011 para o diagnóstico e avaliação inicial da AR. Rev Bras Reumatol. 2011;51(3):207-19.

Mota LMH, Cruz BA, Brenol CV, Pereira IA, Rezende-Fronza LS, Bertolo MB et al. Consenso 2012 da Sociedade Brasileira de Reumatologia para o tratamento da AR. Rev Bras Reumatol. 2012;52(2):152-74.

Mota LMH, Kakehasi AM, Gomides APM, Duarte ALBP, Cruz BA, Brenol CV et al. 2017 Recommendations of the Brazilian Society of Rheumatology for pharmacological treatment of rheumatoid arthritis. Advances in Rheumatology. 2018;58:2.

Vera P. Extra-articular manifestations of rheumatoid arthritis, now. EMJ Rheumatol. 2014;1:103-12.

28 Doença de Still do Adulto

Renan Rodrigues Neves Ribeiro do Nascimento •
Marcelo de Medeiros Pinheiro

INTRODUÇÃO

A doença de Still do adulto (DSA) é autoinflamatória, multissistêmica, rara e de etiologia desconhecida, caracterizada por febre, *rash* evanescente e envolvimento articular. O termo DSA tem sido utilizado desde 1971, quando Bywaters analisou uma série de mulheres jovens apresentando as mesmas características descritas por Sir George Still na artrite idiopática juvenil, em 1897.

O curso clínico é marcado por exacerbações frequentes de inflamação sistêmica e/ou artrite crônica erosiva. Entretanto, sua expressão fenotípica é variável em cada indivíduo, podendo haver desde casos autolimitados com apresentação benigna, até formas graves, potencialmente fatais.

EPIDEMIOLOGIA

Em relação aos aspectos epidemiológicos, a DSA é descrita em todas as regiões do mundo e apresenta incidência anual de 0,16 casos por 100 mil pessoas segundo um estudo realizado na França. As mulheres parecem mais afetadas do que os homens, representando 45 a 53% dos casos. Existe uma distribuição bimodal referente à idade, sendo o primeiro pico dos 15 aos 25 anos e o segundo dos 36 aos 46 anos. No entanto, há relatos de apresentação acima de 70 anos.

FISIOPATOLOGIA

Mesmo nos dias atuais, a DSA permanece com sua etiopatogenia não esclarecida por completo. Acredita-se que fatores desencadeantes, como patógenos, sirvam de gatilho em indivíduos geneticamente predispostos a gerar uma resposta autoinflamatória com predomínio da ativação neutrofílica via interleucina (IL)-1-beta, IL-18, IL-6 e fator de necrose tumoral (TNF).

Padrões moleculares associados a patógenos (PAMP) e ao dano (DAMP) são os principais deflagradores da resposta inflamatória identificada por macrófagos via receptores tipo *Toll* (TLR, do inglês *Toll-like receptor*). Eles passam a expressar a proteína de domínio PYD 3 (NLRP3) e, por ela, iniciam uma tempestade de citocinas que promovem a quimiotaxia de neutrófilos.

A desregulação de mecanismos anti-inflamatórios relacionados a fatores de amplificação na formação de citocinas pró-inflamatórias justifica a característica multissistêmica e, em alguns casos, crônica da doença. Assim como o antígeno leucocitário humano (HLA) Bw35 demonstrou correlação para as formas leves na DSA, patógenos como *Yersinia enterocolitica* e *Mycoplasma pneumoniae* já foram identificados, porém ainda há a necessidade de mais estudos para o real esclarecimento fisiopatológico que envolve essa enfermidade.

QUADRO CLÍNICO

As manifestações clínicas da DSA são inespecíficas, porém, apesar de não haver sinais patognomônicos, com frequência os pacientes acometidos por essa enfermidade apresentam febre, artralgia e *rash* salmão evanescente.

A febre acontece em 60 a 100% dos pacientes, precedendo em geral outras manifestações. Tipicamente, ocorrem até dois picos febris por dia, com predomínio noturno, podendo atingir temperatura acima de 39°C. Na Europa, cerca de 3 a 20% das febres de origem indeterminada são causadas por DSA.

Artralgia e artrite compõem 70 a 100% dos casos, sendo punhos, joelhos e tornozelos os sítios mais acometidos. A apresentação pode variar de quadros leves e transitórios a uma inflamação crônica erosiva, desenvolvimento de anquiloses e destruição articular. Ombros e quadris raramente são acometidos e, se presentes, devem compor pior prognóstico da doença.

O *rash* de coloração salmão e característica maculopapular em geral acompanha a febre, razão para a sua evanescência de acordo com a mudança de temperatura. Ocorre principalmente no tronco e na extremidade proximal dos membros.

A dor de garganta é uma queixa comum, relatada em até 70% dos casos. Faringite asséptica não exsudativa e cricoaritenoidite são as principais causas.

Sintomas graves, ameaçadores de vida, apesar de raros, podem existir no curso da DSA e, quando identificados, requerem terapia intensiva.

A hepatite fulminante, a síndrome do desconforto respiratório do adulto (SDRA), o choque cardiogênico e a miocardite já foram relatados como possíveis complicações. De todas as manifestações atípicas, a síndrome hemofagocítica, ou síndrome da ativação macrofágica (SAM), vem sendo cada vez mais relatada em associação a DSA. Apesar de alguns sintomas semelhantes, a SAM costuma apresentar desfechos mais dramáticos, o que torna a suspeita diagnóstica um item fundamental no cuidado dispensado aos pacientes. A Tabela 28.1 resume os critérios diagnósticos adaptados por Henter et al. para SAM.

EXAMES COMPLEMENTARES

A investigação complementar para DSA é frequentemente inespecífica, refletindo nos exames laboratoriais a natureza autoinflamatória da doença. O aumento de reagentes de fase aguda pode ser encontrado em 90 a 100% dos casos.

Tabela 28.1 Critério diagnóstico para síndrome da ativação macrofágica adaptado por Henter.

Critério clínico
• Febre
• Esplenomegalia
Critérios hematológicos
Deve afetar, pelo menos, duas de três linhagens no sangue periférico: • Hemoglobina < 9 g/dℓ • Plaquetas < 100.000 céls./ℓ • Neutrófilo < 1.000 céls./ℓ
Critérios bioquímicos
• Hipertrigliceridemia > 265 mg/dℓ ou hipofibrinogenemia < 150 mg/dℓ • Ferritina > 500 µg/dℓ • Baixa atividade ou ausência de atividade de células *natural killer* • IL-2 ou CD25 solúvel > 2.400 U/mℓ
Critério histopatológico
• Hemofagocitose em medula óssea, baço ou linfonodo (sem evidência de malignidade)

Obs.: ao menos cinco critérios devem ser preenchidos para o diagnóstico.

Velocidade de hemossedimentação (VHS), haptoglobina, fibrinogênio, proteína C reativa (PCR) em geral estão aumentados.

A ferritina é o grande marcador da doença, apesar de não ser específica, e seus valores podem ultrapassar 3.000 µg/mℓ. A redução da ferritina glicosilada sérica a níveis abaixo de 20%, apesar de pouco disponível, apresenta especificidade de 92,9% para DSA. Enzimas hepáticas podem estar aumentadas e valores acentuadamente elevados devem levantar a suspeita de hepatite fulminante. No hemograma, é possível encontrar intensa leucocitose com predomínio neutrofílico (80% de polimorfonucleares), anemia e trombocitose reativa. Exames para SAM se fazem necessários em caso de suspeita clínica (ver Tabela 28.1).

Os fatores antinúcleo (FAN) e reumatoide (FR) estão presentes em até 10% dos pacientes, frequentemente em baixos títulos. Apesar de não muito utilizados na rotina, os valores de IL-6, TNF-alfa e interferon gama (IFG) encontram-se elevados no plasma.

O mielograma pode revelar hiperplasia granulocítica ou hipercelularidade inespecífica. Nos casos de SAM, há chance de haver hemofagocitose intramedular.

A análise do líquido sinovial obtido por artrocentese pode mostrar em média 13.000 céls./µℓ, chegando a valores de até 48.000 céls./µℓ com predomínio mononuclear.

Achados como derrame articular e edema de partes moles tipicamente são encontrados em exames de imagem em até 40% dos casos. Na fase crônica da doença, destruição articular, anquilose cervical, tarsal e nas interfalângicas proximais podem acontecer. Tanto na tomografia axial computadorizada quanto no PET-scan é possível detectar linfonodomegalia disseminada e hepatoesplenomegalia em casos selecionados.

DIAGNÓSTICO

Ainda hoje, a DSA constitui um desafio diagnóstico na prática médica, devido a sua heterogeneidade de apresentação clínica, rara prevalência na população e inexistência de um exame padrão-ouro para seu diagnóstico. Por conta disso, vários critérios diagnósticos têm sido propostos.

O critério de Yamaguchi (Tabela 28.2) é o mais utilizado em razão de sua simplicidade, maior sensibilidade (78,57%) e acurácia (87,14%). No entanto, necessita da exclusão de outras enfermidades, como doenças infecciosas, lúpus eritematoso sistêmico e artrite reumatoide. O critério de Fautrel (Tabela 28.3), por outro lado, não se enquadra como de exclusão. Apresenta melhor especificidade, de 98,5%, quando comparado a outros critérios. Como aspecto negativo, emprega a dosagem de ferritina glicosilada, exame não disponível em diversos serviços do país. Na prática e na literatura, utilizam-se os dois critérios para adquirir melhor sensibilidade e especificidade diagnóstica.

Tabela 28.2 Critérios de Yamaguchi.

Critérios maiores
▪ Febre > 39°C, intermitente, com duração ≥ 1 semana ▪ Artralgia ≥ 2 semanas ▪ *Rash* característico ▪ Leucocitose > 10.000/mm³; > 80% dos neutrófilos
Critérios menores
▪ Linfonodomegalia e/ou esplenomegalia ▪ Faringite não supurativa ▪ Aumento de enzimas hepáticas ▪ FAN e FR negativos

Obs.: cinco critérios devem ser preenchidos, pelo menos dois maiores. Deve-se excluir infecção, neoplasia e outras doenças reumáticas.

Tabela 28.3 Critério de Fautrel.

Critérios maiores
▪ Febre > 39°C, intermitente ▪ Artralgia ▪ Faringite não supurativa ▪ Eritema evanescente ▪ Neutrofilia > 80% ▪ Ferritina glicosilada ≤ 20%
Critérios menores
▪ *Rash* maculopapular ▪ Leucocitose > 10.000/mm^3

Obs.: quatro critérios maiores ou três critérios maiores e dois menores devem ser preenchidos.

TRATAMENTO

Dependerá do órgão acometido, do subgrupo clínico e da presença de doença ameaçadora à vida ou disfunção orgânica. Os alvos do tratamento envolvem controlar os sinais e sintomas da doença, melhorar os marcadores de fase aguda, prevenir danos sistêmicos e/ou articulares e minimizar possíveis eventos adversos do tratamento. A decisão terapêutica deverá ser realizada de acordo com a gravidade do quadro:

- Doença leve: pacientes com febre, *rash* e artrite ou artralgia leve podem ser tratados inicialmente com anti-inflamatório não esteroide (AINE) oral, no entanto, devido a sua baixa eficácia e possibilidade de efeitos colaterais (renais e gastrintestinais), o corticosteroide oral ainda permanece como fármaco de primeira linha nesses casos. O uso de prednisona 0,5 a 1 mg/kg/dia continua o mais indicado
- Doença moderada: pacientes com doença articular, perda de função debilitante e acometimento de órgãos internos que não ameaçam à vida necessitam de corticoterapia como primeira escolha. Como fármaco poupador de corticosteroide, o metotrexato (MTX) continua sendo uma opção para quadros sistêmicos leves e/ou articulares. O uso de anakinra (anti-IL-1) alternativamente ao MTX apresenta resultados promissores em casos sistêmicos; no entanto, a sua baixa disponibilidade no país o torna inviável. Em quadros articulares mais graves e erosivos, a terapia biológica com anti-TNF ou tocilizumabe (anti-IL-6) associado ao MTX apresenta melhores resultados
- Doença grave: pacientes com SAM, SDRA, miocardite, choque cardiogênico ou hepatite fulminante deverão utilizar pulsoterapia com corticosteroide seguido de imunossupressor. O uso de tocilizumabe, rituximabe ou ciclofosfamida pode ser realizado em casos refratários. Nesse grupo de indivíduos, apesar da falta de consenso na literatura devido à escassez de trabalhos, observou-se que a imunoglobulina humana não foi tão efetiva como as demais terapêuticas. O uso de etoposídeo e ciclosporina pode ser efetuado principalmente em casos de SAM. A Figura 28.1 resume a proposta terapêutica.

PROGNÓSTICO

Devido à sua apresentação clínica heterogênea e ao curso variável da DSA (monofásico, intermitente e crônico), o prognóstico da doença fica restrito às lesões órgão-específicas e à gravidade do envolvimento. Os sinais e achados que traduzem pior desfecho da doença são:

- Persistência de marcadores de fase aguda mesmo após introdução de corticoterapia
- Esplenomegalia
- Acometimento articular de ombros e quadril
- Desenvolvimento poliarticular erosivo no início da doença
- Síndrome hemofagocítica associada à DSA.

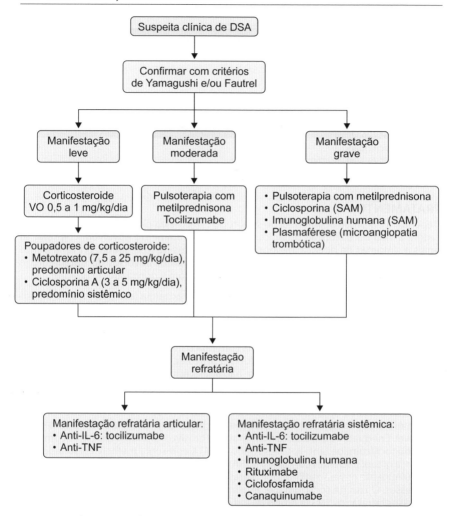

Figura 28.1 Fluxograma de tratamento na suspeita clínica de doença de Still no adulto.

BIBLIOGRAFIA

Appenzeller S. Doença de Still do adulto. Livro da Sociedade Brasileira de Reumatologia. Barueri: Manole; 2019. p. 150-3.
Castañeda S, Blanco R, Gonzalez-Gay AM. Adult-onset Still's disease: advances in the treatment. Best Practice Research Clinical Rheumatology. 2016;30:222-38.
Feist E, Mitrovic S, Fautrel B. Mechanisms, biomarkers and targets for adult-onset Still's disease. Nature Reviews Rheumatology. 2018;14(10):603-618.
Gerfaud-Valentin M, Maucort-Boulch D, Hot A, Iwaz J, Ninet J, Durieu I et al. Adult-onset Still disease: manifestations, treatments, outcome, and prognostic factors in 57 patients. Medicine (Baltimore). 2014;93(2):91-9.
Henter JI, Horne A, Aricó M, Egele RM, Filipovich AH, Imashuku S et al. HLH-2004: diagnostic and therapeutic guidelines for hemophagocytic lymphohistiocytosis. Pediatric Blood & Cancer. 2007;48(2):12431.

Magadur J, Billaud E, Barrier JH, Pennec YL, Masson C, Renou P et al. Epidemiology of adult Still's disease: estimate of the incidence by a retrospective study in west France. Ann Rheum Dis. 1995;54:587.

Mandl LA, O'Dell JR, Romain PL. Clinical manifestations and diagnosis of adult Still disease. Wolters Kluwer Uptodate. Última atualização: 09 set. 2018.

Mandl LA, O'Dell JR, Romain PL. Treatment of adult Still's disease. Wolters Kluwer Uptodate. Última atualização: 01 dez. 2018.

Néel A, Wahbi A, Tessoulin B. Diagnostic and management of life-threatening Adult-onset Still disease: a French nationwide multicenter study and systematic literature review. Critical Care. 2018 22;88.

Ohta A, Yamaguchi M, Tsunematsu T. Adult Still's disease: a multicenter survey of Japaneses patients. J Rheumatol. 1990;17:1058.

Terkeltaub R, Esdaile J, Decary F, Harth M, Lister J. HLA-Bw35 and prognosis in adult Still's disease. Arthritis Rheum. 1981;12:1469-72.

Uson J, Pena JM, Del Arco A. Still's disease in a 72 year old man. J Rheumatol. 1993:20:1608.

Valentin GM, Jamilloux Y, Iwas J, Seve P. Adult-onset Still's disease. Autoimmunity Reviews. 2014;13(7):708-22.

Zenone T. Fever of unknown origin in adults: evaluation of 144 cases in a non-university hospital. Scand J Infect Dis. 2006;38:632-8.

29 Lúpus Eritematoso Sistêmico

Antonio Silaide de Araújo Júnior • Edgard Torres dos Reis Neto • Emilia Sato

INTRODUÇÃO

O lúpus eritematoso sistêmico (LES) é uma doença inflamatória crônica, com predomínio em mulheres jovens e potencial de acometer diversos órgãos e sistemas. Caracteriza-se por períodos de exacerbação e remissão, sendo seu prognóstico bastante variável. Enquanto alguns pacientes apresentam doença menos agressiva, outros têm acometimento de órgãos vitais com maior morbidade e mortalidade quando comparados com a população geral.

EPIDEMIOLOGIA

A prevalência do LES nos EUA é de aproximadamente 20 a 150 casos/100 mil habitantes. Sua incidência triplicou nos últimos 40 anos. No Brasil, a incidência estimada é de 4,8 a 8,7 casos/100 mil habitantes ao ano. As mulheres são mais acometidas do que os homens, em uma proporção que varia de 7:1 até 15:1 entre a menarca e a menopausa. Por outro lado, nas crianças, essa relação é de cerca de 3:1, o que pode refletir a influência do estrógeno na etiopatogenia da doença.

A maioria dos casos (65%) tem início entre os 16 e 55 anos de idade. Embora seja menos frequente no sexo masculino e na infância, costuma ser mais grave nessa população. Quanto à etnia, estudos demonstraram que o LES é mais prevalente e grave em indivíduos negros e asiáticos.

ETIOLOGIA

Não é compreendida por completo, porém é claramente multifatorial. Os principais fatores implicados são: genético, hormonal, imunológico e ambiental.

O fator genético é descrito baseado na concordância entre gêmeos monozigóticos (14 a 57%) e pelo risco até 17 vezes maior de parentes de primeiro grau de pacientes com LES desenvolverem a doença. Já foram identificados mais de 50 *loci* com polimorfismos que predispõem à enfermidade. A predisposição genética mais frequente é encontrada no complexo principal de histocompatibilidade (MHC), sendo os genes mais envolvidos aqueles do antígeno leucocitário humano (*HLA*) *DR2* e *DR3*. Outros genes, como *IRF5*, *STAT4*, *IRAK1*, *TNFAIP3* e *TLR7*, que estão associados com a resposta imune inata e com as vias de produção do interferon também aumentam o risco de desenvolvimento do LES. Os fatores genéticos que conferem maior risco de surgimento do LES são as deficiências de componentes do complemento, como C1q, C4A e B e C2. Polimorfismos nos genes que regulam a expressão do DNA, como o *TREX1*, o *DNASE1* e o *ATG5*, também estão implicados.

Os hormônios possuem papel imunorregulatório. O estrógeno estimula timócitos, células T CD4+ e T CD8+, células B e macrófagos, além de aumentar a expressão do HLA e de moléculas de adesão. Por outro lado, a progesterona suprime a proliferação de células autorreativas.

O principal fator ambiental é a luz ultravioleta, a qual determina apoptose dos queratinócitos, aumentando a expressão de autoantígenos e citocinas pró-inflamatórias. Infecções virais por Epstein-Barr e citomegalovírus parecem estar associadas como fatores desencadeantes de LES. Diversas medicações, como a hidralazina e a isoniazida, também são descritas como possíveis gatilhos para o surgimento da doença.

PATOGENIA

O LES é uma doença em que ocorre perda dos mecanismos de autotolerância, com papel patogênico dos autoanticorpos e dos imunocomplexos. Há deficiência na depuração de células apoptóticas com consequente exposição de autoantígenos na superfície celular. As células B são persistentemente ativadas pelo fator de ativação das células B (BAFF) e por células T auxiliares. O sistema imune inato é ativado via receptor tipo *Toll* (TLR)-9 ou TLR-7, com produção aumentada de interferons do tipo 1, fator de necrose tumoral (TNF)-alfa, interleucina (IL)-6 e IL-10. Esse padrão de citocinas favorece a perpetuação da resposta imune. É interessante ressaltar que tais alterações podem estar presentes anos antes de a doença se manifestar clinicamente.

CRITÉRIOS DE CLASSIFICAÇÃO

Os critérios de classificação mais recentes foram propostos pelo Systemic Lupus International Collaborating Clinic (SLICC), em 2012, com sensibilidade de 97% e especificidade de 84% na sua etapa de validação (Tabela 29.1).

Esses critérios foram propostos e validados para classificação da doença e inclusão em estudos científicos e protocolos de pesquisa, sem validação ainda para o diagnóstico da doença na prática clínica diária.

Vale ressaltar a importância do diagnóstico diferencial com outras doenças, como infecções e neoplasias, antes da aplicação dos critérios de classificação. As manifestações incluídas no critério podem estar presentes ao longo da evolução do paciente.

Em 2019, foi proposto novo critério de classificação para o LES pela *European League Against Rheumatism* (EULAR) e pelo *American College of Rheumatology* (ACR). Nessa proposta, a positividade de anticorpos antinucleares é obrigatória e as manifestações clínicas e laboratoriais foram agrupadas em sete domínios clínicos e três imunológicos, com pesos variando de 2 a 10, conforme Tabela 29.2. Pacientes com 10 ou mais pontos e FAN positivo são classificados como portadores de LES, com sensibilidade de 96,1% e especificidade de 93,4%. Entretanto, esses critérios necessitam de validação externa para que sua performance seja avaliada em populações de diferentes etnias, sexo masculino e na população pediátrica.

QUADRO CLÍNICO

Sintomas gerais

Até 70% dos pacientes apresentam sintomas inespecíficos durante a evolução da doença, incluindo: adinamia, mialgias, perda ponderal, adenopatias e febre. Essas queixas podem ocorrer durante períodos de exacerbação do LES ou em decorrência de processos infecciosos, os quais sempre devem ser lembrados principalmente nos pacientes com febre e em uso de imunossupressão.

Manifestações cutâneas

As alterações cutâneas são descritas em 80 a 90% dos pacientes durante a evolução da doença. São divididas em três categorias: lúpus cutâneo agudo, subagudo e crônico.

212 Parte 7 • Doenças Reumáticas Autoimunes

Tabela 29.1 Critérios de 2012 do SLICC para classificação do lúpus eritematoso sistêmico.

Manifestação clínica

- Lúpus cutâneo agudo: eritema malar (não discoide), lúpus bolhoso, necrólise epidérmica tóxica, eritema maculopapular, eritema fotossensível ou lúpus cutâneo subagudo (psoriasiforme/anular)
- Lúpus cutâneo crônico: lúpus discoide, lúpus hipertrófico/verrucoso, paniculite lúpica, lúpus *tumidus*, lúpus mucoso, sobreposição líquen plano/lúpus discoide
- Úlcera mucosa: palato, cavidade oral, língua ou úlcera nasal
- Alopecia não cicatricial
- Artrite/artralgia: sinovite (edema/derrame articular) ≥ 2 articulações ou artralgia em 2 ou mais articulações com rigidez matinal ≥ 30 min
- Serosite: dor pleurítica típica por mais de 1 dia, derrame pleural ou atrito pleural; dor pericárdica típica por mais de 1 dia, efusão pericárdica, atrito pericárdico ou eletrocardiograma com sinais de pericardite
- Renal: relação entre proteína e creatinina urinárias (ou proteinúria de 24 h) com mais de 500 mg de proteínas nas 24 h, ou cilindros hemáticos
- Neurológico: convulsão, psicose, mielite; mononeurite múltipla, neuropatia craniana ou periférica, estado confusional agudo
- Anemia hemolítica
- Leucopenia (< 4.000/mm^3) ou linfopenia (< 1.000/mm^3) em, pelo menos, uma ocasião
- Plaquetopenia < 100.000/mm^3 em, pelo menos, uma ocasião

Alteração imunológica

- Fator antinuclear positivo
- Anticorpo anti-dsDNA positivo
- Anticorpo anti-Sm positivo
- Positividade de anticorpos antifosfolipídios (anticoagulante lúpico; anticardiolipina em títulos moderados a altos IgG, IgM ou IgA; VDRL falso positivo; anti-beta-2-glicoproteína 1 IgG, IgM ou IgA)
- Diminuição do complemento (frações C3, C4, CH50)
- Coombs direto positivo (na ausência de anemia hemolítica)

Para ser classificado com LES, o paciente deverá preencher, pelo menos, quatro critérios (incluindo um clínico e um imunológico) ou ter nefrite lúpica comprovada por biopsia renal com fator antinúcleo ou anti-dsDNA positivo. Ig: Imunoglobulina; VDRL: *Venereal Disease Research Laboratory*.
Adaptada de Petri *et al.*, 2012.[1]

Tabela 29.2 Critérios de 2019 do ACR/EULAR para classificação do LES.

Domínios e critérios clínicos	Pontuação
Constitucional	
Febre	2
Mucocutâneo	
Alopecia não cicatricial	2
Úlceras orais	2
Lúpus cutâneo subagudo ou discoide	4
Lúpus cutâneo agudo	6
Articular	
Sinovite ou dor à palpação (≥ 2 articulações) e rigidez matinal ≥ 30 min	6
Neuropsiquiátrico	
Delirium	2
Psicose	3
Convulsão	5

(*continua*)

Tabela 29.2 (Continuação) Critérios de 2019 do ACR/EULAR para classificação do LES.

Domínios e critérios clínicos	Pontuação
Serosas	
Derrame pleural ou pericárdico	5
Pericardite aguda	6
Hematológico	
Leucopenia	3
Plaquetopenia	4
Anemia hemolítica autoimune	4
Renal	
Proteinúria > 0,5 g/24 h	4
Nefrite lúpica: biopsia classe II ou V	8
Nefrite lúpica: biopsia classe III ou IV	10
Anticorpos antifosfolípides	
Anticardiolipina em títulos moderados ou altos, anti-B2GPI ou anticoagulante lúpico	2
Complemento	
C3 ou C4 baixos	3
C3 e C4 baixos	4
Anti-dsDNA	6
Anti-Sm	6

Adaptada de Aringer et al., 2019.[2]

Essas lesões possuem em comum o achado histopatológico de dermatite de interface com processo inflamatório perivascular e perianexial, acompanhado do depósito de imunoglobulinas na junção dermoepidérmica.

As lesões agudas têm correlação com atividade sistêmica e a principal manifestação é o eritema malar em "asa de borboleta", que geralmente poupa o sulco nasolabial, é bastante fotossensível e regride sem deixar cicatrizes.

As lesões subagudas dividem-se em papuloescamosa psoriasiforme e anular-policíclica. São fotossensíveis, têm relação com o anti-SSA/Ro e podem ser desencadeadas por medicamentos como hidralazina, anti-inflamatórios, entre outros.

A forma mais comum de lúpus cutâneo crônico é a lesão discoide. Predomina em couro cabeludo, pavilhão auricular, região torácica anterior e membros superiores. Pode ocorrer na ausência de manifestações sistêmicas, com potencial de cicatriz hipopigmentada e atrófica, além de alopecia cicatricial.

Outras manifestações cutâneas são: alopecia não cicatricial (até 50%), úlceras orais indolores (até 25%), púrpura palpável, urticária, *livedo reticularis* e fenômeno de Raynaud (até 50%).

Manifestações musculoesqueléticas

A maioria dos pacientes com LES apresenta poliartrite especialmente em punhos, mãos e joelhos. A artropatia de Jaccoud ocorre em cerca de 10% dos casos e origina-se de alterações tendíneas e ligamentares, produzindo deformidades reversíveis. Queixas de edema, dor e limitação de amplitude de movimento devem ser investigadas quanto à possibilidade de artrite séptica ou osteonecrose, sendo esta última decorrente da própria doença ou sobretudo do uso crônico de glicocorticoides.

Manifestações cardíacas e pulmonares

A pericardite é a manifestação cardíaca mais comum. Está presente em 35% dos pacientes ao ecocardiograma, em geral associada à atividade de doença. Pericardite constrictiva e tamponamento cardíaco são raros. A miocardite é descrita em até 10% dos casos e deve ser suspeitada em todos os pacientes com taquicardia não justificada por outra etiologia, em especial quando sintoma de dispneia correlacionado. No ecocardiograma é possível observar áreas de hipocinesia e redução na fração de ejeção, e a ressonância cardíaca pode ser útil para confirmar o diagnóstico.

As alterações valvares mais importantes são o espessamento, vegetações e regurgitação, que eventualmente estão associadas aos anticorpos antifosfolipídios.

A doença arterial coronariana em pacientes com LES é mais precoce. Mulheres com LES entre 35 e 44 anos de idade apresentam 52 vezes mais risco de evento coronariano quando comparadas a mulheres sem a enfermidade, da mesma faixa etária. Além de os fatores de risco cardiovasculares tradicionais serem mais frequentes em pacientes com LES e uso crônico de medicamentos como os corticoides, a doença *per se* leva a processo inflamatório crônico persistente.

As manifestações pulmonares ocorrem em 50 a 70% dos pacientes. A pleurite pode ser causa de dor torácica inspiratória, enquanto o derrame pleural geralmente é pequeno a moderado e bilateral. Deve-se realizar punção para caracterização e diagnóstico diferencial do derrame sempre que possível. Quando decorrente da doença, é identificado como exsudato.

A pneumopatia crônica manifesta-se com tosse seca, dispneia progressiva e estertores em bases. A tomografia computadorizada (TC) demonstra infiltrado em campos inferiores bilateralmente, enquanto a prova de função pulmonar (PFP) resulta em padrão restritivo.

A hemorragia alveolar é uma manifestação rara, porém com elevada mortalidade. Manifesta-se com dispneia, tosse, hemoptise, hipoxia, insuficiência respiratória aguda e queda da hemoglobina. A TC de tórax mostra infiltrado bilateral, e o lavado broncoalveolar é capaz de confirmar o diagnóstico com pesquisa de hemossiderina nos macrófagos positiva.

A hipertensão pulmonar, por sua vez, ocorre em até 15% dos pacientes e pode ter etiologia multifatorial, com associação a anticorpos anti-RNP, fenômeno de Raynaud e capilaroscopia periungueal padrão SD.

A síndrome do pulmão encolhido é manifestação rara, descrita em 1 a 6% dos pacientes, cuja manifestação consiste em dispneia e dor pleurítica. A tomografia de tórax revela ausência de serosite e doença intersticial pulmonar, presença de elevação do diafragma e PFP mostrando diminuição dos volumes pulmonares e da capacidade de difusão do monóxido de carbono.

Manifestações hematológicas

A anemia é a alteração hematológica mais prevalente nos pacientes com LES. Vários mecanismos estão implicados na sua patogênese, sendo os mais frequentes a anemia de doença crônica, anemia por carências nutricionais, e a anemia hemolítica autoimune. A leucopenia está presente em 50% dos pacientes e a linfopenia em até 75%. Ambas podem estar relacionadas com atividade de doença ou serem secundárias à medicação imunossupressora, ou mesmo com infecções intercorrentes. A plaquetopenia leve (entre 100 mil e 150 mil plaquetas/mm^3) é descrita em 7 a 52% dos pacientes, enquanto a plaquetopenia abaixo de 100 mil/mm^3 é vista em 8 a 22% dos casos. Linfadenopatia é descrita em até 35% dos adultos e 69% dos pacientes com LES de início juvenil.

Manifestações neuropsiquiátricas

O American College of Rheumatology estabeleceu uma classificação do acometimento neuropsiquiátrico do LES em 19 manifestações clínicas:

- Sistema nervoso central (SNC)
  - Meningite asséptica
  - Doença cerebrovascular
  - Síndrome desmielinizante
  - Cefaleia
  - Desordens do movimento
  - Convulsões
  - Mielopatia
  - Estado confusional agudo
  - Ansiedade
  - Disfunção cognitiva
  - Transtornos do humor
  - Psicose
- Sistema nervoso periférico
  - Síndrome de Guillain-Barré
  - Neuropatia autonômica
  - Mononeuropatia
  - Miastenia *gravis*
  - Neuropatia craniana
  - Plexopatia
  - Polineuropatia.

Entre os pacientes com LES, a incidência relatada de convulsões é de 10 a 15%, enquanto a de psicose é de 2,5 a 11%. Essas manifestações podem decorrer da atividade da doença ou mesmo serem secundárias a infecções, distúrbios hidreletrolíticos, insuficiência renal, neoplasias, reações medicamentosas, uso de drogas ilícitas, acidente vascular cerebral etc. Assim, é importante tentar estabelecer o diagnóstico etiológico antes do início do tratamento. A presença de atividade da doença em outros órgãos e sistemas, a positividade de anticorpos como anti-dsDNA e o consumo de complemento sugerem atividade da doença. Anticorpo anti-P-Ribossomal tem sido vinculado a psicose lúpica e crises convulsivas; entretanto, trabalhos mais recentes não comprovam essa associação.

Para o diagnóstico diferencial, além de hemograma, glicemia, funções renal e hepática, eletrólitos, vitamina B12, hormônio tireoideoestimulante (TSH) e avaliação da saturação de O_2, devem ser realizados exame de líquido cefalorraquidiano, ressonância magnética cerebral e eletroencefalograma (EEG), quando houver suspeita de convulsão ou de encefalite herpética. EEG com alterações típicas é encontrado em menos da metade dos pacientes com convulsão. O mecanismo fisiopatológico pode ser inflamatório ou vascular (aterosclerose ou trombótico), sendo este último mais associado aos anticorpos antifosfolipídios.

Manifestações renais

O envolvimento renal é um dos principais determinantes da morbimortalidade do LES. Pode acometer os glomérulos, o espaço tubulointersticial e os vasos renais.

As alterações clínicas e laboratoriais relacionadas com manifestações renais são detectadas em 50 a 70% dos pacientes. Geralmente ocorrem nos primeiros anos da doença, sendo mais grave no LES de início juvenil, etnia não caucasiana e no sexo masculino.

Glomerulonefrite

As manifestações renais do LES podem não ser evidentes até que ocorra síndrome nefrótica ou insuficiência renal. Desse modo, é importante realizar exames complementares, principalmente a análise do sedimento urinário, proteinúria de 24 h ou relação proteína/creatinina (P/C) em amostra isolada de urina, além de dosagem sérica de creatinina. A redução nos níveis de complemento e/ou positividade do anticorpo antidsDNA podem ser indícios de atividade renal.

Na atualidade, o padrão-ouro para o diagnóstico da nefrite lúpica é a biopsia renal, que deve ser indicada quando há proteinúria ≥ 0,5 g/24 h (ou relação P/C ≥ 0,5), especialmente em presença de hematúria ou cilindrúria; aumento de creatinina sem outra causa que a justifique; e proteinúria ≥ 1 g/24 h. Além dos glomérulos, necessitam ser descritos pelo patologista o espaço tubular intersticial, o compartimento vascular e os índices de atividade e cronicidade, que podem fornecer informações relevantes principalmente quanto ao prognóstico.

A Tabela 29.3 apresenta a classificação da biopsia renal segundo a International Society of Nephrology. As classes I e II representam o envolvimento mesangial que geralmente leva a poucos sintomas clínicos e a alterações laboratoriais, como discreta elevação na proteinúria e hematúria com dismorfismo eritrocitário positivo. As classes III e IV são denominadas proliferativas e manifestam-se em geral com elevação da proteinúria acima de 500 mg, hematúria com dismorfismo ou presença de cilindros hemáticos, e, nos casos mais graves, podem provocar hipertensão e rápida deterioração da

Tabela 29.3 Classificação de 2003 da glomerulonefrite segundo a International Society of Nephrology.

Classe	Classificação
I	Nefrite lúpica mesangial mínima: ▪ Glomérulos normais à MO ▪ Depósitos imunes mesangiais à IF
II	Nefrite lúpica mesangial proliferativa: ▪ Hipercelularidade mesangial pura em qualquer grau ou expansão da matriz mesangial à MO, com depósitos imunes no mesângio
III	Nefrite lúpica proliferativa focal: ▪ GN focal ativa ou inativa, segmentar ou global, endo ou extracapilar, envolvendo < 50% de todos os glomérulos, tipicamente com depósitos imunes subendoteliais com ou sem alterações mesangiais. É ainda classificada em: A (ativa); A/C (ativa/crônica); C (crônica inativa)
IV	Nefrite lúpica proliferativa difusa: ▪ GN difusa ativa ou inativa, segmentar ou global, endo ou extracapilar envolvendo ≥ 50% de todos os glomérulos, tipicamente com depósitos imunes subendoteliais com ou sem alterações mesangiais. É dividida em difusa segmentar (IV-S), na qual ≥ 50% dos glomérulos envolvidos apresentam lesões segmentares (que envolvem menos da metade do tufo), e difusa global (IV-G), na qual ≥ 50% dos glomérulos envolvidos apresentam lesões globais (que envolvem mais que a metade do tufo). Essa classe inclui casos com depósitos difusos em alça de arame com pouca ou nenhuma proliferação glomerular. É ainda classificada em: A (ativa); A/C (ativa/crônica); C (crônica inativa)
V	Nefrite lúpica membranosa: ▪ Depósitos imunes subepiteliais globais ou segmentares ou suas sequelas morfológicas à MO e IF ou ME, com ou sem alterações mesangiais. Pode ocorrer em combinação com as classes III ou IV
VI	Nefrite lúpica com esclerose avançada: ▪ Esclerose glomerular global em ≥ 90% sem atividade residual

GN: glomerulonefrite; IF: imunofluorescência; ME: microscopia eletrônica; MO: microscopia ótica; NL: nefrite lúpica.
Adaptada de Weening et al., 2004.[3]

função renal, denominada glomerulonefrite rapidamente progressiva. A classe V, denominada membranosa, costuma se manifestar com síndrome nefrótica sem leucocitúria e hematúria. A classe VI representa esclerose avançada.

Nefrite tubulointersticial
Quase sempre é diagnosticada com a glomerulonefrite. Sua gravidade é um importante fator prognóstico, vinculada com hipertensão e aumento de creatinina.

Doença vascular
É causada sobretudo por depósitos de imunocomplexos nos vasos associados à glomerulonefrite. Outras manifestações incluem: microangiopatia trombótica e trombose de veias renais (especialmente nos nefróticos). As manifestações vasculares possuem relação com os anticorpos antifosfolipídios, justificando sua pesquisa nesses casos.

EXAMES COMPLEMENTARES

Anemia em geral normocítica e normocrômica, leucopenia e plaquetopenia são alguns dos achados mais frequentes. A velocidade de hemossedimentação (VHS) pode estar elevada durante atividade de doença. Aumento importante da proteína C reativa ocorre especialmente em casos de poliartrite e serosite e, quando em outras situações ou de maneira isolada, alerta para infecção. Exame de sedimento urinário, função renal e proteinúria de 24 h ou relação P/C devem ser realizados para investigação da nefrite.

A pesquisa de anticorpos antinucleares (FAN-Hep2) é positiva em cerca de 98% dos pacientes. Apesar de muito sensível, não é específico para o LES, podendo ser positivo em outras doenças autoimunes, infecções, neoplasias ou mesmo induzido por algumas medicações (anti-TNF, hidralazina, entre outros). A solicitação de anticorpos mais específicos é útil para o diagnóstico, de acordo com sua sensibilidade e especificidade (Tabela 29.4).

Os anticorpos antifosfolipídios (anticoagulante lúpico, anticardiolipinas e anti-beta-2-glicoproteína 1) estão presentes em 20 a 40% dos pacientes, dos quais 10 a 20% evoluem para síndrome antifosfolipídio.

Os níveis de complemento sérico estão reduzidos principalmente durante os períodos de atividade de doença, refletindo a formação de imunocomplexos, em especial durante a nefrite lúpica.

Tabela 29.4 Correlação entre autoanticorpos e manifestações clínicas.

Anticorpo	Frequência (%)	Observações
Anti-dsDNA	60 a 90	Nefrite, anemia hemolítica. Marcador de atividade de doença. Alta especificidade
Anti-histonas	50 a 70	Lúpus induzido por drogas
Antinucleossomo	70	Boa correlação com anti-dsDNA. Marcador de atividade de doença. Alta especificidade para LES
Anti-Ro/SSA	20 a 60	Lúpus cutâneo subagudo, lúpus neonatal, síndrome *sicca*
Anti-La/SSB	15 a 40	Lúpus cutâneo subagudo, lúpus neonatal, síndrome sicca
Anti-Sm	10 a 30	Alta especificidade para LES
Anti-U1-RNP	10	DMTC, fenômeno de Raynaud, hipertensão pulmonar
Anti-P ribossômico	10 a 15	Psicose, hepatite lúpus

DMTC: doença mista do tecido conjuntivo.

DIAGNÓSTICO DIFERENCIAL

É amplo e inclui infecções, outras doenças autoimunes, doenças hematológicas e neoplasias:

- Infecções como vírus da imunodeficiência humana (HIV), hepatites B e C, endocardite, tuberculose, sífilis, hanseníase etc.
- Doenças autoimunes: artrite reumatoide, síndrome de Sjögren, doença de Behçet, dermatomiosite e vasculites sistêmicas
- Doenças hematológicas: linfomas, púrpura trombocitopênica idiopática, síndrome mielodisplásica etc.

TRATAMENTO

Em linhas gerais é preconizado para todos os pacientes o uso de protetor solar regularmente, manutenção de uma dieta saudável, prática de exercício físico regular e controle dos fatores de risco cardiovasculares tradicionais.

Mulheres em idade fértil são aconselhadas quanto à anticoncepção, principalmente aquelas com manifestações graves e submetidas a medicações imunossupressoras com potencial teratogênico. A gestação é recomendada após um período mínimo de 6 meses com doença controlada e sem uso de fármacos imunossupressores. Todos os pacientes devem ser vacinados de acordo com o calendário vacinal adequado à idade, preferencialmente antes de iniciar o tratamento imunossupressor e respeitando a contraindicação a vacinas com microrganismos vivos/atenuados para indivíduos imunossuprimidos.

Principais medicamentos

Quase todas as manifestações sistêmicas do LES, exceto a nefrite lúpica, carecem de estudos clínicos com boa metodologia para guiar à terapêutica. Nesses casos, a conduta é baseada na opinião de especialistas, estudos abertos, relatos e séries de casos. O tratamento deve ser sempre individualizado e baseado na manifestação de cada paciente, levando-se em consideração aquela mais grave.

Antimaláricos

Todos os pacientes com LES necessitam utilizar antimalárico, preferencialmente a hidroxicloroquina, desde que não haja contraindicação. A hidroxicloroquina ajuda a controlar a atividade da doença, tem efeito poupador de corticosteroide e potencializa a ação do micofenolato de mofetila (MMF), além de ter ação benéfica no combate à dislipidemia e à resistência à insulina, efeito antiagregante plaquetário e possível benefício na sobrevida dos pacientes. São fatores de risco para retinopatia: idade acima de 65 anos, obesidade, insuficiência hepática ou renal, uso concomitante de tamoxifeno e retinopatia prévia.

Glicocorticoides

Por muito tempo, foram o principal tratamento para LES. Entretanto, devem ser utilizados na menor dose possível e pelo menor tempo necessário, devido aos efeitos adversos associados principalmente ao uso crônico, entre os quais osteoporose, hipertensão, diabetes, catarata e aumento do risco cardiovascular. Nas manifestações não graves, pode ser utilizada a prednisona em dose de 0,2 a 0,5 mg/kg/dia durante curtos períodos (2 a 3 semanas), com desmame posterior gradual da dose. Nas manifestações graves com risco de lesão ou dano de órgão-alvo, como na nefrite lúpica e na atividade neuropsiquiátrica, são aplicadas doses mais elevadas. A pulsoterapia com metilprednisolona 0,5 a 1 g/dia durante 3 dias consecutivos, seguida de prednisona 0,5 a 1 mg/kg/dia, é empregada na terapia de indução da nefrite ou em comprometimentos graves da doença. É importante a suplementação de cálcio e vitamina D durante o uso dos glicocorticoides para prevenção de osteoporose.

Metotrexato
Deve ser utilizado na dose de 15 a 25 mg/semana, por via oral (VO) ou subcutânea (SC), principalmente nos quadros cutâneos, articulares, de serosite e miosite.

Talidomida
Na dose de 100 a 200 mg/dia, é útil nas manifestações cutâneas. Entretanto, dada a teratogenicidade do fármaco, no Brasil, seu uso é restrito e deve ser realizado em pacientes que não apresentam risco de gestação. Em mulheres em idade fértil, somente poderá ser prescrita após avaliação médica com exclusão de gravidez por método sensível e mediante a comprovação de utilização de, no mínimo, dois métodos efetivos de contracepção, um dos quais necessariamente deve ser um método de barreira (art. 19 da RDC nº 11, de 22 de março de 2011). Os pacientes do sexo masculino deverão ser orientados quanto ao uso de preservativo masculino durante todo o tratamento com talidomida e após 30 dias de seu término. A neuropatia periférica como efeito adverso possível também é um importante limitante ao uso crônico dessa medicação.

Dapsona
É indicada principalmente nos casos de LES bolhoso. A dose preconizada é de 50 a 100 mg/dia VO.

Ciclofosfamida
Foi uma das primeiras medicações estudadas como alternativa aos glicocorticoides. Usada sobretudo nas manifestações graves e com risco de vida, é mais estudada na terapia de indução da nefrite lúpica proliferativa. Pode ser utilizada na dose de 0,5 a 1 g/m^2 de superfície corpórea intravenoso (IV), mensal, por 6 meses, conhecido como esquema do National Institucional of Health (NIH), ou na dose de 0,5 g IV a cada 15 dias por 3 meses (esquema Euro Lúpus). Nas manifestações neuropsiquiátricas graves, como mononeurite múltipla e vasculite do SNC, alguns autores recomendam prolongar a terapia de indução com ciclofosfamida mensal por 12 meses.

Micofenolato
Apresenta estudos principalmente na nefrite lúpica. Surgiu como alternativa à ciclofosfamida, com a vantagem de não estar associado ao risco de infertilidade e menopausa precoce, apesar do potencial teratogênico. Está disponível na forma de MMF ou sódico. Para indução da remissão da nefrite lúpica, a dose preconizada de MMF é de 2 a 3 g VO, por 6 meses e na dose de 1 a 2 g/dia VO, durante 6 meses; enquanto a dose oral de 1 a 2 g/dia é recomendada para manter a remissão. Para o micofenolato de sódio, as doses são de 1.440 a 2.160 mg e 720 a 1.440 mg, respectivamente. Alguns estudos evidenciaram a superioridade deste fármaco em afro-americanos e hispânicos. Pode ser utilizado nos quadros neurológicos e hematológicos ou diante do envolvimento de outros órgãos e sistemas refratários à terapia padrão.

Azatioprina
A dose de 2 a 3 mg/kg/dia VO é utilizada na manutenção da remissão da nefrite lúpica e das manifestações neuropsiquiátricas, além de ser uma opção no tratamento dos quadros hematológicos, cutâneos, articulares (mais brandos) e de serosites.

Inibidores da calcineurina
A ciclosporina na dose de 3 a 5 mg/kg/dia é útil nos quadros de anemia hemolítica, plaquetopenia e também em alguns casos de nefrite lúpica que não responderam a outros esquemas imunossupressores. O tacrolimo na dose de 0,05 a 0,1 mg/kg/dia ou na dose de 4 mg/dia associado ao micofenolato 1 g/dia é uma opção de tratamento para nefrite lúpica refratária.

Rituximabe

Anticorpo monoclonal quimérico anti-CD20, pode ser indicado (*off-label*) para pacientes com doença ativa grave, não responsiva a tratamento com imunossupressores, ou que tenham contraindicação para uso de outros imunossupressores. Também pode ser utilizada nos casos de nefrite lúdica refratária à ciclofosfamida ou micofenolato. Deve ser administrado em duas aplicações, na dose de 1.000 mg IV, com intervalo de 15 dias.

Belimumabe

Anticorpo monoclonal totalmente humano antifator estimulador de linfócito B (Blys), liga-se ao BlyS solúvel impedindo sua união aos linfócitos B e diminuindo a proliferação, a diferenciação e a sobrevida dessas células. Aprovado para tratamento do LES, a dose recomendada é de 10 mg/kg nas semanas 0, 2 e 4 e, posteriormente, a cada 4 semanas. É uma opção de tratamento para os pacientes que permanecem com doença ativa apesar do tratamento imunossupressor, em especial para aqueles com autoanticorpos positivos (FAN e/ou anti-dsDNA) e consumo de complemento. É importante ressaltar que ainda não há evidências consistentes para seu uso no tratamento de indução ou manutenção da nefrite lúpica ou acometimento grave do SNC. Deve ser utilizado sempre em associação com antimalárico e/ou drogas imunossupressoras (metotrexato, azatioprina ou micofenolato).

Tratamento da nefrite lúpica

Pacientes com nefrite classes I e II geralmente dispensam terapia imunossupressora específica. Pode-se usar corticosteroide sistêmico ou azatioprina nos casos em que não há melhora dos níveis de proteinúria com inibidor da enzima de conversão da angiotensina (IECA) ou bloqueador do receptor de angiotensina (BRA). As Figuras 29.1 e 29.2

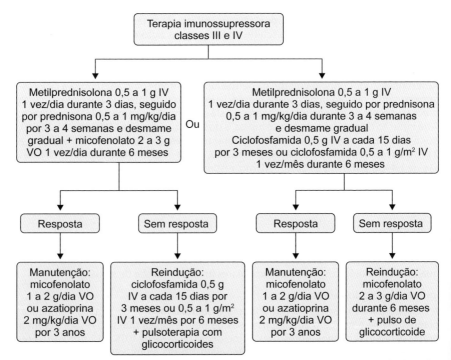

Figura 29.1 Algoritmo para tratamento da nefrite lúpica proliferativa. Adaptada de Hahn et al., 2012.[4]

Capítulo 29 • Lúpus Eritematoso Sistêmico

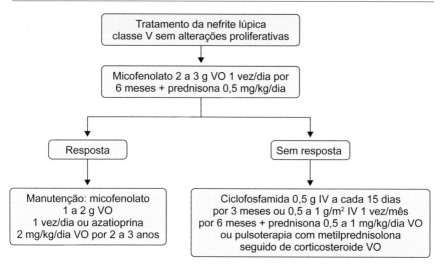

Figura 29.2 Algoritmo para tratamento da nefrite lúpica membranosa. Adaptada de Hahn et al., 2012.[4]

apresentam as condutas recomendadas para casos de nefrite lúpica proliferativa e nefrite lúpica membranosa. As definições de resposta são:

- Remissão parcial: redução superior a 50% da proteinúria inicial, com valor inferior a 3 g/24 h, e taxa de filtração glomerular (TFG) normal ou reduzida em menos de 10% do valor basal
- Remissão completa: proteinúria inferior a 500 mg/24 h e TFG normal ou reduzida em menos de 10% do valor basal.

Além do tratamento imunossupressor, caso não haja contraindicação, os pacientes devem fazer uso de hidroxicloroquina e antiproteinúricos, como IECA ou BRA, com objetivo de manter a pressão arterial abaixo de 130 x 80 mmHg. Deve-se ainda ter como alvo LDL colesterol abaixo de 100 mg/dL.

REFERÊNCIAS BIBLIOGRÁFICAS

1. Petri M, Orbai AM, Alarcón GS, Gordon C, Merrill JT, Fortin PR et al. Derivation and validation of the Systemic Lupus International Collaborating Clinics classification criteria for systemic lupus erythematosus. Arthritis Rheum. 2012;64(8):2677.
2. Aringer M, Costenbader K, Daikh D et al. European League Against Rheumatism/American College of Rheumatology Classification Criteria for Systemic Lupus Erythematosus. Arthritis Rheumatol. 2019;1400-12.
3. Weening JJ, D'Agati VD, Schwartz MM, Seshan SV, Alpers CE, Appel GB et al. The classification of glomerulonephritis in systemic lupus erythematosus revisited. J Am Soc Nephrol. 2004;15(2):241-50.
4. Hahn BH, Mcmahon MA, Wilkinson A, Wallace WD, Daikh DI, Fitzgerald JD et al. American College of Rheumatology guidelines for screening, treatment, and management of lupus nephritis. Arthritis care & research. 2012;64(6):797-808.

BIBLIOGRAFIA

Almaani S, Meara A, Rovin BH. Update on lupus nephritis. Clin J Am Soc Nephrol. 2017;12(5):825. Epub 2016 Nov 7.
Benito-Garcia E, Schur PH, Lahita R, American College of Rheumatology Ad Hoc Committee on Immunologic Testing Guidelines. Guidelines for immunologic laboratory testing in the rheumatic diseases: anti-Sm and anti-RNP antibody tests. Arthritis Rheum. 2004;51(6):1030.

Boackle AS. Advances in lupus genetics. Curr Opin Rheumatol. 2013;25(5):561-8.
Bronson PG, Chaivorapol C, Ortmann W, Behrens TW, Graham RR. The genetics of type I interferon in systemic lupus erythematosus. Curr Opin Immunol. 2012;24(5):530.
Dvorkina O, Ginzler EM. Clinical features of systemic lupus erythematosus In: Hochberg M, Silman A, Smolen J, Weinblatt M, Weisman M, editores. Rheumatology. 6. ed. Philadelphia: Elsevier; 2015.
Gordon C, Amissah-Arthur MB, Gayed M, Brown S, Bruce IN, Cruz D et al. The British Society for Rheumatology guideline for the management of systemic lupus erythematosus in adults. Rheumatology Oxford. 2018;57(1):e1-e45.
Graham RR, Hom G, Ortmann W, Behrens TW. Review of recent genome-wide association scans in lupus. J Intern Med. 2009;265(6):680-8.
Grossman JM. Lupus arthritis. Best Pract Res Clin Rheumatol. 2009;23(4):495.
Hogan J, Appel GB. Update on the treatment of lupus nephritis. Current opinion in nephrology and hypertension. 2013;22(2):224-30.
Jarukitsopa S, Hoganson DD, Crowson CS, Sokumbi O, Davis MD, Michet CJ Jr et al. Epidemiology of systemic lupus erythematosus and cutaneous lupus erythematosus in a predominantly white population in the United States. Arthritis Care Res (Hoboken). 2015;67(6):817-28.
Klumb EM, Silva CAA, Lanna CCD, Sato EI, Borba EF, Brenol JCT et al. Consenso da Sociedade Brasileira de Reumatologia para o diagnóstico, manejo e tratamento da nefrite lúpica. Revista Brasileira de Reumatologia. 2015;55(1):1-21.
Pego-Reigosa JM, Medeiros DA, Isenberg DA. Respiratory manifestations of systemic lupus erythematosus: old and new concepts. Best Pract Res Clin Rheumatol. 2009;23(4):469-80.
Pons-Estel GJ, Alarcón GS, Scofield L, Reinlib L, Cooper GS. Understanding the epidemiology and progression of systemic lupus erythematosus. Semin Arthritis Rheum. 2010;39(4):257.
Shinjo SK, Bonfa E, Woijdyla D, Borba EF, Ramirez LA, Scherbarth HR et al. Antimalarial treatment may have a time dependent effect on lupus survival: data from a multinational Latin American inception cohort. Arthritis Rheum. 2010;62(3):855-62.
Souza DC, Santo AH, Sato EI. Mortality profile related to systemic lupus erythematosus: a multiple cause of death analysis. J Rheumatology. 2012;39:496-503.
Van Vollenhoven RF, Mosca M, Bertsias G, Isenberg D, Kuhn A, Lerstrøm K et al. Treat-to-target in systemic lupus erythematosus: recommendations from an international task force. Ann Rheum Dis. 2014;73(6):958-67.
Vilar MJ, Sato EI. Estimating the incidence of systemic lupus erythematosus in a tropical region (Natal, Brazil). Lupus. 2002;11(8):528-32.
Zandman-Goddard G, Chapman J, Shoenfeld Y. Autoantibodies involved in neuropsychiatric SLE and antiphospholipid syndrome. Semin Arthritis Rheum. 2007;36(5):297.

30 Esclerose Sistêmica

Eduarda Bonelli Zarur • Cristiane Kayser

INTRODUÇÃO

A esclerose sistêmica (ES) é uma doença imunomediada caracterizada por fibrose e vasculopatia obliterante progressiva, que acomete pele, pulmão, coração, trato gastrintestinal (TGI) e sistema musculoesquelético. É uma doença pouco frequente e, entre as enfermidades reumáticas, a que possui mortalidade mais elevada. Permanece um desafio, em virtude de sua patogênese, ainda não elucidada por completo, tratamentos insuficientemente eficazes e heterogeneidade da apresentação clínica.

EPIDEMIOLOGIA

É uma doença de predomínio no sexo feminino, 3 a 8:1, com pico de incidência da terceira à quinta década de vida, sem predileção por raça. Entretanto, apresenta-se de forma mais agressiva nos negros e nos pacientes do sexo masculino. A incidência varia de 1,2 a 44,3 casos/100 mil habitantes, de acordo com a população estudada. No Brasil, um estudo realizado em 2014, na cidade de Campo Grande, demonstrou prevalência e incidência, respectivamente, de 105,6 e 11,9 por milhão de habitantes.[1]

FISIOPATOLOGIA

A patogênese é baseada na tríade de dano vascular, desregulação dos sistemas imune inato e adaptativo, além de fibrose tecidual. A etiologia da ES não é totalmente compreendida, mas envolve suscetibilidade genética e fatores ambientais, como exposição a sílica, cloreto de vinil, bleomicina ou infecções virais.

Os primeiros eventos patogênicos são a lesão vascular e a ativação endotelial, levando à ativação dos sistemas imune inato e adaptativo. Isso resulta em vasculopatia obliterante progressiva e na ativação descontrolada de fibroblastos, a qual ocasiona o acúmulo excessivo de colágeno e moléculas da matriz extracelular e fibrose tecidual.

APRESENTAÇÃO CLÍNICA

É uma doença de apresentação e curso clínico bastante heterogêneos. Pode ser dividida de acordo com a extensão do acometimento cutâneo em formas limitada, difusa e *sine scleroderma*.

A forma limitada é caracterizada pelo espessamento cutâneo das extremidades distais aos cotovelos e joelhos, além da face e do pescoço; a forma difusa é determinada pelo acometimento rapidamente progressivo dos membros, face, tronco e abdome; e a *sine scleroderma* é uma forma mais rara, que se caracteriza por sinais e sintomas típicos da doença, mas sem espessamento cutâneo.

Fenômeno de Raynaud

Está presente em mais de 95% dos pacientes com ES e é definido como vasospasmos reversíveis de extremidades, sobretudo mãos e pés, podendo ocorrer também em orelhas, nariz ou língua, induzidos pelo frio ou estresse. Ocorre em três fases sucessivas: palidez, cianose e hiperemia reativa; entretanto, muitas vezes essas três fases não são relatadas pelo paciente. Em geral, o fenômeno de Raynaud é o primeiro sintoma e pode anteceder por anos a abertura do quadro clínico completo, em especial na forma limitada.

O fenômeno de Raynaud secundário diferencia-se do primário pela maior gravidade das crises e por estar associado a alterações na capilaroscopia periungueal, bem como a alterações distróficas de extremidades ou úlceras digitais.

As alterações presentes na microcirculação periférica avaliadas pela capilaroscopia são características da ES. O conjunto destas alterações é denominado padrão scleroderma (SD, do inglês *scleroderma*), e sua identificação se dá pela observação de megacapilares e capilares dilatados, áreas de desvascularização e perda capilar, bem como micro-hemorragias.

Úlceras isquêmicas são uma complicação frequente, ocorrendo em 50% dos pacientes. Acometem geralmente as extremidades digitais, mas podem ocorrer também em outras áreas, sendo associadas à vasculopatia isquêmica. Estão vinculadas a elevada morbidade e podem levar a gangrena e amputação de extremidades.

Acometimento cutâneo

Praticamente todos os pacientes com ES apresentam acometimento cutâneo, exceto aqueles com a forma *sine scleroderma*. Apesar de ser uma manifestação com elevada morbidade, não está relacionada de modo direto com a mortalidade. O espessamento cutâneo precoce, rápido e progressivo, é correlacionado com o acometimento de órgãos internos e pior prognóstico. Em geral, o espessamento cutâneo é a primeira manifestação em seguida ao fenômeno de Raynaud, com pico de intensidade nos primeiros 12 a 18 meses após o seu início.

O acometimento cutâneo é dividido em três fases evolutivas. A primeira se trata de uma fase edematosa e inflamatória, na qual há edema de mãos e de dedos (*puffy fingers*), podendo haver também prurido difuso.

A segunda fase caracteriza-se por fibrose, na qual a pele se torna espessada, endurecida e muitas vezes aderida a planos profundos. Tipicamente o espessamento cutâneo se inicia nas extremidades, acometendo os dedos das mãos e dos pés, e progride de maneira proximal. Com a evolução da doença, pode haver afilamento dos lábios e retração da gengiva, levando a microstomia e proeminência dentária.

Finalmente, a terceira fase, mais exuberante na forma difusa, corresponde à fase atrófica, na qual ocorre atrofia e redução do espessamento da pele. O escore cutâneo modificado de Rodnan é utilizado para medir a extensão e o grau do acometimento cutâneo, tanto na avaliação de introdução do tratamento quanto no seguimento, além de ser uma medida objetiva para uso em estudos clínicos.

Entre as alterações cutâneas, o paciente pode apresentar também despigmentação e hiperpigmentação da pele (lesões em sal e pimenta), telangiectasias e calcinose. A calcinose ocorre mais frequentemente em áreas de trauma, superfícies extensoras e nas pontas dos dedos, e está associada à forma limitada e à presença de anticorpo anticentrômero.

Acometimento gastrintestinal

Está presente em mais de 90% dos pacientes e pode envolver desde a orofaringe até o ânus. Os sintomas mais prevalentes são disfagia, distensão abdominal e refluxo gastresofágico.

O refluxo é decorrente da dismotilidade esofágica e da contratilidade insuficiente do esfíncter esofágico inferior. A dismotilidade pode ocorrer em todo o TGI, levando a risco aumentado de broncoaspiração, pseudo-obstrução e supercrescimento bacteriano. Além disso, é possível haver ectasia vascular no antro gástrico, ocacionando hemorragia digestiva alta ou sangue oculto nas fezes.

À endoscopia, é descrito o padrão de "estômago em melancia" decorrente das ectasias antrais. Perda de peso e má absorção podem acarretar redução da qualidade de vida e desnutrição nesses pacientes.

Há chance de prolapso e/ou incontinência retais, resultantes de diminuição da complacência e do tônus do esfíncter anal.

Acometimento pulmonar

É a principal causa de mortalidade na ES. As duas principais formas de apresentação incluem doença pulmonar intersticial (DPI) e hipertensão da artéria pulmonar (HAP). A primeira é mais prevalente nos pacientes com ES de forma difusa, enquanto a HAP é mais prevalente na forma limitada.

A DPI é evidenciada em 80% das necropsias de pacientes com ES. O principal padrão de acometimento pulmonar é a pneumopatia intersticial não específica (PINE), com predomínio em bases. Em geral, o acometimento pulmonar se dá nos primeiros 4 anos após o diagnóstico e tende a se estabilizar após 4 a 6 anos do início da ES. O anticorpo antitopoisomerase I é um fator de risco para esse tipo de acometimento pulmonar. Os sinais e os sintomas mais frequentes são dispneia, tosse e estertores crepitantes nas bases pulmonares.

Espirometria e tomografia computadorizada de alta resolução (TCAR) devem ser solicitadas para todos os pacientes na primeira avaliação. A sensibilidade e a especificidade da espirometria são baixas para o diagnóstico precoce do acometimento pulmonar, por isso indica-se a nova TCAR se o paciente apresentar declínio importante da capacidade vital funcional (CVF) e/ou da capacidade de difusão pulmonar de monóxido de carbono (DL_{CO}) na espirometria, ou ainda piora dos sintomas. Na TCAR, as alterações mais frequentes são opacidades em "vidro fosco", opacidades reticulares irregulares, bronquiectasias e bronquioloectasias de tração.

A HAP está presente em 15% dos pacientes com ES. É uma manifestação mais tardia no curso da doença, grave e potencialmente letal, que se apresenta com sintomas inespecíficos. Portanto, é de extrema importância o rastreio para diagnóstico precoce. A HAP é definida por uma pressão média de artéria pulmonar (PmAP) ≥ 25 mmHg associada a uma pressão de oclusão da artéria pulmonar (PoAP) ≤ 15 mmHg, medida por meio do cateterismo cardíaco direito.

Em decorrência de elevada morbidade e mortalidade ligada à HAP, recomenda-se ecocardiograma como medida não invasiva de rastreio, que deve ser solicitado anualmente. Como medida para melhorar seu diagnóstico precoce, algoritmos incluindo dados clínicos, laboratoriais e ecocardiográficos podem ser aplicados. Fatores preditores de HAP incluem diminuição da DL_{CO}, aumento da relação DL_{CO}/CVF, telangiectasias, anticorpo anticentrômero e duração da doença.

Acometimento cardíaco

É um fator de mau prognóstico. Pode se dar como acometimento cardíaco primário, pela própria fisiopatologia da doença (inflamação e fibrose), levando a isquemia miocárdica, fibrose do sistema de condução cardíaco, miosite ou cardiomiopatia dilatada, acometimento pericárdico e arritmias. Raramente se manifesta com valvulopatias. Os derrames pericárdicos são, em geral, exsudativos e instalam-se de modo lento, sendo incomum a apresentação com tamponamento. Pode haver também uma pericardite fibrinosa com adesões e infiltrado inflamatório. A cardiomiopatia dilatada apresenta-se

mais frequentemente como disfunção diastólica de ventrículo direito ou esquerdo decorrente de fibrose do miocárdio, levando à redução da complacência cardíaca.
A doença arterial coronariana é mais prevalente na ES do que na população geral. Além dos fatores de risco cardiovasculares associados à inflamação, esses pacientes apresentam vasoconstrição coronariana induzida pelo frio, denominada "fenômeno de Raynaud cardíaco", que pode causar alterações de perfusão miocárdica. As arritmias possivelmente são decorrentes de fibrose das vias de condução e configuram pior prognóstico.

Acometimento renal

A crise renal esclerodérmica caracteriza-se por desenvolvimento de microangiopatia trombótica, vinculado a hipertensão acelerada e rápida perda de função renal. Apesar de rara, pode-se apresentar também de forma normotensa, com pior prognóstico.

Está associada ao anticorpo anti-RNA polimerase III, de modo que 25% dos pacientes com esse anticorpo apresentam crise renal durante a evolução da ES. A crise renal esclerodérmica ocorre com mais frequência nos pacientes com ES difusa e costuma se apresentar nos primeiros anos da doença. Além do anti-RNA polimerase III, o uso de corticosteroide em altas doses (≥ 15 mg) é outro fator de risco.

Antes do advento dos inibidores da enzima conversora da angiotensina (IECA), a crise renal tinha alta mortalidade e elevados índices de progressão para doença renal terminal. Atualmente, apresenta melhores desfechos; contudo, cerca de 50% dos casos ainda evoluem para doença renal terminal.

Acometimento musculoesquelético

As principais manifestações musculoesqueléticas são artralgia, poliartrite, contraturas articulares, fricção tendínea e calcinose subcutânea. A fricção tendínea deve-se à inflamação e fibrose do tendão, mais frequentes na ES difusa. As contraturas articulares podem levar à clássica mão em garra esclerodérmica.

É possível que a ES se apresente ainda com miosite, a qual costuma ser de conformação mais branda, com discreta elevação de enzimas musculares, podendo não haver alterações na eletroneuromiografia.

DIAGNÓSTICO

Os critérios classificatórios do American College of Rheumatology (ACR)/European League Against Rheumatism (EULAR) de 2013 (Tabela 30.1) auxiliam na identificação de pacientes com ES, mas devem ser aplicados apenas em pacientes com suspeita clínica e que não apresentem uma doença escleroderma-*like*. Além disso, não deve ser utilizado como medida diagnóstica, mas classificatória da doença.

Nas últimas décadas, tem-se dado especial atenção para o diagnóstico precoce da doença, quando o tratamento pode ser mais eficaz. O manejo inicial deve ser estratificado conforme o tipo de acometimento, duração e órgãos envolvidos. Determinados autoanticorpos podem sugerir qual perfil de acometimento o paciente apresentará (Tabela 30.2). O anticorpo anticentrômero está vinculado com a forma limitada e maior risco de desenvolvimento de HAP; o anticorpo antitopoisomerase I é mais frequente na forma difusa, está associado com intersticiopatia, úlceras digitais, deformidades em mãos e pior prognóstico; o anticorpo anti-RNA polimerase III com forma difusa está relacionado com crise renal e também pior prognóstico.

A atual melhora da sobrevida e da morbidade na ES deve-se em parte ao rastreio precoce e ao seguimento dos órgãos acometidos pela doença. A avaliação inicial deve incluir prova de função pulmonar com DL_{CO}, TCAR, ecocardiograma e, diante da positividade do anti-RNA polimerase III, aferição de pressão arterial três vezes na semana. Rastreio do acometimento gastrintestinal é recomendado na presença de sintomas.

Tabela 30.1 Critérios classificatórios do ACR/EULAR de 2013.

Item	Pontos
Espessamento cutâneo dos dedos das mãos, proximal às articulações metacarpofalângicas (critério suficiente)	9
Espessamento cutâneo dos dedos (só pontuar o maior escore): • Puffy fingers • Esclerodactilia	4 2
Lesão de polpa digital (só pontuar o maior escore): • Úlceras digitais • Microcicatrizes	2 3
Fenômeno de Raynaud	3
Telangiectasias	2
Autoanticorpos específicos para ES (anticentrômetro, anti-RNA polimerase III, antitopoisomerase I)	3
Capilaroscopia periungueal alterada compatível com ES (megacapilares e/ou desvascularização capilar)	2
Hipertensão da artéria pulmonar ou doença pulmonar intersticial	2

Obs.: pontuação ≥ 9 diagnostica ES.

Tabela 30.2 Autoanticorpos e correlação clínica na esclerose sistêmica.

Autoanticorpos	Correlação clínica
Acometimento cutâneo difuso	
Anti-DNA topoisomerase I (Scl-70)	Doença intersticial pulmonar. Pior prognóstico
Anti-RNA polimerase III	Crise renal esclerodérmica e neoplasia. Pior prognóstico
Antifibrilarina (U3 RNP)	HAP e miosite
Anti-Pm/Scl	Doença intersticial pulmonar, síndrome de sobreposição e miosite
Acometimento cutâneo limitado	
Antiproteínas centroméricas	Úlcera digital, telangiectasias e HAP
Anti-U1 RNP	DMTC, HAP

DMTC: doença mista do tecido conjuntivo; HAP: hipertensão arterial pulmonar.

TRATAMENTO

Deve basear-se no tipo de acometimento, extensão e gravidade da doença, bem como nas recomendações disponíveis (Tabela 30.3). Apesar de alguns estudos apresentarem resultados insuficientes, o tratamento baseado no órgão acometido e iniciado de forma precoce parece ter melhorado a sobrevida e a qualidade de vida.

O tratamento do acometimento cutâneo, a depender da gravidade, pode ser feito com imunossupressores, como o metotrexato. É viável considerar micofenolato ou pulsoterapia intravenosa com ciclofosfamida em pacientes com forma cutânea difusa e risco de acometimento de órgãos internos.

As manifestações articulares podem ser tratadas com baixas doses de prednisona e/ou metotrexato. Os agentes imunobiológicos demonstraram possível benefício para artrites refratárias em estudos abertos.

A intersticiopatia progressiva deve ser tratada com ciclofosfamida intravenosa mensal ou oral, ou com micofenolato como tratamento de indução. Um ensaio clínico[2] que comparou tratamento com ciclofosfamida oral (2 mg/kg/dia) por 12 meses *versus* micofenolato de mofetila (3 g/dia) mostrou eficácia semelhante na melhora da prova de função pulmonar nos dois grupos. O tratamento de manutenção pode ser realizado com micofenolato ou azatioprina. O rituximabe é uma possível opção nos casos refratários.

Para a HAP, o tratamento assemelha-se ao da HAP idiopática, com uso de vasodilatadores, como os inibidores da fosfodiesterase 5 (sildenafila, tadalafila), antagonistas dos receptores de endotelina 1 (bosentana, ambrisentana), riociguate e prostanoides.

A primeira linha de tratamento do fenômeno de Raynaud são os bloqueadores do canal de cálcio (devendo-se dar preferência para os di-hidropiridínicos), entretanto também podem ser utilizados os inibidores da fosfodiesterase 5, fluoxetina, losartana e prostanoides venosos.

Tabela 30.3 Tratamentos recomendados na esclerose sistêmica, conforme a manifestação.

Acometimento	Terapia	Evidência
Doença pulmonar intersticial	Indução com CFA VO ou IV em pulsoterapia, seguida de manutenção com MMF ou AZA	A
	MMF pode ser usado como medicação de primeira linha (indução e manutenção)	A
	Transplante de células-tronco pode ser considerado em pacientes que falharam em responder a um imunossupressor e que apresentam doença com acometimento cutâneo difuso e rapidamente progressivo	A
	RTX e tocilizumabe podem ser opções para casos refratários (terapias emergentes)	D
HAP	Antagonistas do receptor de endotelina 1	A
	Prostanoides	A
	Inibidores da fosfodiesterase-5 (5-PDE)	A
	Riociguate (terapia emergente)	C
Renal	IECA representam a escolha inicial de terapia	C
	Evitar corticosteroide em doses > 15 mg/dia	C
Pele e musculoesquelético	MTX é eficaz no início da doença cutânea difusa. Primeira escolha em manifestações articulares da ES	A
	MMF é eficaz em séries de caso	B
	Ciclofosfamida pode ser usada para acometimentos cutâneos graves e rapidamente progressivos	B
	Prednisona em baixas doses pode ser utilizada para fricção tendínea	C
	Tocilizumabe e RTX podem ser opções para casos refratários (terapias emergentes)	D
Fenômeno de Raynaud e úlcera digital	BCC é a escolha para FRy	A
	Fluoxetina e BRA são terapêuticas adicionais ao FRy	C
	5-PDE (sildenafila) são escolha para úlceras digitais	A
	Prostanoides IV devem ser usados para úlceras isquêmicas e FRy graves	A
Cardíaco	Disfunção sistólica na ES deve ser tratada com IECA	C
	Considerar imunossupressão se evidência de miocardite	C
	Considerar CDI se fração de ejeção muito reduzida e arritmia ventricular documentada	C

(continua)

Tabela 30.3 (*Continuação*) Tratamentos recomendados na esclerose sistêmica, conforme a manifestação.

Acometimento	Terapia	Evidência
Gastrintestinal	Todos os pacientes devem ser tratados com IBP e bloqueadores de H2 como tratamento de refluxo gastresofágico	B
	O supercrescimento bacteriano pode responder a antibióticos	C
	Procinéticos e educação dietética podem auxiliar no controle de distensão abdominal	C
	Nutrição enteral ou parenteral em casos de perda de peso refratários	C

IBP: inibidores de bomba de prótons; IECA: inibidores da enzima conversora de angiotensina; CFA: ciclofosfamida; MMF: micofenolato de mofetila (ou de sódio); CDI: cardiodesfibrilador implantável; RTX: rituximabe; BCC: bloqueador do canal de cálcio; FRy: fenômeno de Raynaud; AZA: azatioprina; MTX: metotrexato; BRA: bloqueador do receptor de angiotensina.
Adaptada de Denton e Khanna, 2017.[1]

Para as úlceras digitais, usam-se também inibidores da fosfodiesterase 5 e prostanoides venosos, bem como a bosentana para a prevenção de novas úlceras. A crise renal esclerodérmica é tratada com IECA em altas doses, preferencialmente captopril, visando à normotensão, sendo possível atingir uma dose máxima de até 300 a 450 mg/dia.

O tratamento das manifestações gastrintestinais é feito com inibidores da bomba de próton, antagonista do receptor H2, pró-cinéticos e antibióticos para os casos de supercrescimento bacteriano.

Ensaios clínicos recentes têm apontado o transplante autólogo de células-tronco como uma opção terapêutica para pacientes com espessamento cutâneo difuso e rapidamente progressivo. Outros ensaios clínicos[3,4] randomizados com transplante de células-tronco hematopoéticas (TCTH) na ES demonstraram benefícios de sobrevida a longo prazo, estabilização da capacidade vital forçada e melhora do espessamento da pele e da qualidade de vida. Esses benefícios, no entanto, devem ser ponderados *versus* o risco de mortalidade relacionado ao transplante. Contudo, diversos critérios de exclusão são utilizados, limitando, dessa maneira, os pacientes com ES elegíveis para o TCTH.

REFERÊNCIAS BIBLIOGRÁFICAS

1. Denton CP, Khanna D. Systemic sclerosis. Lancet. 2017;390(10103):1685-99.
2. Tashikin D, Roth MD, Clements PJ, Furst DE, Khanna D, Kleerup EC et al. Mycophenolate mofetil versus oral cyclophosphamide in scleroderma-related interstitial lung disease (SLS II): a randomised controlled, double-blind, parallel group trial. Lancet Respir Med. 2016;4(9):708-19.
3. Sullivan KM, Goldmuntz EA, Keyes-Elstein L, McSweeney PA, Pinckney A, Welch B et al. Myeloablative autologous stem-cell transplantation for severe scleroderma. N Engl J Med. 2018;378(1):35-47.
4. Van Laar JM, Farge D, Sont JK, Naraghi K4, Marjanovic Z5, Larghero J et al. Autologous hematopoietic stem cell transplantation vs intravenous pulse cyclophosphamide in diffuse cutaneous systemic sclerosis: a randomized clinical trial. JAMA. 2014;311:2490-98.

BIBLIOGRAFIA

Allanore Y, Simms R, Distler O, Trojanowska M, Pope J, Denton CP *et al*. Systemic sclerosis. Nat Rev Dis Prim. 2015;1:15002.
Asano Y. Systemic sclerosis. J Dermatol. 2018;45(2):128-38.
Bolster MB, Silver RM. Clinical Features of Systemic Sclerosis. In: Hochberg A. Rheumatology. 6. ed. Philadelphia: Elsevier-Mosby; 2016. pp. 1375-84.

Bossini-Castillo L, López-Isac E, Mayes MD, Martín J. Genetics of systemic sclerosis. Semin Immunopathol. 2015;37:443-51.

Coghlan JG, Denton CP, Grünig E, Bonderman D, Distler O, Khanna D et al. Evidence-based detection of pulmonary arterial hypertension in systemic sclerosis: The DETECT study. Ann Rheum Dis. 2014;73(7):1340-9.

Horimoto AMC, Matos ENN, Costa MRD, Takahashie F, Rezende MC, Kanomata LB et al. Incidence and prevalence of systemic sclerosis in Campo Grande, State of Mato Grosso do Sul, Brazil. Rev Bras Reumatol Engl Ed. 2017;57(2):107-14.

Kowal-Bielecka O, Fransen J, Avouac J, Becker M, Kulak A, Allanore Y et al. Update of EULAR recommendations for the treatment of systemic sclerosis. Ann Rheum Dis. 2017;76(8):1327-39.

Neto JFM, Del Rio APT, Barros PDS. Reumatologia Diagnóstico e Tratamento. 4. ed. Rio de Janeiro: Guanabara Koogan; 2013.

Soulaidopoulos S, Triantafyllidou E, Garyfallos A, Kitas GD, Dimitroulas T. The role of nailfold capillaroscopy in the assessment of internal organ involvement in systemic sclerosis: A critical review. Autoimmunity Reviews. 2017;16(8):787-95.

Wigley FM, Flavahan NA. Raynaud's phenomenon. New Engl J Med. 2016;7(3):341-5.

31 Síndrome de Sjögren

Raquel Mitie Kanno • Lucas Victória de Oliveira Martins

INTRODUÇÃO

A síndrome de Sjögren (SSJ) é uma doença autoimune, inflamatória e multissistêmica, na qual um infiltrado celular linfocítico afeta primariamente os órgãos exócrinos causando perda funcional e, por consequência, a síndrome seca. Outras diferentes manifestações extraglandulares também podem ocorrer. A SSJ é classificada em primária (SSp) ou secundária (SSs). Enquanto a primária apresenta etiologia idiopática, a secundária ocorre em associação com outras doenças reumáticas autoimunes (DRAI), como artrite reumatoide (AR) ou lúpus eritematoso sistêmico.

EPIDEMIOLOGIA

A SSp ocorre mais frequentemente em mulheres do que em homens, na proporção de 9:1, ao redor da quinta década de vida, sendo rara em crianças. Via de regra, há atraso diagnóstico de até 8 a 10 anos, devido ao aparecimento insidioso dos sintomas.

No Brasil, um estudo estimou a prevalência da SSp ao redor de 0,17% da população. Por outro lado, a prevalência da SSs é maior, a depender da DRAI de base, podendo ser vista em até 15 a 20% dos pacientes com AR.

FISIOPATOLOGIA E ETIOPATOGÊNESE

A fisiopatologia da SSJ não está esclarecida por completo. Em pessoas geneticamente predispostas, gatilhos ambientais servem como evento inicial para ativação da imunidade inata e produção de interferon (IFN), que estimula a autoimunidade adaptativa. Esse processo leva ao estímulo crônico de linfócitos B autorreativos, com produção de autoanticorpos e infiltração linfocítica de glândulas lacrimais e salivares.

Tendência familiar e associações genéticas com genes HLA e não HLA são descritas. Até 35% dos pacientes com SSp têm histórico familiar de DRAI. Entre os genes *HLA*, diversos alelos do HLA-DR estão relacionados a uma SSJ, em especial o HLA-DQB1. Da mesma maneira, diversos genes não HLA da imunidade inata (*IRPF5* e *TNIP1*) e da adquirida (*IL12A*, *STAT4* e *BLK*) são associados com SSJ. Ademais, a epigenética também tem papel na modulação da expressão gênica na SSJ.

Embora o gatilho ambiental da imunidade inata para ativação da produção de IFN tipo I não esteja completamente elucidado, os vírus parecem ter um papel importante. Por exemplo, a infecção por vírus Epstein-Barr causa apoptose das células epiteliais glandulares, com liberação de autoantígenos de ribonucleoproteínas SSA/Ro e SSB/La que causam ativação da imunidade inata e expressão da assinatura de IFN tipo I. Outros vírus também podem atuar como gatilho na SSp, incluindo Coxsackie, vírus linfotrópico da célula T humana (HTLV)-1, herpes-vírus e vírus da hepatite C.

Após o gatilho ambiental que ativa a imunidade inata, ocorre dano nas células epiteliais glandulares com liberação de autoantígenos. Estes são reconhecidos por receptores *Toll-like* das células dendríticas, as quais se tornam ativadas e apresentam os autoantígenos aos linfócitos autorreativos Th1 e Th17, promovendo a secreção de diferentes citocinas [IFN-gama, interleucina (IL)-17, IL-2 e IL-10] e lesão tecidual.

O IFN-gama, através das células epiteliais, células dendríticas e linfócitos, induz a expressão de BAFF/BLyS (do inglês, *B cell-activating factor/B lymphocyte stimulator*), que leva à estimulação e à proliferação de células B autorreativas, e também à diferenciação em plasmócitos secretores de autoanticorpos.

Por sua vez, esses autoanticorpos circulantes formam imunocomplexos com antígenos contidos nos debris celulares epiteliais capturados pelas células dendríticas plasmocitoides. Essas células passam a liberar IFN-alfa, que induz dano epitelial, com diferenciação dos plasmócitos e ativação das células dendríticas e linfócitos T. Desse modo, desencadeia-se um ciclo de autoperpetuação da ativação autoimune, tendo o BAFF como ponte entre a imunidade inata e adaptativa (Figura 31.1).

A lesão glandular primária ocorre por um infiltrado linfocítico composto por linfócitos TCD4+ (infiltrados pequenos) ou por linfócitos B (infiltrados maiores), com consequente perda funcional. Em uma parte dos pacientes, há o desenvolvimento de centros germinativos ectópicos (locais de estímulo crônico dos linfócitos B). Além disso, alguns pacientes possuem autoanticorpos antirreceptores muscarínicos, que estão associados à disfunção glandular.

Os principais autoanticorpos vinculados com a SSp são o anti-SSA/Ro e anti-SSB/La. O primeiro é uma IgG1 com dois subtipos (Ro52 e Ro60), sendo que o Ro52 está envolvido na regulação da imunidade inata, enquanto o Ro60 tem papel no *clearance* de RNA defeituosos. O anti-SSB/La é uma fosfoproteína relacionada com transcritos de RNA polimerase III, cujo papel patogênico é pouco conhecido.

As lesões das manifestações extraglandulares da SSJ podem ter outras patogêneses envolvidas, como deposição de imunocomplexos e vasculite, autoimunidade tecidual específica, inflamação crônica ou linfoproliferação local. Em relação ao linfoma, a

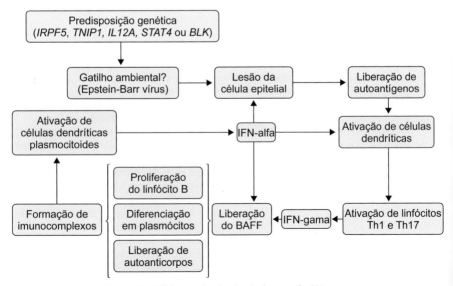

Figura 31.1 Fisiopatologia da síndrome de Sjögren.

proliferação e a estimulação crônica dos linfócitos B mediada por autoanticorpos e pelo BAFF, especialmente em centros germinativos ectópicos, levam à transformação clonal e maligna da célula B.

MANIFESTAÇÕES CLÍNICAS

O espectro da SSJ é amplo e está dividido em manifestações glandulares e extraglandulares. As estimativas de acometimento extraglandular variam de acordo com o critério de classificação adotado, e estima-se que até 75% dos pacientes com SSp apresentem alguma manifestação extraglandular.

Glandulares

A xeroftalmia, que ocorre por deficiência na camada aquosa média do filme lacrimal, está presente virtualmente em quase todos os pacientes, sendo descrita como ceratoconjuntivite seca. Queixas oculares como prurido, hiperemia, ardor, sensação de corpo estranho, fotofobia ou borramento visual são comuns. Os sintomas são exacerbados por vento ou baixa umidade do ar. Complicações como infecções palpebrais, conjuntivite bacteriana ou ulceração de córnea são possíveis.

A xerostomia ocorre por deficiência na produção salivar. Dificuldade de engolir alimentos secos, não conseguir falar por muito tempo, alteração da gustação, queimação oral e dificuldade no uso de dentaduras são queixas comuns. Ao exame físico, notam-se atrofia de papilas linguais, lobulação da língua (Figura 31.2), lábios secos ou queilite angular. Entre as complicações da xerostomia, destacam-se predisposição à cárie, periodontite, infecções do ducto de Stensen e candidíase oral.

Outra manifestação, encontrada em 30 a 50% dos pacientes, é o aumento de glândulas salivares, incluindo parótidas ou submandibulares, em geral bilateralmente e com aumento difuso, podendo ser crônico ou episódico. Quando há nodulações ou aumento assimétrico glandular, deve-se suspeitar de linfoma.

Extraglandulares

Diferentes manifestações extraglandulares relacionadas com a doença ocorrem na SSp, e em geral são atribuídas à DRAI primária na SSs. A SSp é capaz de acometer diversos órgãos e sistemas (Tabela 31.1).

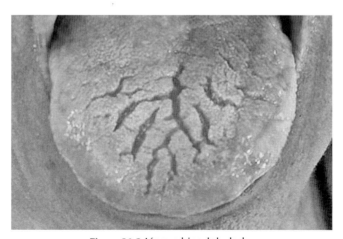

Figura 31.2 Língua hiperlobulada.

234 Parte 7 • Doenças Reumáticas Autoimunes

Tabela 31.1 Manifestações extraglandulares da síndrome de Sjögren.

Órgão ou sistema	Manifestação	Comentários
Cutâneo	Xerose mucocutânea	Manifestação mais comum, associada com prurido e piora no inverno. Em mulheres é comum a dispareunia por ressecamento vaginal
	FRy	Visto em 13 a 30% dos pacientes. Capilaroscopia periungueal inespecífica ou padrão SD (nos pacientes com anticentrômero positivo)
	Vasculite cutânea	10% dos pacientes. Maioria é por pequenos vasos, manifestando com púrpura palpável ou lesões urticariformes em membros inferiores. Associação com crioglobulinemia, linfoma e neuropatia periférica
	Eritema anular	Minoria dos pacientes, mais comum em asiáticos. Lesões eritematosas com bordos endurecidos. Parte superior do corpo
	Outras lesões	Sobreposição com outras DRAI, eritema nodoso, livedo reticular, líquen plano ou vitiligo
Musculoesquelético	Artralgia e artrite	Não erosiva, não deformante. FR positivo em 40% (associação com artrite reumatoide)
	Miopatia	Miopatia inflamatória leve, subclínica ou com fraqueza proximal
	Fibromialgia	Vista em 15 a 30% dos pacientes
	Fadiga	Um dos sintomas mais comuns (60 a 70% dos pacientes) associado com atividade sistêmica
Pulmonar	VAS	Xerose das vias respiratórias, associada com tosse seca e bronquite recorrente. Na tomografia há espessamento brônquico, bronquiectasia
	Doença pulmonar intersticial	Os padrões histológicos associados são pneumonia intersticial não específica, pneumonia intersticial usual, pneumonia intersticial linfoide, pneumonia em organização, bronquiolite folicular e hiperplasia linfoide nodular
	Outros	Doença pleural, hipertensão arterial pulmonar e linfoma primário são descritos na SSJ
Cardiovascular	Risco cardiovascular	Aumentado na SSJ, associado com hipertensão arterial sistêmica, infarto agudo do miocárdio e acidente vascular encefálico
	Coração	Pericardite e miocardite podem ocorrer, mas são raros
Trato gastrintestinal	Orofaringe/estômago	Disfagia por baixo fluxo salivar. Há maior prevalência de gastrite crônica atrófica
	Doença celíaca	Mais prevalente na SSJ (aumento de 10 vezes no risco)
	Fígado	Associação da SSJ com colangite biliar primária ou hepatite autoimune
	Pâncreas	Raramente, associado com pancreatite esclerosante autoimune

(continua)

Tabela 31.1 (Continuação) Manifestações extraglandulares da síndrome de Sjögren.

Órgão ou sistema	Manifestação	Comentários
Renal	Nefrite tubulointersticial	Elevação leve de creatinina, urina 1 relativamente benigna e anormalidades tubulares, como acidose tubular renal tipo I (25%), diabetes insípido nefrogênico, hipopotassemia ou síndrome de Fanconi
	Glomerulonefrite	Padrões mais comuns são membranoproliferativa (associada com crioglobulinemia) e membranosa
Hematológico	Citopenias	Acomete qualquer série, de modo isolado ou concomitante, manifestando-se com anemia de doença crônica leve, leucopenia e neutropenia (associada com infecções) ou plaquetopenia leve
	Crioglobulina	Pode causar vasculite crioglobulinêmica mista tipo II (IgM-Kappa com atividade de FR), associada com púrpura, glomerulonefrite, neuropatia periférica e consumo de complemento

DRAI: doença reumática autoimune; FR: fator reumatoide; SD: escleroderma; SSJ: síndrome de Sjögren; VAS: vias respiratórias superiores; FRy: fenômeno de Raynaud; IgM: imunoglobulina M.

Tabela 31.2 Manifestações neurológicas da síndrome de Sjögren.

Local	Manifestação	Comentários
Sistema nervoso periférico	Neuropatia sensorial dolorosa	Neuropatia de fibras finas que se apresenta com disestesias dolorosas e crônicas de início insidioso. A ENMG é normal. A neuropatia é vista em biopsia de pele
	Ganglionopatia dorsal	Alterações de sensibilidade com perda de propriocepção, marcha atáxica e arreflexia generalizada. RNM demonstra lesões inflamatórias no corno dorsal da medula espinal
	Neuropatia craniana	Mais comum é o acometimento do nervo trigêmeo com neuralgia (poupando o ramo oftálmico). Outros nervos podem ser acometidos, como VII (paralisia de Bell), VIII (surdez neurossensorial e disfunção vestibular) ou III, IV e VI (diplopia)
	Polineuropatia sensorial-motora	Parestesias e fraqueza, de início insidioso e de distribuição simétrica e distal. Os reflexos estão ausentes. ENMG mostra polineuropatia axonal sensorial-motora. Também é descrito associação com polineuropatia inflamatória desmielinizante crônica
	Mononeurite múltipla	Alterações assimétricas de sensibilidade e força de início súbito. Associada com crioglobulinemia (vasculite de nervos periféricos)
	Radiculoneuropatia	Déficit inflamatório sensorial e muscular progressivo. Liquor com hiperproteinorraquia com ausência de pleocitose
	Neuropatia autonômica	Pode ser isolada ou associada com a ganglionopatia, apresentando alterações neuroviscerais como anidrose, taquicardia, hipotensão postural, gastroparesia, constipação intestinal, disfunção vesical ou pupilas de Adie

(continua)

Tabela 31.2 (Continuação) Manifestações neurológicas da síndrome de Sjögren.

Local	Manifestação	Comentários
Sistema nervoso central	Encefalite	Podem ocorrer lesões focais associadas com déficits (motor, sensorial ou cerebelar) ou convulsão. Também ocorrem lesões difusas associadas com encefalopatia e distúrbios psiquiátricos
	Envolvimento da medula espinal	Pode-se apresentar como mielite transversa aguda ou mielite longitudinalmente extensa em qualquer segmento medular. A segunda é associada com anticorpo antiaquaporina-4 e neurite ótica, sendo parte do espectro de desordens da neuromielite óptica (doença de Devic)
	Meningite asséptica	Sinais meníngeos com liquor demonstrando pleocitose linfocítica asséptica e RNM de crânio com realce leptomeníngeo
	Disfunção cognitiva	Acometimento de amplo espectro, variando de desatenção e déficit de memória leves até demência grave, com RNM de crânio normal
	Psiquiátrica	Comorbidades psiquiátricas são mais comuns na SSp, como depressão, ansiedade e distúrbios do sono

ENMG: eletroneuromiografia; RNM: ressonância nuclear magnética.

Especial atenção deve ser dada às manifestações neurológicas da SSp, as quais podem envolver o sistema nervoso periférico ou central e exibem uma miríade de manifestações clínicas, com diferentes fisiopatologias envolvidas (Tabela 31.2).

AVALIAÇÃO COMPLEMENTAR
Exames laboratoriais
Os principais exames laboratoriais para avaliação complementar são:

- Fator antinúcleo (FAN): presente em mais de 80% dos casos. O padrão mais comum na SSp é o nuclear pontilhado fino. Idosos e pacientes com doença glandular leve podem ter FAN negativo
- Fator reumatoide (FR): presente em 40 a 70% dos pacientes. Associado com pacientes mais jovens, hipergamaglobulinemia, crioglobulinemia, manifestações extraglandulares e anti-SSA/Ro e anti-SSB/La positivos
- Autoanticorpos:
  - Anti-SSA/Ro: presente em até 66% dos pacientes. Possui duas subunidades, Ro52 e Ro60. O Ro52 é vinculado à SSJ com doença mais grave. Pacientes que não apresentam anti-SSA/Ro podem ter anticorpos específicos para anti-Ro52 e anti-Ro60
  - Anti-SSB/La: presente em até 30 a 50% dos pacientes e, geralmente, em associação com o anti-SSA/Ro
  - Na SSJ, até um terço dos pacientes podem não ter autoanticorpos positivos
- Crioglobulinas: presente em 10% dos pacientes, são relacionadas com manifestações extraglandulares (púrpura, glomerulonefrite e neuropatia periférica) e com aumento do risco de linfoma
- Complemento: há hipocomplementenemia em 10 a 25% dos casos. Em geral, está associada a pior prognóstico e risco de desenvolvimento de linfoma
- Eletroforese de proteínas: presença de hipergamaglobulinemia policlonal está ligada à inflamação crônica, mas a presença de gamopatia monoclonal de significado indeterminado está relacionada com manifestações extraglandulares e linfoma

- Outros exames laboratoriais podem estar alterados, dependendo do grau de inflamação (velocidade de hemossedimentação e proteína C reativa elevados) ou dos acometimentos extraglandulares (hipopotassemia, acidose metabólica com bicarbonato reduzido, elevação de creatinina, isostenúria, proteinúria, sedimento urinário ativo ou citopenias).

Avaliação da secura ocular

Teste de Schirmer
Usado para medir a produção de lágrima. Coloca-se um filtro de papel milimetrado no saco conjuntival inferior. Após uma espera de 5 min, mede-se quanto do papel foi umedecido. O resultado normal é acima de 15 mm, sendo que o teste demonstra importante redução da produção lacrimal com valor menor que 5 mm.

Tempo de quebra da lágrima (break-up time)
Mede a estabilidade da lágrima. Um tempo menor ou igual a 10 s é indicativo de deficiência na camada mucosa da lágrima, podendo resultar positivo na SSJ ou em pacientes com doença primária da glândula de Meibomius.

Testes de coloração superficial ocular
Danos nas células epiteliais da córnea ou conjuntivais são avaliados por corantes que possibilitam quantificar o grau de tecido desvitalizado. A fluoresceína é usada para avaliar a córnea, enquanto o verde lisamina avalia a conjuntiva.
Anteriormente, utilizava-se com mais frequência o corante rosa bengala, que por ser doloroso foi substituído pela fluoresceína.
O grau de coloração da superfície ocular é avaliado pelo escore da Sjögren's International Collaborative Clinical Alliance (SICCA), para os corantes verde lisamina e fluoresceína (positivo se ≥ 5), ou pelo escore de van Bijsterveld, para o corante rosa bengala (positivo se ≥ 4).

Avaliação da função das glândulas salivares

Sialometria
Medida do fluxo salivar; o resultado é considerado positivo para SSJ quando há um fluxo salivar menor que 0,1 mℓ/min aferido durante 15 min.
Embora seja simples e de fácil realização, não distingue SSJ de outras causas de boca seca. O paciente permanece 15 min sem engolir saliva e com um algodão na boca. Depois, pesa-se o algodão, sendo que cada g/min é trocado por mℓ/min.

Sialografia
Exame invasivo, com cateterização dos ductos das glândulas salivares e injeção de contraste. A presença de sialectasias difusas sem obstrução sugere SSJ, porém não é específico. Útil para excluir sialolitíase ou obstruções.

Cintilografia
Quantifica o fluxo salivar pela captação e secreção de Tc99m pelas glândulas salivares. A diminuição na concentração ou o retardo na secreção de Tc99m são sugestivos de SSJ. Todavia, o teste tem baixa sensibilidade (apenas 33% dos pacientes apresentam cintilografia alterada).

Ultrassonografia de glândulas salivares
Mostra áreas hipoecoicas ou anecoicas nas glândulas parótidas ou submandibulares, que podem ser graduadas em um escore para diagnóstico de SSJ. Em doença mais avançada, é possível ver bandas lineares hiperecoicas, além de cistos e calcificações. Possui especificidade de 67% e especificidade de 94%. Tem boa correlação com a biopsia de glândula salivar.

Ressonância magnética

Alterações de intensidade das glândulas salivares com padrão nodular têm boa correlação com biopsia de glândula salivar. Também é possível avaliar o ducto de Stensen com contraste.

Biopsia de glândula salivar menor

É o padrão-ouro para avaliar acometimento de glândulas salivares na SSJ. A amostragem é feita por um pequeno procedimento após incisão na mucosa labial e remoção das glândulas. Uma boa amostra de biopsia deve conter no mínimo quatro lóbulos de glândula salivar.

O achado histológico central é a presença de agregados linfocíticos focais contendo pelo menos 50 linfócitos, geralmente periductais, conhecido como sialoadenite linfocítica.

Outros achados são atrofia parenquimatosa, fibrose e células linfoides esparsas (encontrados também em sialoadenites crônicas inespecíficas). O sistema de graduação da biopsia de glândula salivar é o escore focal, em que se conta o número de focos linfoides no tecido em uma área de 4 mm^2. Escore focal $\geq$ 1 é critério histopatológico de SSJ. Quando há um escore focal > 3 ou centros germinativos ectópicos, há risco aumentado para linfoma ou presença de autoanticorpos.

LINFOMA

Na SSp, o risco de desenvolvimento de linfoma é cerca de 15 a 20 vezes maior do que na população geral, e estima-se que 5 a 10% desses pacientes o desenvolverão. Há mutações associadas ao linfoma, como TNFAIP3, TNFSF13B ou TNFRAF13C. Outros fatores de risco estabelecidos são: aumento glandular unilateral persistente, esplenomegalia, adenomegalia única ou generalizada, leucopenia, púrpura, negativação de FR previamente positivo, crioglobulinemia, beta-2-microglobulina elevada, gamopatia monoclonal de significado indeterminado (IgM-Kappa), hipogamaglobulinemia, C4 reduzido e centro germinativo ectópico ou escore focal $\geq$ 3 na biopsia de glândula salivar.

Em média, o diagnóstico de linfoma ocorre após 7 anos do diagnóstico da SSp, sobretudo em pacientes cronicamente ativos.

GRAVIDEZ

Em geral, mulheres com SSp e grávidas têm desfecho na gravidez semelhante às mulheres saudáveis. Entretanto, fetos cujas mães apresentam anti-SSA/Ro e/ou anti-SSB/La circulantes têm maior risco de desenvolver bloqueio cardíaco congênito ou lúpus neonatal.

DIAGNÓSTICO, CRITÉRIOS DE CLASSIFICAÇÃO E ÍNDICES DE ATIVIDADE

O diagnóstico da SSJ pode ser clínico-laboratorial em pacientes com achados de secura ocular e/ou oral e evidência de doença autoimune com disfunção glandular exócrina. Não há um teste diagnóstico específico para SSJ e o diagnóstico não deve se basear na presença de anti-SSA/Ro e/ou anti-SSB/La.

Em 2016, o American College of Rheumatology (ACR) e a European League Against Rheumatism (EULAR) propuseram novo critério de classificação para SSp (Tabelas 31.3 e 31.4).

A avaliação de atividade de doença e o acompanhamento dos pacientes que mostram predominância de síndrome seca com poucas manifestações extraglandulares são difíceis. Exames para avaliação de atividade inflamatória, como velocidade de hemossedimentação, proteína C reativa ou hipergamaglobulinemia, nem sempre apresentam boa correlação com a atividade clínica. Desse modo, dois instrumentos, o *EULAR Sjögren's Syndrome Patient Reported Index* (ESSPRI) e o *EULAR Sjögren's Syndrome Disease Activity Index* (ESSDAI), podem ser utilizados para avaliação em estudos científicos e protocolos clínicos. O ESSPRI é um índice de autoavaliação dos sintomas pelo

Tabela 31.3 Critério de classificação ACR/EULAR para síndrome de Sjögren primária.

Item	Pontuação
Biopsia de glândula salivar com sialoadenite focal linfocítica e *focus score* ≥ 1 foco/4 mm²	3
Anti-SSA/Ro positivo	3
Escore de coloração ocular ≥ 5 (ou escore de van Bijsterveld ≥ 4) em pelo menos um olho	1
Teste de Schirmer ≤ 5 mm/5 min em pelo menos um olho	1
Sialometria não estimulada ≤ 0,1 mℓ/min	1

Obs.: o critério de classificação se aplica a pacientes com critérios de inclusão ou sem critérios de exclusão (Tabela 31.4) e que preencham ≥ 4 pontos.

Tabela 31.4 Critério de inclusão e exclusão para síndrome de Sjögren primária.

Critério de inclusão
1. Paciente com pelo menos um sintoma de secura ocular ou oral (paciente responde de forma positiva a uma das seguintes perguntas): • Você apresenta olhos secos diariamente, persistindo por mais de 3 meses? • Você tem a sensação recorrente de areia nos olhos? • Você usa substitutos de lágrima mais de 3 vezes/dia? • Você já apresentou sensação de boca seca diariamente e que persistiu por mais de 3 meses? • Você bebe frequentemente líquidos para ajudar a engolir alimentos secos? 2. Ou se há suspeita de SSJ pelo preenchimento do ESSDAI.

Critérios de exclusão
• História de radioterapia em cabeça ou pescoço • Hepatite C ativa • Síndrome da imunodeficiência adquirida • Sarcoidose • Amiloidose • Doença enxerto-*versus*-hospedeiro • Doença relacionada à IgG4

paciente (envolve secura, fadiga e dor), já o ESSDAI avalia sintomas constitucionais, alterações glandulares, manifestações extraglandulares e alterações laboratoriais.

TRATAMENTO

Tem como objetivo reduzir sintomas de síndrome seca, prevenir suas complicações, tratar manifestações extraglandulares e monitorar doença linfoproliferativa. O manejo da SSJ deve ser multidisciplinar, com reumatologista, oftalmologista e dentista.

No acompanhamento do paciente, pode ser utilizado o ESSDAI como forma de avaliação longitudinal da gravidade e resposta ao tratamento (ESSDAI ≥ 5 indica doença de moderada atividade; uma queda de 3 ou mais no ESSDAI indica resposta ao tratamento).

O tratamento não farmacológico envolve educação do paciente acerca da síndrome seca e manifestações extraglandulares, ingestão de líquidos com frequência, cessação do tabagismo (este piora os sintomas secos e aumenta risco cardiovascular), dieta rica em óleo de linhaça e ácidos graxos ricos em ômega-3 (apesar de controverso na literatura, aparenta melhorar a síndrome seca), estímulo à prática de exercícios, medidas de higiene oral e cuidado ocular, imunização e aconselhamento na gravidez.

O tratamento farmacológico é dividido em terapias para manifestações glandulares e extraglandulares. O tratamento das manifestações glandulares, em especial da síndrome seca, geralmente não necessita de imunossupressão (Tabela 31.5). Por outro lado, o tratamento das manifestações extraglandulares depende do local e da gravidade do acometimento, variando de sintomáticos até uso de imunossupressores (Tabela 31.6). Na SSp, outros alvos terapêuticos vêm sendo estudados, em especial, medicações imunobiológicas como abatacepte, rituximabe, tocilizumabe ou belimumabe.

Tabela 31.5 Tratamento da síndrome seca.

Local		Tratamento	
Síndrome seca		Medidas gerais	Evitar medicamentos associados à síndrome seca (diuréticos, betabloqueadores e antidepressivos tricíclicos), cessação do tabagismo, redução do consumo de cafeína, ingerir líquidos frequentemente e em pequenas quantidades, evitar ambientes refrigerados e utilizar umidificadores de ambiente
Olho		Educação	Evitar uso prolongado de eletrônicos, usar óculos com proteção lateral, evitar maquiagem na área dos olhos
		Lubrificantes	Podem ser em colírio, gel ou pomadas oleosas. Podem-se usar derivados de carboximetilcelulose, hipromelose, glicosaminoglicanos ou polímeros sintéticos. Evitar formulações com cloreto de benzalcônio como conservante
		Ceratoconjuntivite seca	Nas formas graves, colírio de ciclosporina ou corticosteroide. Em casos mais graves, considera-se oclusão de ponto lacrimal (*plug* ou cirúrgico) ou lentes de contato especiais
		Blefarite	Compressa morna e azitromicina tópica
Boca		Educação	Evitar bebidas com cafeína, álcool, alimentos ácidos ou picantes, reduzir consumo de açúcar e bebidas carbonadas
		Salivação	Uso de saliva artificial em *spray* ou gel ou mastigar estimulantes mecânicos ou químicos como balas ou gomas de mascar sem açúcar, de preferência cítricas
		Dentição	Avaliação periódica com dentista (controlar biofilme, cáries e periodontite), usar escova dentária com cerdas macias e pasta fluorada (sem laurel sulfato de sódio), passar fio dental diariamente e usar enxaguante bucal
		Prótese dentária	Higiene diária da prótese com escovas duras e, 1 vez/semana, lavar prótese com água sanitária (1 colher de sopa + 300 mℓ de água filtrada) por 30 min
		Candidíase oral	Bochechos de nistatina ou fluconazol oral
		Agonista muscarínico*	Pilocarpina 5 mg/comprimido (meio comprimido de 12/12 h até 1 comprimido de 6/6 h), pilocarpina 2% (2 a 5 gotas, até 6/6 h) ou cevimelina 30 mg (meio comprimido de 12/12 h até 1 comprimido de 8/8 h)
Pele		Medidas gerais	Banhos rápidos com água morna, uso de sabonete suave, evitar esfoliantes e buchas. Uso de hidratantes corporais após o banho
Vagina		Educação	Uso de lubrificantes íntimos, hidratantes não hormonais ou terapia hormonal
Vias respiratórias		Mucolítico	O uso de n-acetilcisteína (200 mg, 8/8 h) pode reduzir os sintomas de ressecamento

*Contraindicação ao uso de agonistas muscarínicos incluem asma, bradicardia, hipotensão e glaucoma de ângulo fechado.

Tabela 31.6 Tratamento das manifestações extraglandulares.

Acometimento	Manifestação	Tratamento
Cutâneo	FRy	Vasodilatadores (bloqueadores do canal de cálcio e inibidores da fosfodiesterase-5)
	Eritema anular	CE (0,5 a 1 mg/kg/dia), HCLQ e MTX
Musculoesquelético	Artralgia e artrite	Segue-se o racional de tratamento da artrite reumatoide. Na SSJ, dá-se preferência à HCLQ, posteriormente, ao MTX. CE (0,5 a 1 mg/kg/dia) e AINE são usados para redução rápida dos sintomas dolorosos
	Miopatia	Segue-se o racional de tratamento das miosites, iniciar com CE (1 mg/kg/dia) +/- MTX ou AZA
	Fibromialgia	Exercícios, terapia farmacológica (antidepressivos e anticonvulsivantes) e não farmacológica para dor crônica
	Fadiga	Exercícios, HCLQ, MTX e RTX
Pulmonar	Broncopatia	Bronquiolite: CE inalatório ou oral (0,5 mg/kg/dia)
	Doença pulmonar intersticial	A escolha dos imunossupressores depende do padrão histológico e sua gravidade relacionada: Pneumonia intersticial não específica: CE (1 mg/kg/dia) +/- imunossupressores (AZA, MMF, RTX, CFA ou CSA) Pneumonia intersticial usual: segue-se o tratamento da pneumonia intersticial não específica Pneumonia intersticial linfocítica: CE (1 mg/kg/dia) +/- AZA ou CFA ou RTX em casos graves Pneumonia em organização: CE (1 mg/kg/dia) Bronquiolite folicular: CE (1 mg/kg/dia) Hiperplasia linfoide nodular: sem tratamento específico. Monitorar pelo risco de linfoma
Cardiovascular	Pericardite	AINE, colchicina (0,5 mg, 2 a 3 vezes/dia), CE (0,5 a 1 mg/kg/dia) e AZA
Renal	Nefrite tubulointersticial	Correção dos distúrbios eletrolíticos e ácido-base (hipopotassemia e acidose). Pacientes com perda de função renal podem se beneficiar de um curso de CE (1 mg/kg/dia) + AZA ou MMF
	Glomerulonefrite	CE pulsoterapia e dose alta (1 mg/kg/dia) + imunossupressores (CFA, AZA, CSA e RTX)
Hematológico	Citopenias	Anemia de doença crônica não tem tratamento específico. A leucopenia é assintomática na maioria dos casos e não requer terapia específica. A plaquetopenia é tratada com CE e imunossupressores
Sistema nervoso periférico	Neuropatia sensorial dolorosa	Gabapentina, pregabalina, duloxetina e outros antidepressivos. Imunossupressão é pouco efetiva
	Ganglionopatia dorsal	Geralmente, tem má resposta ao tratamento. CE em pulsoterapia e dose alta (1 mg/kg/dia) + imunossupressores (CFA, IGIV ou RTX) +/- plasmaférese

(continua)

Tabela 31.6 (Continuação) Tratamento das manifestações extraglandulares.

Acometimento	Manifestação	Tratamento
Sistema nervoso periférico	Neuropatia craniana	Neuralgia do trigêmeo é tratada com carbamazepina ou oxcarbazepina. O acometimento de múltiplos pares cranianos pode requerer CE (0,5 a 1 mg/kg/dia) e imunossupressores
	Polineuropatia sensorial-motora	Sintomáticos (gabapentina ou pregabalina) + CE (0,5 a 1 mg/kg/dia) + AZA para quadros leves. Quadros graves podem precisar de IGIV ou RTX
	Mononeurite múltipla	CE em pulsoterapia e dose alta (1 mg/kg/dia) + imunossupressores (AZA, MMF, CFA ou RTX)
	Radiculoneuropatia	CE em pulsoterapia e dose alta (1 mg/kg/dia) + imunossupressores (AZA, CFA ou RTX)
	Neuropatia autonômica	Controle sintomático com fludrocortisona ou betabloqueadores. As formas graves podem precisar de CE (1 mg/kg/dia), IGIV ou RTX
Sistema nervoso central	Encefalopatia	CE em pulsoterapia e dose alta (1 mg/kg/dia) + imunossupressores (CFA, RTX ou IGIV)
	Envolvimento de medula espinal	Mielite transversa: CE em pulsoterapia e dose alta (1 mg/kg/dia) + imunossupressores (CFA) Espectro de desordens da neuromielite ótica: CE em pulsoterapia e dose alta (1 mg/kg/dia) + plasmaférese + imunossupressores (RTX ou AZA)
	Meningite asséptica	CE (0,5 a 1 mg/kg/dia). Pode requerer imunossupressores
Vasculite	Pele, renal ou neurológico	Depende da gravidade da manifestação: Vasculite cutânea isolada e glomerulonefrite: CE (0,5 a 1 mg/kg/dia) +/- imunossupressores Glomerulonefrite rapidamente progressiva ou neuropatia periférica grave: CE em pulsoterapia e dose alta (1 mg/kg/dia) + imunossupressores (AZA, MMF, CFA ou RTX)

AINE: anti-inflamatório não esteroide; AZA: azatioprina (1 a 3 mg/kg/dia); CE: corticosteroide; CFA: ciclofosfamida (0,5 a 1 g/m^2); CSA: ciclosporina (3 a 5 mg/kg/dia); FRy: fenômeno de Raynaud; HCLQ: hidroxicloroquina (5 mg/kg/dia); IGIV: imunoglobulina intravenosa (400 mg/kg/dia durante 5 dias); MMF: micofenolato de mofetila (2 a 3 g/kg/dia); MTX: metotrexato (15 a 25 mg/semana); RTX: rituximabe (2 g IV semestral); SSJ: síndrome de Sjögren.

BIBLIOGRAFIA

Evans R, Zdebik A, Ciurtin C, Walsh SB. Renal involvement in primary Sjögren's syndrome. Rheumatology. 2015;54:1541-8.
Flament T, Bigot A, Chaigne B, Henique H, Diot E, Marchand-Adam S. Pulmonary manifestations of Sjögren's syndrome. Eur Respir Rev. 2016;25:110-23.
Mariette X, Criswell LA. Primary Sjögren's syndrome. N Engl J Med. 2018;378:931-9.
Nocturne G, Mariette X. Advances in understanding the pathogenesis of primary Sjögren's syndrome. Nat Rev Rheumatol. 2013;9:544-56.
Perzyńska-Mazan J, Maślińska M, Gasik R. Neurological manifestations of primary Sjögren's syndrome. Reumatologia. 2018;56(2):99-105.
Price EJ, Rauz S, Tappuni AR, Sutcliffe N, Hackett KL, Barone F et al. The British Society for Rheumatology guideline for the management of adults with primary Sjögren's syndrome. Rheumatology. 2017;56:e24-e48.

Ramos-Casals M, Brito-Zerón P, Sisó-Almirall A, Bosch X, Tzioufas AG. Topical and systemic medications for the treatment of primary Sjögren's syndrome. Nat Rev Rheumatol. 2012;8(7):399-411.

Seror R, Bowman SJ, Brito-Zeron P, Theander E, Bootsma H, Tzioufas A et al. EULAR Sjögren's syndrome disease activity index (ESSDAI): a user guide. RMD Open. 2015;1(1):e000022.

Shiboski CH, Shiboski SC, Seror R, Criswell LA, Labetoulle M, Lietman TM et al. 2016 American College of Rheumatology/European League Against Rheumatism classification criteria for primary Sjögren's syndrome: a consensus and data-driven methodology involving three international patient cohorts. Arthirtis & Rheumatology. 2017;69(1):35-45.

Valim V, Trevisani VFM, Pasoto SG, Serrano EV, Ribeiro SLE, Fidelix TSA et al. Recomendações para o tratamento da síndrome de Sjögren. Rev Bras Reumatol. 2015;55(5):446-57.

Valim V, Zandonade E, Pereira AM, de Brito Filho OH, Serrano EV, Musso C et al. Primary Sjogrens syndrome prevalence in a major metropolitan area in Brazil. Rev Bras Reumatol. 2013;53:2434.

32 Miopatias Inflamatórias

Priscila Dias Cardoso Ribeiro • Luiz Samuel Machado

INTRODUÇÃO

As miopatias idiopáticas inflamatórias (MII) são um grupo de doenças autoimunes raras caracterizadas por fraqueza muscular esquelética proximal e elevação sérica de enzimas musculares, que podem estar associadas a manifestações cutâneas e a envolvimento de outros órgãos extramusculares. Os autoanticorpos presentes possibilitam a caracterização dos pacientes em diferentes fenótipos clínicos.

O sucesso do tratamento requer o controle precoce da inflamação com corticosteroides, muitas vezes com necessidade de terapia imunossupressora adicional, para alcançar sucesso no desmame e suspensão da corticoterapia sem recidivas.

EPIDEMIOLOGIA

A incidência de dermatomiosite (DM) e polimiosite (PM) combinadas é de 6 a 10 por milhão, com pico de incidência de 60 a 69 anos e 50 a 59 anos, respectivamente. Na DM tem-se também pico adicional na infância.

A prevalência é de cerca de 2 a 8 por 100.000 e a proporção de mulheres para homens é de 2:1, quando se consideram todas as miopatias inflamatórias. Já quando se estratifica por doença, na DM a proporção encontrada é de 2,1:1, enquanto na PM é de 1,6:1. Em todo o mundo, há uma maior incidência de miosite inflamatória em pacientes negros. A doença por corpúsculo de inclusão ocorre especialmente em homens acima de 50 anos de idade.

CRITÉRIOS DIAGNÓSTICOS

Categorizar um grupo heterogêneo de doenças com múltiplos possíveis órgãos envolvidos, características sobrepostas e diferentes mecanismos moleculares patológicos subjacentes é uma tarefa difícil. Os critérios de classificação mais antigos para MII não foram devidamente validados e baseavam-se em estudos com espaço amostral reduzido, de centro único e que não incluíam controles.

Nesse contexto, novas recomendações foram publicadas pela European League Against Rheumatism/ American College of Rheumatology (EULAR/ACR) em 2017, para critérios diagnósticos das MII. Baseadas em um método complexo, mas robusto, 16 variáveis foram delineadas para fornecer uma melhor discriminação para os casos de MII, e então ponderadas e incluídas em um conjunto de critérios apresentado na Tabela 32.1.

Com a soma dos escores obtidos, uma calculadora própria (disponível em http://www.imm.ki.se/biostatistics/calculators/iim/) fornece uma pontuação final que re-

Tabela 32.1 Componentes dos critérios de classificação do EULAR/ACR 2017 para miosites inflamatórias adultas e juvenis.

Variável		Escore	
		Sem biopsia	Com biopsia
Idade	Idade de início do primeiro sintoma associado à doença ≥ 18 e < 40 anos	1,3	1,5
	Idade de início do primeiro sintoma associado à doença ≥ 40 anos	2,1	2,2
Fraqueza muscular	Fraqueza muscular objetiva simétrica de membros superiores proximais, em geral progressiva	0,7	0,7
	Fraqueza muscular objetiva simétrica de membros inferiores proximais, em geral progressiva	0,8	0,5
	Musculatura flexora cervical mais fraca que musculatura extensora	1,9	1,6
	Nos membros inferiores, a musculatura proximal é relativamente mais fraca do que a distal	0,9	1,2
Manifestações de pele	Heliótropo	3,1	3,2
	Pápulas de Gottron	2,1	2,7
	Sinal de Gottron	3,3	3,7
Outras manifestações	Disfagia ou dismotilidade esofágica	0,7	0,6
Achados laboratoriais	Anti-Jo-1 positivo	3,9	3,8
	Níveis séricos elevados de CPK ou DHL ou TGO/TGP	1,3	1,4
Biopsia muscular	Infiltrado endomisial de células mononucleares cercando, mas sem invadir as fibras musculares	–	1,7
	Infiltrado perimisial e/ou perivascular de células mononucleares	–	1,2
	Atrofia perifascicular	–	1,9
	Vacúolos marginados	–	3,1

CPK: creatinofosfoquinase; DHL: lactato desidrogenase; TGO: aspartato aminotransferase; TGP: alanina aminotransferase.
Adaptada de Bottai et al., 2017.[1]

presenta a probabilidade de um indivíduo ter uma MII, com sensibilidade e especificidade para diagnóstico de 93% e 88%, respectivamente, com ou sem biopsia muscular.

O comitê diretor do International Myositis Classification Criteria Project (IMCCP) recomenda considerar como "possível caso de MII" aquele que superar 55% de probabilidade nesses critérios. Paralelamente, considera-se um indivíduo como de "alta probabilidade" de MII aquele cujo resultado superar 90%. A EULAR/ACR 2017 também propôs uma subdivisão para as MII, exposta na Figura 32.1.

FATORES DE RISCO

A etiologia da miosite inflamatória é multifatorial e envolve uma combinação de fatores de risco ambientais e genéticos.

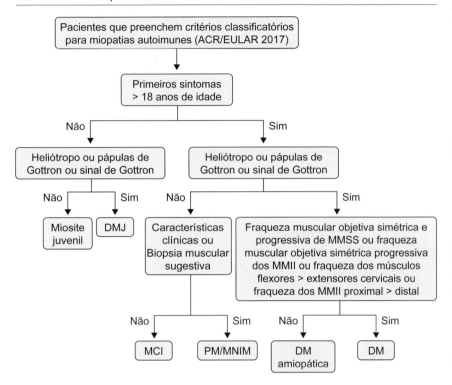

Figura 32.1 Fluxograma de subdivisão proposta pela EULAR/ACR 2017 para miopatias idiopáticas inflamatórias. PM: polimiosite; DMJ: dermatomiosite juvenil; DM: dermatomiosite; MCI: miosite por corpúsculo de inclusão; MNIM: miosite necrosante imunomediada.

Fatores de risco ambientais

Agentes infecciosos

Vários agentes infecciosos foram associados às miosites inflamatórias, entre os quais o vírus Coxsackie B, o citomegalovírus e o *Toxoplasma gondii*.

Exposição ocupacional

A exposição ocupacional à cola de sílica e ao cianoacrilato também pode estar vinculada à miosite, assim como a luz ultravioleta, o quimerismo e a doença enxerto *versus* hospedeiro.

Outros

Alguns alimentos, medicamentos e vacinas também têm sido implicados no desenvolvimento de MII, embora os estudos sejam ainda conflitantes.

Os medicamentos incluem d-penicilamina, fibratos, inibidores da 3-hidróxi-3-metilglutaril-coenzima A (HMG-CoA) redutase, hidroxiureia, triptofano (causa uma síndrome de mialgia-eosinofilia) e toxina ciguatera.

As vacinas supostamente relacionadas com miosite são difteria-tifoide-coqueluche (DTP), tríplice viral (sarampo-caxumba-rubéola), bacilo Calmette-Guérin (BCG), *influenza*, hepatites A e B.

Fatores de risco genéticos

Embora nenhum gene tenha sido identificado como causa subjacente das MII, fatores de risco genéticos foram encontrados, merecendo destaque alguns alelos HLA do cromossomo 6 (mais especificamente HLA-DQA1*0501 e HLA-DRB1*0301). Alguns polimorfismos na região codificadora do gene do fator de necrose tumoral alfa (TNF-alfa) estão correlacionados com maior tempo de evolução da doença e maior gravidade desta.

FISIOPATOGÊNESE

Ambas as vias imunes adaptativas e inatas estão implicadas no desenvolvimento das MII. Embora existam muitas semelhanças, PM e DM demonstram fenótipos imuno-histopatológicos distintos, sugerindo que a patogênese subjacente pode não ser a mesma.

Os mecanismos imunes inatos conduzem a patologia das MII, incluindo citocinas pró-inflamatórias, como a interleucina-1-alfa (IL-1-alfa), a interferona (IFN) tipo 1 e o TNF-alfa. A IL-1-alfa pode persistir na ausência de outros infiltrados inflamatórios, sugerindo que contribui para a fraqueza persistente mesmo após o controle da inflamação.

Antígenos de classe I do complexo principal de histocompatibilidade (MHC I) são suprarregulados em MII em resposta ao IFN tipo 1, um achado não observado em fibras musculares normais. Essa regulação positiva pode tornar as fibras musculares alvos para células T citotóxicas CD8+ e contribuir para sua destruição. O aumento dessa expressão precede o infiltrado linfocitário nas fibras musculares na biopsia. A expressão do antígeno MHC I tem uma acentuação predominantemente perifascicular na DM e na síndrome antissintetase (SAS), mas tem uma distribuição mais confluente na PM.

A DM caracteriza-se por vasculopatia dos pequenos vasos mediada pelo complemento. A isquemia e o dano muscular são o resultado da deposição de complexos de ataque à membrana C5b-9 ao redor da microvasculatura. Histologicamente, existem infiltrados celulares inflamatórios mononucleares (com predomínio de células B e células T CD4+) dentro das fibras musculares, dispostos em uma distribuição perivascular e perifascicular. Em geral, há evidências de degeneração e regeneração das fibras musculares. A microangiopatia isquêmica pode causar atrofia perifascicular das miofibrilas. A presença de células B e células T CD4+ sugere uma patogênese humoralmente mediada.

Já as biopsias de pacientes com PM exibem de forma característica células T citotóxicas CD8+ ao redor de fibras musculares não necróticas. Esse processo pode resultar em necrose e regeneração da fibra muscular. A microvasculatura permanece intacta e a presença de células B é extremamente rara. As células T CD8+ e os macrófagos expandem-se e interagem de forma clonal com o MHC classe I expressado, induzindo as alterações da fibra muscular no endomísio.

AUTOANTICORPOS

São positivos em até 80% dos pacientes com MII, sendo os anticorpos antinucleares (FAN) os mais comuns (24 a 60%). Os autoanticorpos para antígenos nucleares extraíveis (ENA; inclusive anti-Ro, anti-La, anti-Smith, anti-RNP e anti-Scl70), se presentes, sugerem sobreposição com outra doença reumática autoimune. Outros anticorpos mais específicos do músculo, incluindo a partícula de reconhecimento antissinal (anti-SRP) e anti-Jo-1, ajudam a confirmar o diagnóstico (Tabela 32.2).

CARACTERÍSTICAS CLÍNICAS
Fraqueza muscular

A apresentação clássica da MII é miopatia simétrica, bilateral, apresentada na forma de fraqueza muscular proximal, principalmente em tríceps e quadríceps. A alteração de força muscular é o sintoma de apresentação em 84% dos pacientes, enquanto a mialgia é observada em até 75% dos quadros iniciais. Até 97% dos pacientes apresentam

Tabela 32.2 Panorama geral dos autoanticorpos e suas manifestações típicas nas miopatias idiopáticas inflamatórias.

Tipo de miosite	Autoanticorpo	Prevalência	Manifestações típicas
SAS, MO	Anti-tRNA Jo-1 PL-7 PL-12 HA (YRS/Tyr) OJ KS ZO EJ	Anti-tRNA: 30% nas miosites Jo-1: 15 a 20% nas miosites PL-7 e PL-12: 3 a 4% cada Todos os outros: < 2%	Maior taxa de DPI e maior mortalidade em PL-7/PL-12 do que Jo-1 Jo-1: envolvimento muscular leve a moderado associado a envolvimento pulmonar progressivo. Possível associação à erupção cutânea leve decorrente de dermatomiosite (cerca de 50% dos pacientes). Apresenta outras manifestações cutâneas características (p. ex., mãos do mecânico e síndrome de Raynaud)
MO	Anti-SSA/Ro52/Ro60 Anti-SSB/La	SSA: até 19% nas miosites; 25% em MO SS-B: 7% nas miosites, 12% em MO Ro52 comumente está associado a SAS	Associação com síndrome de Sjögren, LES e esclerose sistêmica Ro52 mais comum em miosite do que Ro60; ambos ocorrem no DMTC Ro52 e Jo-1-duplo positivo: alta taxa de malignidades, pior prognóstico
MO	Anti-U1-RNP	Em até 10% nas miosites	Associado a DMTC, LES e esclerose sistêmica. Muitas vezes atribuído a bom prognóstico. HAP possível
MO	PM/Scl	Em 8 a 10% nas miosites	Características de miosite e ES leves com fraqueza muscular, doença pulmonar intersticial e envolvimento da pele. Frequentemente relacionado com doença grave e resposta insatisfatória ao tratamento
DM	Ku	Em até 20 a 30% nas MO	Associado a esclerose sistêmica, LES e DMTC. Alta taxa de DPI, que não responde bem aos glicocorticoides. Envolvimento muscular leve
DM	Mi-2	5 a 10% nas DM	DM clássica de bom prognóstico
DM	MDA5	15 a 30% nas DM	Erupção cutânea grave sem envolvimento muscular (DM hipomiopática ou amiopática). Muito associado a DPI, que ocasionalmente se apresenta com evolução acelerada e grave, altamente letal
DM	TIF-1-alfa/beta/gama	Cerca de 20% nas DM	Malignidade comum (75%). Envolvimento muscular leve com manifestações cutâneas comuns. Ocasionalmente pode se apresentar clinicamente como dermatomiosite amiopática. Mais comum em DMJ – sem tumor
DM	NXP-2	10 a 15% nas DM	Envolvimento muscular leve a moderado com mialgia frequente, erupção cutânea clássica, calcinose importante, possível disfagia, fraqueza e edema dos extensores distais. Malignidade frequente no adulto (37,5%). Segundo anticorpo mais comum em DMJ

(continua)

Tabela 32.2 *(Continuação)* Panorama geral dos autoanticorpos e suas manifestações típicas nas miopatias idiopáticas inflamatórias.

Tipo de miosite	Autoanticorpo	Prevalência	Manifestações típicas
DM	SAE	2 a 8% nas DM	Comum na DM amiopática e com DPI. Envolvimento muscular leve a moderado com erupção cutânea clássica
MN	SRP	5% nas miosites	Comprometimento muscular grave, frequentemente associado a necrose e atrofia muscular, DPI e disfagia. Muitas vezes o regime padrão de tratamento imunossupressor é insuficiente
MN	HMGCR	4 a 8% nas miosite	Envolvimento muscular grave exclusivo. Associado à exposição à estatina. Alta frequência de malignidade
MCI	cN1A	Cerca de 30% nas MCI	Sjögren ou LES em 20 a 30% dos casos, mesmo sem sintomas musculares. Na MCI: curso mais grave da doença, disfagia e maior mortalidade

PM: polimiosite; DM: dermatomiosite; MN: miopatia necrosante imunomediada; MO: síndrome de sobreposição com miosite (miosite de *overlap*); SAS: síndrome antissintetase; MCI: miosite do corpo de inclusão.
Adaptada de Schmidt, 2018[2]; Selva-O'Callaghan et al., 2018.[3]

evidência de fraqueza durante o curso da doença. Os pacientes com frequência relatam dificuldade em pentear o cabelo ou alcançar objetos acima da cabeça com envolvimento da cintura escapular.

O comprometimento dos membros inferiores geralmente cursa com dificuldade de se levantar de uma cadeira ou subir escadas. Os reflexos tendíneos não se modificam, e atrofia muscular e lordose ocorrem nas fases tardias da doença. As musculaturas facial e bulbar (músculos que controlam a deglutição e a fala, assim como o movimento da mandíbula, lábios e língua) são poupadas, exceto na associação com neoplasia.

Erupção cutânea

É uma das características definidoras da DM e tipicamente encontrada com distribuição fotossensível. As manifestações características das erupções da DM incluem descoloração violácea ao redor dos olhos (heliótropo), de predomínio nas pálpebras superiores, frequentemente com edema periorbital vinculado. As pápulas de Gottron são encontradas sobre a superfície extensora das articulações metacarpofalângicas ou das articulações interfalângicas (IF) e aparecem como lesões eritematosas palpáveis e simétricas. Achados mais vistos de modo habitual em pacientes com SAS são hiperqueratose e fissura dolorosa da pele nas pontas e nas laterais dos dedos (mãos de mecânico; Tabela 32.3).

Trato gastrintestinal

A disfagia é uma característica presente em cerca de 25% dos pacientes, podendo se apresentar na forma proximal (disfagia alta) ou distal (disfagia baixa). Na disfagia proximal, há envolvimento dos músculos estriados da faringe ou da musculatura proximal do esôfago, sendo considerado sinal de mau prognóstico, com associação a doença pulmonar intersticial (DPI).

A disfagia distal ocorre quando há envolvimento de músculos não estriados, sendo mais comum em síndromes de sobreposição. Os pacientes também podem desenvolver disfonia e até pneumonia por aspiração como resultado de fraqueza faríngea e

Tabela 32.3 Sinais cutâneos associados a miopatias inflamatórias idiopáticas.

Sinais cutâneos	Características
Heliótropo palpebral	Coloração eritematoviolácea na área das pálpebras associada a edema periorbitário
Pápulas de Gottron	Pápulas eritematovioláceas descamativas nas superfícies extensoras das articulações, principalmente em mãos
Sinal de Gottron	Eritema não palpável ou máculas na mesma localização que as pápulas de Gottron nas superfícies extensoras das articulações
Alterações capilares na prega ungueal	Eritema periungueal na área da cutícula com anormalidades visíveis nas alças capilares da prega ungueal
Eritema facial ou malar	Eritema facial, malar e em áreas perioral, temporal e frontal
Sinal do xale	Eritema na área posterior do pescoço, dorso e ombros
Sinal do V do decote	Eritema na região anterior do pescoço e parte superior do decote em áreas expostas ao sol
Sinal de Holster	Eritema sobre a superfície externa dos quadris e das coxas
Ulcerações cutâneas	Lesões erosivas na derme, subcutâneo ou tecidos profundos ocorrendo em superfícies flexoras, no tronco, no canto medial da pálpebra e na pálpebra superior
Mãos de mecânico	Lesões na região palmar ou laterais dos dedos, com a pele muito ressecada formando fissuras (mais frequente no adulto)
Hipertrofia cuticular	Alargamento da prega da cutícula em direção à unha
Paniculite	Inflamação de subcutâneo causando nódulos eritematosos e violáceos
Poiquiloderma	Máculas hiperpigmentadas ou hipopigmentadas com áreas de telangiectasia e atrofia cutânea
Calcinose	Deposição distrófica de cálcio nos tecidos envolvendo a pele, subcutâneo, fáscia, planos interfasciais, músculos, articulações e mucosas, caracterizada clinicamente ou por meio de imagem

dismotilidade esofágica superior. Pacientes com anti-SRP são mais propensos a desenvolver disfagia refratária em comparação com as outras formas de miosite.

Trato respiratório

A DPI é encontrada em até um terço dos pacientes com MII e em 95% dos pacientes com SAS. Esse acometimento é mais visto em pacientes com os anticorpos anti-PL-12, anti-KS e anti-Jo-1, sendo que 70% dos pacientes anti-Jo-1 têm DPI associada. A DPI é uma das complicações mais graves, sendo o nível elevado de proteína D do surfactante na corrente sanguínea marcador da doença.

A DPI pode se apresentar de modo subclínico ou com dispneia aos esforços e tosse não produtiva. A fraqueza muscular contribui para sintomas respiratórios indiretamente por meio da predisposição à pneumonia aspirativa conferida pela disfagia, ou diretamente, pela fraqueza da musculatura respiratória.

A pneumopatia intersticial não específica (PINE) é o achado mais comum em exames de imagem, mas a pneumonite intersticial usual (PIU) também é identificada com regularidade. A PINE carrega um melhor prognóstico, sendo mais sensível à imunossupressão. A DPI rápida e progressiva é observada em pacientes com anticorpos anti-MDA-5, frequentemente com miopatia subclínica associada.

Pacientes com DPI estão em maior risco de desenvolver hipertensão pulmonar ou *cor pulmonale* e requerem rastreamento regular com testes de função pulmonar e ecocardiograma transtorácico.

Manifestações articulares

A artrite é um sintoma relativamente comum nas MII e pode preceder a fraqueza muscular em anos. É uma característica presente em 20 a 30% dos pacientes. De modo típico, apresenta-se como uma poliartrite simétrica afetando principalmente as articulações metacarpofalângicas, as IF proximais, os punhos e os joelhos.

A artrite inflamatória é mais comum em pacientes com SAS, em especial naqueles com anticorpos anti-Jo-1 (75%). Cerca de 55% dos pacientes com anti-Jo-1 que apresentam artrite desenvolvem uma poliartrite simétrica sem erosões, 25% desenvolvem artralgias isoladas e 15 a 19% evoluem com uma artropatia subluxante, sobretudo de IF distal e proximal do 1º quirodáctilo (tipicamente não erosiva). As erosões são raras na SAS, a menos que os pacientes sejam fator reumatoide positivo ou apresentem anticorpos anti-PL7.

Fenômeno de Raynaud

Afeta 40 a 60% dos pacientes com MII e, de maneira mais comum, DM que PM (39% e 19%, respectivamente). Há uma maior prevalência do fenômeno de Raynaud (FRy) em pacientes com SAS. Cerca de 50% dos pacientes com miosite anti-Jo-1 positiva também têm FRy, que pode preceder a fraqueza muscular por uma média de 13 meses. A capilaroscopia em geral confirma anormalidades nas pregas e a termografia demonstra um reaquecimento lento, podendo sugerir padrão SD.

Sintomas constitucionais

Os sintomas constitucionais, principalmente perda de peso (50%) e picos febris (55%), precedem o diagnóstico de DM em quase 50% dos pacientes e são relatados em até 72% das SAS anti-Jo-1 positivas. A febre é mais provável no início da doença ou com a sua recidiva, do que em outras ocasiões.

Manifestações cardíacas

Anormalidades cardíacas são extremamente raras nas MII. Incluem defeitos de condução, insuficiência cardíaca congestiva, pericardite e doença cardíaca valvular. A mortalidade é com frequência secundária à insuficiência cardíaca direita no contexto da DPI.

Em alguns estudos[4], foi constatado um maior envolvimento cardíaco em pacientes com anti-SRP positivo em relação a outros fenótipos, mas isso ainda é controverso. Arritmias assintomáticas têm sido raramente relatadas na DM.

CONDIÇÕES DE SOBREPOSIÇÃO

A miosite pode ser encontrada em combinação com outras doenças reumáticas autoimunes. Anticorpos anti-Ku são encontrados em 55% dos pacientes com síndrome de sobreposição de PM e esclerose sistêmica (ES) e 20 a 30% dos pacientes com MII no total. Quase 50% dos pacientes com PM e ES sobrepostos têm anticorpos anti-PM-Scl-75 e anti-PM-Scl. Esses pacientes tendem a ter envolvimento pulmonar e esofágico.

Outros anticorpos incluem anti-Ro (10 a 20% do MII) e anti-La (5%) e anti-U1-RNP (20 a 30%), que são mais frequentemente encontrados no lúpus eritematoso sistêmico (LES; até 4% dos pacientes com LES têm miosite concomitante) e na síndrome de Sjögren.

SÍNDROME ANTISSINTETASE

Os pacientes com SAS costumam ter características muito específicas relacionadas com anticorpo presente no soro (ver Tabela 32.2). A DPI é frequentemente encontrada, assim como a artrite inflamatória, a febre, as mãos de mecânico (Figura 32.2) e o FRy.

A SAS é caracterizada por anticorpos que se ligam contra diferentes enzimas aminoacil-tRNA sintetases, encontradas no citoplasma celular, que catalisam a ligação de um aminoácido específico ao tRNA cognato durante a síntese de proteínas. Esses anticorpos são altamente específicos para MII e podem ser detectados antes do início da doença, em até 35 a 40% dos casos (ver Tabela 32.2). Podem ser dirigidos, como anti-PL-7, anti-PL-12, anti-EJ, anti-OJ, anti-Ks, anti-Zo, antitirosil-tRNA sintetase e o anti-Jo1, sendo este último o mais prevalente nos pacientes com PM.

MIOSITE AUTOIMUNE NECROSANTE

É uma entidade clinicopatológica distinta mais frequente do que a PM, representando até 19% de todas as miopatias inflamatórias. Ocorre em qualquer idade, mas é observada sobretudo em adultos. Pode apresentar um início agudo, atingindo o seu pico durante um período de dias ou semanas, ou subagudo, progredindo continuamente e causando fraqueza grave e níveis muito altos de creatinofosfoquinase (CPK).

A miosite autoimune necrosante ocorre de maneira isolada ou após infecções virais, em associação com câncer, em pacientes com doenças do tecido conjuntivo, como esclerodermia, ou em pacientes que tomam estatinas, nos quais a miopatia continua a piorar após a retirada da estatina (se a miopatia melhora dentro de 4 a 6 semanas após a descontinuação das estatinas, provavelmente foi causada por efeitos tóxicos do fármaco e não por conta da miopatia imune). A maioria dos pacientes com miosite autoimune necrosante possui anticorpos contra a SRP ou contra a HMG-CoA redutase.

MIOSITE POR CORPÚSCULO DE INCLUSÃO

É a miopatia inflamatória mais comum e incapacitante nos indivíduos acima de 50 anos. Sua prevalência, inicialmente estimada na Holanda em 4,9 casos por milhão de habitantes, é muito maior quando ajustada para a idade. Em dois estudos posteriores[5,6], na Austrália e nos EUA, a prevalência ajustada variou de 51,3 a 70 casos por milhão em pa-

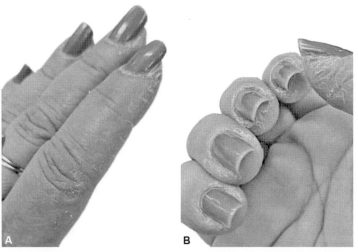

Figura 32.2 Mãos de mecânico, característica presente na síndrome antissintetase.

cientes acima de 50 anos. A doença tem um início insidioso e desenvolve-se ao longo de um período de anos, às vezes de modo assimétrico (i. e., pode começar ou ser mais grave em uma extremidade ou em um lado do corpo), e progride de forma constante, simulando uma distrofia muscular tardia ou uma doença do neurônio motor lentamente progressiva.

Embora a miosite por corpúsculo de inclusão (MCI) seja de modo usual suspeitada quando a PM presumida de um paciente não responde à terapêutica, algumas características podem levar a um diagnóstico clínico precoce, entre as quais: envolvimento precoce dos músculos distais, especialmente os extensores do pé e os flexores dos dedos; atrofia dos antebraços e músculos do quadríceps; quedas frequentes devido à fraqueza do músculo quadríceps causando flambagem dos joelhos; e fraqueza, ainda que leve, do músculo facial. A musculatura axial pode ser afetada, o que resulta em camptocormia (inclinação para frente da coluna) ou queda da cabeça. A disfagia ocorre em mais de 50% dos pacientes.

DIAGNÓSTICOS DIFERENCIAIS

A Tabela 32.4 resume os principais diagnósticos diferenciais das miosites.

Miopatias não inflamatórias

Devem ser sempre excluídas, especialmente no diagnóstico de PM. Incluem distrofia muscular de início tardio, distrofia de cinturas de membros com início na idade adulta e distrofia miotônica tipo 2.

A distrofia muscular é um grupo de desordens miopáticas progressivas causadas por defeitos genéticos. Embora as biopsias retiradas desses pacientes possam apresentar de início infiltrado de células inflamatórias endomisiais, isso tende a limitar a áreas adjacentes às fibras musculares necróticas, diferentemente da PM. Além dessa diferença nas biopsias, a realização do estudo imuno-histoquímico é de grande importância para diferenciar as distrofias e as miopatias inflamatórias, pois com este é possível identificar defeitos proteicos ou células inflamatórias.

Miopatias mitocondriais

Podem apresentar fraqueza muscular proximal e CPK elevada, o que enfatiza a necessidade de uma biopsia muscular para diferenciar esses diagnósticos.

Na miopatia mitocondrial ocorre elevação do número de mitocôndrias na fibra muscular e aumento do tamanho ou inclusões cristalinas anormais nessas mitocôndrias.

O exame histoquímico revela um padrão de cores nas fibras musculares que resulta do acúmulo de mitocôndrias aumentadas de tamanho. Os pacientes geralmente mostram ptose palpebral superior progressiva, simétrica, bilateral, seguida de oftalmoplegia externa crônica progressiva (OECP) meses ou anos mais tarde. Músculos ciliares e da íris não são envolvidos.

Miopatias induzidas por drogas

As miopatias podem ser induzidas por drogas como d-penicilamina, bloqueadores de TNF-alfa e IFN. Os inibidores da HMG-CoA redutase (estatinas) são um dos medicamentos mais comuns para causar mialgia, com CPK normal como efeito colateral (afetando 1 a 10% dos pacientes). A rabdomiólise pode ocorrer e é devastadora, mas rara, afetando menos de 0,1% dos pacientes.

A miopatia relacionada com estatina é mais comumente vista naqueles com hipotireoidismo, em pacientes com múltiplos medicamentos (em especial inibidores do grupo de enzimas do citocromo P450) e naqueles que fazem uso abusivo do álcool. Ao parar uma estatina, os sintomas podem persistir por até 6 meses.

Tabela 32.4 Principais diagnósticos diferenciais de miosites.

Critérios	Dermatomiosite	Polimiosite	Miosite autoimune necrosante	Miosite por corpúsculo de inclusão
Padrão de fraqueza muscular	Início subagudo de fraqueza proximal simétrica com erupção cutânea característica em pacientes de qualquer idade	Início subagudo de fraqueza simétrica proximal em adultos (o diagnóstico é feito quando outras causas foram descartadas)	Início agudo ou subagudo de fraqueza proximal, muitas vezes grave em adultos	Início lento da fraqueza proximal e distal; atrofia do quadríceps e antebraços; quedas frequentes; fraqueza facial leve. Ocorre em pessoas com mais de 50 anos
Nível de CPK	Níveis altos, até 50 vezes o limite superior de normalidade, ainda que possa ser normal	Alto, até 50 vezes o limite superior de normalidade na doença ativa precoce	Muito alto; mais de 50 vezes o limite superior da normalidade no início da doença ativa	Até 10 vezes o limite superior da normalidade; pode ser normal ou levemente elevado
ENMG	Unidades miopáticas (ativas e crônicas)	Unidades miopáticas (ativas e crônicas)	Unidades miopáticas ativas	Unidades miopáticas (ativas e crônicas) com alguns potenciais mistos de grande porte
Biopsia muscular	Inflamação perivascular, perimisial e perifascicular; fibras necróticas com infartos em forma de cunha; atrofia perifascicular. Há depósito de complemento nos capilares, que se encontram reduzidos	Células CD8+ invadindo fibras saudáveis; expressão generalizada de MHC classe I; sem presença de vacúolos	Fibras necróticas dispersas com macrófagos; sem células CD8 + ou vacúolos. Depósitos de complemento nos capilares. Presença de linfócitos (CD45) e macrófagos (CD68) no infiltrado inflamatório	Células CD8+ invadindo fibras saudáveis. Expressão generalizada de MHC antígeno de classe I. Presença de vacúolos autofágicos. Fibras vermelho-rasgado (ragged red) ou azul-rasgado (ragged blue). Depósitos amiloides congofílicos
RNM	Pode mostrar inflamação ativa	Pode mostrar inflamação ativa; pode ser guia para biopsia	Pode mostrar inflamação ativa; pode ser guia para biopsia	Mostra envolvimento muscular seletivo, mas pode ser difícil a distinção de atrofia e inflamação crônica

Adaptada de Dalakas, 2015.[7]

Miopatia endócrina
Inclui hipotireoidismo ou hipertireoidismo e hiperparatireoidismo, havendo possibilidade de fraqueza proximal.

Miopatias metabólicas
As miopatias metabólicas são hereditárias associadas a anormalidades no metabolismo de carboidratos e lipídios. Incluem condições como deficiência de carnitina e de miou adenilato desaminase.

Os pacientes apresentam episódios de dor e sensibilidade muscular aguda, com ou sem associação de mioglobinúria, frequentemente desencadeados por esforço. Isso pode levar à fraqueza crônica com episódios repetidos.

Miopatias infecciosas
São via de regra desencadeadas por uma doença viral aguda, como o vírus Coxsackie ou o vírus da gripe. O vírus da imunodeficiência humana (HIV) também pode estar relacionado com fraqueza, seja como característica de apresentação, seja nos últimos estágios da doença. Os pacientes apresentam sensibilidade muscular e enzimas musculares elevadas, difíceis de distinguir da PM, mas a biopsia tende a apresentar menos infiltrados inflamatórios.

INVESTIGAÇÃO COMPLEMENTAR

Exames séricos
Os exames laboratoriais iniciais incluem hemograma completo, perfil inflamatório, incluindo velocidade de hemossedimentação, proteína C reativa, hormônio tireoestimulante e T4L, eletrólitos (sódio, potássio, creatinina, magnésio, cálcio, fosfato, magnésio), lactato desidrogenase, transaminases hepáticas e enzimas musculares (especialmente CPK).

As imunoglobulinas e a eletroforese de proteínas são úteis, bem como uma triagem viral completa, incluindo sorologia para HIV, hepatite B e hepatite C. Autoanticorpos incluindo FAN, ENA e anticorpos miosite-específicos devem ser avaliados.

Verificou-se que os anticorpos anti-HMG-CoA redutase correlacionam-se fortemente com a atividade da doença e com a CK, e uma diminuição no título de anticorpos está associada à melhoria da força dos membros superiores e dos níveis de CK.

Biopsia muscular
Continua padrão-ouro para confirmar o diagnóstico de MII, distinguindo-se de uma biopsia necrosante e inflamatória e excluindo uma miopatia não inflamatória.

Neurofisiologia
A eletromiografia é um meio útil para distinguir uma miopatia de uma neuropatia. É anormal em cerca de 90% dos pacientes que apresentam MII.

Os achados eletromiográficos incluem potenciais de ação da unidade motora polifásicos de curta duração e baixa amplitude, associados a aumento da atividade insercional e espontânea com potenciais de fibrilação, ondas agudas e ocasionalmente descargas repetitivas.

Ressonância magnética
É cada vez mais utilizada como modalidade de imagem para confirmar a MII. Auxilia na escolha de locais de inflamação máxima para biopsia e para monitorar a resposta ao tratamento. É também um meio sensível de diferenciar a inflamação aguda da atrofia muscular e dos danos musculares crônicos.

Diagnóstico de doença pulmonar intersticial
Dada a natureza multissistêmica das MII, uma radiografia de tórax de base e testes de função pulmonar são importantes no momento do diagnóstico. Os testes de função

pulmonar também podem dar uma ideia da extensão da fraqueza, especialmente se houver pressões inspiratórias reduzidas ou esforço insuficiente devido à fraqueza dos músculos respiratórios. Essa fraqueza colocará o paciente em risco de pneumonia por aspiração. Uma reduzida capacidade de difusão sugere um processo fibrótico. A tomografia computadorizada de alta resolução é utilizada para avaliar presença de padrão PINE (opacidades em vidro fosco sem faveolamento).

Screening de neoplasia

Até 25% dos pacientes com DM desenvolvem uma doença maligna dentro de 0 a 5 anos após o início da doença, enquanto essa associação é de apenas 10 a 15% em pacientes com PM. Os fatores de risco incluem sexo masculino, idade mais avançada no início da doença, envolvimento extenso de pele ou músculo, marcadores inflamatórios elevados e FAN e anticorpos miosite específicos positivos para o fator 1-gama antitranscrição intermediário (anti-TIF-1-gama) (são responsáveis por mais de 50% dos pacientes adultos com DM vinculada ao câncer). O risco é reduzido naqueles com SAS ou síndrome de sobreposição.

As neoplasias malignas associadas às MII mais frequentes são mama e ovário em mulheres, pulmão e próstata em homens, bem como câncer pancreático, gástrico, colorretal, de bexiga e linfoma não Hodgkin.

Não há diretrizes claras sobre como ou quando rastrear pacientes para malignidade. A prática médica deve ser baseada no que sugere a história do paciente (especialmente uma história de perda de peso e sintomas constitucionais) desde a última consulta clínica, e é essencial ter um baixo limiar para uma radiografia de tórax, ultrassonografia abdominal ou, se a suspeita clínica for alta, uma tomografia por emissão de pósitrons digitalizada (PET-CT).

TRATAMENTO

Os principais objetivos do tratamento são suprimir a inflamação, melhorar a força muscular e prevenir danos crônicos aos músculos e órgãos extramusculares. No entanto, há uma falta de dados robustos para orientar o tratamento. A maioria dos estudos é baseada em dados observacionais ou em pequenos ensaios clínicos randomizados.

A fisioterapia é aconselhada principalmente na fase aguda para manter uma funcionalidade completa articular dos pacientes com MII. É importante ressaltar que a remissão completa da doença muscular não é exigida para recomendação de terapia ativa, a qual deve ser encorajada logo ao início de sua recuperação.

Os glicocorticoides continuam a ser a base do tratamento na MII. A dose inicial é de aproximadamente 0,5 mg/kg de prednisona, mas os muitos efeitos colaterais dos esteroides incentivam um regime de redução nos primeiros 2 meses. A recidiva da doença com a redução rápida da prednisona resulta na necessidade de agentes poupadores de corticosteroide. A fraqueza grave que não responde ao corticosteroide oral requer metilprednisolona intravenosa na dose de 500 mg a 1 g por dia durante 3 dias, antes de se mudar para uma dose oral de prednisona. Esses pacientes podem exigir uma redução mais lenta dos glicocorticoides.

O metotrexato e a azatioprina são frequentemente usados como medicamentos modificadores do curso da doença (MMCD) de primeira linha. Uma revisão Cochrane encontrou evidências insuficientes de melhor eficácia usando um MMCD (metotrexato, azatioprina ou ciclosporina) em combinação com corticosteroides em detrimento de outro. Tanto a azatioprina quanto o metotrexato mostraram melhoras semelhantes em DM e PM em um escore composto de resistência muscular e função.

Se a azatioprina for escolhida como primeira linha, os níveis de tiopurina metiltransferase devem ser verificados antes como triagem, uma vez que aqueles que são deficientes dessa enzima têm maior chance de mielossupressão. A dose utilizada é de 2 a 2,5 mg/kg. A azatioprina e o metotrexato também podem ser usados em combinação, quando um dos agentes sozinho não se mostrar eficaz.

O micofenolato mofetila é cada vez mais escolhido como um tratamento eficaz para miosites graves, tanto em DM quanto em PM, de modo que a melhora da doença de pele e a força muscular são vistas em pacientes que não responderam ao tratamento inicial convencional. Pequenos estudos sugerem que o micofenolato de mofetila também beneficia os testes de função pulmonar em pacientes com DM e DPI associada.

A ciclofosfamida pode ser útil em pacientes com DPI e miopatia grave, e até 70% dos pacientes com DPI melhoram tanto clinicamente quanto à avaliação de sua capacidade vital forçada (em pelo menos 15% em relação aos valores basais). A forma intravenosa é preferida uma vez que apresenta menos efeitos colaterais, sendo administradas tipicamente 0,5 a 1 g/m² de superfície corpórea em doses mensais ao longo de 6 a 12 meses.

Há evidências limitadas de suporte para a imunoglobulina intravenosa tanto na PM refratária quanto na DM, em comparação com MMCD convencionais. Além disso, ela envolve altos custos e em geral fornece apenas benefícios de curta duração. Em contrapartida, pode apresentar uma taxa de resposta de 75% em potência muscular e 90% de melhora bioquímica. É de modo usual administrada em uma dose de 2 g/kg distribuída ao longo de 3 dias, com repetição do esquema mensalmente durante 3 meses, desde que seja observada uma resposta ao tratamento. Deve ser reservada para miopatias muito resistentes ou casos com infecções graves associadas.

O rituximabe demonstrou ser eficaz em pacientes com doença refratária, definida pela falha no controle da doença com pelo menos um agente imunossupressor por um período de pelo menos 3 meses.

Uma revisão recente mostrou que 78,3% dos pacientes com MII refratária ao tratamento convencional responderam ao rituximabe (ao avaliar a potência muscular, a função pulmonar e as manifestações cutâneas). Alguns anticorpos miosite-específicos (especialmente anticorpos anti-Mi-2 e anticorpos anti-Jo-1) foram associados com uma probabilidade 3 vezes maior de melhora, em comparação com pacientes sem quaisquer autoanticorpos quando tratados com rituximabe. Os dados em longo prazo também sugerem que uma remissão por mais de 12 meses é possível de ser alcançada.

A ciclosporina e o tacrolimo têm um papel no tratamento de MII com DPI. Há também evidências de que a ciclosporina pode induzir a regressão parcial da calcinose apresentada em alguns casos.

Os agentes anti-TNF parecem ser de pouco benefício nas MII e, além disso, estudos demonstram consistentemente a associação de agentes anti-TNF com o aparecimento de outras doenças autoimunes, incluindo vasculite cutânea, síndrome semelhante ao lúpus, LES e DPI.

É essencial reforçar a necessidade de evitar os raios UV e promover o uso de filtro solar com fator de proteção solar mínimo de 50. Corticosteroides tópicos, hidroxicloroquina e tacrolimo tópico (0,1%) são usados com frequência para controlar as manifestações cutâneas.

Embora a calcinose seja extremamente rara na população adulta, continua sendo um desafio para o tratamento. Pequenas melhorias são relatadas com diltiazem, colchicina, ciclosporina e bisfosfonatos. A Tabela 32.5 apresenta sugestão terapêutica para tratamento das MII e suas manifestações graves.

PERSPECTIVAS FUTURAS

Potenciais biomarcadores para monitorar a atividade da doença estão surgindo. Na DM, estes incluem genes do IFN, IL-6 e IL-1.

A IL-6 regula as respostas imunes inatas e adaptativas e possui atividade tanto em células B quanto em T. Também há evidências de que o IFN tipo 1 tenha um papel na DM, por meio da ativação de células T, incluindo células *natural killer*, e uma influência na maturação celular das células dendríticas. Assim, anti-IL-6 pode ser um tratamento ainda a ser aventado.

Tabela 32.5 Abordagem terapêutica sequencial e tratamento de manifestações graves nas MII.

Tratamento inicial	
Corticosteroides e exercício físico com a adição de um agente poupador de corticosteroides (azatioprina, metotrexato, ciclosporina, tacrolimo ou micofenolato de mofetila) em todos os pacientes para minimizar a toxicidade dos corticosteroides	
Tratamento para casos graves ou refratários da doença	
Corticosteroides e exercícios físicos com a adição de imunoglobulinas intravenosas, rituximabe ou ambos os agentes; em pacientes com doença refratária, outros agentes biológicos com menos comprovação científica, como abatacepte e tocilizumabe, podem ser usados	
Disfagia	
Corticosteroides, um agente de tratamento de segunda linha e imunoglobulina intravenosa; em pacientes selecionados, podem ser usadas terapias locais, incluindo miotomia cricofaríngea, dilatação por balão faringoesofágico ou injeção de toxina botulínica no esfíncter esofágico superior	
Doença pulmonar intersticial rapidamente progressiva	
Pulsos de metilprednisolona, seguidos por corticosteroides sistêmicos, com um agente de tratamento de segunda linha (p. ex., tacrolimo, micofenolato mofetila, ciclofosfamida ou rituximabe). Além disso, os seguintes tratamentos devem ser considerados: duas sessões de hemoperfusão com polimixina B em 24 h; plasmaférese diária ao longo de 3 dias, e em dias alternados após o término de sete sessões, e 400 mg de imunoglobulina intravenosa por kg após cada sessão de plasmaférese	

Adaptada de Selva-O'Callaghan et al., 2018.[3]

REFERÊNCIAS BIBLIOGRÁFICAS

1. Bottai M, Tjärnlund A, Santoni G, Werth VP, Pilkington C, de Visser M et al. EULAR/ACR classification criteria for adult and juvenile idiopathic inflammatory myopathies and their major subgroups: a methodology report. RMD Open. 2017;3:e000507.
2. Schmidt J. Current classification and management of inflammatory myopathies. Journal of Neuromuscular Diseases. 2018;5:109-29.
3. Selva-O'Callaghan A, Pinal-Fernandez I, Trallero-Araguás E, Milisenda JC, Grau-Junyent JM, Mammen AL. Classification and management of adult inflammatory myopathies. Lancet Neurol. 2018;17:816-28.
4. Gupta R, Wayangankar SA, Targoff IN, Hennebry TA. Clinical cardiac involvement in idiopathic inflammatory myopathies: a systematic review. Int J Cardiol. 2011;148:261-70.
5. Wilson FC, Ytterberg SR, Sauver JL, Reed AM et al. Epidemiology of sporadic inclusion body myositis and polymyositis in Olmsted County, Minnesota. J Rheumatol. 2008;35(3):445-7.
6. Phillips BA, Zilko PJ, Mastaglia FL. Prevalence of sporadic inclusion body myositis in Western Australia. Muscle Nerve. 2000;23(6):970-72
7. Dalakas MC. Inflammatory muscle diseases. N Engl J Med. 2015;372:1734-47.

BIBLIOGRAFIA

Clark KEN. A review of inflammatory idiopathic myopathy focusing on polymyositis. Eur J Neurol. 2018;25:13-23.

Leclair V, Lundberg IE. New myositis classification criteria-What we have learned since Bohan and Peter. Curr Rheumatol Rep. 2018;20(4):18.

33 Doença Mista do Tecido Conjuntivo

Antonio Silaide de Araújo Júnior • Alexandre W. S. de Souza

INTRODUÇÃO
A doença mista do tecido conjuntivo (DMTC) foi inicialmente descrita por Sharp et al.[1], e caracteriza-se por achados clínicos comuns a três doenças autoimunes: lúpus eritematoso sistêmico (LES), esclerose sistêmica (ES) e polimiosite (PM). Outro achado característico da síndrome é o anticorpo anti-U1-ribonucleoproteína (anti-U1-RNP) em altos títulos e de forma isolada.

EPIDEMIOLOGIA
À semelhança do que ocorre em outras doenças reumáticas autoimunes sistêmicas, a DMTC é mais prevalente em mulheres, podendo variar de 3 até 24 mulheres para cada homem acometido. O início de suas manifestações é mais frequente entre a quarta e sexta décadas de vida.

ETIOLOGIA E FISIOPATOLOGIA
A DMTC tem associação com os genótipos HLA-DR4 e DR2. Tanto a imunidade inata quanto a adaptativa desempenham papel patogênico na DMTC, sendo esta última evidenciada pela produção de anti-U1-RNP por células B.

Anticorpos anti-U1-RNP são marcador sérico para o diagnóstico da doença e parecem ter papel patogênico, pois seus altos títulos estão relacionados com o acometimento mais grave da doença.

QUADRO CLÍNICO
O início das manifestações da DMTC quase sempre é insidioso e o paciente pode evoluir ao longo do tempo com curso benigno ou apresentar acometimento sistêmico grave e alta mortalidade. A Tabela 33.1 descreve os principais achados clínicos da DMTC, segundo um estudo longitudinal com seguimento de 20 anos.[2]

Manifestações cutâneas
A alteração cutânea mais comum na DMTC é o fenômeno de Raynaud (FRy), quase sempre presente nos estágios iniciais da doença. O edema de mãos também é um achado típico. Outros achados menos comuns incluem: vasculite digital, esclerodactilia, calcinose cutânea e amputação de dígitos nos casos de FRy grave.

Acometimento articular
Artralgias estão presentes em mais de 90% dos pacientes, enquanto a artrite inflamatória desenvolve-se em quase metade dos doentes. O fator reumatoide é observado

Parte 7 • Doenças Reumáticas Autoimunes

Tabela 33.1 Achados clínicos da DMTC.

Achado clínico	Ao diagnóstico (%)	Durante o seguimento (%)
Fenômeno de Raynaud	89	96
Artralgia/artrite	85	96
Edema de mãos	60	66
Dismotilidade esofágica	47	66
Doença pulmonar	43	66
Esclerodactilia	34	49
Pleurite/pericardite	34	43
Envolvimento cutâneo	30	53
Miosite	28	51
Doença renal	2	11
Doença neurológica	0	17

Adaptada de Burdt et al., 1999.[2]

em 25 a 50% dos casos, entretanto as erosões ósseas são infrequentes. Contudo, já foram descritos casos com artrite mutilante e deformidades idênticas às da artrite reumatoide na DMTC. A artropatia de Jaccoud, semelhante ao LES, também já foi descrita na DMTC.

Miosite
A mialgia é uma manifestação comum que ocorre em 25 a 50% dos pacientes. Pode haver elevação nos níveis de creatinofosfoquinase (CPK), porém sem achados de fraqueza muscular significante ou alterações eletroneuromiográficas. Também é possível ocorrer miosite clínica e histologicamente idêntica à PM.

Acometimento pulmonar
O envolvimento pulmonar é evidenciado em cerca de 75% dos pacientes com DMTC. Os principais achados são: derrame pleural, dor pleurítica, doença pulmonar intersticial (DPI), hipertensão arterial pulmonar (HAP), doença tromboembólica e hemorragia alveolar.

Doença pulmonar intersticial
Ocorre em 50 a 60% dos casos e os principais fatores de risco são: FRy, disfagia, artrite e anticorpos anti-U1-RNP. O principal tipo histológico observado na DMTC é a pneumopatia intersticial não específica (PINE).

Hipertensão arterial pulmonar
Principal causa de morte na DMTC, manifesta-se com dispneia aos esforços, síncope e edema de membros inferiores. O rastreio dessa condição deve ser feito regularmente, utilizando o ecocardiograma transtorácico.

Acometimento gastrintestinal
Doença do refluxo gastresofágico (DRGE) é muito comum em pacientes com DMTC. Os sintomas incluem queimação, disfagia, odinofagia e regurgitação do conteúdo alimentar. A dismotilidade intestinal pode levar ao supercrescimento bacteriano e à síndrome disabsortiva. Pneumatose intestinal e divertículos em boca larga também são descritos, à semelhança do que ocorre na ES.

Manifestações cardíacas
O acometimento cardíaco detectado pelo eletrocardiograma ou ecocardiograma ocorre em aproximadamente 25% dos doentes. A pericardite é o principal achado cardiovascular em pacientes com DMTC. Outros achados incluem: bloqueio atrioventricular, bloqueios de ramo e prolapso de valva mitral. Também é reconhecida a presença de aterosclerose acelerada nesses indivíduos, sobretudo quando estão presentes os anticorpos anticardiolipina e anticélula endotelial, aumentando a chance de doença cardíaca isquêmica.

Manifestações renais
O acometimento dos rins é raro na DMTC, sendo a glomerulonefrite membranosa a manifestação renal mais comum. A nefrite intersticial pode ocorrer naqueles que apresentam síndrome de Sjögren associada. Também foi descrito um quadro semelhante à crise renal esclerodérmica em pacientes com DMTC.

Acometimento neurológico
A principal manifestação neurológica da DMTC é a neuropatia do trigêmeo, que pode ser a manifestação inicial da doença. Cefaleia, meningite asséptica, psicose, acidente vascular cerebral, convulsões e raramente síndrome da cauda equina foram descritos em pacientes com DMTC.

Alterações hematológicas
Anemia hemolítica autoimune é rara e a plaquetopenia ocorre em 10% dos casos. A leucopenia, por sua vez, é mais comum e pode ocorrer à custa de neutropenia e/ou linfopenia. Adenopatia pode estar presente precocemente e costuma ser transitória na DMTC.

EXAMES COMPLEMENTARES
O anticorpo anti-U1-RNP em altos títulos (geralmente acima de 1:1.000) é condição necessária para o diagnóstico da DMTC. A detecção desses anticorpos pode ser realizada por diferentes técnicas, como ELISA e imunodifusão radial, porém sua titulação só é possível pela técnica de hemaglutinação indireta.

O fator antinúcleo (FAN) costuma ser positivo na DMTC, exibindo padrão nuclear pontilhado grosso. Outros anticorpos como o anti-SM e anti-DNA de dupla hélice são classicamente negativos na DMTC, mas, caso se tornem positivos, é provável a evolução de DMTC para LES. Os anticorpos antifosfolipídios estão associados com HAP e pior prognóstico.

Capilaroscopia periungueal deve sempre ser solicitada nos pacientes com FRy, e costuma estar alterada, sendo o padrão SD encontrado em 65 a 71% dos casos de DMTC.

Exames de imagem são essenciais para avaliação do acometimento orgânico. Os pacientes com sintomas de DRGE devem ser submetidos ao esofagograma contrastado com bário e/ou manometria esofágica.

Para avaliar o acometimento pulmonar, recomenda-se prova de função pulmonar com medida da capacidade de difusão do monóxido de carbono (DL_{CO}). Nos casos de DPI, observa-se padrão restritivo com queda na DL_{CO}. A tomografia de tórax deve ser obtida ao diagnóstico, para avaliar o parênquima pulmonar, enquanto o ecocardiograma transtorácico deve ser feito anualmente, para rastreio de HAP.

DIAGNÓSTICO
Em geral, o diagnóstico de DMTC é confirmado após 3 a 5 anos do início dos sintomas. A presença de anticorpos anti-U1-RNP em altos títulos e de forma isolada é indispensá-

vel para o diagnóstico, porém pode ocorrer em outras doenças do tecido conjuntivo. Os critérios diagnósticos mais utilizados são os de Sharp, Kasukawa e os de Alarcón-Segovia (Tabelas 33.2 a 33.4).

Diagnóstico diferencial

Os diagnósticos diferenciais da DMTC mais importantes são: artrite reumatoide, LES, ES e miopatias inflamatórias. É sempre importante excluir doenças infecciosas e neoplasias, as quais podem mimetizar manifestações de doença reumática autoimune.

TRATAMENTO

Devido à raridade da DMTC, existem poucos ensaios clínicos para determinar a melhor abordagem terapêutica. Recomenda-se tratar a DMTC conforme a manifestação espe-

Tabela 33.2 Critérios diagnósticos de Sharp para DMTC.

Critérios maiores
• Miosite grave
• Envolvimento pulmonar; DL_{CO} < 70% e/ou hipertensão pulmonar e/ou lesão vascular proliferativa na biopsia
• Fenômeno de Raynaud ou hipomotilidade esofágica
• Mãos edemaciadas ou esclerodactilia
• Anti-ENA > 1:10.000 com anti-RNP positivo e anti-Sm negativo

Critérios menores
• Alopecia
• Leucopenia < 4.000
• Anemia
• Pleurite
• Pericardite
• Artrite
• Neuralgia do trigêmeo
• *Rash* malar
• Trombocitopenia
• Miosite leve
• História de edema de mãos

Diagnóstico certo: quatro critérios maiores, anti-Sm negativo e anti-RNP > 1:4.000.
Diagnóstico provável: três critérios maiores e anti-Sm negativo, ou dois critérios maiores e um critério menor e anti-RNP > 1:1.000.
Adaptada de Sharp *et al.*, 1972.[1]

Tabela 33.3 Critérios diagnósticos de Alarcón-Segovia para DMTC.

Critérios sorológicos
Anti-RNP com títulos de hemaglutinação > 1:1.600

Critérios clínicos
a) Edema de mãos
b) Sinovite
c) Miosite evidenciada biológica ou histologicamente
d) Fenômeno de Raynaud
e) Acroesclerose com ou sem esclerose sistêmica proximal

Diagnóstico: critério sorológico positivo e pelo menos três critérios clínicos atendidos (se a, d, e estiverem presentes, b ou c são necessários).
Adaptada de Alarcón-Segovia e Cardiel, 1989.[3]

Tabela 33.4 Critérios diagnósticos de Kasukawa para DMTC.

Sintomas comuns
▪ Fenômeno de Raynaud
▪ Edema de dedos
Anti-RNP
Positivo
Sintomas das colagenoses
LES: ▪ Poliartrite ▪ Adenomegalia ▪ *Rash* malar ▪ Pericardite ou pleurite ▪ Leucopenia ou trombocitopenia ES: ▪ Esclerodactilia ▪ Fibrose pulmonar ou função pulmonar restritiva ou DL_{CO} reduzido ▪ Hipomotilidade ou dilatação esofágica PM: ▪ Fraqueza muscular ▪ Enzimas musculares elevadas ▪ Sinais miogênicos na ENMG

Diagnóstico: pelo menos um dos sintomas comuns, anticorpo anti-RNP positivo e pelo menos um sinal das doenças do tecido conjuntivo LES, ES e PM.

PM: polimiosite; LES: lúpus eritematoso sistêmico; ES: esclerose sistêmica; DL_{CO}: capacidade de difusão de monóxido de carbono; ENMG: eletroneuromiografia.

cífica apresentada pelo paciente e de acordo com o que se preconiza para outras doenças reumáticas autoimunes, como LES, ES e PM.

O FRy deve ser tratado com bloqueadores do canal de cálcio, inibidores da fosfodiesterase-5 e antagonistas da endotelina, além de evitar exposição ao frio. O quadro articular responde prontamente aos glicocorticoides em baixas doses. A DPI demanda tratamento com imunossupressão, de forma semelhante à ES. A HAP deve ser tratada com vasodilatadores e, assim como no caso da HAP associada ao LES, é necessário prescrever imunossupressão com glicocorticoides, ciclofosfamida, azatioprina ou micofenolato.

REFERÊNCIAS BIBLIOGRÁFICAS

1. Sharp GC, Irvin WS, Tan EM, Gould RG, Holman HR. Mixed connective tissue disease--an apparently distinct rheumatic disease syndrome associated with a specific antibody to an extractable nuclear antigen (ENA). Am J Med. 1972;52(2):148.
2. Burdt MA, Hoffman RW, Deutscher SL, Wang GS, Johnson JC, Sharp GC. Long-term outcome in mixed connectivetissue disease: longitudinal clinical and serologic findings. Arthritis Rheum. 1999;42(5):899-909.
3. Alarcón-Segovia D, Cardiel MH. Comparison between 3 diagnostic criteria for mixed connective tissue disease. Study of 593 patients. J Rheumatol. 1989;16(3):328.

BIBLIOGRAFIA

Ferucci ED, Johnston JM, Gordon C, Helmick CG, Lim SS. Prevalence of mixed connective tissue disease in a population-based registry of American Indian/Alaska native people in 2007. Arthritis Care Res (Hoboken). 2017;69(8):1271.

Gunnarsson R, Hetlevik SO, Lileby V, Molberg O. Mixed connective tissue disease. Best Pract Res Clin Rheumatol. 2016;30(1):95-111.

Gunnarsson R, Molberg O, Gilboe IM, Gran JT, PAHNOR1 Study Group. The prevalence and incidence of mixed connective tissue disease: a national multicentre survey of Norwegian patients. Ann Rheum Dis. 2011;70(6):1047-51.

Hoffman RW. Overlap syndromes. In: Hochberg M, Silman A, Smolen J, Weinblatt M, Weisman M, editores. Rheumatology. 6. ed. Philadelphia: Elsevier; 2015.

Reiseter S, Gunnarson R, Corander J, Haydon J, Lund MB, Aalokken TM et al. Disease evolution in mixed connective tissue disease: results from a long term nationwide prospective cohort study. Arthritis Res Ther. 2017;19:284.

34 Síndrome do Anticorpo Antifosfolípide

Rywka Tenenbaum Medeiros Golebiovski • Edgard Torres dos Reis Neto

INTRODUÇÃO
A síndrome do anticorpo antifosfolípide (SAF) é uma doença autoimune sistêmica caracterizada por eventos trombóticos (venosos, arteriais ou microvasculares) e/ou morbidade obstétrica, na presença de anticorpos antifosfolipídios (aPL) direcionados contra complexos de fosfolipídios e proteínas, sendo a beta-2-glicoproteína I (beta-2-GPI) a mais relevante.

É a principal causa de trombofilia adquirida. Pode ser classificada em primária, quando não há evidência de outra doença concomitante (53% dos casos), e secundária, quando associada a outras doenças autoimunes, como ao lúpus eritematoso sistêmico (LES; cerca de 36% dos casos).

EPIDEMIOLOGIA
A prevalência da SAF é de 50 casos/100 mil habitantes e sua incidência é de 5 casos/100 mil habitantes/ano, sendo mais prevalente em mulheres jovens e de meia-idade. Cerca de 20% das tromboses venosas profundas, um terço dos acidentes vasculares encefálicos (AVE) em pacientes com menos de 40 anos e 15% das perdas fetais recorrentes relacionam-se com a SAF. A presença dos aPL isolados pode ser encontrada em até 1% da população saudável e em 3% dos idosos, porém, a prevalência de trombose nessa população é de até 3,8%.

ETIOLOGIA E PATOGÊNESE
Foram encontradas associações entre os haplótipos HLADR4 e DRw53 e a forma primária da SAF. Mutações gênicas de IRF (fator regulador de interferon), STAT4 (transdutor de sinal e ativador de transcrição), fator V de Leiden e protrombina também foram relatadas. No entanto, determinantes genéticos e de anticorpos aPL são insuficientes para deflagrar um evento trombótico, sendo necessário um "segundo gatilho", como agentes infecciosos, traumas e drogas (Tabela 34.1).

MANIFESTAÇÕES CLÍNICAS
As principais manifestações da doença incluem aquelas relacionadas com tromboses venosas e arteriais, além de morbidade gestacional. Entretanto, recentemente, manifestações "não clássicas" envolvendo outros órgãos foram descritas (Tabela 34.2).[1]

Tabela 34.1 Fisiopatologia da SAF.

Mecanismos da trombose

- Interação entre os anticorpos antifosfolípides e células endoteliais, plaquetas e monócitos
- Transcrição de fatores pró-coagulantes (fator tecidual) e moléculas de adesão
- Ativação do complemento
- Diminuição da produção de óxido nítrico
- Liberação aumentada e diminuição de degradação de armadilhas extracelulares de neutrófilos (NET)
- Inativação da fibrinólise pelos anticorpos antifosfolípides

Mecanismos de perda gestacional

- Trombose intraplacentária
- Deficiência da invasão trofoblástica e produção de gonadotrofina coriônica
- Complemento, beta-2-glicoproteína I e anexina 5 têm papel central na perda fetal

Adaptada de Hochberg et al., 2018.[2]

Tabela 34.2 Principais manifestações clínicas da SAF.

Frequentes (>20%)

- Tromboembolismo venoso
- Plaquetopenia
- Aborto ou óbito fetal
- AVE ou AIT
- Cefaleia
- Livedo reticular

Menos comuns (10 a 20%)

- Valvulopatia
- Pré-eclâmpsia ou eclâmpsia
- Parto prematuro
- Anemia hemolítica
- Doença arterial coronariana

Incomuns (< 10%)

- Epilepsia
- Demência vascular
- Coreia
- Trombose retina
- Amaurose fugaz
- Hipertensão arterial pulmonar
- Úlcera de membros inferiores
- Necrose digital
- Osteonecrose
- Nefropatia da SAF
- Isquemia mesentérica

Raras (< 1%)

- Hemorragia adrenal
- Mielite transversa
- Síndrome de Budd-Chiari

AVE: acidente vascular encefálico; AIT: acidente isquêmico transitório.

DIAGNÓSTICO

Baseia-se nas suas manifestações clínicas e laboratoriais. Em 2016, foram elaborados os novos critérios de classificação da doença (Tabela 34.3). Entretanto, dadas as suas manifestações "não clássicas" e a descoberta recente de novos anticorpos, deve-se atentar a pacientes com manifestações sugestivas da doença e que não preencham os critérios de classificação.

Tabela 34.3 Critérios de classificação para SAF (Sidney, 2006).

Critérios clínicos

1. Eventos trombóticos: trombose arterial, venosa ou em pequenos vasos em qualquer sítio confirmada por imagem ou histopatológico (trombose sem inflamação significante)
2. Eventos gestacionais:
   - ≥ 3 perdas fetais com menos de 10 semanas de gestação, excluídas causas cromossômicas, anatômicas ou hormonais
   - ≥ 1 perda fetal ≥ 10 semanas de gestação com feto morfologicamente normal
   - Prematuridade < 34 semanas por eclâmpsia, pré-eclâmpsia ou insuficiência placentária

Critérios laboratoriais

- Anticorpo anticardiolipina IgG ou IgM (ELISA > 40 GLP ou > percentil 99)
- Anticorpo anti-beta-2-glicoproteína I IgG ou IgM em altos títulos (> percentil 99)
- Anticoagulante lúpico (métodos: TTPa, TVVR, caulim ou teste de inibição da tromboplastina tecidual) de acordo com as recomendações da International Society on Thrombosis and Haemostasis

Diagnóstico: são necessários dois critérios, um clínico e um laboratorial presentes em período de até 5 anos. Os aPL devem estar presentes em, pelo menos, duas ocasiões com intervalo ≥ 12 semanas.
ELISA: ensaio de imunoabsorção enzimática; TTPa: tempo de tromboplastina parcial ativada; TVVR: tempo de coagulação do veneno da víbora Russell.
Adaptada de Miyakis et al., 2006.[3]

Exames laboratoriais

São achados laboratoriais de alto risco para trombose: anticorpo anticoagulante lúpico (LAC), pacientes triplo positivos [LAC + anticorpo anticardiolipina (aCL) + Anti-β2GPI], e pacientes com LES e anticorpo aCL persistentemente positivos em títulos moderados a altos.

Existem situações em que os aPL podem estar elevados de maneira transitória e em títulos baixos, como no uso de fármacos (hidralazina, procainamida, clorpromazina, quinidina ou quinino) e em infecções [vírus Epstein-Barr (EBV), citomegalovírus (CMV), adenovírus, eritrovírus B19, hanseníase, hepatite C (HCV) e vírus da imunodeficiência humana (HIV)] ou neoplasias.

O LAC pode ser negativo no momento do evento trombótico; portanto, é importante repetir o exame após 12 semanas.

É possível que alguns pacientes tenham manifestações clínicas sugestivas de SAF, mas apresentem negatividade persistente para os anticorpos associados à patologia. Nesse caso, outros anticorpos podem estar presentes, como aqueles contra o complexo protrombina/fosfatidilserina, IgG antidomínio 1 da beta-2-GPI, IgA anti-beta-2-GPI, e IgA aCL entre outros. Contudo, o real papel de cada um desses anticorpos na patogênese e nas manifestações clínicas da doença ainda precisa ser mais bem definido.

TRATAMENTO

O tratamento da SAF está descrito na Tabela 34.4.

Até o momento, não existe evidência científica que confirme a eficácia dos novos anticoagulantes orais na SAF, inclusive há risco de novo evento trombótico com seu uso.

SÍNDROME DO ANTICORPO ANTIFOSFOLÍPIDE CATASTRÓFICA

Caracterizada por tromboses microvasculares em três ou mais órgãos no intervalo de 1 semana, na presença de aPL positivos (Tabela 34.5). Ocorre em 1% dos casos de SAF e associa-se a uma alta mortalidade (50%). Os locais mais comumente acometidos são rins, pulmões, sistema nervoso central (SNC), coração, intestino e, em casos raros, as adrenais (hemorragia e insuficiência adrenal), pâncreas, testículos e pele. De acordo

Tabela 34.4 Tratamento da SAF.

Medidas gerais

- Reforçar aderência ao tratamento e necessidade de acompanhamento frequente, principalmente para pacientes em uso de varfarina
- Controlar fatores associados a maior risco de eventos trombóticos, como tabagismo e fatores de risco cardiovasculares tradicionais (obesidade, dislipidemia, diabetes etc.)
- Orientar a prática de exercício físico regular, evitando aqueles com maior risco de traumas e impacto pela possibilidade de sangramento com o uso dos anticoagulantes
- Evitar uso de métodos anticoncepcionais com estrógenos
- Para pacientes em uso de varfarina, controlar a dieta e evitar alimentos ricos em vitamina K (como folhas verde-escuras) ou alimentos gordurosos

Evento trombótico agudo

- Enoxaparina 1 mg/kg a cada 12 h ou 1,5 mg/kg/dia ou HNF em BIC:
  - *Bolus* 80 U/kg IV seguida de 18 U/kg/h, mantendo TTPa entre 1,5 e 2,3
- Varfarina (AVK) com dose inicial de 5 mg/dia (2,5 mg/dia em idosos) e ajuste posterior conforme RNI. Manter heparina por até 2 dias após RNI no alvo

Profilaxia primária

- LES e LAC ou ACL ou anti-β2GPI persistentes em títulos moderados a altos: hidroxicloroquina + ácido acetilsalicílico 100 mg/dia
- LES com perfil de aPL de baixo risco: pode-se considerar profilaxia com ácido acetilsalicílico 100 mg/dia
- Mulheres não grávidas, com história de SAF obstétrico (com ou sem o diagnóstico de LES): profilaxia com ácido acetilsalicílico 100 mg/dia é recomendada, após avaliação risco/benefício
- Indivíduos assintomáticos com aPL positivo em títulos moderados a altos: considerar ácido acetilsalicílico 100 mg/dia nos pacientes com perfil de alto risco
- Indivíduos com aPL positivo em títulos moderados a altos em situações especiais (cirurgias, imobilização prolongada e puerpério): HBPM em dose profilática

Profilaxia secundária

- SAF e primeiro evento venoso: AVK VO com RNI-alvo entre 2-3
- SAF e evento venoso recorrente a despeito do RNI entre 2 e 3: AVK VO com RNI-alvo entre 3 e 4 ou RNI-alvo entre 2 e 3 + ácido acetilsalicílico 100 mg/dia ou HBPM
- SAF e primeiro evento arterial: AVK VO com RNI-alvo entre 3 e 4 ou RNI-alvo entre 2 e 3 + ácido acetilsalicílico 100 mg/dia (sem grau de evidência)
- IAM: se evento agudo (< 6 meses) ou uso de *stent*, RNI entre 2 e 3 + dupla agregação plaquetária
- Rivaroxabana não deve ser usada em pacientes com aPL triplo positivos e eventos arteriais, devido ao alto risco de recorrência de eventos trombóticos
- DOAC podem ser considerados nos pacientes que não conseguirem atingir o alvo do RNI, apesar da boa aderência, ou naqueles com contraindicação ao uso do AKV (alergia ou intolerância)
- Em pacientes com primeira trombose venosa com agente etiológico conhecido, a terapia de anticoagulação deve ser mantida de acordo com diretrizes internacionais para pacientes sem SAF
- Anticoagulação por tempo mais prolongado pode ser considerada em pacientes com perfil de alto risco em medições repetidas ou outros fatores de risco para reincidência
- Em pacientes com primeira trombose venosa sem fator etiológico conhecido, a anticoagulação deve continuar a longo prazo

Pacientes com trombose recorrente, RNI flutuante, sangramento ou alto risco de sangramento

- Considerar terapias alternativas, como uso prolongado de HBPM, hidroxicloroquina ou estatinas

(continua)

Tabela 34.4 (Continuação) Tratamento da SAF.

Eventos obstétricos

- Primíparas com aPL positivo sem trombose prévia: não devem receber tratamento farmacológico na gestação ou considerar ácido acetilsalicílico 100 mg/dia naquelas com perfil de alto risco
- SAF com evento gestacional precoce (< 10 semanas) e sem evento trombótico: ácido acetilsalicílico 100 mg/dia + HNF 5.000 a 7.500 UI SC a cada 12 h ou HBPM em dose profilática
- SAF com aborto com mais de 10 semanas de gestação ou óbito fetal ou parto prematuro (< 34 semanas) por pré-eclâmpsia ou insuficiência placentária sem evento trombótico: ácido acetilsalicílico 100 mg/dia + HNF 5.000 a 7.500 UI SC a cada 12h ou HBPM em dose profilática usual
- SAF com trombose: ácido acetilsalicílico 100 mg/dia + HNF a cada 8 ou 12 h, ajustada pelo TTPa (1,5 vezes o controle) ou enoxaparina 1 mg/kg a cada 12 h ou 1,5 mg/kg/dia ou deltaparina 100 UI/kg a cada 12 h SC
- Pacientes com manifestações que não preencham critério para SAF gestacional (dois abortos espontâneos recorrentes com menos de 10 semanas de gestação ou perda gestacional com feto ≥ 34 semanas por eclâmpsia ou pré-eclâmpsia): considerar ácido acetilsalicílico em baixa dose com ou sem heparina profilática, baseado no perfil de risco individual (perfil de aPL, LES, nascimentos vivos anteriores, entre outros riscos para trombose ou perda gestacional)
- SAF gestacional tratada com heparina profilática: manter profilaxia com heparina nas primeiras 6 semanas após o parto, em virtude do alto risco de trombose no puerpério
- Pacientes com complicações obstétricas gestacionais recorrentes em uso de heparina profilática e ácido acetilsalicílico: considerar aumentar dose da heparina para dose terapêutica, adicionar hidroxicloroquina ou baixa dose de prednisona no primeiro trimestre. O uso de imunoglobulina intravenosa pode ser considerado em casos selecionados, quando outros tratamentos falharam
- SAF em uso de AVK: substituir por heparina em dose terapêutica, assim que a gestação for confirmada, preferencialmente nas primeiras 6 semanas, pelo risco de teratogenicidade

Alvos promissores

- Inibição de células B (rituximabe e belimumabe)
- Inibição do complemento (eculizumabe)
- Inibição da via mTOR (sirolimus)

HNF: heparina não fracionada; HBPM: heparina de baixo peso molecular. BIC: bomba de infusão contínua; AVK: antagonistas de vitamina K; DOAC: anticoagulantes orais diretos.
Adaptado de Ruiz-Irastorza et al., 2010[4]; Tektonidou et al., 2019.[5]

Tabela 34.5 Critérios para classificação da SAF catastrófica.

1. Trombose em três ou mais órgãos, sistemas ou tecidos
2. Evolução concomitante das manifestações ou em tempo inferior a 1 semana
3. Confirmação histopatológica de oclusão de pequenos vasos em pelo menos um órgão ou tecido
4. Confirmação laboratorial da presença de anticorpo antifosfolipídio

Diagnóstico definitivo: todos os quatro critérios.
Diagnóstico provável: todos os critérios, porém com acometimento somente de dois órgãos; todos os critérios, exceto confirmação laboratorial (pelo menos 6 semanas depois) decorrente da morte do paciente que nunca chegou a ser testado para SAF antes da síndrome catastrófica; critérios 1, 2 e 4 ou 1, 3 e 4 associados a um terceiro evento ocorrido em um intervalo maior que 1 semana e menor que 1 mês, a despeito da anticoagulação.
Adaptada de Cervera e Asherson, 2005.[6]

com o órgão envolvido, o paciente pode apresentar sinais e sintomas, como hipertensão, insuficiência renal, insuficiência respiratória, hemorragia alveolar, confusão mental, dor abdominal, entre outros.

Os principais fatores precipitantes para síndrome do anticorpo antifosfolipídio catastrófica (CAPS) são: infecções (35%, principalmente respiratórias), cirurgias/traumas (13%) e neoplasias (8%). A IgG aCL e o LAC são os anticorpos aPL encontrados com mais frequência em até 83% e 82% dos casos, respectivamente. A plaquetopenia está presente em 50% dos pacientes.

O tratamento deve ser precoce, incluindo a identificação e o manejo do fator desencadeante, além de início de anticoagulação plena com heparina associada a corticosteroide IV e plasmaférese. Pacientes com SAF e LES que apresentem CAPS podem se beneficiar da associação com ciclofosfamida. O rituximabe ou a imunoglobulina IV (400 mg/kg/dia durante 5 dias) são uma alternativa ao uso da plasmaférese quando esta não estiver disponível. O eculizumabe, que inibe a clivagem de C5 em C5a e C5b, pode ser uma opção futura para tratamento da doença, apesar da necessidade de investigação adicional.

REFERÊNCIAS BIBLIOGRÁFICAS

1. Ruiz-Irastorza G, Crowther M, Branch W, Khamashta MA. Antiphospholipid syndrome. Lancet. 2010;376(9751):1498-509.
2. Hochberg MC, Silman AJ, Gravallese EM, Smolen JS, Weinblatt MD, Michael E et al. Rheumatology. 7. ed. Elsevier; 2018.
3. Miyakis S, Lockshin MD, Atsumi T, Branch DW, Brey RL, Cervera R et al. International consensus statement on an update of the classification criteria for definite antiphospholipid syndrome (APS). J Thromb Haemost. 2006;4(2):295-306.
4. Ruiz-Irastorza G, Crowther M, Branch W, Khamashta MA. Antiphospholipid syndrome. The Lancet. 2010;376(9751):1498-509.
5. Tektonidou MG, Andreoli L, Limper M, Amoura Z, Cervera R, Costedoat-Chalumeau N et al. EULAR recommendations for the management of antiphospholipid syndrome in adults. Ann Rheum Dis. 2019;78:1296-304.
6. Cervera R, Asherson RA. Antiphospholipid syndrome associated with infections: clinical and microbiological characteristics. Immunobiology. 2005;210(10):735-41.

BIBLIOGRAFIA

Biggioggero M, Meroni PL. The geoepidemiology of the antiphospholipid antibody syndrome. Autoimmun Rev. 2010;9(5):A299-A304.

Cervera R, Bucciarelli S, Plasín MA, Gómez-Puerta JA, Plaza J, Pons-Estel G et al. Catastrophic antiphospholipid syndrome (CAPS): descriptive analysis of a series of 280 patients from the "CAPS Registry". J Autoimmun. 2009;32(3-4):240-5.

David G, Erkan D. Diagnosis and management of the antiphospholipid syndrome. N Engl J Med. 2018;378:2010-21.

Ginsburg KS, Liang MH, Newcomer L, Goldhaber SZ, Schur PH, Hennekens CH et al. Anticardiolipin antibodies and the risk for ischemic stroke and venous thrombosis. Ann Intern Med. 1992;117:997-1002.

Gómez-Puerta JA, Cervera R. Diagnosis and classification of the antiphospholipid syndrome. J Autoimmun. 2014;48-49:20-5.

Khamashta MA, Amigo MC. Rheumatology. 7. ed. Philadelphia: Elsevier; 2019

Mehrania T, Petri M. Epidemiology of the antiphospholipid syndrome. In: Cervera R, Reverter JC, Khamashta MA (eds). Antiphospholipid syndrome in systemic autoimmune diseases. Amsterdam: Elsevier; 2009, pp. 13-34.

Nascimento IS, Andrade D. Novos anticorpos antifosfolípides. Quando pedi-los? Ver Paul Reumatol. 2018;17(2):18-22.

Staub HL et al. Síndrome antifosfolípide. Livro da Sociedade Brasileira de Reumatologia. Barueri: Manole; 2018.

35 Policondrite Recidivante

Antonio Silaide de Araújo Júnior •
Alexandre W. S. de Souza

INTRODUÇÃO

A policondrite recidivante é uma doença inflamatória sistêmica com manifestações clínicas heterogêneas, caracterizada principalmente por inflamação recorrente de tecidos cartilaginosos e/ou ricos em proteoglicanos. Os principais sítios acometidos são: nariz, orelhas, olhos, árvore traqueobrônquica, válvulas cardíacas, rins, pele e vasos sanguíneos.

EPIDEMIOLOGIA

A policondrite recidivante é uma doença rara, cuja incidência anual é estimada em 3,5 casos por milhão de pessoas, no mundo inteiro. O início ocorre entre 40 e 50 anos de idade, com frequência semelhante em ambos os sexos e entre os grupos raciais.

Em adultos, 30% dos casos são associados com outras doenças autoimunes ou hematológicas, como artrite reumatoide, doença inflamatória intestinal, doença de Behçet (síndrome MAGIC), colangite biliar primária, síndrome mielodisplásica, entre outras.

ETIOLOGIA E PATOLOGIA

A etiologia da policondrite recidivante não é completamente compreendida. Estudos têm demonstrado associação com genes do antígeno leucocitário humano (HLA) classe II, em especial o HLA-DR4.

Propõe-se que um fator desencadeante (infecção ou trauma) poderia levar à exposição de proteínas da matriz cartilaginosa, as quais serviriam como antígenos para a resposta imune. A autoimunidade é evidenciada pelo reconhecimento, no soro de indivíduos com policondrite recidivante, de anticorpos contra componentes da matriz extracelular do colágeno, incluindo colágenos do tipo II, IX, X e XI; matrilina-1, labirintina, entre outros.

QUADRO CLÍNICO
Otorrinolaringológico

A manifestação típica da policondrite recidivante é a condrite auricular, uni ou bilateral. O início é característico: vermelhidão, dor e edema do pavilhão auricular, poupando o lóbulo da orelha (Figura 35.1). Perdura dias a semanas e se resolve com ou sem tratamento. Ocorre em cerca de 90% dos casos, podendo causar destruição da cartilagem e formação de nodulações com aspecto de "couve-flor".

A condrite nasal ocorre em 20% dos pacientes ao diagnóstico e em 60% durante a evolução. As principais queixas são obstrução nasal, rinorreia, epistaxe e formação

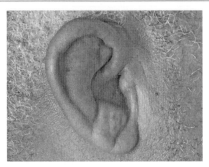

Figura 35.1 Pavilhão auricular na policondrite recidivante.

de crostas. Já o acometimento crônico eventualmente leva à deformidade conhecida como "nariz em sela". Até um terço dos pacientes pode ter acometimento auditivo e vestibular, com sintomas de hipoacusia e vertigem.

Respiratório
Ocorre em 25 a 50% dos casos. Pode haver rouquidão, tosse, sibilância, pneumonias de repetição e dispneia aos esforços. É possível que a perda do suporte cartilaginoso leve à obstrução laríngea dinâmica.

Estenose traqueal é uma complicação temida, que geralmente ocorre na região subglótica e requer rápido reconhecimento e tratamento precoce.

Ocular
Ocorre em 20 a 60% dos casos. As principais formas de acometimento ocular na policondrite recidivante são: episclerite (mais comum), esclerite, ceratite ulcerativa periférica, adelgaçamento da córnea, iridociclite, uveíte e vasculite retiniana.

Musculoesquelético
O envolvimento das articulações paraesternais (esternoclavicular, costocondral e manubrioesternal) é típico da policondrite recidivante. Um terço dos pacientes apresenta artrite periférica de pequenas e grandes articulações, caracteristicamente não erosiva, assimétrica e com boa resposta aos anti-inflamatórios.

Cardiovascular
A doença valvar (em geral mitral e aórtica) é clinicamente significativa em 10% dos pacientes. A regurgitação aórtica é a manifestação mais comum, decorrente de destruição das cúspides valvares ou dilatação da raiz aórtica.

Outras manifestações menos comuns incluem: pericardite, bloqueios atrioventriculares, arritmias, infarto agudo do miocárdio, aneurisma de aorta, entre outras.

Neurológico
É uma manifestação infrequente, de etiologia incerta, supostamente relacionada com vasculite local. O principal achado é a neuropatia periférica do II, VI, VII e VIII pares cranianos. Outros achados incluem: hemiparesia, convulsões, meningite asséptica, paquimeningite, mielite, entre outras.

Cutâneo
Não existem lesões cutâneas específicas da policondrite recidivante. As lesões mais encontradas são: úlceras aftosas, púrpura palpável, livedo reticular, nódulos subcutâneos, tromboflebite superficial, eritema nodoso, angioedema e urticária.

Alguns estudos apontam que o acometimento dermatológico é mais frequente nos pacientes portadores de síndrome mielodisplásica.

Renal
Até 25% dos pacientes têm alterações no sedimento urinário. A biopsia pode demonstrar glomerulonefrite proliferativa focal ou difusa com formação de crescentes. A microscopia eletrônica pode revelar depósitos de imunoglobulina e C3.

Sintomas sistêmicos
Por se tratar uma doença imunomediada, ocorre a liberação de diversas interleucinas inflamatórias, havendo chance de levar a quadros de febre e mialgia que podem preceder ou acompanhar o quadro inflamatório cartilaginoso.

DIAGNÓSTICO E EXAMES COMPLEMENTARES
Não existe marcador laboratorial específico para o diagnóstico de policondrite recidivante. As principais alterações laboratoriais incluem aumento da velocidade de hemossedimentação (VHS) e/ou proteína C reativa, anemia de doença crônica, leucocitose, trombocitose e hipergamaglobulinemia. Anticorpos contra o colágeno tipo 2 são positivos em quase 50% dos pacientes, porém seu significado clínico não é completamente compreendido. Deve-se solicitar anticorpo anticitoplasma de neutrófilos (ANCA) diante da suspeita de vasculites ANCA associadas.

Recomenda-se solicitar prova de função pulmonar e tomografia computadorizada (TC) de tórax se houver suspeita de acometimento de vias aéreas. É importante ressaltar que a TC deve ser obtida nas fases inspiratória e expiratória, já que muitos pacientes só apresentarão alterações nesta última. As principais alterações são: espessamento da parede da traqueia, colapso luminal durante a expiração (traqueomalacia), fibrose e calcificação da parede traqueal. Nos casos duvidosos, a biopsia pode selar o diagnóstico.

O diagnóstico da policondrite recidivante é baseado nos critérios classificatórios de McAdam, os quais requerem três ou mais dos seguintes critérios para confirmar o diagnóstico:

- Condrite auricular bilateral e recorrente
- Poliartrite inflamatória não erosiva e soronegativa
- Inflamação ocular (conjuntivite, ceratite, episclerite, esclerite ou uveíte)
- Condrite do trato respiratório (laringe e/ou traqueia)
- Disfunção coclear e/ou vestibular
- Biopsia de cartilagem compatível com o diagnóstico.

Diagnóstico diferencial
Múltiplas doenças podem simular a policondrite recidivante ou estar associadas a ela. Os principais diagnósticos diferenciais incluem: artrite reumatoide, granulomatose com poliangiite, doença de Behçet, síndrome de Cogan, granuloma da linha média, sífilis, micobacterioses, infecções fúngicas e hanseníase.

TRATAMENTO E PROGNÓSTICO
Devido à raridade da policondrite recidivante, o tratamento é baseado em séries de casos e opinião de especialistas. Nos casos de condrite ou artrite leve, sem envolvimento de outros órgãos, podem-se empregar anti-inflamatórios não esteroides (AINE). Para aqueles com resposta inadequada aos AINE, recomenda-se terapia com glicocorticoides na dose de 30 a 60 mg/dia. As principais medicações utilizadas como poupadoras de corticosteroide são: metotrexato (15 a 25 mg/semana), azatioprina (2 a 3 mg/kg/dia), ciclosporina (3 a 5 mg/kg/dia) e leflunomida (20 mg/dia).

Nos casos de acometimento orgânico grave (perda auditiva neurossensorial, esclerite com risco de perfuração ocular ou acometimento laringotraqueal grave) opta-se por utilizar prednisona (1 mg/kg/dia) ou pulsoterapia com metilprednisolona (1 g/dia, por 3 dias) em associação com ciclofosfamida. Naqueles que são refratários às medidas anteriores, é recomendado empregar imunobiológicos, sendo os mais estudados o infliximabe, tocilizumabe ou abatacepte. A maioria dos pacientes evolui com baixa atividade de doença, porém a recidiva é comum. O maior risco de complicações ocorre nos indivíduos com deformidades nasais, acometimento de árvore brônquica e vasculite sistêmica. Indivíduos que apresentam policondrite recidivante associada à síndrome mielodisplásica têm uma taxa de mortalidade de 58%.

BIBLIOGRAFIA

Arnaud AL, Mathian A, Haroche J, Gorochov G, Amoura Z. Pathogenesis of relapsing polychondritis: a 2013 uptodate. Autoimmun Ver. 2014;13:90-5.

Dion J, Costedoat-Chalumeau N, Sène D, Cohen-Bittan J, Leroux G, Dion C et al. Relapsing polychondritis can be characterized by three different clinical phenotypes: analysis of a recent series of 142 patients. Arthritis Rheumatol. 2016;68(12):2992-3001.

Kent PD, Michet CJ Jr, Luthra HS. Relapsing polychondritis. Curr Opin Rheumatol. 2004;16(1):56.

Mathian A, Miyara M, Cohen-Aubart F, Haroche J, Hie M, Pha M et al. Relapsing polychondritis: A 2016 update on clinical features, diagnostic tools, treatment and biological drug use. Best Pract Res Clin Rheumatol. 2016;30(2):316.

Rafeq S, Trentham D, Ernst A. Pulmonary manifestations of relapsing polychondritis. Clin Chest Med. 2010;31(3):513-8.

Ritter SY, Aliprantis AO. Relapsing polychondritis. In: Hochberg M, Silman A, Smolen J, Weinblatt M, Weisman M, editores. Rheumatology. 6. ed. Philadelphia: Elsevier; 2015.

Yoo JH, Chodosh J, Dana R. Relapsing polychondritis: systemic and ocular manifestations, differential diagnosis, management, and prognosis. Semin Ophthalmol. 2011;26(4-5):261-9.

Zeuner M, Straub RH, Rauh G, Albert ED, Schölmerich J, Lang B. Relapsing polychondritis: clinical and immunogenetic analysis of 62 patients. J Rheumatol. 1997;24(1):96.

Parte 8

Vasculites Sistêmicas

36 Arterite de Células Gigantes e Polimialgia Reumática

Flávia Maria Matos Melo Campos Peixoto • Mariana Freitas de Aguiar

INTRODUÇÃO

A arterite de células gigantes (ACG) é uma vasculite granulomatosa de médios e grandes vasos, com predileção pelos grandes ramos da aorta, principalmente as artérias vertebrais, as subclávias e os ramos extracranianos das artérias carótidas, inclusive a artéria temporal.

A polimialgia reumática (PMR), por sua vez, é uma condição reumática inflamatória que causa dor e fraqueza em cinturas escapular e pélvica.

Essas duas patologias acontecem quase exclusivamente em indivíduos com mais de 50 anos, podendo representar espectros diferentes de um mesmo processo fisiopatogênico. Quarenta a 60% dos pacientes com ACG têm manifestações de PMR e, dentre os diagnosticados com PMR, 16 a 21% apresentam ACG associada.

EPIDEMIOLOGIA

A ACG e PMR acometem indivíduos acima dos 50 anos e a incidência aumenta com a idade, com um pico entre 70 e 79 anos. A ACG é considerada a vasculite mais comum no idoso e é descrita uma maior incidência em países do norte da Europa (18 a 29/100 mil habitantes com mais de 50 anos), entretanto raramente afeta africanos, latinos e asiáticos. A PMR é 2 a 3 vezes mais frequente que a ACG. O sexo feminino é ligeiramente mais afetado que o masculino (2 a 3:1).

ETIOPATOGENIA

A camada adventícia do vaso é um importante local de imunovigilância, rica em células dendríticas e macrófagos e, por isso, cenário do processo inflamatório inicial da doença. Na ACG, essas células são ativadas via padrões moleculares associados a patógenos (PAMP) e padrões moleculares associados a danos (DAMP); após sua maturação, estimulam células TCD4+ a se diferenciarem nos polos Th1 e Th17.

A produção de interferon (IFN)-gama e fator de necrose tumoral (TNF) pelas células Th1, e de interleucina (IL)-17 e IL-21 pelas células Th17, favorece o recrutamento de macrófagos que produzirão IL-1, IL-6, IL-12, IL-23, TNF e fator de crescimento endotelial vascular (VEGF). Na parede do vaso, células inflamatórias, citocinas, quimiocinas e fatores de crescimento [VEGP, PDGF (fator de crescimento derivado de plaqueta) e FGF (fator de crescimento do fibroblasto)] promoverão a formação de neovasos e a migração de células musculares lisas, gerando proliferação endotelial e fragmentação das lâminas elásticas interna e externa por metaloproteinases.

Alelos de HLA-DRB1*04, principalmente, HLA-DRB*0401, HLA-DRB*0404 ou HLA-DRB*0408, são expressos em 60% dos pacientes com ACG.

Os fatores ambientais também têm um papel importante na doença. São descritas diferenças na metilação de alguns genes nas artérias temporais de pacientes com ACG e essa hipometilação está relacionada à ativação de células T com polarização para respostas Th1 e Th17. Também foi demonstrada grande quantidade de DNA de vírus e bactérias na parede dos vasos desses pacientes, incluindo *Varicella zoster*, *Chlamydia pneumoniae* e parvovírus B19.

O envelhecimento, porém, continua sendo o fator etiológico mais importante da doença, visto que leva a uma progressiva redução na concentração da enzima DNA metiltransferase I e altera a regulação do sistema imune, propiciando a degeneração da camada média do vaso.

QUADRO CLÍNICO

Os sintomas da ACG podem ser divididos em cranianos e extracranianos. Os pacientes podem apresentar ambos isoladamente ou, em algum momento da doença, ter as duas apresentações.

O sintoma craniano mais comum é a cefaleia em região temporal (72%), que também pode ser occipital ou holocraniana. Manifestações isquêmicas podem ocorrer em até 50% dos pacientes, entre elas claudicação de mandíbula, acidente vascular cerebral, necrose de língua e necrose de couro cabeludo.

A perda visual permanente, na maior parte das vezes secundária à neurite óptica isquêmica anterior (NOIA), é a complicação mais temida da ACG, sendo observada em 5 a 15% dos casos e podendo ser a apresentação inicial da vasculite. Geralmente, é indolor e súbita, podendo ser uni ou bilateral, parcial ou completa. Se não tratados, os pacientes apresentam um risco de 50% de lesão no olho contralateral.

A oclusão de artéria central da retina e a neurite óptica isquêmica posterior também são descritas como causas de perda de visão na ACG, mas com frequência muito menor. Alguns sintomas premonitórios, como borramento visual, amaurose fugaz, alucinações visuais e diplopia, são descritos. Em geral, pacientes que evoluem com perda visual são homens mais velhos, hipertensos, tabagistas, que apresentam menos cefaleia, valores de velocidade de hemossedimentação (VHS) mais baixos e maior positividade da biopsia da artéria temporal.

Acidente vascular cerebral ocorre em 3 a 7% dos pacientes, sobretudo no território vertebrobasilar. Mononeuropatias periféricas são descritas em até 7% dos casos.

Sintomas extracranianos acontecem em 30 a 74% dos pacientes com ACG. Febre, fadiga e perda de peso são observadas em 40% dos pacientes e, nestes casos, é importante lembrar-se da ACG como causa de febre de origem indeterminada no idoso.

A PMR é a manifestação extracraniana mais comum da ACG, ocorre em 45 a 61% dos pacientes. É a apresentação clínica mais frequente nas recidivas da doença. Tipicamente, o paciente apresenta dor subaguda em ombros, pescoço e cintura pélvica, com rigidez matinal prolongada. Em quase metade dos casos, a sinovite de articulações periféricas, sobretudo punhos e metacarpofalângicas, pode acontecer.

O acometimento de grandes vasos é relatado em até 74% dos casos de ACG, com frequência desconhecida na PMR. Pode acontecer em qualquer fase da doença, sendo mais comum após os 5 primeiros anos. Habitualmente, é uma manifestação silenciosa, detectada apenas por exames de imagem, mas sintomas do tipo claudicação de membros podem ocorrer. As artérias aorta, subclávias, vertebrais, carótidas, axilares, femorais e ilíacas podem ser acometidas, causando aneurismas, estenoses, dissecção, rupturas e ectasias. O aneurisma é a complicação mais comum (10 a 18%), especialmente nas aortas torácica e abdominal. As estenoses são mais frequentes nos vasos de membros superiores e costumam ser concêntricas e bilaterais, o que auxilia no diagnóstico diferencial com a doença aterosclerótica.

DIAGNÓSTICO

Os critérios de classificação do American College of Rheumatology para ACG, de 1990, são:

- Idade superior a 50 anos
- Cefaleia de início recente
- Anormalidades na artéria temporal
- VHS maior que 50 mm/h
- Biopsia positiva da artéria temporal.

Três ou mais critérios têm sensibilidade e especificidade de 93% e 91%, respectivamente, para a doença. Esses critérios, todavia, contemplam apenas o fenótipo craniano da doença e foram elaborados para fins de pesquisa. Desse modo, o diagnóstico de ACG deve se basear no exame histopatológico das artérias temporais, em um paciente com clínica compatível e evidência laboratorial de inflamação.

O padrão-ouro para confirmação da doença é a biopsia da artéria temporal. Um fragmento de artéria > 5 mm (de preferência, > 20 mm) aumenta a chance de diagnóstico e, idealmente, a amostra deve ser obtida em até 2 semanas do início do tratamento. Os principais preditores de positividade da biopsia são diplopia, cefaleia, claudicação de mandíbula, VHS elevada e trombocitose. A biopsia pode ser negativa em 10 a 30% dos pacientes, em especial nos casos com manifestações predominantemente extracranianas.

Na histopatologia, há um infiltrado inflamatório transmural (panarterite) composto por linfócitos TCD4+, macrófagos e células gigantes multinucleadas. A lâmina elástica está frequentemente fragmentada. Outros achados possíveis são vasculite de *vasa vasorum* e arterite cicatricial (*healed arteritis*).

Os exames de imagem também são importantes e podem auxiliar o diagnóstico da doença. A ultrassonografia (USG) com Doppler pode visualizar a inflamação da artéria temporal e de outros vasos afetados, além de estenoses e oclusões. O "sinal do halo" caracteriza-se pela visualização de um anel hipoecoico no lúmen arterial, refletindo o edema causado pela inflamação na parede.

O estudo TABUL comparou de maneira prospectiva o desempenho da USG Doppler e da biopsia de artéria temporal no diagnóstico de ACG, e encontrou achados com sensibilidade de 54% e 39% e especificidade de 81% e 100%, respectivamente. Sempre que possível, as artérias subclávias e axilares devem ser incluídas na avaliação ultrassonográfica.

Se o paciente apresentar sinais ou sintomas sugestivos de acometimento de grandes vasos, recomenda-se tomografia computadorizada (TC) ou a ressonância magnética (RM) da aorta. Nos assintomáticos, todavia, ainda não existe consenso sobre a necessidade de exame de imagem. Achados sugestivos de aortite incluem edema e realce da parede, com espessamento > 2 a 3 mm. A tomografia por emissão de pósitrons (PET-CT) tem sensibilidade de 80 a 85% e especificidade de 79 a 83% para identificação de vasculite, sendo útil na avaliação de vasos com diâmetro > 4 mm. Entretanto, sua maior limitação é a dificuldade na distinção entre aterosclerose grave e acometimento pela vasculite.

Quanto ao rastreio de aneurismas e estenoses nos pacientes com ACG, cuja incidência cumulativa pode chegar a quase 25% em 10 anos, ainda não se definiram a frequência ideal e o melhor exame para acompanhamento. De maneira geral, recomenda-se repetir, a cada 1 ou 2 anos, TC ou RM naqueles que apresentem aumento do diâmetro da aorta no exame inicial e naqueles com alto risco cardiovascular (hipertensos, tabagistas, diabéticos). Para os demais pacientes, métodos menos invasivos, como ecocardiograma transtorácico, USG com Doppler da aorta abdominal e radiografia simples do tórax, podem ser feitos anualmente, com indicação para TC ou RM diante do surgimento de quaisquer anormalidades. A rotina de avaliação de um paciente com suspeita de ACG e PMR inclui:

- Anamnese:
  - Manifestações inflamatórias: PMR, cefaleia, sensibilidade de couro cabeludo e sintomas sistêmicos
  - Manifestações isquêmicas: NOIA, necrose de língua, acidente vascular cerebral, claudicação de mandíbula
  - Manifestações de grandes vasos: claudicação de membros
- Exame físico:
  - Examinar artérias temporais
  - Palpar pulsos periféricos/pesquisar sopros
  - Pressão arterial nos quatro membros
- Laboratório: hemograma, VHS, proteína C reativa, alanina aminotransferase (ALT), aspartato aminotransferase (AST), gama glutamiltransferase (GGT), fosfatase alcalina (FA), função renal, glicemia, perfil lipídico, metabolismo do cálcio
- Imagem:
  - Densitometria óssea e radiografia de coluna anual
  - Rastreio de aneurismas: radiografia de tórax, ecocardiograma, USG com Doppler de aorta abdominal a cada 1 ou 2 anos
  - AntioTC ou angioRM a cada 1 ou 2 anos (casos específicos).

TRATAMENTO

A corticoterapia é a pedra angular no tratamento da ACG. Na doença não complicada, iniciar com prednisona a 40 mg/dia, manter por 2 a 4 semanas e diminuir 10 mg a cada semana até a dose de 20 mg/dia. Após essa etapa, deve-se reduzir 5 mg por mês até a dose de 10 mg/dia. Em seguida, reduzir 1 mg por mês até a retirada completa do corticosteroide.

Nas formas complicadas, com manifestações isquêmicas como a NOIA, há indicação de pulsoterapia com metilprednisolona 1 g/dia durante 3 dias ou prednisona 1 mg/kg/dia (até dose máxima de 60 mg; Figura 36.1).

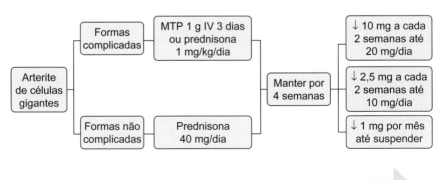

Figura 36.1 Esquema de tratamento da arterite de células gigantes. MTP: metilprednisolona; HAS: hipertensão arterial sistêmica; DM: diabetes melito; AAS: ácido acetilsalicílico.

A PMR responde bem a doses baixas de corticosteroide, podendo-se iniciar com uma dose de 10 a 20 mg de prednisona por dia, por 2 a 4 semanas, e então reduzir 10% da dose a cada semana. Pacientes tendem a ter resolução completa dos sintomas em 2 a 3 dias, mas quase 50% podem evoluir com recorrência de mialgia e mal-estar durante o desmame do corticosteroide. Desse modo, deve-se evitar o desmame em dias alternados.

Em caso de recidivas, a dose do corticosteroide necessita ser aumentada para a última em que o paciente se manteve bem e deve-se considerar um poupador de corticosteroide. Além dos recidivantes, os pacientes corticodependentes também se beneficiam dos poupadores de corticosteroide.

O metotrexato, na dose de 15 a 25 mg/semana, é o imunossupressor com melhor evidência de eficácia na ACG, mas a leflunomida 20 mg/dia pode ser usada como segunda opção. A eficácia da ciclofosfamida já foi avaliada em revisão sistemática, com boa resposta em 84% dos pacientes, mas alta taxa de recidivas e de eventos adversos.

A eficácia do tocilizumabe (anticorpo contra o receptor da IL-6), na dose de 162 mg/semana administrada por via subcutânea (SC) para tratamento de ACG, foi avaliada em um estudo de 52 semanas envolvendo 251 pacientes (GiACTA *Trial*). Demonstrou-se que o tocilizumabe levou à redução sustentada da dose cumulativa de prednisona com menos efeitos adversos que no grupo placebo. Apesar de ser uma terapia promissora, a indicação de tocilizumabe ainda deve ser reservada para pacientes com múltiplas comorbidades como diabetes melito, hipertensão arterial de difícil controle e insuficiência cardíaca grave, ou para aqueles que falharam aos imunossupressores orais.

É necessário manter a terapia imunossupressora por um período de no mínimo 2 anos desde a última atividade. Ao longo do tratamento, é essencial o manejo adequado de outras comorbidades, com controle de fatores de risco para doença coronariana e rastreio/tratamento da osteoporose. O ácido acetilsalicílico, na dose de 100 mg/dia, pode ser considerado se não houver contraindicações.

BIBLIOGRAFIA

Dejaco C, Brouwer E, Mason JC, Buttgereit F, Matteson EL, Dasgupta B. Giant cell arteritis and polymyalgia rheumatica: current challenges and opportunities. Nat Rev Rheumatol. 2017;13(10):578-92.

Guevara M, Kollipara, CS. Recent advances in giant cell arteritis. Current Rheumatology Reports. 2018;20:25.

Luqmani R, Lee E, Singh S, Gillett M, Schmidt WA, Bradburn M et al. The Role of Ultrasound Compared to Biopsy of Temporal Arteries in the Diagnosis and Treatment of Giant Cell Arteritis (TABUL): a diagnostic accuracy and cost-effectiveness study. Health Technol Assess. 2016;20(90):1-238.

Stone JH, Klearman M, Collinson N. Trial of tocilizumab in giant-cell arteritis. N Engl J Med. 2017;377:317-28.

Souza AWS. Arterite de células gigantes. In: Marques Neto JF, Vasconcelos JTS, Shinjo SK, Radominski SC. Livro da Sociedade Brasileira de Reumatologia. Barueri: Manole; 2018.

Weyand CM, Goronzy JJ. Rheumatology. 6. ed. Philadelphia: Elsevier; 2016.

Weyand CM, Goronzy JJ. Clinical practice. Giant-cell arteritis and polymyalgia rheumatica. N Engl J Med. 2014;371:50-7.

37 Arterite de Takayasu

Dennise Farias • Alexandre W. S. de Souza

INTRODUÇÃO

A arterite de Takayasu (AT) é uma doença inflamatória crônica, rara, caracterizada por panarterite granulomatosa da aorta e seus principais ramos, além de artérias pulmonares.

EPIDEMIOLOGIA

As mulheres são afetadas em 80 a 90% dos casos de AT, mais comumente entre 10 e 40 anos de idade. Apresenta distribuição mundial, com maior prevalência no Sudeste Asiático. No Japão, estima-se cerca de 150 novos casos por ano. Nos EUA, a incidência é de 2 a 3 casos por milhão de pessoas por ano.

FISIOPATOLOGIA

Histologicamente, a AT caracteriza-se por espessamento da camada adventícia, infiltração leucocítica focal da camada média e hiperplasia intimal, com reação inflamatória mediada por linfócitos T e macrófagos direcionados contra a parede do vaso. A inflamação arterial pode resultar em estenose ou oclusão arterial, levando à isquemia dos tecidos supridos pelo vaso acometido.

É possível a aorta ser acometida em qualquer um dos seus segmentos, embora os mais comuns sejam artérias subclávias e carótidas comuns. Estenose segmentar, oclusão, dilatação ou formação de aneurismas podem ocorrer em artérias envolvidas pela AT, durante o curso da doença.

QUADRO CLÍNICO

A AT geralmente apresenta evolução prolongada e indolente e pode ser assintomática no momento do diagnóstico em até 20% dos pacientes. Sintomas constitucionais, como febre, mialgia, astenia e perda de peso, associados à dor em extremidades, claudicação intermitente de membros, tontura, ausência ou diminuição de pulsos e diferença na pressão arterial entre os membros, podem estar presentes, de acordo com o vaso acometido. A hipertensão arterial é uma complicação frequente, em geral relacionada com o acometimento de artérias renais ou aorta abdominal.

DIAGNÓSTICO

O American College of Rheumatology (ACR)[1] propôs, em 1990, os critérios de classificação para a doença, baseados nos sintomas sistêmicos e nas alterações vasculares (Tabela 37.1), com sensibilidade de 90,5% e especificidade de 97,8%. Para pacientes com envolvimento predominantemente da aorta, os critérios do ACR, no entanto, perdem muito em sensibilidade. Nesse contexto, os critérios diagnósticos de Ishikawa, modificados por Sharma[2] (Tabela 37.2), têm grande utilidade (sensibilidade de 92,5% e especificidade de 95%).

O diagnóstico da doença baseia-se em um quadro clínico sugestivo na presença de lesões arteriais em aorta e seus ramos, excluindo-se outras causas de acometimento vascular, como aortite sifilítica, doença relacionada com IgG4, doença de Kawasaki, lúpus eritematoso sistêmico, doença de Behçet, displasia fibromuscular, coarctação de aorta, síndrome de Marfan, síndrome de Loeys-Dietz e síndrome de Ehlers Danlos vascular.

Exames complementares

Os exames laboratoriais podem demonstrar anemia de doença crônica, leucocitose, trombocitose e aumento da velocidade de hemossedimentação (VHS) e da proteína C reativa. Esses exames são indicados para o acompanhamento da atividade da doença, embora sejam pouco sensíveis e específicos.

A arteriografia, considerada anteriormente padrão-ouro, detecta apenas alterações crônicas do lúmen do vaso e não avalia o processo inflamatório precoce. Suas principais

Tabela 37.1 Critérios de classificação para arterite de Takayasu de 1990 do American College of Rheumatology.

- Idade de início da doença < 40 anos
- Claudicação de extremidades
- Diminuição do pulso da artéria braquial
- Diferença de pressão > 10 mmHg nos membros superiores
- Sopro na artéria subclávia ou na aorta
- Alterações angiográficas típicas

Obs.: para fins de classificação, considera-se AT quando pelo menos três critérios são atendidos.

Tabela 37.2 Critérios de Ishikawa modificados por Sharma para arterite de Takayasu.

Critérios maiores
- Lesão da artéria subclávia esquerda
- Lesão da artéria subclávia direita
- Clínica característica por mais de 1 mês

Critérios menores
- VHS elevada (> 20 mm/h)
- Carotidínea
- Hipertensão arterial
- Regurgitação aórtica
- Lesão na artéria pulmonar
- Lesão no tronco braquiocefálico
- Lesão na artéria carótida comum esquerda
- Lesão na aorta torácica descendente
- Lesão na aorta abdominal
- Lesão nas artérias coronárias

Alta probabilidade de AT: dois critérios maiores; um critério maior e dois menores; ou quatro critérios menores.

desvantagens são sua natureza invasiva e a exposição à radiação e ao contraste iodado. A angiorressonância pode ser utilizada na avaliação do grau de inflamação da parede do vaso e também é útil para analisar a progressão de lesões vasculares, mas tem a desvantagem de apresentar menor resolução para ramos arteriais menores. A angiotomografia consegue avaliar alterações da anatomia arterial e sugestivas de processo inflamatório ativo, como espessamento da parede e o sinal do duplo halo, possibilitando o seguimento nos vários estágios da doença.

A ultrassonografia com Doppler colorida também é uma opção acessível para o diagnóstico de AT, e tem a vantagem de ser um exame não invasivo. A grande limitação desse método está na avaliação de vasos profundos e intratorácicos, e também na dependência do operador.

Outro exame utilizado é a tomografia com emissão de pósitrons com fluordeoxiglicose-18 F, associado ou não à tomografia computadorizada (FDG-PET-CT), com capacidade de detectar atividade metabólica celular. A FDG-PET-CT apresenta sensibilidade moderada para avaliar atividade de doença na AT.

De acordo com a classificação angiográfica de Hata et al.[3], existem seis formas de acometimento vascular na AT (Figura 37.1):

- Tipo I: acometimento primário dos ramos do arco aórtico
- Tipo II: aorta ascendente, arco aórtico e seus ramos
- Tipo IIb: aorta ascendente, arco aórtico e seus ramos e aorta torácica descendente
- Tipo III: aorta descendente, aorta abdominal ou artéria renal
- Tipo IV: apenas aorta abdominal ou artéria renal
- Tipo V: combinação de IIb e IV

SEGUIMENTO

O acompanhamento da atividade da doença é um desafio, pois nem sempre as alterações inflamatórias nos vasos se relacionam com critérios clínicos e laboratoriais. O National Institutes of Health (NIH)[4] propôs critérios clínicos associados a exames de imagem para acompanhamento da atividade da doença:

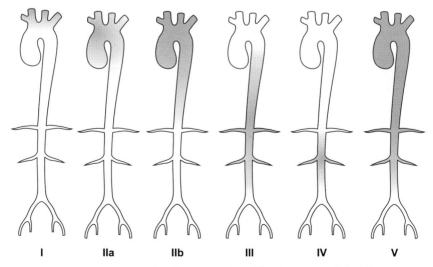

Figura 37.1 Classificação angiográfica de Hata et al. (1996).

- Queixas sistêmicas: febre e queixas musculoesqueléticas (excluindo-se outras causas identificadas)
- Elevação de VHS
- Manifestações de isquemia ou inflamação vascular
- Novas alterações arteriográficas.

Recentemente, um grupo indiano desenvolveu e validou o instrumento *Indian Takayasu's Activity Score* (ITAS, 2010)[5] para avaliar atividade da doença na AT. Trata-se de um instrumento quantitativo que engloba manifestações da doença que se iniciaram nos últimos 3 meses.

A AT apresenta evolução caracterizada por períodos de recidiva ou remissão. O conceito de remissão na AT não é claro e, na prática clínica, é difícil determinar se a doença está de fato inativa, uma vez que a inflamação arterial pode progredir para lesão vascular em território previamente livre de lesões, mesmo na ausência de sinais e sintomas evidentes de atividade de doença.

TRATAMENTO

Para pacientes com doença ativa, os glicocorticoides (prednisona 0,5 a 1 mg/kg/dia) permanecem como primeira linha de tratamento, seguido de desmame progressivo. É comum haver recidivas durante o desmame dos glicocorticoides, por isso os agentes imunossupressores devem ser incluídos no arsenal terapêutico. Dentre esses agentes, destacam-se: metotrexato, leflunomida, azatioprina, micofenolato mofetila e ciclofosfamida.

Em casos graves ou refratários, indicam-se agentes biológicos, como os antagonistas de fator de necrose tumoral (TNF), tocilizumabe e rituximabe, que demonstraram boa resposta (Tabela 37.3).

Caso haja recidiva ou falha do tratamento, substituir o imunossupressor de base por outra opção. Se houver falha de resposta a mais de dois ou três imunossupressores, considerar terapia biológica:

Tabela 37.3 Tratamento recomendado para arterite de Takayasu.

Tratamento	Medicamento	Doses
Inicial	Prednisona	Inicial: 0,5 a 1 mg/kg/dia VO Desmame proposto: - Reduzir 10 mg a cada mês, até 20 mg/dia - Reduzir 5 mg por mês, até 10 mg/dia - Reduzir 2,5 mg a cada 3 meses, até suspensão
Ausência de sinais de gravidade	Metotrexato	20 a 25 mg/semana VO ou SC
	Azatioprina	1 a 3 mg/kg/dia VO
	Leflunomida	20 mg/dia VO
Manifestações graves (oclusão aguda ou subaguda de artérias que irrigam territórios nobres, associada a manifestações clínicas, como artérias pulmonares, renais, carótidas, vertebrais, mesentérica, tronco celíaco; estenose grave da aorta suprarrenal)	Ciclofosfamida	2 mg/kg/dia VO
	Infliximabe	5 mg/kg IV, a cada 8 semanas
	Adalimumabe	40 mg SC, a cada 14 dias
	Etanercepte	50 mg SC, 1 vez/sem
	Micofenolato de sódio	720 mg VO, 2 vezes/dia

- Anti-TNF (avaliar medicamentos já mencionados)
- Tocilizumabe: 8 mg/kg intravenoso (IV), 1 vez por mês
- Rituximabe: 1 g IV, em D0 e D15, em ciclos semestrais.

Indica-se a cirurgia em:

- Oclusões ou estenoses hemodinamicamente significativas (> 70%) associadas a sintomas isquêmicos (claudicação de membros, sintomas neurológicos, doença arterial coronariana ou angina mesentérica)
- Estenose > 70% de artérias cervicais (carótidas ou vertebrais) mesmo na ausência de sintomas neurológicos
- Hipertensão renovascular
- Insuficiência aórtica moderada a grave, com fração de ejeção < 50%
- Aneurismas: aorta ascendente (> 50 mm), arco da aorta (> 60 mm), aorta descendente (> 70 mm), aorta abdominal (> 55 mm). Aneurismas fusiformes com progressão > 10 mm/ano e todos os aneurismas saculares devem ser corrigidos
- Dissecção arterial.

REFERÊNCIAS BIBLIOGRÁFICAS

1. Arend WP, Michel BA, Bloch DA, Hunder GG, Calabrese LH, Edworthy SM et al. The American College of Rheumatology 1990 criteria for the classification of Takayasu arteritis. Arthritis Rheum. 1990;33(8):1129-34.
2. Sharma BK, Jain S, Suri S, Numano F. Diagnostic criteria for Takayasu arteritis. Int J Cardiol. 1996;54(Suppl.):S141-7.
3. Hata A, Noda M, Moriwaki R, Numano F. Angiographic findings of Takayasu arteritis: new classification. Int J Cardiol. 1996;54(Suppl.):S155-63.
4. Kerr GS, Hallahan CW, Giordano J, Leavitt RY, Fauci AS, Rottem M et al. Takayasu arteritis. Ann Intern Med. 1994;120(11):919-29.
5. Misra R, Danda D, Rajappa SM, Ghosh A, Gupta R, Mahendranath KM et al. Development and initial validation of the Indian Takayasu Clinical Activity Score (ITAS2010). Rheumatology (Oxford). 2013;52(10):1795-801.

BIBLIOGRAFIA

Alibaz-Oner F, Aydin S, Direskeneli H. Advances in the diagnosis, assessment and outcome of Takayasu's arteritis. Clinical rheumatology. 2013;32(5):541-6.
Alibaz-Oner F, Direskeneli H. Update on Takayasu's arteritis. La Presse Médicale. 2015;44(6): e259-e265.
Clemente G, Hilário MO, Len C, Silva CA, Sallum AM, Campos LM et al. Estudo multicêntrico brasileiro de 71 pacientes com arterite de Takayasu juvenil: características clínicas e angiográficas. Revista Brasileira de Reumatologia. 2016;56(2):145-51.
Clifford A, Hoffman GS. Recent advances in the medical management of Takayasu's arteritis: an update on use of biologic therapies. Curr Opin Rheumatol. 2014;26:7-15.
de Souza AW, de Almeida Agustinho R, de Cinque Almeida H, Oliveira PB, Pinheiro FA, Oliveira AC et al. Leflunomide in Takayasu arteritis–A long term observational study. Revista Brasileira de Reumatologia. 2016;56(4):371-5.
de Souza AWS, de Carvalho JF. Diagnostic and classification criteria of Takayasu's arteritis. J Autoimmun. 2014;48-49:79-83.
Ferreira GA, Simil FF. Arterite de Takayasu. In: Marques Neto JF, Vasconcelos JTS, Shinjo SK, Radominski SC. Livro da Sociedade Brasileira de Reumatologia. Barueri: Manole; 2018.
Freitas DS, Camargo CZ, Mariz HA, Arraes AE, de Souza AW. Takayasu arteritis: assessment of response to medical therapy based on clinical activity criteria and imaging techniques. Rheumatol Int. 2012;32(3):703-9.
Kerr GS, Hallahan CW, Giordano J, Leavitt RY, Fauci AS, Rottem M, Hoffman GS. Takayasu arteritis. Ann Intern Med. 1994;120(11):919-29.
Langford CA. Arterite de Takayasu. Reumatologia. 6. ed. Rio de Janeiro: Elsevier; 2016.

Mason JC. Takayasu arteritis-advances in diagnosis and management. Nature Reviews Rheumatology. 2016;6(7):406-15.

Misra R, Danda D, Rajappa SM, Ghosh A, Gupta R, Mahendranath KM *et al*. Development and initial validation of the Indian Takayasu Clinical Activity Score (ITAS2010). Rheumatology (Oxford). 2013;52(10):1795-801.

Pacheco RL, Latorraca COC, de Souza AWS, Pachito DV, Riera R. Clinical interventions for Takayasu arteritis: A systematic review. Int J Clin Pract. 2017;71(11):e12993.

Sanchez-Alvarez C, Mertz LE, Thomas CS, Cochuyt JJ, Abril A. Demographic, clinical, and radiologic characteristics of a cohort of patients with Takayasu arteritis. Am J Med. 2019;132(5):647-51

38 Vasculites Associadas ao ANCA

Eduarda Bonelli Zarur • Alexandre W. S. de Souza

INTRODUÇÃO

As vasculites associadas ao ANCA (VAA) correspondem a um grupo de vasculites necrosantes sistêmicas, pauci-imunes, que acometem vasos de pequeno calibre e estão relacionadas com os anticorpos anticitoplasma de neutrófilos (ANCA). São representadas pela granulomatose com poliangiite (GPA), antiga granulomatose de Wegener; granulomatose eosinofílica com poliangiite (GEPA), antiga Churg-Strauss; e poliangiite microscópica (PAM). A proteinase 3 (PR3) e a mieloperoxidase (MPO) são os principais alvos antigênicos do ANCA, que têm associação com diagnóstico e fenótipos bem definidos da doença. Na imunofluorescência indireta, podem-se observar padrão citoplasmático (C-ANCA), como no caso de anticorpos anti-PR3, ou padrão perinuclear (P-ANCA), como no caso de anticorpos anti-MPO.

EPIDEMIOLOGIA E PATOGÊNESE

As VAA são doenças raras, costumam acometer pacientes acima dos 60 anos e com discreta predominância do sexo masculino, raramente atingindo a população pediátrica. A prevalência mundial estimada de todas as VAA é de 46 a 184 casos por 1 milhão de habitantes.

A GPA é a VAA mais frequente, seguida por PAM e GEPA. A maioria dos pacientes com VAA é caucasiana e hispânica, mas, quando se trata da PAM, a frequência nos asiáticos torna-se semelhante à de populações caucasianas.

A GPA está mais associada ao padrão C-ANCA e a anticorpos anti-PR3, enquanto a PAM e a GEPA estão associadas ao padrão P-ANCA e aos anticorpos anti-MPO.

A patogênese de VAA ainda é pouco conhecida e diversos fatores parecem estar envolvidos com o desenvolvimento da doença: genéticos, infecciosos (p. ex., infecção por *Staphylococcus aureus*), ambientais (p. ex., exposição à sílica) e medicamentosos (p. ex., uso de propiltiouracila). O mecanismo de lesão tecidual se dá pela inflamação granulomatosa de vias aéreas, produção de ANCA e ativação dos neutrófilos que expõem as proteínas citoplasmáticas PR3 e MPO na membrana plasmática. Essas proteínas interagem com os ANCA circulantes levando à degranulação, produção de espécies reativas de oxigênio, inflamação e lesão endotelial. A GEPA envolve além da inflamação granulomatosa, eosinofilia associada à vasculite de pequenos vasos em sua patogênese.

APRESENTAÇÃO CLÍNICA E CLASSIFICAÇÃO

As três formas de vasculites apresentam algumas manifestações clínicas em comum: sintomas constitucionais, como febre, emagrecimento e fadiga pronunciados; sinto-

Capítulo 38 • Vasculites Associadas ao ANCA

mas musculoesqueléticos, como artralgia, artrite e mialgia; e sintomas cutâneos, como púrpura palpável, nódulos subcutâneos e isquemia digital. Há grande sobreposição das manifestações dificultando por vezes a classificação em subtipo específico, mas o diagnóstico deve ser sempre confirmado por exame histopatológico ou pela pesquisa de ANCA.

Desde 1990, já foram desenvolvidos critérios classificatórios tentando homogeneizar a inclusão de pacientes em estudos. Hoje, o critério de classificação mais aceito é o da European Medicines Agency (EMEA)[1], que associa os critérios de 1990 do American College of Rheumatology (ACR)[2] com os critérios de Lanham.[3]

Granulomatose com poliangiite

Vasculite necrosante granulomatosa sistêmica, que pode envolver múltiplos órgãos, com preferência pelo trato respiratório e pelos rins. Pode ser localizada, geralmente acometendo apenas o trato respiratório ou os olhos, com formação de lesões granulomatosas; ou pode ser generalizada, com envolvimento de múltiplos órgãos e sistemas, em geral na forma de vasculite necrosante de pequenos vasos. O não envolvimento otorrinolaringológico, as manifestações pulmonares, a perda de função renal e a idade > 50 anos, quando presentes ao diagnóstico, estão associados com pior prognóstico.

Nos tratos respiratórios superior e inferior, predomina a inflamação granulomatosa, que se manifesta por rinossinusite, otite, mastoidite, estenose subglótica ou brônquica e nódulos ou massas pulmonares.

A rinossinusite caracteristicamente é destrutiva podendo causar formação de crostas, sangramentos, erosões ósseas e destruição da cartilagem e do septo nasal, originando, por exemplo, o característico nariz em sela.

Pode haver também perda auditiva condutiva, pelo envolvimento direto da orelha média, ou disfunção da tuba auditiva decorrente do acometimento mucoso da nasofaringe. A formação de massa granulomatosa retro-orbitária e a esclerite são manifestações de grande gravidade na GPA e podem levar à cegueira. Outras manifestações oculares possivelmente presentes são episclerite, conjuntivite e dacriocistite.

O pulmão está envolvido em 60 a 85% dos casos, podendo se apresentar como: massas granulomatosas que formam nódulos que podem ser cavitários ou não; alveolite geradora de imagens tomográficas de infiltrados em vidro fosco; ou capilarite, capaz de causar a temida hemorragia alveolar.

A hemorragia alveolar acontece em 7 a 45% dos pacientes com GPA e tem uma mortalidade estimada em 60%. Classicamente, manifesta-se com hemoptise e dispneia, mas muitos pacientes podem não apresentar exteriorização de sangramento. O padrão tomográfico é de vidro fosco difuso, que pode ser confirmado por broncoscopia e lavado broncoalveolar.

O envolvimento renal se caracteriza por glomerulonefrite necrosante segmentar e focal, com ou sem crescentes, que pode evoluir com glomerulonefrite rapidamente progressiva. Está presente em 38 a 70% dos pacientes e é por si um fator de mau prognóstico. O diagnóstico deve ser confirmado por uma biopsia renal que demonstre glomerulonefrite necrosante pauci-imune, com proliferação intra e extracapilares.

A GPA pode acometer tanto o sistema nervoso central (SNC) quanto o sistema nervoso periférico (SNP). No SNP, pode se apresentar como polineuropatia periférica ou mononeurite múltipla, sendo a primeira a mais frequente.

O envolvimento do SNC é incomum, ocorre em cerca de 7 a 11% dos pacientes e pode ser decorrente de inflamação granulomatosa com compressão estrutural (como de pares cranianos), de paquimeningite ou, mais raramente, de vasculite dos pequenos vasos cerebrais. O ANCA é positivo em cerca de 90% das apresentações sistêmicas da GPA.

Poliangiite microscópica

A PAM, de modo diferente das outras duas VAA, não cursa com a formação de granulomas e apresenta apenas vasculite necrosante de pequenos vasos. Os órgãos acometidos pela PAM exibem aspecto relativamente semelhante ao observado na GPA, mas o acometimento renal e pulmonar é mais característico.

A glomerulonefrite da PAM e da GPA são indistinguíveis pela histopatologia, mas essa manifestação é ainda mais frequente na PAM. O acometimento pulmonar, por sua vez, ocorre em frequências semelhantes, porém na PAM os achados são de pneumopatia intersticial e de capilarite pulmonar. Aproximadamente 50% dos pacientes com PAM apresentam hemorragia alveolar.

Outras manifestações da PAM incluem vasculite intestinal, neuropatia periférica e vasculite cutânea. O ANCA é detectado em 60 a 80% dos pacientes com PAM, que em geral se relaciona ao MPO-ANCA.

Granulomatose eosinofílica com poliangiite

Apresenta um perfil único entre as VAA, que é a associação da vasculite necrosante granulomatosa com infiltração eosinofílica de tecidos. A GEPA pode ser dividida em três fases: prodrômica, na qual há a presença de asma e/ou rinite alérgica com ou sem pólipos nasais; eosinofílica, caracterizada pela eosinofilia em sangue periférico e infiltrados teciduais por eosinófilos; e vasculítica, que diferencia a GEPA de outras síndromes hipereosinofílicas, com o acometimento vasculítico em múltiplos órgãos, como pele, pulmão, rins, nervos periféricos, trato gastrintestinal (TGI) e coração.

O quadro pulmonar da GEPA manifesta-se por infiltrados transitórios e por nódulos pulmonares que geralmente não cavitam. A neuropatia periférica é mais frequente na GEPA do que nas outras VAA, com uma frequência de 65 a 70%, e sua principal forma de apresentação é a mononeurite múltipla. O envolvimento cardíaco pode acometer qualquer estrutura do coração e se manifestar por miocardite, pericardite, alterações valvares ou vasculite coronariana. Esse acometimento representa a principal causa de mortalidade na GEPA, sendo mais frequente nos pacientes com ANCA negativo. Trinta a 40% dos pacientes com GEPA apresentam ANCA positivo. A positividade do ANCA associa-se à maior frequência de manifestações vasculíticas, enquanto aqueles com ANCA negativo apresentam maior prevalência de envolvimento cardíaco e de infiltrado pulmonar.

DIAGNÓSTICO E AVALIAÇÃO DE ATIVIDADE DA DOENÇA

Para o diagnóstico de VAA, é necessária uma história clínica minuciosa e exame físico detalhado, buscando ativamente o acometimento multissistêmico e exclusão de quadros infecciosos sobrepostos.

A avaliação laboratorial deve incluir: provas inflamatórias; sedimento urinário e proteinúria; função renal; anticorpos antinucleares (FAN) e anticorpos antimembrana basal glomerular; ANCA por imunofluorescência indireta; e pesquisa de anticorpos anti-MPO e anti-PR3.

Por sua vez, a avaliação de exames de imagem deve incluir: radiografia de tórax, tomografia ou ressonância magnética dos órgãos acometidos (tórax, SNC, seios paranasais, órbitas).

Idealmente, é preciso realizar biopsia para confirmação diagnóstica; entretanto, a ausência de resultado histopatológico não deve atrasar o tratamento.

O *Birmingham Vasculitis Activity Score* (BVAS) é a ferramenta utilizada para avaliar atividade da doença e resposta ao tratamento em VAA. Um BVAS igual a zero é considerado remissão. O tratamento das VAA baseia-se em terapia de indução, com uso de glicocorticoide em altas doses associado a imunossupressores, e terapia de manutenção para prevenir recidivas da doença. As VAA, principalmente GPA e PAM, podem ser tratadas com glicocorticoides e metotrexato quando apresentam quadros de baixa gravidade, ou seja, sem acometimento de órgãos nobres ou risco de óbito. Se houver ausência de resposta, usa-se o micofenolato de mofetila.

TRATAMENTO

Granulomatose com poliangiite e poliangiite microscópica

Terapia de indução

A terapia de indução de VAA é realizada com glicocorticoide em altas doses (prednisona ou equivalente na dose de 1 mg/kg/dia), antecedida ou não de pulsoterapia intravenosa com metilprednisolona na dose de 7,5 a 15 mg/kg/dia durante 3 dias. O desmame do glicocorticoide deve ser lento e poderá ser iniciado após 2 a 4 semanas de indução, reduzindo 10% da dose a cada 1 a 2 semanas, objetivando atingir a dose de 0,5 mg/kg/dia no terceiro mês de tratamento.

Os dois agentes disponíveis para indução em GPA e PAM com manifestações graves são a ciclofosfamida e o rituximabe. A ciclofosfamida pode ser administrada em pulsoterapia intravenosa, conforme o esquema CYCLOPS (Tabela 38.1), que consiste em três doses de 15 mg/kg (dose máxima 1.200 mg) com intervalo de 2 semanas, seguida por doses com intervalo de 3 semanas por 3 a 6 meses.

A ciclofosfamida oral na dose de 2 mg/kg/dia mostrou-se igualmente eficaz à administração intravenosa para atingir remissão; entretanto, apresentou maior taxa de infecção e leucopenia. Por outro lado, o estudo[4] de seguimento a longo prazo do CYCLOPS demonstrou que o esquema oral pode estar associado com uma menor taxa de recidivas da doença. Durante a terapia de indução com ciclofosfamida, deve-se fazer a profilaxia para *Pneumocystis jirovecii* com sulfametoxazol-trimetoprim na dose de 800/160 mg em dias alternados ou 400/80 mg/dia.

O rituximabe, como tratamento de indução, foi avaliado pelos estudos RAVE[5] e RITUXVAS, e obteve a aprovação da Food and Drug Administration (FDA) no fim de 2011. O esquema de indução consiste em quatro doses de 375 mg/m² com intervalo de 1 semana. Os resultados equipararam o rituximabe à ciclofosfamida na indução de remissão e ainda indicaram uma possível superioridade no tratamento das recidivas de pacientes que não usaram rituximabe, bem como daqueles com positividade para anti-PR3.

A plasmaférese entraria como opção nos casos graves com glomerulonefrite e/ou hemorragia alveolar, especialmente naqueles que não apresentarem resposta suficiente e rápida à terapia de indução.

Terapia de manutenção

Uma vez atingida a remissão, dá-se início à terapia de manutenção, a qual deve durar de 18 a 24 meses. Em pacientes recidivantes, é possível prolongá-la por até 48 meses.

Os principais imunossupressores empregados na terapia de manutenção das VAA são a azatioprina, que deve ser utilizada na dose de 2 mg/kg/dia, e o metotrexato, cuja dose preconizada varia de 20 a 25 mg/semana. Caso haja intolerância ou contraindicação aos dois, pode-se recorrer à leflunomida 30 mg/dia.

O micofenolato de mofetila tem uma maior taxa de recidiva, em comparação à azatioprina, e seu uso é reservado apenas para os casos em que não for possível utilizar nenhuma das opções anteriores.

O rituximabe é opção como terapia de manutenção na GPA e na PAM. Quando aplicado após a indução com ciclofosfamida, deve ser prescrito na dose de 500 mg a cada 2 semanas, com posterior mudança para doses semestrais de 500 mg. Em casos de indução prévia com o próprio rituximabe, modifica-se o esquema para doses se-

Tabela 38.1 Variáveis para ajuste de dose da ciclofosfamida, esquema CYCLOPS.

Variáveis	Ciclofosfamida
Idade entre 60 e 70 anos	Reduzir 2,5 mg/kg por pulso
Idade > 70 anos	Reduzir 5 mg/kg por pulso
Creatinina sérica entre 3,4 e 5,7 mg/dℓ	Reduzir 2,5 mg/kg por pulso

mestrais de 500 mg cada. Outra estratégia de terapia de manutenção com rituximabe é realizá-la em doses "sob demanda", a depender da positividade do ANCA e da contagem de CD19 no sangue periférico.

Granulomatose eosinofílica com poliangiite

O tratamento da GEPA se diferencia do tratamento das outras duas VAA, uma vez que a decisão sobre o agente a ser utilizado depende de fatores de mau prognóstico e o esquema de administração de ciclofosfamida não segue o protocolo CYCLOPS. O *Five Factor Score* (FFS) inclui a avaliação da creatinina sérica, dos níveis de proteinúria, do envolvimento cardíaco e do TGI, bem como o acometimento do SNC (Tabela 38.2).

O esquema de indução da GEPA emprega pulsoterapia com metilprednisolona 15 mg/kg nos primeiros 3 dias, seguida de prednisona 1 mg/kg/dia durante 3 semanas, com desmame lento e gradual. A ciclofosfamida é indicada na terapia de indução dos pacientes que apresentarem hemorragia alveolar, mononeurite múltipla ou FFS de pelo menos 1 ponto.

A ciclofosfamida, quando utilizada, requer administração na dose de 0,6 g/m^2 em três aplicações e com um intervalo de 2 semanas no primeiro mês, seguida de doses mensais até completar 12 sessões. Assim como nas outras VAA, deve ser ajustada a dose de acordo com a função renal e em casos de leucopenia.

Recentemente, em 2017, o FDA aprovou o uso subcutâneo (SC) de mepolizumabe, na dose de 300 mg a cada 4 semanas, como alternativa para o tratamento da GEPA refratária. Pacientes que não pontuam o FFS são tratados apenas com glicocorticoides em altas doses associados a algum imunossupressor, como azatioprina, metotrexato ou leflunomida. Além disso, deve-se também fazer o tratamento do quadro de asma e rinossinusite em paralelo.

O rituximabe para tratamento da GEPA ainda carece de evidências, visto que os ensaios clínicos que avaliam esse agente na terapia de indução e de manutenção ainda se encontram em andamento. Entretanto, em um consenso de especialistas para o manejo de GEPA, foi feita a recomendação de classe C para o uso de rituximabe em pacientes com ANCA positivo, manifestação renal e refratariedade. A remissão é definida na GEPA como ausência de manifestações sistêmicas, excetuando a asma e a rinossinusite alérgica.

Tabela 38.2 Critérios do *Five Factor Score*.

Critérios	Pontuação
Proteinúria > 1 g/24 h	1
Creatinina > 1,6 mg/dℓ	1
Envolvimento gastrintestinal específico	1
Cardiomiopatia específica	1
Envolvimento neurológico específico	1

REFERÊNCIAS BIBLIOGRÁFICAS

1. Watts R, Lane S, Hanslik T, Hauser T, Hellmich B, Koldingsnes W et al. Development and validation of a consensus methodology for the classification of the ANCA-associated vasculitides and polyarteritis nodosa for epidemiological studies. Ann Rheum Dis. 2007;66(2):222-7.
2. Masi AT, Hunder GG, Lie JT, Michel BA, Bloch DA, Arend WP et al. The American College of Rheumatology 1990 criteria for the classification of churg-strauss syndrome (allergic granulomatosis and angiitis). Arthritis Rheum. 1990;33(8):1094-100.
3. Lanham JG, Elkon KB, Pusey CD HG. Systemic vasculitis with asthma and eosinophilia: a clinical approach to the Churg-Strauss syndrome. Med. 1984;63:65-81.

4. Harper L, Morgan MD, Walsh M, Hoglund P, Westman K, Flossmann O et al. Pulse versus daily oral cyclophosphamide for induction of remission in ANCA-associated vasculitis: Long-term follow-up. Ann Rheum Dis. 2012;71(6):955-60.
5. Stone JH, Merkel PA, Spiera R, Seo P, Langford CA, Hoffman GS et al. Rituximab versus cyclophosphamide for ANCA-associated vasculitis. N Engl J Med. 2010;363:221-32.

BIBLIOGRAFIA

Bosch X, Guilabert A, Font J. Antineutrophil cytoplasmic antibodies. Lancet. 2006;368:404-18.

Charles P, Terrier B, Perrodeau É, Cohen P, Faguer S, Huart A et al. Comparison of individually tailored versus fixed-schedule rituximab regimen to maintain ANCA-associated vasculitis remission: results of a multicentre, randomised controlled, phase III trial (MAINRITSAN2). Ann Rheum Dis 2018;77:1144-50.

Cohen P, Pagnoux C, Mahr A, Arène JP, Mouthon L, Le Guern V et al. Churg-Strauss syndrome with poor-prognosis factors: A prospective multicenter trial comparing glucocorticoids and six or twelve cyclophosphamide pulses in forty-eight patients. Arthritis Care Res. 2007;57(4):686-93.

Erika P, Navarro-Mendoza GJT. Eosinophilic granulomatosis with polyangiitis (Churg-Strauss). Curr Opin Rheumatol [Internet]. 2018;26(1):16-23.

Greco A, Rizzo MI, De Virgilio A, Gallo A, Fusconi M, Ruoppolo G et al. Churg-Strauss syndrome. Autoimmun Rev. 2015;14:341-8.

Groh M, Pagnoux C, Baldini C, Bel E, Bottero P, Cottin V et al. Eosinophilic granulomatosis with polyangiitis (Churg-Strauss) (EGPA) Consensus Task Force recommendations for evaluation and management. Eur J Intern Med [Internet]. 2015;26(7):545-53.

Harper L, Morgan MD, Walsh M, Hoglund P, Westman K, Flossmann O et al. Pulse versus daily oral cyclophosphamide for induction of remission in ANCA-associated vasculitis: Long-term follow-up. Ann Rheum Dis. 2012;71(6):955-60.

Holle JU, Laudien M, Gross WL. Clinical manifestations and treatment of Wegener's granulomatosis. Rheum Dis Clin North Am. 2010;36:507-26.

Jennette JC, Falk RJ, Bacon PA, Basu N, Cid MC, Ferrario F et al. 2012 revised International Chapel Hill Consensus Conference Nomenclature of Vasculitides. Arthritis Rheum. 2013;65:1-11.

Langford C. Clinical features and diagnosis of small-vessel vasculitis. Cleve Clin J Med. 2012;79(Suppl 3):S3-7.

McKinney EF, Willcocks LC, Broecker V, Smith KGC. The immunopathology of ANCA-associated vasculitis. Semin Immunopathol. 2014;36(4):461-78.

Pagnoux C, Guilpain P, Guillevin L. Churg-Strauss syndrome. Curr Opin Rheumatol. 2007;19:25-32.

Pagnoux C. Updates in ANCA-associated vasculitis. Eur J Rheumatol [Internet]. 2016;3(3):122-33.

Raffray L, Guillevin L. Treatment of eosinophilic granulomatosis with polyangiitis: a review. Drugs. 2018;78(8):809-21.

Thickett DR, Richter AG, Nathani N, Perkins GD, Harper L. Pulmonary manifestations of anti-neutrophil cytoplasmic antibody (ANCA)-positive vasculitis. Rheumatology. 2006;45(3):261-8

Yates M, Watts RA, Bajema IM, Cid MC, Crestani B, Hauser T et al. EULAR/ERA-EDTA recommendations for the management of ANCA-associated vasculitis. Ann Rheum Dis. 2016;75(9):1583-94.

Yates M, Watts RA. ANCA-associated vasculitis. Clin Med J R Coll Physicians London. 2017;17(1):60-4.

39 Doença de Kawasaki

Rywka Tenenbaum Medeiros Golebiovski • Alexandre W. S. de Souza

EPIDEMIOLOGIA

A doença de Kawasaki (DK) é a segunda causa de vasculite mais comum na infância, predominando em meninos entre 6 meses e 5 anos de idade, com história familiar positiva e em asiáticos. A consequência mais comum no Japão é a doença cardíaca adquirida com ectasia e aneurisma de artérias coronarianas em cerca de 15 a 35% dos casos não tratados.

Ocorre mais comumente nos meses de inverno e primavera; é uma condição febril caracterizada por vasculite necrosante sistêmica aguda e autolimitada que acomete vasos de médio calibre.

ETIOPATOGENIA

A fisiopatologia envolvida na DK ainda não é bem esclarecida. Alguns estudos sugerem a associação de agentes infecciosos virais como determinante causal. Outra teoria é a estimulação imunogênica por superantígenos bacterianos, liberando citocinas pró-inflamatórias [interleucina (IL)-1-beta, IL-2, IL-6 e fator de necrose tumoral (TNF)-alfa], exacerbando o processo inflamatório sistêmico. O polimorfismo do gene do receptor de IL-1 (IL1-R) também está vinculado ao risco aumentado do desenvolvimento de DK.

O processo patológico da DK ocorre em três fases. Nos estágios iniciais da vasculite, há edema das células endoteliais com degeneração nuclear. À histopatologia, verifica-se infiltrado inflamatório neutrofílico em órgãos acometidos, ou seja, nas duas primeiras semanas de doença.

Na segunda fase, pode haver progressiva destruição da camada adventícia em artérias coronárias, associada à maior produção de metaloproteinases de matriz (MMP), especialmente a MMP 9 e MMP 13, o que causa uma maior propensão à formação de aneurismas. Nesse estágio, há uma rápida transição para predomínio de linfócitos TCD8+, eosinófilos e IgA, caracterizando um quadro de vasculite subaguda ou crônica.

Na terceira fase, por fim, há proliferação de miofibroblastos intraluminais, com potencial progressão para estenose arterial.

MANIFESTAÇÕES CLÍNICAS

A DK é uma doença trifásica. A fase aguda tem duração aproximada de 2 semanas e é caracterizada pela febre associada às manifestações citadas na Tabela 39.1. Na fase subaguda, em geral, o paciente está assintomático após tratamento, mas pode apresentar descamação da pele e dígitos. Nessa fase, há o maior risco de desenvolver aneurismas de artérias coronárias. A última fase é a de convalescência, que ocorre entre a 3ª e a 4ª semana, quando a maioria dos pacientes já está assintomática, mas ainda existe risco para a formação de aneurismas.

Tabela 39.1 Manifestações clínicas na DK e sua frequência.

Manifestação	Frequência	Características
Febre	100%	Elevada, de difícil controle com antipiréticos e persistente (sem tratamento pode chegar a 4 semanas de duração). Cessa 24 a 48 h após início da imunoglobulina
Exantema polimorfo	90%	Acompanha a febre na fase aguda. Não pruriginoso
Alterações em lábios e cavidade oral	80 a 90%	Fissura labial, lábios vermelhos, edemaciados e brilhantes, hiperemia de mucosa orofaríngea e/ou língua em framboesa
Hiperemia conjuntival	80 a 90%	Bilateral não purulenta. Pode ocorrer uveíte anterior em 2/3 dos casos
Alterações em extremidades	80%	Fase aguda: edema doloroso ou eritema de mãos e pés Fase subaguda (afebril): descamação em placas de início periungueal em mãos e pés, que se estende para palmas, plantas e períneo
Adenomegalia cervical	50%	Unilateral, em cadeia cervical anterior, indolor, de consistência firme, medindo aproximadamente 1,5 cm de diâmetro
Outros	–	Irritabilidade, meningite asséptica, vômitos, dor abdominal, diarreia, hepatite, hepatoesplenomegalia, mialgia, artralgias ou artrites, coma, surdez neurossensorial, uretrite, otite, leucocitúria estéril, vesícula hidrópica, pneumonia intersticial e síndrome de ativação macrofágica

EXAMES SUBSIDIÁRIOS

Exames laboratoriais

Os achados usuais são os dos reagentes de fase aguda, como velocidade de hemossedimentação (VHS) e proteína C reativa, anemia, leucocitose com neutrofilia e plaquetose após o 10º dia, elevação de transaminases, dislipidemia e leucocitúria estéril.

Ecocardiograma transtorácico

Deve ser solicitado imediatamente para avaliar pericardite (presente em 30% dos casos), miocardite, insuficiência mitral ou aórtica e alterações coronarianas (ectasia e aneurismas). Necessita ser repetido ao longo do acompanhamento do tratamento (após 1 semana, 15º dia, entre a 6ª e a 8ª semana, e 6 meses após exame inicial).

CRITÉRIOS DIAGNÓSTICOS

O critério diagnóstico para a DK, segundo a American Heart Association, é a presença obrigatória de febre ≥ 5 dias, associada a quatro ou mais dos seguintes sintomas: exantema polimorfo, alterações na cavidade oral, conjuntivite, alteração das extremidades e adenomegalia cervical.

Na DK incompleta (mais frequente em lactentes), pode-se verificar aumento de reagentes de fase aguda (VHS ou proteína C reativa) associado a três ou mais dos critérios a seguir: anemia, leucocitose, plaquetose após o 7º dia de febre, elevação de aspartato aminotransferase (AST), hipoalbuminemia e leucocitúria.

Na DK atípica, o paciente com diagnóstico da doença tem como manifestação clínica atípica: vesícula hidrópica e envolvimento renal ou neurológico.

TRATAMENTO

Deve ser iniciado dentro dos primeiros 10 dias de manifestações clínicas (preferencialmente antes do 7º dia), o que reduz o risco de aneurismas em 70%. Pacientes cujo diagnóstico não foi firmado até o 10º dia precisam ser tratados quando apresentam aumento de reagentes de fase aguda vinculado à febre persistente ou a um aneurisma coronariano confirmado.

A terapia de primeira linha consiste no uso de imunoglobulina intravenosa (IV), na dose única de 2 g/kg, em infusão de 12 h, associada ao ácido acetilsalicílico na dose de 30 a 50 mg/kg/dia (dividida em quatro aplicações).

Com a resolução da febre, deve-se reduzir a dose do ácido acetilsalicílico para 3 a 5 mg/kg/dia e mantê-la até que as plaquetas e o VHS normalizem, ou por 4 a 6 semanas após o início da doença. No entanto, se houver alteração coronariana transitória, é necessário manter o antiplaquetário por 2 anos, e se houver persistência, então manter por tempo indefinido.

Em casos refratários (esquema de segunda linha), são opções terapêuticas:

- Segunda dose de imunoglobulina: 2 g/kg, associada ou não ao corticosteroide (metilprednisolona 20 a 30 mg/kg IV por 3 dias, seguido de prednisona oral)
- Glicocorticoide IV ou oral
- Infliximabe IV: 5 mg/kg.

As evidências para pacientes com falha do segundo esquema são menos robustas, e as opções disponíveis incluem a ciclofosfamida, metotrexato, ciclosporina, anakinra e plasmaférese.

Existem alguns fatores preditores do desenvolvimento de aneurismas na DK: idade menor que 12 meses, pacientes com elevação significativa da proteína C reativa, plaquetopenia, hipoalbuminemia, elevação das transaminases e bilirrubinas. Para os pacientes que apresentam esses fatores, recomenda-se terapia inicial mais agressiva à base de corticosteroide, ácido acetilsalicílico e imunoglobulina IV, para reduzir o risco de formação de aneurismas coronarianos. Todavia, a maioria dos estudos deriva de população asiática e não se reproduzem na população ocidental.

A anticoagulação para prevenção de trombose na fase aguda deve ser feita em pacientes que apresentam aneurismas com rápida expansão, aneurismas gigantes (≥ 8 mm) ou história recente de trombose de artéria coronária.

BIBLIOGRAFIA

Castro PA, Urbano LMF, Costa IMC. Doença de Kawasaki. An Bras Dermatol. 2009;84(4):317-31.
Leung DYM, Schlevert PM, Meissner HC. The immunopathogenesis and management of Kawasaki syndrome. Arthritis Rheum. 1998;41:1538-47.
McCrindle BW, Rowley AH, Newburger JW, Burns JC, Bolger AF, Gewitz M et al. Diagnosis, treatment, and long-term management of Kawasaki disease: a scientific statement for Heart Association. Circulation. 2017;135:e927-e99.
Sundel R. Kawasaki disease. Rheum Dis Clin N Am. 2015;41:63-73.
Wardle AJ, Connolly GM, Seager MJ, Tulloh RM. Corticosteroids fo the treatment of Kawasaki disease in children. Cochrane Database Syst Rev. 2017;1:CDO11188.

40 Poliarterite Nodosa

Rywka Tenenbaum Medeiros Golebiovski •
Alexandre W. S. de Souza

INTRODUÇÃO
A poliarterite nodosa (PAN) é uma vasculite necrosante sistêmica que acomete artérias de médio calibre. Tipicamente, a pesquisa de anticorpos anticitoplasma de neutrófilos (ANCA) é negativa e não se observam granulomas no processo inflamatório arterial. A PAN pode ser generalizada ou localizada. A primeira é capaz de acometer qualquer órgão, sendo mais frequente atingir sistema nervoso periférico, pele, rins e trato gastrintestinal, caracteristicamente poupando o pulmão. Já a forma localizada pode acometer pele, nervo periférico e músculo.

EPIDEMIOLOGIA
A PAN é doença rara, com prevalência de 31 casos/milhão no mundo. Sua incidência anual é de até 1,6 casos/milhão de habitantes, predominando em homens (2,5 homens:1 mulher) e atingindo o pico entre a quinta e a sexta década de vida.

ETIOPATOGENIA
Na maioria das vezes, a PAN é idiopática, mas pode ser secundária a processos infecciosos ou neoplásicos, como infecção pelo vírus da hepatite B (principalmente), hepatite C, infecção pelo vírus da imunodeficiência humana (HIV), parvovirose B19, leucemia de células pilosas e deficiência da enzima ADA2 (forma monogênica de PAN com manifestações que se iniciam na infância).

As lesões vasculares na PAN são tipicamente transmurais, segmentares e ocorrem em pontos de ramificação. O infiltrado inflamatório é misto, com predominância de polimorfonucleares nas lesões ativas e mononucleares com neoangiogênese nas lesões crônicas. Também são observados necrose fibrinoide da parede arterial, hiperplasia da íntima, trombos, oclusão da luz arterial e ruptura das lâminas elástica interna e externa.

MANIFESTAÇÕES CLÍNICAS
A Tabela 40.1 descreve as principais manifestações clínicas da PAN.

EXAMES COMPLEMENTARES E DIAGNÓSTICO
O exame laboratorial é inespecífico, com típico aumento de reagentes de fase aguda (velocidade de hemossedimentação e proteína C reativa), anemia de doença crônica e leucocitose durante as fases de atividade de doença. É importante investigar a associação da PAN com etiologia viral, como os vírus HBV, HCV e HIV.

Tabela 40.1 Manifestações clínicas da poliarterite nodosa.

Manifestações	Descrição	Frequência
Sintomas constitucionais	Febre, mal-estar, fadiga, perda de peso, artralgia, mialgia e fraqueza muscular (creatinofosfoquinase pouco aumentada)	90%
Neurológicas	Mononeurite múltipla (mão e pé caídos), polineuropatia periférica	75%
Cutâneas	Nódulos, livedo reticular, necrose de extremidades e úlceras cutâneas	60%
Renais	Elevação da creatinina (infarto renal), hipertensão renovascular, hematúria, proteinúria e hematoma perirrenal (ruptura de aneurismas). Não há glomerulonefrite na PAN	50%
Gastrintestinais	Dor abdominal (arterite mesentérica), infarto, perfuração intestinal, náuseas, vômitos e sangramento retal. O intestino delgado é o principal local acometido. Pode ser mais grave em pacientes com hepatite B	40%
Orquite	Dor e edema testicular, geralmente unilateral (isquemia da artéria testicular)	20%
Oftalmológicas	Vasculite retiniana/exsudato, conjuntivite, ceratite e uveíte	8%
Vasculares	Claudicação de extremidades, isquemia e necrose	6%
Cardíacas	Cardiomiopatia, isquemia miocárdica e pericardite	5%
Sistema nervoso central	Acidente vascular encefálico e confusão mental	5%
Respiratórias	Derrame pleural	3%

A evidência de inflamação vascular em artérias de médio e pequeno calibre é fundamental para o diagnóstico de PAN. Portanto, devem ser realizadas biopsias dos locais acometidos, como pele (centro de algum nódulo ou periferia de úlcera vasculítica), músculo ou nervo sural (maior acurácia quando simultânea à biopsia do músculo gastrocnêmio). A biopsia de pele necessita ser profunda para conter o tecido subcutâneo (*punch* ≥ 4 mm ou incisional).

A arteriografia é efetuada quando a biopsia for indefinida ou inviável. Demonstra áreas de estenose e microaneurismas (1 a 5 mm) em artérias renais, mesentéricas e hepáticas. A angiotomografia computadorizada e angiorressonância magnética também podem ser realizadas, mas com menor resolução em artérias de menor calibre. Já a eletroneuromiografia (ENMG) deve ser solicitada na presença de sinais de neuropatia periférica.

TRATAMENTO

Varia de acordo com a gravidade da doença e com fatores que definem o prognóstico, avaliado pelo *Five Factor Score* (FFS; Tabela 40.2) e de acordo com a análise de agentes etiológicos para a PAN.

Na PAN idiopática, sem pontuação do FFS, deve-se administrar prednisona na dose de 1 mg/kg/dia, seguida de redução gradual em 1 ano. Em casos refratários ou efeitos colaterais ao uso de glicocorticoides, usa-se metotrexato (10 a 25 mg/semana), azatioprina (2 a 3 mg/kg/dia) ou micofenolato (2 a 3 g/dia).

Tabela 40.2 Fatores de mau prognóstico para a poliarterite nodosa, de acordo com o *Five Factor Score*.

Critério	Ponto
Insuficiência renal = Cr > 1,58	1
Proteinúria > 1 g/dia	1
Envolvimento do trato gastrintestinal	1
Envolvimento cardíaco	1
Envolvimento do sistema nervoso central	1

Mortalidade em 5 anos: 0 = 12%; 1= 26%; ≥ 2 = 46%. Cr: creatinina.
Adaptada de Guillevin *et al.*, 1996.

Pulsoterapia com metilprednisolona (MTP) é indicada na mononeurite múltipla em progressão. Se FFS ≥ 1, deve-se usar ciclofosfamida via oral (VO) ou intravenosa mensalmente, na dose de 0,6 g/m^2, administrada 3 vezes no primeiro mês e, depois, a cada 4 semanas, até total de 12 sessões. Inicialmente, a ciclofosfamida pode ser associada à MTP (1 g por 3 dias). Após a remissão, o metotrexato (10 a 25 mg/semana) ou a azatioprina (2 a 3 mg/kg/dia) são usados por 18 meses no esquema de manutenção.

Na PAN associada ao vírus da hepatite B, evita-se o uso de glicocorticoides pelo maior risco de doença hepática crônica e cirrose. Devem ser iniciados os antivirais e, em casos graves, prednisona 1 mg/kg/dia com redução em 1 semana. A plasmaférese é uma opção terapêutica adicional nos casos graves; o tratamento requer quatro sessões por semana nas primeiras 3 semanas, passando para três sessões por semana durante mais 2 semanas, contudo esse esquema pode ser interrompido em caso de aparecimento de anticorpos anti-Hbs ou anti-Hbe no soro. Em casos refratários, a plasmaférese pode se estender no máximo por 2 a 3 meses.

Na PAN cutânea, os anti-inflamatórios não esteroides ou a colchicina podem ser usados em casos leves. Em casos de recidiva, a administração de prednisona na dose de 0,5 a 1 mg/kg/dia deve ser iniciada, de forma isolada ou associada a um dos seguintes fármacos: dapsona, hidroxicloroquina, imunoglobulina ou infliximabe. Em casos graves e refratários, são opções a ciclofosfamida, a azatioprina e o metotrexato.

BIBLIOGRAFIA

Forbess L, Bannykh S. Polyarteritis nodosa. Rheumatic Disease Clinics of North America. 2015; 41(1):33-46.
Guillevin L, Cohen P, Mahr A, Aréne JP, Mouthon L, Puechal X *et al.* Treatment of polyarteritis nodosa and microscopic polyangiitis with poor prognosis factores: a prospective trial comparing glucocorticoids and six or twelve cyclophosphamide pulses in sxty-five patients. Arthitis Rheum. 2003;49(1):93-100.
Henegar C, Pagnoux C, Puéchal X, Zucker JD, Bar-Hen A, Le Guern V *et al*. A paradigm of diagnostic criteria for polyarteritis nodosa: analysis of a series of 949 patients with vasculitides. Arthritis and Rheumatism. 2008;58(5):1528-38.

41 Vasculite Crioglobulinêmica

Pedro Matos • Mariana Freitas de Aguiar

INTRODUÇÃO

Crioglobulinas são imunoglobulinas (Ig) que precipitam em temperaturas abaixo de 37°C e solubilizam novamente quando reaquecidas. O termo crioglobulinemia é utilizado para definir a presença de crioglobulinas circulantes.

A vasculite crioglobulinêmica (VC) afeta de maneira predominante pequenos vasos, tendo como alvos principais pele, articulações, sistema nervoso periférico e rins. Ela resulta da proliferação crônica de linfócitos B, que geram Ig patogênicas do tipo IgG e IgM com atividade de fator reumatoide. Quase 80% dos casos são secundários à infecção crônica pelo vírus da hepatite C (HCV), mas doenças linfoproliferativas, doenças autoimunes e outras infecções também são etiologias possíveis.

Dependendo da composição das Ig no crioprecipitado, a crioglobulinemia pode ser categorizada em três tipos clínicos conforme a classificação de Brouet:

- Tipo I: crioglobulinemia com pico monoclonal de Ig geralmente do subtipo IgM. Representa 10 a 15% dos casos
- Tipo II: crioglobulinemia mista com pico monoclonal de IgM e pico policlonal de IgG. O componente de IgM pode ter atividade de fator reumatoide. Representa o tipo mais frequente de crioglobulinemia (50 a 60%)
- Tipo III: crioglobulinemia mista caracterizada por uma mistura de IgM e IgG policlonais. Corresponde a aproximadamente 25 a 30% dos casos.

Os tipos II e III são considerados crioglobulinemias mistas porque possuem componentes de IgG e IgM.

FISIOPATOGENIA

Crioglobulinas são geradas pela expansão de células B, no contexto de uma doença linfoproliferativa ou de estimulação imunológica persistente induzida por infecções crônicas e doenças autoimunes. Podem gerar dano tecidual de duas maneiras: pela precipitação de crioglobulinas na microcirculação e pela inflamação dos vasos mediada por imunocomplexos.

A oclusão vascular é mais frequente na crioglobulinemia do tipo 1, que em geral vem acompanhada de altas concentrações de crioglobulina e pode estar associada com síndrome de hiperviscosidade e necrose de extremidades induzida pelo frio. A vasculite mediada por imunocomplexos é mais frequente nas crioglobulinemias mistas, especialmente nas do tipo II, na qual o componente monoclonal de IgM gera grandes imunocomplexos com IgG e frações do complemento, sobretudo C1q.

EPIDEMIOLOGIA

É mais frequente em mulheres entre 45 e 65 anos. O tipo II é mais comum, principalmente quando relacionado à hepatite C (HCV). Na ausência do HCV, o tipo de crioglobulinemia mais frequente é o III. Cerca de 50 a 60% dos pacientes cronicamente infectados pelo HCV desenvolvem crioglobulinemia e 10 a 15% vasculite. A Tabela 41.1 demonstra as principais etiologias da crioglobulinemia. Cerca de 10% das crioglobulinemias mistas são idiopáticas ou essenciais.

QUADRO CLÍNICO

O espectro clínico da crioglobulinemia é bastante variável, indo de manifestações mais leves, como fadiga, púrpura palpável, polineuropatia e artralgia, a manifestações fulminantes e potencialmente fatais, como glomerulonefrite rapidamente progressiva, capilarite pulmonar e vasculite de sistema nervoso central.

Manifestações cutâneas

A lesão cutânea mais encontrada é a púrpura palpável em membros inferiores, abdome e tórax, geralmente intermitente e não pruriginosa. Outras manifestações incluem livedo reticular, urticária e fenômeno de Raynaud. Úlceras e vasculite necrosante são manifestações mais graves e raras, mas que podem ocorrer em 25% dos casos, estando mais associadas com a crioglobulinemia do tipo I.

Manifestações musculoesqueléticas

Fraqueza, artralgias, mialgia e febre são frequentes. O quadro articular pode cronificar em até 10% dos casos. Púrpura, fraqueza e artralgia caracterizam a chamada tríade de Meltzer, manifestação típica da crioglobulinemia mista.

Manifestações renais

O acometimento renal pode estar presente em um terço dos pacientes, tornando-se mais prevalente ao longo dos anos de evolução da doença. Na histopatologia, a lesão mais frequente é a glomerulonefrite membranoproliferativa do tipo 1, com depósitos subendoteliais. O comprometimento é em geral indolente, mas pode evoluir para glomerulonefrite rapidamente progressiva e doença renal crônica.

Manifestações neurológicas

A manifestação mais frequente é uma polineuropatia periférica de predomínio sensitivo, mais comum em membros inferiores e geralmente de instalação insidiosa. Está presente em até 60% dos casos, podendo ser um dos primeiros sinais da doença. O acometimento sensitivo costuma preceder o envolvimento motor.

Tabela 41.1 Principais causas de crioglobulinemia.

Tipo de crioglobulinemia	Causas
I	- Linfoma de células B - Macroglobulinemia de Waldenström - Gamopatia monoclonal de significado indeterminado - Mieloma múltiplo
Mista (tipos II e III)	- Infecciosas (HCV, HBV, HIV) - Doenças do tecido conjuntivo (síndrome de Sjögren, LES, artrite reumatoide) - Outras causas (tumores sólidos, cirrose, medicamentos) - Idiopática

LES: lúpus eritematoso sistêmico; HCV: vírus da hepatite C; HBV: vírus da hepatite B; HIV: vírus da imunodeficiência humana.

Cefaleia está mais associada aos casos de hiperviscosidade na crioglobulinemia tipo I. Manifestações mais graves como mononeurite múltipla, lesões desmielinizantes e acometimento do tipo *AVE-like* são muito mais raras.

Outras manifestações

Vasculite de trato gastrintestinal, miocardite, pericardite, vasculite coronariana e acometimento pulmonar (que varia de uma patologia de pequenas vias aéreas à hemorragia alveolar) acontecem em menos de 5% dos casos.

Neoplasias

A crioglobulinemia aumenta o risco de desenvolvimento de neoplasias, sobretudo linfoma de células B, com frequência de 5 a 10%. O câncer hepático, segunda neoplasia mais frequentemente diagnosticada nos pacientes crioglobulinêmicos, é atribuído à estreita associação com o vírus C.

DIAGNÓSTICO E CRITÉRIOS CLASSIFICATÓRIOS

O diagnóstico da VC é clínico e laboratorial. Pacientes com condições predisponentes, como infecção crônica pelo HCV, neoplasias hematológicas e doenças reumáticas autoimunes, na presença de alguma manifestação sugestiva, como púrpura palpável, devem ser investigados.

Crioglobulinemia é fundamental para o diagnóstico da VC e sua pesquisa exige uma rigorosa técnica laboratorial: o sangue deve ser coletado em tubos e seringas pré-aquecidas, transportado, coagulado, centrifugado a 37 a 40°C e armazenado a 4°C por 7 a 14 dias. A precipitação de crioglobulinas do tipo I em geral acontece dentro de algumas horas. Todavia, as crioglobulinas mistas, em especial as do tipo III, podem levar dias para precipitar.

Alguns achados laboratoriais são marcadores indiretos de crioglobulinas, como consumo de complemento (especialmente C4), fator reumatoide positivo e eletroforese de proteínas com pico monoclonal. Pseudotrombocitose e formação de *rouleaux* eritrocitário podem estar presentes na crioglobulinemia do tipo I. A imunofixação ou imunoeletroforese do crioprecipitado possibilita identificar o tipo de crioglobulina.

Os exames complementares para investigação de suspeita de crioglobulinemia são:

- Diagnóstico:
  - Pesquisa de crioglobulinas
  - Criócrito
  - Complemento total e frações
  - Eletroforese de proteínas
  - Fator reumatoide
  - Imunofixação
  - Hemograma
  - Urina 1
  - Função hepática
  - Função renal
  - Proteinúria de 24 h
- Etiologia:
  - Sorologias virais, especialmente vírus da imunodeficiência humana (HIV), vírus da hepatite B (HBV), vírus da hepatite C (HCV)
  - Fator antinúcleo (FAN)
  - Anti-CCP
  - Anti-DNA
  - Anti-SSA/anti-SSB

- Outros exames:
  - Biopsia renal
  - Eletroneuromiografia
  - Biopsia cutânea
  - Biopsia de nervo periférico.

Em 2014, foram validados os critérios classificatórios para VC (Tabela 41.2), compostos por três itens: questionário, critérios clínicos e laboratoriais.

TRATAMENTO

A escolha do tratamento deve ser baseada na etiologia da crioglobulinemia e na gravidade das manifestações clínicas (Tabela 41.3). Nos casos leves, relacionados ao HCV, o tratamento antiviral associado ou não a glicocorticoides em doses baixas costuma ser suficiente.

Os pacientes com manifestações moderadas a graves podem ser tratados com corticosteroide em regime de pulsoterapia (0,5 a 1 g/dia, durante 3 dias), seguido de prednisona 1 mg/kg/dia (até 80 mg/dia), com desmame rápido. Rituximabe deve ser utilizado em casos graves e potencialmente fatais, na dose de 1 g no D0 e no D14 ou 375 mg/m² por semana, durante 1 mês (quatro doses). Nos casos com risco de vida, a plasmaférese é uma opção terapêutica que deve ser considerada. A ciclofosfamida

Tabela 41.2 Critérios classificatórios para vasculite crioglobulinêmica.

1. Questionário (preenchimento de, pelo menos, duas alternativas)
▪ Relata um ou mais episódios de púrpura, principalmente em membros inferiores?
▪ Você já teve pontos vermelhos nos seus membros inferiores que deixaram uma coloração amarronzada depois que desapareceram?
▪ Algum médico já disse que você tem hepatite viral?
2. Critérios clínicos (preenchimento presente ou prévio de, pelo menos, três alternativas)
▪ Sintomas constitucionais: • Fadiga • Febre sem causa aparente • Mialgia • Fibromialgia
▪ Envolvimento articular: • Artralgia • Artrite
▪ Envolvimento vascular: • Púrpura • Úlceras cutâneas • Vasculite necrosante • Hiperviscosidade • Fenômeno de Raynaud
▪ Envolvimento neurológico: • Neuropatia periférica
▪ Envolvimento pares cranianos: • Vasculite no sistema nervoso central
3. Critérios laboratoriais (preenchimento presente de, pelo menos, duas alternativas)
▪ Consumo de C4
▪ Fator reumatoide positivo
▪ Componente M sérico – monoclonal

Obs.: considera-se positivo o preenchimento de, no mínimo, dois dos três itens. São necessárias duas dosagens de crioglobulinas positivas (com intervalo de 12 semanas). Sensibilidade 89,9% e especificidade 93,5%.
Adaptada de Quartuccio et al., 2014.

Tabela 41.3 Manifestações da vasculite crioglobulinêmica.

Leve/moderada
Glomerulonefrite com função renal preservada
Púrpura
Artralgias
Neuropatia periférica
Grave
Glomerulonefrite com perda de função renal
Síndrome nefrótica
Mononeurite múltipla
Úlceras/vasculite cutânea
Acometimento do trato gastrintestinal
Risco de vida
Glomerulonefrite rapidamente progressiva
Hemorragia alveolar
Isquemia intestinal
Envolvimento do sistema nervoso central

também pode ser empregada, especialmente se o rituximabe não estiver disponível ou não for tolerado (Figura 41.1).

Na VC associada ao HCV, a terapia antiviral deve ser iniciada o mais breve possível. Todavia, nos casos com manifestações graves, recomenda-se que a terapia imunossupressora seja iniciada primeiro e a introdução dos antivirais postergada por 1 a 4 meses.

Nas crioglobulinemias do tipo I, o tratamento deve ser direcionado à doença linfoproliferativa de base, sendo possível também lançar mão de terapias específicas, como rituximabe e plasmaférese. Nas crioglobulinemias relacionadas com doenças autoimunes, terapias de manutenção com azatioprina ou micofenolato podem ser necessárias.

PROGNÓSTICO

A evolução é variável e depende da gravidade de cada caso. As taxas de sobrevida em 10 anos são 63% para VC associada ao HCV, 65% para VC em pacientes sem HCV e 87% para VC por crioglobulinemia do tipo I.

São considerados fatores de pior prognóstico: sexo masculino, idade maior que 60 anos, cirrose hepática e envolvimentos cardiovascular, pulmonar, renal e de sistema nervoso central.

Em alguns casos de VC associada ao HCV, mesmo após a erradicação do vírus, os pacientes podem evoluir com episódios perduráveis e recorrentes de vasculite, por es-

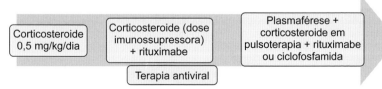

Figura 41.1 Fluxograma de tratamento da vasculite crioglobulinêmica relacionada ao vírus da hepatite C. Adaptada de Ramos-Casals et al., 2012.

tímulo persistente imunogênico de população de linfócitos B, e um dos mecanismos implicados é a interação da proteína E2 do envelope viral com a molécula CD81 de hepatócitos e linfócitos B. Esse mecanismo parece também estar envolvido no desenvolvimento de linfoma não Hodgkin (com outros fatores genéticos, epigenéticos e imunológicos).

BIBLIOGRAFIA

Brouet JC, Clauvel JP, Danon F, Klein M, Seligmann M. Biologic and clinical significance of cryoglobulins. A report of 86 cases. Am J Med. 1974;57:775-88.
Cacoub P, Comarmond C, Domont F, Savey L, Saadoun D. Cryoglobulinemia vasculitis. Am J Med. 2015;128:950-5.
Cacoub P, Vautier M, Desbois AC, Lafuma A, Saadoun D. Effectiveness and cost of hepatitis C virus cryoglobulinemia vasculitis treatment: from interferon-based to direct acting antivirals era. Liver Int. 2017;37:1805-13.
Conca P, Tarantino G. Hepatitis C virus lymphotropism and peculiar immunological phenotype: effects on natural history and antiviral therapy. World J Gastroenterol. 2009;15:2305-8.
Dammacco F, Sansonno D. Therapy for hepatitis C virus-related cryoglobulinemic vasculitis. N Engl J Med. 2013;369:1035-45.
De Vita S, Quartuccio L, Isola M, Mazzaro C, Scaini P, Lenzi M et al. A randomized controlled trial of rituximab for the treatment of severe cryoglobulinemic vasculitis. Arthritis Rheum. 2012;64:843-53.
Lauletta G, Russi S, Conteduca V, Sansonno L, Dammacco F, Sansonno D. Impact of cryoglobulinemic syndrome on the outcome of chronic hepatitis C virus infection: a 15-year prospective study. Medicine (Baltimore) 2013;92:245-56.
Meltzer M, Franklin EC. Cryoglobulinaemia: a study of 29 patients. I: IgG and IgM cryoglobulins and factors affecting cryoprecipitability. Am J Med. 1966;40:828-36.
Quartuccio L, Isola M, Corazza L, Ramos-Casals M, Retamozo S, Ragab GM et al. Validation of the classification criteria for cryoglobulinaemic vasculitis. Rheumatology (Oxford). 2014;53:2209-13.
Ramos-Casals M, Stone JH, Cid MC, Bosch X. The cryoglobulinaemias. Lancet. 2012;379:348-60.
Terrier B, Cacoub P. Cryoglobulinemia vasculitis: an update. Curr Opin Rheumatol. 2013;25:10-8.

42 Vasculite por Imunoglobulina A

Mariana Davim Ferreira Gomes • Alexandre W. S. de Souza

INTRODUÇÃO

A vasculite por imunoglobulina A (VIgA), anteriormente conhecida como púrpura de Henoch-Schönlein, é classificada como uma vasculite de pequenos vasos por deposição de imunocomplexos. Considerada a forma mais comum de vasculite sistêmica em crianças, ocorre em 90% dos casos na faixa etária pediátrica. A doença costuma ter um início abrupto, com evolução autolimitada e benigna na maior parte dos casos, e segue um curso que dura em média algumas semanas. A VIgA acomete, predominantemente, pele, rins, trato gastrintestinal e articulações.

EPIDEMIOLOGIA

A VIgA apresenta uma incidência anual de 10 a 20 casos por 100 mil crianças, ocorrendo com mais frequência entre 4 e 7 anos de idade.

Em adultos, a doença permanece rara, com uma incidência estimada em 0,1 a 1,8 por 100 mil indivíduos por ano. A VIgA tem prevalência maior no sexo masculino e está relacionada com o outono e o inverno. Além disso, alguns estudos mostraram a associação de infecções, sobretudo do trato respiratório superior, com o desenvolvimento da VIgA, em especial em indivíduos geneticamente predispostos.

FISIOPATOLOGIA

O mecanismo fisiopatológico da VIgA ainda não está elucidado por completo. Acredita-se que a inflamação vascular está intimamente relacionada com a deposição endotelial de IgA, ativação do complemento e infiltração de neutrófilos na parede do vaso.

A IgA tem papel central na patogênese da doença. Essa imunoglobulina apresenta dois subtipos, IgA1 e IgA2, sendo a IgA1 responsável pelas principais alterações encontradas. Isso é possível pela presença de glicosilações aberrantes na molécula IgA1, que dificulta seu *clearance* pelo fígado, o que gera imunocomplexos circulantes, especialmente com IgG, os quais se depositam em células mesangiais e na parede de pequenos vasos de outros órgãos. Além disso, a ativação da via alternativa do complemento, aliada ao aumento dos níveis séricos de C3a e C5a, incrementa a produção de citocinas pró-inflamatórias pelas células endoteliais, como a interleucina 8 (IL-8), responsável pela quimiotaxia de neutrófilos, aumento de radicais livres e dano endotelial.

MANIFESTAÇÕES CLÍNICAS

A tétrade clássica da VIgA é composta por púrpura palpável sem trombocitopenia/coagulopatia, artrite/artralgias, dor abdominal e glomerulonefrite. Esses sintomas podem aparecer ao longo de dias a semanas e variar em sua ordem de apresentação.

Cutâneas

A erupção cutânea é a apresentação inicial na maioria dos pacientes com VIgA e geralmente precede outros sintomas da doença. Manifesta-se por púrpura palpável, não pruriginosa ou dolorosa. As lesões localizam-se, via de regra, em nádegas e membros inferiores. A minoria dos pacientes com VIgA mostra lesão em tronco e em membros superiores, a qual pode evoluir para lesões bolhosas e necróticas.

Articulares

Artrite ou artralgia ocorre em cerca de 75% dos pacientes. Em 15% dos casos, a artrite pode ser a manifestação inicial, precedendo o surgimento de lesões cutâneas. As articulações mais acometidas são joelhos, tornozelos, mãos e pés. O quadro articular tem característica transitória ou migratória, oligoarticular e não destrutiva.

Gastrintestinais

O envolvimento gastrintestinal é frequente na VIgA, ocorrendo em dois terços dos casos. A dor abdominal em cólica é o sintoma mais comum, seguida por náuseas e vômitos. Tais achados podem anteceder a erupção cutânea em 10 a 40% dos casos, tornando o diagnóstico de VIgA mais difícil. A intussuscepção é a complicação gastrintestinal mais prevalente, afetando 3 a 4% dos pacientes com VIgA. Em 60% dos casos, o envolvimento gastrintestinal é limitado ao intestino delgado, diferente do que ocorre na intussuscepção idiopática, que é ileocólica. Outras manifestações mais raras incluem pancreatite aguda, enteropatia perdedora de proteínas, perfuração intestinal e alterações na vesícula biliar.

Renais

O envolvimento renal geralmente é evidenciado por volta de 1 a 6 meses após as manifestações sistêmicas da VIgA. Nos adultos, essa manifestação apresenta pior prognóstico, com maior probabilidade de progressão para doença renal crônica (DRC), maior frequência de síndrome nefrótica, hipertensão e elevação de creatinina.

A hematúria microscópica é a principal manifestação renal da VIgA, ocorrendo em 71% dos casos. Outras manifestações encontradas são hematúria macroscópica, proteinúria, síndrome nefrótica, síndrome nefrítica, hipertensão e insuficiência renal. Pacientes com síndrome nefrótica ou nefrítica na apresentação inicial têm risco 12 vezes maior de desenvolver DRC. Crianças que não apresentavam alterações no sedimento urinário no início da doença devem manter acompanhamento durante os primeiros 6 a 12 meses, podendo vir a apresentar alterações urinárias.

Outras manifestações

Os pacientes podem apresentar alterações escrotais secundárias à VIgA, incluindo a orquite, caracterizada por dor, edema e aumento de sensibilidade no testículo. Outro sítio infrequente de acometimento da VIgA é o sistema nervoso, cujas manifestações são cefaleia, tontura, ataxia, convulsões, síndrome de encefalopatia reversível posterior (PRESS), hemorragia intracraniana e neuropatia periférica. A maioria desses achados é reversível. Miocardite, episclerite e hemorragia alveolar representam manifestações muito raras da VIgA.

DIAGNÓSTICO

O diagnóstico de VIgA na infância é baseado nas manifestações clínicas da doença. A presença de púrpura palpável/petéquias predominantes em membros inferiores associada a um dos sintomas da tétrade clássica confirma o diagnóstico. Nos pacientes com apresentação clínica incompleta ou incomum, pode ser necessária a biopsia do órgão afetado (p. ex., pele, rim).

A confirmação do diagnóstico da VIgA por biopsia é importante nos adultos com quadros suspeitos, porque a doença é mais rara nessa faixa etária e o diagnóstico diferencial é amplo. Para o diagnóstico de VIgA, pode ser realizada a biopsia da pele, em particular nas lesões mais recentes e de características atípicas (lesões extensas ou difusamente distribuídas), demonstrando padrão de vasculite leucocitoclástica clássica em vênulas pós-capilares, com deposição de IgA na parede do vaso. Entretanto, a ausência de IgA não exclui o diagnóstico.

A biopsia renal deve ser reservada para pacientes com comprometimento renal grave [diminuição da taxa de filtração glomerular (TFG), proteinúria grave ou persistente, glomerulonefrite rapidamente progressiva, síndrome nefrótica ou nefrítica] e diagnóstico incerto. É típica a presença de depósitos de IgA, em particular IgA1, no mesângio, semelhante ao encontrado na nefropatia por IgA, além da presença de IgG, IgM, C3 e fibrinogênio nos glomérulos. Depósitos de C1q são raros e podem sugerir diagnóstico de nefrite lúpica, tendo em vista que na VIgA não há ativação da via clássica do complemento. As alterações glomerulares visualizadas na biopsia são diversas, variando de proliferação mesangial isolada, proliferação focal e segmentar, até glomerulonefrite crescêntica grave.

Exame de sedimento urinário é obrigatório para todos os pacientes com suspeita de VIgA, assim como a avaliação de uma proteinúria de 24 h para aqueles que apresentam proteinúria no exame de urina 1. Além disso, exames de imagem podem ser necessários em casos de pacientes com sintomas abdominais importantes. Na suspeita de intussuscepção intestinal, o exame de triagem inicial é a ultrassonografia (USG) abdominal. Naqueles pacientes com dor e edema escrotal, o exame de USG com Doppler do escroto deve ser feito para diferenciar o acometimento pela vasculite da torção testicular, esta última com diminuição do fluxo ao Doppler.

Diagnóstico diferencial

Deve ser realizado quando a apresentação da VIgA é atípica. As manifestações cutâneas com contagem plaquetária normal e coagulograma sem alteração também podem estar presentes em outras doenças, como edema hemorrágico agudo da infância, vasculite de hipersensibilidade, outras vasculites de pequenos vasos e o lúpus eritematoso sistêmico (LES).

A dor abdominal necessita ser diferenciada das causas de abdome agudo inflamatório, destacando-se a apendicite aguda. O quadro articular deve ser diferenciado de artrite reativa, febre reumática, artrite idiopática juvenil e LES.

TRATAMENTO

O tratamento da VIgA é baseado em medidas de suporte clínico, incluindo hidratação adequada, repouso e alívio sintomático da dor. O uso de anti-inflamatórios não esteroides (AINE) não é contraindicado nos casos de hematúria microscópica como único achado renal, porém não é recomendado diante de outras formas de atividade renal e sangramento gastrintestinal ativo.

É necessário considerar o uso de corticosteroides nas complicações relacionadas com vasculite que incluem orquite, vasculite do sistema nervoso central, hemorragia alveolar e envolvimento gastrintestinal grave. A dose inicial da prednisona oral é de 1 a 2 mg/kg/dia, com desmame gradual. Em situações de maior gravidade (hemorragia alveolar, acometimento cerebral ou gastrintestinal importante), está autorizado o uso de metilprednisolona na dose de 10 a 30 mg/kg, com o máximo de 1 g/dia, por 3 dias consecutivos. Não se indica o tratamento profilático com corticosteroide para prevenir glomerulonefrite relacionada com VIgA.

Glomerulonefrite na vasculite por imunoglobulina A

O tratamento da glomerulonefrite da VIgA deve ser baseado na sua gravidade. Pacientes com hematúria microscópica, hematúria macroscópica de curta duração e/ou proteinúria < 1 g/dia associada a creatinina normal não são tratados com terapia específica, necessitando de seguimento para avaliar progressão. Já aqueles com proteinúria > 0,5 g/dia devem receber inibidores da enzima conversora da angiotensina (IECA) ou bloqueadores dos receptores de angiotensina (BRA) a fim de reduzir seus níveis. Caso apresentem elevação da creatinina ou da proteinúria, recomenda-se a realização de biopsia renal e avaliação de terapia específica.

Pacientes com proteinúria > 1 g/dia, síndrome nefrótica ou glomerulonefrite crescente na biopsia renal requerem tratamento específico com corticosteroides. É recomendado o uso de metilprednisolona na dose de 500 a 1.000 mg IV por 3 dias consecutivos e, após, prednisona na dose de 1 mg/kg/dia durante 6 meses. Se a proteinúria persistir > 1 g/dia após 4 a 6 meses do tratamento, biopsia renal poderá ser realizada para avaliar cronicidade ou atividade de doença. No caso de atividade, recomenda-se imunossupressão com ciclofosfamida, além do uso do corticosteroide. Já para cronicidade, orienta-se o uso de IECA ou BRA.

Pacientes com glomerulonefrite rapidamente progressiva e presença de crescentes em superiores a 25% na biopsia renal devem ser tratados de forma mais agressiva, com ciclofosfamida (VO ou IV) associada a corticosteroide por 6 meses, devido ao pior prognóstico renal nesses casos. Além disso, terapias alternativas com micofenolato, ciclosporina ou rituximabe podem ser usadas nesse contexto.

Estudos mostram o papel benéfico de imunoglobulina IV e do rituximabe em casos mais graves da VIgA, refratários ao uso de corticosteroides. Todavia, ainda há necessidade de ensaios clínicos randomizados para avaliar o tratamento da glomerulonefrite relacionada com VIgA. Na prática, o tratamento dessa manifestação é extrapolado do tratamento para a nefropatia por IgA, e ainda permanecem incertos o melhor esquema terapêutico e o tempo de tratamento ideal.

PROGNÓSTICO

A evolução clínica da VIgA geralmente é favorável, sobretudo em crianças, progredindo para resolução espontânea em cerca de 1 mês, na maioria dos casos. Apenas um terço das crianças apresenta recorrência da doença, a qual é, em geral, mais leve e curta que a anterior. A maior morbidade na fase inicial da VIgA diz respeito às manifestações gastrintestinais (intussuscepção, perfuração intestinal, pancreatite e isquemia intestinal). Em longo prazo, o prognóstico está relacionado ao acometimento renal, principalmente em adultos e naqueles pacientes com maior gravidade na apresentação inicial.

ACOMPANHAMENTO

Pacientes com VIgA necessitam de acompanhamento quinzenal nos primeiros 2 meses, com avaliação do sedimento urinário, de escórias nitrogenadas e aferição de pressão arterial, a fim de identificar de modo precoce o acometimento renal. Posteriormente, o acompanhamento deve ser mensal ou a cada 2 meses, até completar 12 meses de seguimento.

BIBLIOGRAFIA

Audemard-Verger A, Pillebout E, Guillevin L, Thervet E, Terrier B. IgA vasculitis (Henoch–Shönlein purpura) in adults: Diagnostic and therapeutic aspects. Autoimmunity Reviews. 2015;14(7):579-85.

Davin J. Henoch-Schonlein purpura nephritis: pathophysiology, treatment, and future strategy. Clinical Journal of The American Society of Nephrology. 2011;6(3):679-89.

Dudley J, Smith G, Llewelyn-Edwards A, Bayliss K, Pike K, Tizard J. Randomised, double-blind, placebo-controlled trial to determine whether steroids reduce the incidence and severity of nephropathy in Henoch-Schonlein purpura (HSP). Archives of Disease in Childhood. 2013;98(10):756-63.

Gardner-Medwin J, Dolezalova P, Cummins C, Southwood TR. Incidence of Henoch-Schonlein purpura, Kawasaki disease, and rare vasculitides in children of different ethnic origins. Lancet. 2002;360(9341):1197-202.

Heineke MH, Ballering AV, Jamin A, Ben Mkaddem S, Monteiro RC, Van Egmond M. New insights in the pathogenesis of immunoglobulin A vasculitis (Henoch-Schönlein purpura). Autoimmunity Reviews. 2017;16(12):1246-53.

Jennette JC, Falk RJ, Bacon PA, Basu N, Cid MC, Ferrario F et al. 2012 Revised International Chapel Hill Consensus Conference Nomenclature of Vasculitides. Arthritis & Rheumatism. 2012;65(1):1-11.

Rigante D, Castellazzi L, Bosco A, Esposito S. Is there a crossroad between infections, genetics, and Henoch-Schönlein purpura? Autoimmunity Reviews. 2013;12(10):1016-21.

Saulsbury FT. Henoch-Schönlein purpura. Current Opinion In Rheumatology. 2010;22(5):598-602.

Yang YH, Chuang YH, Wang LC, Huang HY, Gershwin ME, Chiang BL. The immunobiology of Henoch-Schönlein purpura. Autoimmunity Reviews. 2008;7(3):179-84.

43 Doença de Behçet

Priscila Dias Cardoso Ribeiro • Ronyérison Lourenço • Joice Belém

INTRODUÇÃO

A doença de Behçet (DB) é uma patologia inflamatória sistêmica classificada como vasculite de etiologia desconhecida, com exacerbações e remissões imprevisíveis. Foi descrita pela primeira vez em 1937, pelo dermatologista turco Hulusi Behçet, como uma tríade de sintomas caracterizada por úlceras orais recorrentes, úlceras genitais e uveíte. Estudos posteriores, no entanto, mostraram que a DB é uma doença multissistêmica com possível acometimento vascular, articular, gastrintestinal, neurológico, urogenital e cardíaco em diferentes combinações.

EPIDEMIOLOGIA

Geralmente tem início em torno da terceira ou da quarta década de vida. Estudos epidemiológicos sugerem que a distribuição por sexo sofre influências geográficas, com predomínio do sexo masculino em alguns países do Oriente Médio e do Mediterrâneo, e do sexo feminino no Japão, na Coreia e no Brasil. A doença é prevalente sobretudo em regiões que compreendem a antiga "Rota da Seda", que se estende do Mediterrâneo, passando pelo Oriente Médio até a China e o Japão. A maior prevalência da DB é observada na Turquia, variando de 80 a 420 casos/100 mil habitantes. Por outro lado, é raramente encontrada nos países ocidentais, com uma prevalência bem inferior, estimada em 0,12 a 0,64 a cada 100 mil habitantes nos EUA e em países do norte da Europa.

As manifestações clínicas da doença também sofrem influência geográfica. O envolvimento gastrintestinal, por exemplo, é mais comum entre os pacientes do Japão e da Coreia do Sul do que em outros países, como a Turquia. A positividade do fenômeno da patergia também varia entre diferentes regiões e é um achado considerado altamente sensível e específico para DB em pacientes da Turquia, de alguns países do Mediterrâneo e do Oriente Médio, e Japão.

ETIOLOGIA

Fatores genéticos isoladamente não são suficientes para compreender a etiologia da DB, mas podem explicar seu vínculo com fatores ambientais. Desse modo, o alelo HLA*B51 é considerado o marcador genético mais associado à DB em alguns grupos étnicos específicos, sobretudo em países da Turquia e da Ásia. A prevalência desse alelo varia de 40 a 80% entre os pacientes com DB dessas regiões; porém, essa relação perde força em indivíduos caucasianos de países ocidentais, entre os quais a prevalência do alelo é de apenas 13%.

Entre os outros marcadores genéticos atualmente estudados, estão os polimorfismos de nucleotídios únicos (SNP) de regiões não HLA, como o gene da interleucina (IL)-10 e SNP localizados entre os genes do receptor da IL-23 (IL23R) e do receptor beta-2 da IL-12 (IL12RB12), cuja associação com a DB foi comprovada no Genome Wide Association Study (GWAS).

Agentes infecciosos são os fatores ambientais mais ligados à DB. A participação de diferentes agentes, como o herpes-vírus simples tipo I, eritrovírus B19, micobactérias, *Helicobacter pylori*, *Borrelia burgdoferi* e *Saccharomyces cerevisiae*, foi investigada em variados estudos, porém, a relevância clínica dessas infecções nunca foi comprovada.

Várias cepas estreptocócicas também foram relacionadas com a patogênese da DB, devido à alta frequência de infecção de nasofaringe, cáries dentárias e doença periodontal com isolamento dessas bactérias nos pacientes com DB. Além disso, a melhora de manifestações mucocutâneas e articulares com o uso de antibióticos favorece a participação de gatilhos bacterianos na patogênese da DB. Entre as espécies de estreptococos, o *Streptococcus sanguinis* ganhou importância significativa por ter sido encontrado com mais frequência em soros de pacientes com DB do que no grupo controle.

A hiperexpressão de citocinas pró-inflamatórias, principalmente aquelas ligadas às vias Th1 e Th17, parece ser responsável pela reação inflamatória aumentada na DB e pode estar relacionada à suscetibilidade genética.

Acredita-se que os linfócitos estimulados contribuam para a ativação de neutrófilos e células endoteliais nesses pacientes, cujos órgãos afetados mostram infiltração significativa por estas células do sistema imune. A carga microbiana e as proteínas de estresse associadas, especialmente nos tecidos periodontais de pacientes com DB, podem causar uma reatividade cruzada com os tecidos do hospedeiro e estimular a expressão de células T autorreativas clonais. Estudos recentes ainda demonstraram produção elevada de IL-17, IL-23 e interferona pelas células mononucleares do sangue periférico de pacientes com DB.

QUADRO CLÍNICO

As manifestações clínicas da DB estão resumidas na Tabela 43.1. O envolvimento mucocutâneo, que compreende as úlceras orais, as úlceras genitais, a pseudofoliculite e o eritema nodoso (EN), somado ao envolvimento ocular e articular, são as características clínicas mais frequentes da DB.

Manifestações cutâneas

Úlceras orais

As úlceras orais são habitualmente a primeira manifestação da DB. Caracterizam-se por ulcerações recorrentes e dolorosas na mucosa oral. Os locais mais comuns são as membranas mucosas dos lábios, mucosa jugal, língua e palato mole. As lesões começam como uma área eritematosa, levemente sobrelevada, com uma lesão vesiculopustular evoluindo para uma úlcera oval ou redonda dentro de 2 a 3 dias, apresentando bordas bem definidas e eritematosas, cobertas por uma pseudomembrana amarelo-acinzentada. Podem ser classificadas em três tipos: *major*, *minor* ou herpetiformes. As do tipo *minor* são pequenas, em geral menores que 1 cm, resolvem-se em até 10 dias e não deixam cicatrizes, enquanto úlceras do tipo *major* apresentam-se maiores que 1 cm, são bastante dolorosas e deixam cicatriz. Úlceras orais herpetiformes são múltiplas e frequentemente coalescem.

Essas úlceras aftoides são indistinguíveis das aftas convencionais à ectoscopia, no entanto, características como o aumento do número de úlceras, a variação simultânea de tamanho entre elas, o fundo eritematoso difuso em que se inserem e o envolvimento de palato mole e orofaringe podem ser úteis para diferenciá-las.

Tabela 43.1 Principais características das manifestações clínicas na DB.

Manifestação	Prevalência	Tempo após início da doença	Prognóstico	Comentário
Úlceras orais	47 a 86%	–	Favorável	Aparece em todos os pacientes durante o curso clínico
Úlceras genitais	57 a 93%	–	Favorável	Lesões muito dolorosas que deixam cicatrizes
Ocular	30 a 70%	2 a 3 anos	Desfavorável	Uveíte bilateral recidivante, mais comum em homens, alta morbidade
Cutânea	38 a 99%	–	Favorável	Eritema nodoso mais frequente em mulheres
Articular	45 a 60%	–	Favorável	Artralgia, mono ou oligoartrite não erosiva e não deformante
Vascular	7 a 49%	3 a 16 anos	Desfavorável	Mais frequente em homens, alta morbimortalidade
Neurológica	5 a 10%	5 anos	Desfavorável	Acometimento parenquimatoso típico em tronco encefálico e gânglios da base
Gastrintestinal	3 a 26%	–	Desfavorável	Úlceras em região ileocecal

Úlceras genitais

Menos frequentes, têm aparência e curso semelhante às úlceras orais. Geralmente são mais profundas e de resolução mais lenta (10 a 30 dias), o que pode resultar em uma cicatriz. Os grandes lábios são o local mais frequentemente envolvido nas mulheres, mas os pequenos lábios, a mucosa vaginal e, raramente, o colo do útero também podem ser afetados. O escroto é o local mais atingido nos homens, mas é possível haver envolvimento do pênis e da glande. Úlceras no orifício uretral também foram relatadas, mas são incomuns. Podem ocorrer ainda em ambos os sexos na virilha, na região perineal ou perianal. As úlceras genitais podem causar dor intensa, dificuldade de micção e dispareunia. Epidídimo-orquites também são consideradas manifestações genitais da DB.

Lesões eritema nodoso símile

As lesões do tipo EN são mais vistas em mulheres e ocorrem em aproximadamente um terço de todos os pacientes. Apresentam-se como nódulos subcutâneos, quentes, eritematosos e dolorosos, localizados de preferência na região anterior das pernas, mas também podem surgir em face, pescoço, antebraços e nádegas. As lesões não ulceram e desaparecem espontaneamente dentro de 2 a 3 semanas; entretanto, a recorrência é comum.

Lesões papulopustulares

São lesões estéreis do tipo pseudofoliculite ou acneiformes, com base eritematosa, que aparecem como uma pápula e, no curso de 24 a 48 h, tornam-se uma pústula. Surgem principalmente em tronco, nádegas e membros inferiores.

Patergia

O fenômeno da patergia consiste em uma hiper-reatividade cutânea não específica induzida pela inserção de uma agulha na pele. A positividade do teste é definida pelo desenvolvimento de uma pústula no local da punção após 24 a 48 h do trauma. É semelhante às lesões papulopustulosas espontâneas da doença, e mais fortemente positiva nos homens. A positividade do teste da patergia ocorre em aproximadamente 22% dos pacientes com DB, segundo estudo brasileiro, e, apesar de o fenômeno da patergia ser considerado bastante específico da DB, ele também pode ser observado em outras doenças, como pioderma gangrenoso, síndrome de Sweet, síndrome da alça cega e no eritema *elevatum diutinum*.

A interpretação do teste considera os seguintes escores: marca da agulha (0), pápula (1+) e pequena pústula rompida (2+). O teste é interpretado como positivo se, pelo menos, um sítio do trauma tiver uma pontuação de 2+ (*i. e.*, a aparência de uma pústula estéril) dentro de um período de 24 a 48 h depois da aplicação de uma agulha intradérmica (Figura 43.1).

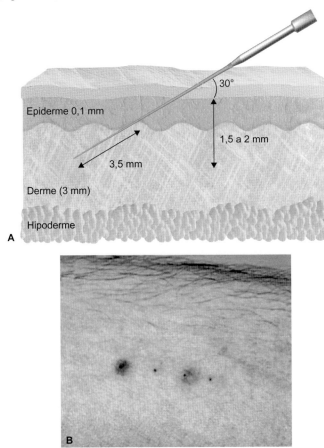

Figura 43.1 Representação do teste da patergia. A agulha hipodérmica deve ser introduzida na derme a um ângulo de aproximadamente 30°, de modo a penetrar 3 a 4 mm. Adaptada de Baker *et al.*, 2011.

Manifestações articulares

O acometimento articular é relatado em 45 a 60% dos pacientes com DB e inclui principalmente oligoartralgias de grandes articulações. Outra possibilidade menos frequente é a ocorrência de mono ou poliartrite não erosiva e não deformante. Casos de sacroiliite já foram relatados vinculados à doença.

Manifestações oculares

Ocorrem em 30 a 70% dos pacientes com DB, associadas à morbidade elevada e à gravidade da condição. É a principal causa de cegueira em aproximadamente 25% dos pacientes, apesar do tratamento agressivo com corticosteroides. Os sintomas oculares ocorrem com mais frequência entre os homens e geralmente surgem em 2 a 3 anos após o início das úlceras orais ou genitais. Contudo, em 10 a 20% dos pacientes, podem ser a primeira manifestação da doença.

O quadro ocular se dá por comprometimento da úvea e da retina, na forma de uveíte anterior, uveíte posterior, panuveíte ou vasculite retiniana. A apresentação mais comum do acometimento ocular se dá na forma de panuveíte não granulomatosa bilateral recidivante envolvendo tanto o segmento anterior quanto o segmento posterior do olho, e está associada a um pior prognóstico.

A uveíte anterior se manifesta por dor e hiperemia ocular, reversível espontaneamente na maioria das vezes, mas há possibilidade de deixar sequelas como sinéquias na íris. Um terço dos pacientes podem apresentar hipópio, uma linha visível de pus na câmara anterior do olho, manifestação típica da uveíte anterior na DB. A uveíte posterior via de regra evolui com perda progressiva da acuidade visual, e seu aparecimento antes dos 25 anos de idade em homens com DB determina um prognóstico mais desfavorável, com possível evolução para cegueira.

Outras manifestações oculares incluem iridociclite, ceratite, episclerite, esclerite, vitreíte e neurite óptica. Complicações também podem ocorrer em consequência das repetidas agressões inflamatórias da DB em diferentes partes do olho, ou mesmo em consequência dos efeitos colaterais do tratamento prolongado com corticosteroides. Entre essas complicações, destacam-se sinéquias anteriores e periféricas, atrofia da íris, catarata, glaucoma, retina atrófica, degeneração macular, oclusão de veias retinianas, cicatrizes coriorretinianas e vitreorretinopatias proliferativas.

Manifestações neurológicas

O comprometimento neurológico na DB, também conhecido com neuro-Behçet (NB), ocorre em 5 a 30% dos pacientes. Afeta principalmente o sistema nervoso central, mas também pode comprometer o sistema nervoso periférico, na forma de Guillain-Barré, mononeurite múltipla e neuropatia autonômica.

Na DB, o acometimento do sistema nervoso central pode ser dividido em duas principais formas: parenquimatoso, que inclui manifestações de tronco cerebral, gânglios da base, manifestações hemisféricas, medula espinal e meningoencefalite; e não parenquimatoso, que inclui envolvimento vascular, em particular a trombose venosa cerebral e meningite asséptica.

O envolvimento do parênquima cerebral é a forma mais comum de acometimento neurológico e configura um fator de mau prognóstico, principalmente quando compromete o tronco encefálico.

Além disso, a cefaleia primária do tipo tensional ou migrânea é uma importante e frequente manifestação na DB, que não deve ser menosprezada na prática clínica. Considerando que cerca de 10 a 15% dos casos podem preceder alguma manifestação neurológica, torna-se obrigatória uma investigação mais detalhada do quadro.

O déficit cognitivo pode atingir cerca de 40% dos pacientes, independentemente de manifestações neurológicas.

Manifestações vasculares

O envolvimento vascular na DB varia de 1,8 a 51,6% e pode comprometer tanto artérias quanto veias, de grande e de pequeno calibre. Afeta mais comumente as veias, causando tromboflebite superficial recorrente e trombose venosa profunda, em 30 a 40% dos pacientes. Tromboses da veia cava superior e inferior (0,2 a 9% dos pacientes), veias hepáticas e supra-hepáticas (2 a 3,2% dos pacientes) e aneurismas de artérias pulmonares (1% dos pacientes) estão associados a prognósticos desfavoráveis.

A oclusão e os aneurismas das principais artérias comumente levam a sangramento, infarto e falência de órgãos, sobretudo em casos de aneurisma pulmonar, cuja ruptura pode ser fatal.

Manifestações gastrintestinais

O envolvimento gastrintestinal ocorre em 3 a 26% dos pacientes. A inflamação e a ulceração da mucosa ocorrem em todo o trato gastrintestinal e são mais comuns na região ileocecal. O esôfago, o cólon ascendente e o cólon transverso estão menos frequentemente envolvidos. A apresentação clínica se assemelha à doença de Crohn, com dor abdominal e diarreia, que pode ser acompanhada de sangramento. As úlceras em geral são profundas, grandes e únicas, com tendência a perfurar ou causar sangramento maciço.

DIAGNÓSTICO

O diagnóstico de DB baseia-se principalmente em critérios clínicos, devido à falta de testes laboratoriais e histológicos específicos.

Nos dias atuais, os critérios mais utilizados e bem aceitos entre especialistas são o *International Study Group* (ISG) e o *International Criteria for Behçet's Disease* (ICBD). O primeiro, mais específico, depende, obrigatoriamente, de úlceras orais recorrentes associadas a, pelo menos, duas ou mais manifestações clínicas (Tabela 43.2). O critério do ICBD (Tabela 43.3), mais recente, é mais sensível e compreende a somatória de pontuações que cada manifestação clínica recebe.

TRATAMENTO

O principal objetivo do tratamento do paciente com DB é a indução e a manutenção da remissão da doença, com melhora da qualidade de vida do paciente, prevenindo sequelas de órgãos-alvo.

Tabela 43.2 Critérios diagnósticos para doença de Behçet (ISG).

Critérios	Descrição
Critério maior	
Úlceras orais recorrentes	Úlceras aftosas observadas pelo médico ou paciente, com frequência mínima de três episódios no intervalo de 12 meses
Critérios menores	
Úlceras genitais	Úlceras ou cicatrizes genitais observadas pelo médico ou paciente
Lesões oculares	Uveíte anterior ou posterior, com células vistas em vítreo a partir da lâmpada de fenda, ou vasculite retiniana documentada pelo oftalmologista
Lesões cutâneas	Eritema nodoso símile observado por um médico ou paciente; lesões cutâneas papulopustulares ou pseudofoliculite com características acneiformes observadas por um médico
Teste da patergia	Interpretado em 24 a 48 h por um médico

Obs.: para o diagnóstico de DB é necessário um critério maior e, pelo menos, dois critérios menores. Sensibilidade de 46 a 92% e especificidade de 79,8 a 99,8%.

Tabela 43.3 Critérios Internacionais para a Doença de Behçet.

Manifestações	Pontuação
Úlceras genitais	2
Lesões oculares (uveíte anterior, uveíte posterior ou vasculite retiniana)	2
Úlceras orais	1
Lesões cutâneas (pseudofoliculites e eritema nodoso-símile)	1
Lesões vasculares (tromboflebites superficiais, trombose venosa profunda, trombose arterial ou aneurismas)	1
Teste da patergia	1

Obs.: são necessários, pelo menos, três pontos para diagnóstico de DB. Sensibilidade de 87 a 96,5% e especificidade de 88 a 97,3%.

Como a expressão clínica da doença é heterogênea, o tratamento varia de acordo com a gravidade, o órgão acometido, a idade de início, a duração da doença e a frequência de recorrência. As Tabelas de 43.4 a 43.7 mostram as recomendações de tratamento para as principais manifestações da DB.

Tabela 43.4 Tratamento para quadro mucocutâneo e articular.

Úlceras orais infrequentes
- Preparação tópicas: glicocorticoide ou lidocaína 3 a 4 vezes/dia até cicatrizar
- Sucralfato em suspensão 10 mℓ: bochechos de 1 min e, depois, deglutir 4 vezes/dia, durante 3 meses

Úlceras orais frequentes/úlceras genitais/EN
- Colchicina: 0,5 mg, 3 vezes/dia
- Colchicina + penicilina benzatina 1,2 milhões UI a cada 21 dias, por 2 anos
- Mulheres em idade fértil: azatioprina 1 a 3 mg/kg/dia
- Homens e mulheres na pós-menopausa: talidomida 100 mg/dia, durante 2 anos
- Casos refratários:
  - Anti-TNF: etanercepte 50 mg/semana
  - Interferona-alfa: 3 a 5 milhões UI, 3 vezes/semana

Atrite
- Glicocorticoide ou AINE em dose baixa a moderada por curtos períodos
- Colchicina: 0,5 mg, 3 vezes/dia
- Infiltração intra-articular
- Azatioprina: 2,5 a 3 mg/kg/dia

Tabela 43.5 Tratamento das uveítes.

Uveíte anterior
- Corticosteroides tópicos + agentes midriáticos

Uveíte posterior
- Prednisona: 1 mg/kg/dia + azatioprina 2,5 a 3 mg/kg/dia ou ciclosporina 1 a 5 mg/kg
- Casos refratários:
  - 1º: anti-TNF (infliximabe ou adalimumabe)
  - 2º: interferona-alfa 3 milhões UI, 3 vezes/semana (suspender azatioprina)

Tabela 43.6 Tratamento das manifestações vasculares e acometimento do trato gastrintestinal.

Trombose venosa
▪ Azatioprina 2,5 mg/kg/dia + prednisona dose baixa até 0,5 mg/kg/dia, reduzir a partir da terceira semana e suspender em até 3 meses. Associar à anticoagulação plena por 6 meses. Não anticoagular em caso de aneurismas ▪ Alternativa: ciclosporina ou infliximabe ▪ Casos graves (Budd-Chiari, trombose de veia cava, trombo cardíaco): ciclofosfamida mensal, por 12 meses, e azatioprina 2,5 a 3 mg/kg/dia como tratamento de manutenção
Aneurismas de grandes vasos
▪ Metilprednisolona 1 g por 3 dias + prednisona 1 mg/kg/dia, com redução progressiva + ciclofosfamida 1 g/mês por 12 meses. Manutenção: azatioprina 2,5 a 3 mg/kg até completar 5 anos ▪ Avaliar possibilidades cirúrgicas ▪ Refratários: empregar infliximabe
Trato gastrintestinal
▪ Prednisona 0,5 a 1 mg/kg/dia ▪ Casos leves: mesalazina ou sulfassalazina ▪ Casos moderados: azatioprina ou micofenolato ▪ Refratários: talidomida ou anti-TNF

Tabela 43.7 Tratamento do acometimento de sistema nervoso.

Trombose de seio cavernoso
▪ Metilprednisolona 1 g/dia, por 3 dias, com posterior manutenção de prednisona 1 mg/kg/dia e desmame lento + ciclofosfamida ou azatioprina (sem consenso) + anticoagulação (não anticoagular se houver doença aneurismática associada)
Sistema nervoso central: parenquimatoso
▪ Metilprednisolona 1 g/dia, por 3 dias, com posterior manutenção de prednisona 1 mg/kg/dia e desmame lento + ciclofosfamida 1 g/mês por 12 meses. Manutenção: azatioprina até completar 5 anos ▪ Refratários: micofenolato, anti-TNF, interferona-alfa ▪ Não usar ciclosporina em pacientes com acometimento de SNC

Manifestações mucocutâneas

O tratamento de úlcera mucosa objetiva reduzir a dor e a duração da lesão, assegurar sua cicatrização, e, em longo prazo, suprimir sua recorrência.

Nas úlceras orais infrequentes e de moderada intensidade, o tratamento tópico, na maioria das vezes, é suficiente para controle dos sintomas e fornece barreiras na mucosa a fim de permitir resolução mais rápida e cicatrização das lesões. Corticosteroides tópicos em várias formulações podem ser usados, como triancinolona acetonida ou hidrocortisona associada com benzocaína. O enxaguatório bucal com clorexidina (ação antisséptica), o *spray* ou gel de lidocaína (ação analgésica) e o sucralfato (barreira mecânica) podem ser adjuvantes úteis no manejo dos sintomas. A higiene bucal diária e o seguimento odontológico são também essenciais.

As úlceras genitais e as demais lesões cutâneas, como o EN e a pseudofoliculite, são tratadas inicialmente com colchicina (0,5 a 1,5 mg/dia). Apesar de estudos confirmarem a ação desse medicamento sobretudo em quadros de úlceras genitais e EN, extrapola-se seu uso também para casos de úlceras orais mais graves e recorrentes. Nessas situações, a penicilina benzatina (1,2 milhão de unidades a cada 21 dias) pode ser associada à colchicina.

Outra opção de tratamento indicada em casos refratários, principalmente em pacientes homens ou mulheres na pós-menopausa, é a talidomida (100 mg/dia), atentando-se para sua restrição de uso e risco de efeitos colaterais graves. As mulheres em idade fértil devem ter a gravidez excluída e concordar em usar métodos anticoncepcionais infalíveis, com testes regulares de gravidez durante o uso do fármaco. Um monitoramento dos efeitos neurotóxicos precisa ser realizado, de modo que a droga seja imediatamente descontinuada se forem relatados sintomas sugestivos de neuropatia periférica. A azatioprina na dose de 2 a 3 mg/kg também é uma opção terapêutica com boa resposta, apesar de poucos estudos estatisticamente relevantes comprovarem sua eficácia. A dapsona na dose de 100 mg/dia também pode ser utilizada.

Ensaios clínicos controlados e randomizados mostraram eficácia no uso do etanercepte, interferona-alfa 2a e apremilast em manifestações mucocutâneas. Estes medicamentos são opções adicionais para doenças mais graves e refratárias ao tratamento.

Os casos de artrites são tratados com colchicina aliada à analgesia, incluindo antiinflamatórios não esteroides ou corticoterapia oral ou intra-articular, promovendo alívio dos sintomas.

Manifestações oculares

A doença ocular inflamatória deve ser acompanhada em parceria com um oftalmologista. A uveíte anterior pode ser tratada somente com corticosteroides tópicos, cicloplégicos e midriáticos em casos leves, com associação de 40 mg de corticosteroides via oral (VO), em média por 4 a 6 semanas, mas estendendo-se por até 3 meses em casos selecionados.

A uveíte posterior, assim como a vasculite retiniana, é um quadro mais grave, com risco de perda visual rápida, por isso deve ser controlada com corticosteroide oral em doses mais altas (1 mg/kg), ou usando pulsoterapia à base de corticosteroides intravenosos ou intraoculares, a depender da gravidade, associado sempre a imunossupressores, como a azatioprina (2,5 a 3 mg/kg) ou iclosporina (1 a 5 mg/kg).

Para doenças refratárias, recomenda-se a rápida escalada para terapia biológica com infliximabe (5 mg/kg, com dose de ataque em 0, 2 e 6 semanas, e manutenção a cada 6 ou 8 semanas) ou adalimumabe (40 mg a cada 15 dias) ou interferona-alfa 2a (3 milhões UI, 3 vezes/semana). O rituximabe pode ser uma opção em casos de difícil controle, bem como outros imunobiológicos, como o canakinumabe, tocilizumabe e golimumabe.

Manifestações vasculares

O tratamento da trombose venosa profunda, principal manifestação vascular da DB, ainda traz muitas controvérsias na literatura. Os estudos mais recentes focam na importância de um tratamento imunossupressor adequado, haja vista que o controle da inflamação se mostrou superior na redução das recidivas, em comparação à anticoagulação perene isolada. Assim, em casos seletos, o uso de azatioprina, ciclosporina ou ciclofosfamida associado à corticoterapia é indicado por pelo menos 2 anos. A anticoagulação é importante para evitar complicações pós-trombóticas, mas seu tempo de uso ainda não está bem estabelecido na literatura. É importante frisar que uma extensa investigação sobre a etiologia da trombose se faz necessária para excluir outras causas de trombofilias associadas.

Se houver aneurisma arterial, é importante realizar uma imunossupressão mais agressiva. Corticosteroides intravenosos (pulsoterapia com 1.000 mg de metilprednisolona durante 3 dias consecutivos) seguidos por corticosteroides orais e ciclofosfamida mensal durante 12 meses são tratamentos instituídos para controlar rapidamente a doença.

Imunossupressores orais, como a azatioprina, são utilizados como tratamento de manutenção. De modo alternativo, os agentes imunobiológicos da família do antifator de necrose tumoral (TNF) também seriam uma opção de terapêutica. A intervenção cirúrgica desses aneurismas deve ser avaliada com cautela por uma equipe multiprofissional e sempre em vigência de imunossupressão.

A ocorrência de um evento trombótico na DB sempre requer investigação em busca de aneurismas de artéria pulmonar. A anticoagulação é absolutamente contraindicada no caso de doença aneurismática associada à trombose, dado ao alto risco de sangramento letal.

Manifestações neurológicas

O tratamento do NB ainda é controverso, sem consenso na literatura e com poucos estudos estatisticamente relevantes.

O NB parenquimatoso pode ser tratado com pulsoterapia mensal de ciclofosfamida associada à metilprednisolona intravenosa em altas doses (1.000 mg/dia durante 3 dias), seguida por corticosteroides orais. Contudo, há também indicação de tratamento de indução e manutenção somente com azatioprina.

A ciclosporina deve ser evitada por seu efeito potencialmente neurotóxico. Há também relatos de caso na literatura do uso de infliximabe, adalimumabe, tocilizumabe, canakinumabe e anankira, em casos refratários.

O tratamento da trombose venosa cerebral também é controverso. Pulsoterapia com metilprednisolona seguida por ciclofosfamida ou azatioprina pode ser utilizada. Anticoagulação também é feita por curto período de tempo, na exclusão de doença aneurismática associada.

O tratamento da cefaleia relacionada à DB é semelhante ao tratamento dispensado aos demais pacientes e requer mudanças no estilo de vida, como boa hidratação, higiene do sono, modificações na dieta, além de medicações de controle habituais (para casos agudos, triptanos, e para prevenção, propranolol, nortriptilina ou topiramato).

Manifestações gastrintestinais

A DB gastrintestinal apresenta-se como doença inflamatória intestinal (DII) e é tratada de forma semelhante, com mesalazina ou sulfassalazina para casos leves, e azatioprina ou micofenolato em casos graves, sempre em associação com corticosteroides orais. Em casos refratários, pode-se lançar mão de imunobiológicos anti-TNF. As complicações como perfuração e fistulação requerem intervenção cirúrgica sempre associada à imunossupressão.

BIBLIOGRAFIA

Alpsoy E. Behcet's disease: A comprehensive review with a focus on epidemiology, etiology and clinical features, and management of mucocutaneous lesions. Journal of Dermatology. 2016;43:620-32.
Baker MR, Smith EV, Seidi OA. Pathergy test. Practical Neurology. 2011;11(5):301-2.
Davatchi F. Diagnosis/classification criteria for Behcet's disease. Patholog Res Int. 2012;2012:607921.
Hatemi G, Christensen R, Bang D, Bodaghi B, Celik AF, Fortune F et al. 2018 update of the EULAR recommendations for the management of Behçet's syndrome. Ann Rheum Dis. 2018;77(6):808-18.
International Study Group for Behcet's Disease. Criteria for diagnosis of Behcet's disease. Lancet. 1990;335(8697):1078-80.
International Team for the Revision of the International Criteria for Behçet's Disease (ITR-ICBD). The International Criteria for Behçet's Disease (ICBD): a collaborative study of 27 countries on the sensitivity and specificity of the new criteria. J Eur Acad Dermatol Venereol. 2014;28:338-47.
Mizuki N, Meguro A, Ota M, Ohno S, Shiota T, Kawagoe T et al. Genome-wide association studies identify IL23R-IL12RB2 and IL10 as Behçet's disease susceptibility loci. Nat Genet. 2010;42:703-6.
Oliveira AC, Buosi AL, Dutra LA, de Souza AW. Behçet disease: clinical features and management in a Brazilian tertiary hospital J Clin Rheumatol. 2011;17(8):416-20.
Scherrer MAR, Rocha VB, Garcia LC. Behçets disease: review with emphasis on dermatological aspects. An Bras Dermatol. 2017;92(4):452-64.
Yazici H, Seyahi E, Hatemi G, Yazici Y. Behçet syndrome: a contemporary view. Nature Reviews Rheumatology. 2018;14(2):107-19.
Zeidan MJ, Saadoun D, Garrido M, Klatzmann D, Six A, Cacoub P. Behçet's disease physiopathology: a contemporary review. Autoimmunity Highlights. 2016;7(1):1-12.

44 Vasculite Urticariforme Hipocomplementêmica

Flávia Maria Matos Melo Campos Peixoto • Joice Belém

INTRODUÇÃO

A vasculite urticariforme hipocomplementêmica (VUH) é uma doença inflamatória de pequenos vasos, caracterizada por lesões cutâneas semelhantes à urticária, porém que perdura por mais de 24 h. Essa vasculite também pode acometer outros órgãos (rim, pulmão e sistema nervoso central) e está associada ao consumo de complemento. É classificada como uma vasculite por depósito de imunocomplexos pela *Chapel Hill Consensus Conference Nomenclature of Vasculitides* de 2012. Está relacionada com autoanticorpos antiC1q, sendo também denominada vasculite antiC1q.

ETIOLOGIA

Pode ser idiopática ou associada a outras doenças sistêmicas, como lúpus eritematoso sistêmico (LES), síndrome de Sjögren primária, gamopatia monoclonal, crioglobulinemia, doenças hematológicas e uso de drogas ilícitas.

EPIDEMIOLOGIA

A incidência de VUH varia de 2 a 20% dos casos de urticária crônica admitidos para investigação. No entanto, sua forma mais grave, também conhecida com síndrome da VUH, é rara, com prevalência de 5 a 20%, predomínio no sexo feminino (2:1) e pico de incidência entre 50 e 60 anos. Pode também acometer crianças.

FISIOPATOLOGIA

Trata-se de uma doença marcada pela formação de imunocomplexos a partir de depósitos de imunoglobulinas IgG contra regiões semelhantes ao colágeno do C1q, ativando a cascata da via clássica do complemento na parede e no interior dos vasos. Isso causa degranulação de mastócitos, aumento da permeabilidade capilar e quimiotaxia de neutrófilos, deflagrando urticária e angioedema, pelo aspecto clínico, e vasculite leucocitoclástica, pelo aspecto histológico.

Em metade dos casos, não se conhece o antígeno que leva à formação de imunocomplexos, assim como os anticorpos contra C1q não são encontrados em todos os casos.

QUADRO CLÍNICO

A VUH apresenta lesões cutâneas urticariformes, como placas eritematosas, acompanhadas de prurido e sensação de queimação, que, diferentemente da urticária, persistem por mais de 24 h e deixam lesões residuais hiperpigmentares em até 35%

dos casos. As lesões também podem estar associadas ao comprometimento de diferentes órgãos. Sintomas sistêmicos como artralgia e mialgia são comuns em até 70% dos casos. Metade dos pacientes afetados podem apresentar comprometimento renal na forma de glomerulonefrite, com hematúria e proteinúria. A biopsia renal é indicada quando há proteinúria maior que 1 g em 24 horas ou perda da função renal. O acometimento pulmonar se apresenta como tosse, dispneia, hemoptise, derrame pleural e doença pulmonar obstrutiva crônica, e é observado em 20% dos casos. O quadro ocular pode surgir na forma de conjuntivite, episclerite ou uveíte em 10% dos pacientes. Além disso, sintomas gastrintestinais, presentes em 30% dos casos na forma de náuseas, vômitos, diarreia e dor abdominal, podem estar associados com ascite, hepatomegalia e esplenomegalia. O comprometimento do sistema nervoso central e do coração é raro. As principais manifestações da vasculite urticariforme hipocomplementêmica são:

- Manifestações cutâneas:
  - Placas e pápulas eritematosas pruriginosas
  - Angioedema (50%)
  - Dermografismo
  - Livedo reticular (15%)
  - Fenômeno de Raynaud
  - Púrpura palpável com hiperpigmentação residual (35%)
  - Lesão semelhante ao eritema multiforme
  - Fotossensibilidade (14%)
- Manifestações sistêmicas:
  - Sintomas constitucionais (50%: febre, esplenomegalia, linfadenopatia, estenose traqueal reversível)
  - Artralgia, artrite migratória de grandes articulações (50%) e artropatia de Jaccoud
  - Proteinúria, hematúria e glomerulonefrite (50%)
  - Dor abdominal (30%), náuseas, vômitos e diarreia
  - Pericardite (15 a 20%), derrame pericárdico, valvulopatia
  - Conjuntivite, episclerite, uveíte (30%), coroidopatia serpiginosa geográfica, perda visual
  - Pseudotumor cerebral, paralisia do nervo craniano, meningite asséptica, mielite transversa, neuropatia periférica
  - Tosse, dispneia, hemoptise, DPOC (30%), asma.

DIAGNÓSTICO

A biopsia da lesão cutânea demonstrando vasculite leucocitoclástica na derme é fundamental para o diagnóstico. Observa-se lesão endotelial de vênulas pós-capilares com extravasamento de hemácias, deposição de fibrina e neutrófilos perivasculares com intensa reação leucocitoclástica. Na imunofluorescência, há deposição de imunocomplexos ao redor dos vasos na derme superficial e uma importante deposição de imunoglobulinas e complemento ao longo da interface derme-epiderme. Essa dermatite de interface é idêntica à encontrada no LES.

Como resultado da ativação da via clássica do complemento, há consumo de C3 e C5, além de C1q. AntiC1q é encontrado em cerca de 50% dos pacientes.

Diagnóstico diferencial

Inclui principalmente a urticária crônica, espontânea ou induzida. Nesse caso, é importante excluir causas alérgicas ou de hipersensibilidade, infecciosas ou paraneoplásicas.

A biopsia cutânea é essencial e mostra achados importantes que diferenciam outras causas de urticária comum, como presença de edema da derme e um discreto infiltrado leucocitário perivascular sem extravasamento de hemácias, com imunofluorescência negativa para imunocomplexos.

TRATAMENTO

A VUH tem boa resposta aos glicocorticoides. A dose dependerá da gravidade do quadro, variando de 0,5 a 1 mg/kg. Nos casos mais refratários, o corticosteroide pode ser associado à hidroxicloroquina, dapsona ou colchicina, e deve ser diminuído semanalmente após resolução dos sintomas iniciais.

Os anti-histamínicos nem sempre alcançam uma boa resposta. Já os anti-inflamatórios são indicados nos casos de artralgia e/ou artrite.

Nos acometimentos sistêmicos mais graves, o uso de imunossupressores, como micofenolato mofetila, metotrexato, ciclosporina, ciclofosfamida ou azatioprina, associados a glicocorticoides faz parte da terapêutica. Pode-se empregar plasmaférese, porém com efeito terapêutico efêmero se não associada a imunossupressores sistêmicos.

PROGNÓSTICO

A VUH é uma forma grave de vasculite, com potencial morbimortalidade, principalmente quando relacionada com outros acometimentos sistêmicos, em especial o pulmonar.

BIBLIOGRAFIA

Davies MDP, Brewer JD. Urticarial vasculitis and hypocomplementemic urticarial vasculitis syndrome. Immunol Allergy Clin N Am. 2004;24:183-213.
Grotz W, Baba HA, Becker JU, Baumgärtel MW. Hypocomplementemic urticarial vasculitis syndrome: an interdisciplinary challenge. Dtsch Arztebl Int. 2009;106:756-63.
Jachiet M, Flageul B, Bouaziz J-D, Bagot M, Terrier B. Les vascularites urticariennes hypocomplémentémiques. La Revue de Médecine Interne. 2018;39(2):90-8.
Jachiet M, Flageul B, Deroux A, Le Quellec A, Maurier F, Cordoliani F et al. The clinical spectrum and therapeutic management of hypocomplementemic urticarial vasculitis: data from a French nationwide study of fifty-seven patients. Arthritis Rheumatol. 2015;67:527-34.
Jara LJ, Navarro C, Medina G, Vera-Lastra O, Saavedra MA. Hypocomplementemic urticarial vasculitis syndrome. Curr Rheumatol Rep. 2009;11:410-5.
Jennette JC, Falk RJ, Bacon PA, Basu N, Cid MC, Ferrario F et al. 2012 revised International Chapel Hill Consensus Conference Nomenclature of Vasculitides. Arthritis Rheum. 2013;65:1-11.
Marques Neto JF, Vasconcelos JTS, Shinjo SK, Radominski SC. Livro da Sociedade Brasileira de Reumatologia. Barueri: Manole; 2018.
Santos MSF. Vasculite urticariforme hipocomplementêmica. Livro da Sociedade Brasileira de Reumatologia. Barueri: Manole; 2018.
Chang S, Carr W. Urticarial vasculitis. Allergy Asthma Proc. 2007;28:97-100.
West SG. Secrets of Reumatology. 3. ed. Philadelphia: Elsevier; 2015.

Parte 9

Doenças Osteometabólicas

45 Osteoporose

Pedro Paulo A. Pedro • Vera Lúcia Szejnfeld

INTRODUÇÃO

A osteoporose (OP) é uma doença esquelética sistêmica caracterizada por baixa massa óssea e desorganização da microarquitetura do tecido ósseo, que leva à fragilidade óssea e, consequentemente, à suscetibilidade a fraturas.

No Brasil, em indivíduos acima de 40 anos, um dos estudos epidemiológicos mais expressivos (BRAZOS)[1] demonstrou prevalências de fraturas por fragilidade de 15,1% e de 12,8% em mulheres e homens, respectivamente. As fraturas por OP ocorrem com mais frequência nas vértebras, no rádio distal e no fêmur proximal, causando dor, incapacidade física e deformidades, além de reduzirem a qualidade de vida.

Em virtude da maior expectativa de vida e proporção de idosos, estima-se que as fraturas por OP aumentem nas próximas décadas. Desse modo, torna-se mais urgente a promoção de ações que permitam avaliar com precisão o risco de fraturas para que medidas preventivas e terapêuticas sejam otimizadas, evitando aumento da morbimortalidade e dos custos de saúde pública.

FISIOLOGIA ÓSSEA

A densidade mineral óssea (DMO), em qualquer época da vida, resulta da quantidade acumulada de osso durante as fases de crescimento e consolidação (pico de massa óssea) e da perda inevitável de osso que ocorre no envelhecimento. A remodelação óssea é o processo pelo qual há reabsorção do osso antigo e substituição pela formação do osso novo. A OP resulta do desequilíbrio entre esses dois processos.

A fase inicial da remodelação é desempenhada pelos osteoclastos, que são células responsáveis pela degradação dos componentes orgânicos e inorgânicos da matriz óssea. Os osteoclastos são ativados e regulados por citocinas locais (interleucina-1 e interleucina-6), fatores de estimulação de colônias e hormônios sistêmicos, como: paratormônio (PTH), 1,25 di-hidroxivitamina D e calcitonina. Uma das principais vias de sinalização envolvidas na reabsorção óssea é a do receptor ativador do fator nuclear kappa-B (RANK, do inglês *receptor activator of nuclear factor kappa-B*), ligante de RANK (RANKL) e osteoprotegerina (OPG). A interação RANK-RANKL promove ativação dos osteoclastos, a qual é contrarregulada pela interação OPG-RANKL, já que a OPG age como um receptor solúvel que indisponibiliza o RANKL para a interação com o RANK (Figura 45.1).

Após a ativação osteoclástica e a reabsorção óssea, ocorre a fase de reversão, caracterizada por apoptose dos osteoclastos. Em seguida, inicia-se a fase de formação óssea, na qual os osteoblastos ocupam as cavidades de reabsorção. Quando são incluídos na matriz óssea, os osteoblastos tornam-se osteócitos, que se comunicam por um grande sistema funcional, regulando a mineralização óssea local.

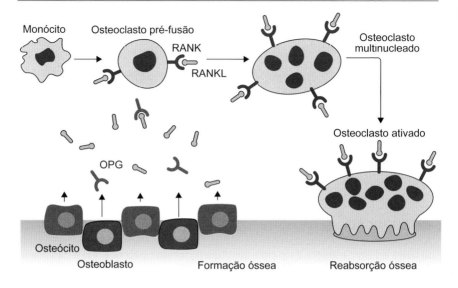

Figura 45.1 Via de sinalização RANK-RANKL-OPG simplificada. Adaptada de Josse, 2008.[2]

A formação óssea é regulada positivamente pela via Wnt e negativamente pela esclerostina, fator local secretado pelos osteócitos e que inibe a sinalização da via Wnt presente nos osteoblastos. A sequência de eventos é sempre de reabsorção seguida por formação óssea, e esses dois processos são acoplados espacial e temporalmente.

FATORES DE RISCO DE OSTEOPOROSE E FRATURAS

Na OP, em virtude de uma redução da resistência intrínseca óssea, o nível de traumatismo necessário para que ocorra uma fratura é relativamente baixo. Um grande número de fatores de risco foram identificados e, embora alguns não possam ser alterados, é fundamental que sejam conhecidos para que medidas de redução da perda de massa óssea possam ser tomadas. De modo clássico, organizam-se esses fatores conforme a etiologia envolvida no desenvolvimento da OP (causas primárias e secundárias), além de fatores implicados no aumento do risco de quedas (Tabelas 45.1 a 45.3).

Tabela 45.1 Fatores de risco para osteoporose primária.

Riscos fixos
• Idade > 60 anos
• Sexo feminino
• História familiar de OP/fratura
• Etnia (caucasianos e asiáticos)
• Menopausa
• Índice de massa corporal
Riscos modificáveis
• Alcoolismo e tabagismo
• Baixo peso (IMC < 19 kg/m^2)
• Deficiência de vitamina D
• Sedentarismo
• Baixa ingestão de cálcio na dieta

Tabela 45.2 Principais causas da osteoporose secundária.

Condições clínicas

- Doenças inflamatórias sistêmicas: artrite reumatoide e espondilite anquilosante
- Doenças disabsortivas: doenças inflamatória intestinal e celíaca
- Doenças hematológicas: MM, leucemias e linfomas, hemoglobinopatias
- Estados hipogonadais: síndromes de Turner e de Klinefelter
- Distúrbios endócrinos: síndrome de Cushing, hipertireoidismo, hiperparatireoidismo e diabetes melito
- Doença renal crônica: principalmente quando ClCr < 30 mℓ/min
- Doenças pulmonares: asma e doença pulmonar obstrutiva crônica
- Doenças neurológicas: epilepsia, esclerose múltipla e doença de Parkinson

Classes farmacológicas

- Glicocorticoides: risco proporcional à posologia e ao tempo de duração
- Esteroides: medroxiprogesterona e agonistas do LH
- Imunossupressores: inibidores da calmodulina e calcineurina fosfatase
- Inibidores da aromatase: anastrozol, letrozol, exemestano
- Antipsicóticos: haloperidol, quetiapina, risperidona
- Anticonvulsivantes: fenitoína, fenobarbital, carbamazepina
- Inibidores de bomba de prótons: redução da absorção do cálcio da dieta
- Hormônios tireoidianos: levotiroxina em doses suprafisiológicas

ClCr: *clearance* de creatinina; LH: hormônio luteinizante; MM: mieloma múltiplo.

Tabela 45.3 Fatores de risco para quedas.

Fatores intrínsecos

- História prévia de quedas
- Idade
- Sexo feminino
- Medicamentos
- Comorbidades
- Distúrbios de marcha
- Sedentarismo
- Declínio cognitivo
- Doenças ortopédicas
- Deficiência visual e auditiva

Fatores extrínsecos

- Iluminação inadequada
- Superfícies escorregadias
- Tapetes soltos ou com dobras
- Degraus altos ou estreitos
- Obstáculos no caminho
- Ausência de corrimão em corredores e banheiros
- Prateleiras excessivamente altas ou baixas
- Roupas e sapatos mal conservados
- Via pública com buracos ou irregularidades
- Órteses inapropriadas

Os fatores de risco secundários são menos prevalentes, mas podem ter um impacto significativo na saúde óssea e na incidência de fraturas. Esses fatores incluem outras doenças ou uso de medicamentos que, direta ou indiretamente, afetam a remodelação óssea, além de condições que impactam na mobilidade e no equilíbrio e que podem contribuir para o aumento do risco de queda e fratura.

QUADRO CLÍNICO

A OP é conhecida como uma doença silenciosa, pois as primeiras manifestações ocorrem apenas quando já houve perda de 30 a 40% da massa óssea. Em geral se apresenta por meio de fraturas, que ocorrem com mais frequência em vértebras, costelas, terço distal do rádio, fêmur, úmero e pequenos ossos periféricos (metatarsos), muitas delas diagnosticadas incidentalmente. É uma doença assintomática até a fratura, portanto a história clínica deve contemplar tanto os fatores de risco de baixa massa óssea quanto os fatores de predisposição a quedas.

Caso haja história de trauma seguido de fratura, é necessário investigar a quantidade de energia envolvida no evento, a fim de identificar as fraturas relacionadas com baixa resistência óssea (fraturas por fragilidade óssea). O sítio mais comum de acometimento é o vertebral, cuja fratura se caracteriza por dores agudas, algumas vezes acompanhadas por raquialgia.

Ao longo do tempo, com o aparecimento de uma ou mais vértebras com fraturas, começam a surgir deformidades esqueléticas características da OP, como acentuação da cifose dorsal, conhecida como "corcunda da viúva", acentuação da lordose cervical e retificação da lordose lombar. Essas alterações facilitam a ocorrência de infecções das vias aéreas superiores e quadros de obstipação intestinal crônica, com frequência encontradas nesses pacientes. A OP não tratada pode se tornar doença extremamente dolorosa, desfigurante, incapacitante, com importante repercussão sobre a qualidade de vida dos pacientes.

DIAGNÓSTICO

O diagnóstico da OP tem por base a baixa DMO e fraturas relacionadas com trauma de baixo impacto (fraturas por fragilidade óssea). Baseia-se na utilização de técnicas de medida da massa óssea, seguras e reprodutíveis, que asseguram o diagnóstico precoce da doença e/ou a identificação de indivíduos com risco aumentado para fraturas. Apesar de a DMO a ser o principal determinante do risco de fraturas, há outros fatores relevantes nas síndromes de fragilidade esquelética, os quais não são avaliados pelos atuais métodos de aferição de massa óssea.

Embora tenha suas limitações, a medição da DMO ainda é um dos melhores métodos disponíveis para a previsão de fraturas. Geralmente, a avaliação é feita com absorciometria por raios X de dupla energia (DXA); o risco de fratura aumenta em 1,5 a 3 vezes a cada queda de 1 desvio padrão (DP) na DMO.

Em mulheres na pós-menopausa e homens maiores de 50 anos, utiliza-se o T-score (comparação com a massa óssea de um jovem adulto), cujos valores de corte para classificação diagnóstica foram definidos pela Organização Mundial da Saúde (OMS) em 1994 (Tabela 45.4).

Já em mulheres no menacme e em homens com menos de 50 anos, emprega-se o Z-score (comparação com a massa óssea de indivíduos de mesma idade e sexo), no qual valores iguais ou inferiores a −2 DP são definidos como "abaixo da faixa esperada para a idade" e valores acima de −2 DP devem ser classificados como "dentro dos limi-

Tabela 45.4 Classificação densitométrica segundo a OMS.

Diagnóstico	T-score (em desvio padrão)
Normal	≥ −1
Osteopenia	Entre −1 e −2,5
OP	≤ −2,5
OP estabelecida (grave)	≤ −2,5 associado à fratura por fragilidade

tes esperados para a idade". Nesses pacientes, o termo osteopenia pode ser utilizado, mas é preferível "baixa massa óssea para a idade", pois indivíduos jovens com baixa DMO não apresentam, necessariamente, elevado risco de fraturas.

A OP não deve ser diagnosticada em homens saudáveis com menos de 50 anos ou mulheres saudáveis com menos de 40 anos de idade fundamentando-se somente nos critérios de DMO. No entanto, se houver uma causa secundária estabelecida (p. ex., uso crônico de corticosteroides), os termos "osteoporose" e "osteopenia" podem ser empregados.

As indicações para a densitometria óssea segundo a International Society of Clinical Densitometry (ISCD) de 2015 são:

- Mulheres ≥ 65 anos ou homens ≥ 70 anos
- Mulheres na pós-menopausa < 65 anos, se fator de risco para baixa massa óssea (p. ex., baixo índice de massa corpórea e/ou história de fratura maior e/ou uso de medicamentos de alto risco e/ou presença de doenças ou condições relacionadas com perda óssea)
- Mulheres durante a transição da menopausa com fatores de risco para fraturas
- Homens < 70 anos, se fator de risco para baixa massa óssea
- Adultos com fraturas por fragilidade
- Adultos com doença ou condição associada à baixa massa óssea ou à perda óssea
- Adultos em uso de medicamentos associados à baixa massa óssea ou à perda óssea
- Monitoramento terapêutico
- Pacientes que passam potencialmente a perder massa óssea e necessitam de intervenção.

As fraturas vertebrais são o tipo mais comum de fraturas por fragilidade óssea e podem ser pesquisadas pela radiografia simples de coluna torácica e lombar em duas incidências (perfil e anteroposterior), e são mais comumente avaliadas na prática clínica pelo método semiquantitativo de Genant (Figura 45.2). Outra opção de exame é a

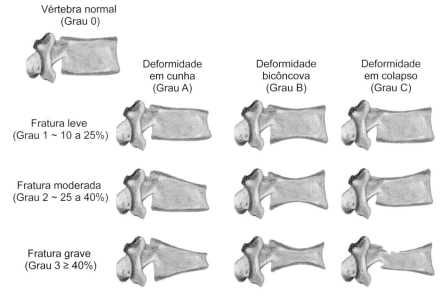

Figura 45.2 Classificação de fratura vertebral pelo método semiquantitativo de Genant. Adaptada de Genant et al., 1993.[3]

vertebral fracture assesment (VFA), em que a imagem obtida por DXA é analisada por um *software* específico. As indicações para uso de radiografias ou VFA, segundo a ISCD de 2015, são:

- Mulheres ≥ 70 anos de idade ou homens ≥ 80 anos
- História de perda de altura > 4 cm
- História de fratura prévia não documentada ou suspeita clínica
- Uso de glicocorticoides ≥ 7,5 mg de prednisona por dia, com duração ≥ 3 meses.

Outro aspecto importante é a investigação laboratorial, buscando afastar etiologia secundária. Nesse âmbito, recomendam-se alguns exames na rotina e outros conforme suspeição clínica:

- Rotina:
  - Hemograma, proteína C reativa ou velocidade de hemossedimentação (VHS)
  - Albumina, transaminases, creatinina (Cr)
  - Cálcio sérico e na urina de 24 h
  - 25-hidroxivitamina D
  - Hormônio estimulante da tireoide (TSH), PTH e fosfatase alcalina (FA)
- Suspeição clínica:
  - Anticorpos antiendomísio e antitransglutaminase
  - Marcadores de remodelamento ósseo
  - Eletroforese de proteínas (EFP) e imunofixação sérica e urinária
  - Cortisol urinário livre e função da glândula adrenal
  - Testosterona, hormônio luteinizante (LH), hormônio folículo-estimulante (FSH); globulina ligadora de hormônios sexuais (SBHG).

AVALIAÇÃO DO RISCO DE FRATURA

O uso da DXA como indicador clínico de OP é limitado, pois é apenas um entre vários fatores de risco importantes para a fratura. Um importante estudo epidemiológico (NORA)[4] demonstrou que a maioria das fraturas ocorre em indivíduos cujo *T-score* não corresponde à definição convencional de OP (≤ −2,5 DP). Portanto, a DXA tem baixa sensibilidade quando usada de maneira isolada para triagem. Muitos fatores de risco clínicos identificados com facilidade (p. ex., idade, sexo, fratura prévia) estão associados a risco de fratura, independentemente da DMO.

Diversas ferramentas foram desenvolvidas para estimar o risco absoluto de fraturas. Entre estas ferramentas, o *Fracture Risk Assessment Tool* (FRAX) é aquela estudada e aplicada de modo mais amplo na prática clínica.

O FRAX é um algoritmo eletrônico constituído de fatores de risco previamente estabelecidos, que pode utilizar ou não a densidade óssea do colo do fêmur com a finalidade de estimar a probabilidade de o paciente vir a apresentar uma fratura maior ou, especificamente, uma fratura de quadril nos próximos 10 anos. Destina-se a mulheres na pós-menopausa e homens com mais de 50 anos de idade e que não estejam em tratamento. A ferramenta está disponível com livre acesso no *site* da Universidade de Sheffield. No Brasil, recomenda-se utilizar o *site* da Associação Brasileira de Avaliação Óssea e Osteometabolismo, pois os algoritmos já estão ajustados para a população brasileira.

Embora o FRAX não seja um substituto para o julgamento clínico, pode ajudar na identificação de pacientes que devam realizar a DXA ou iniciar o tratamento, independentemente da densidade óssea.

Segundo o National Osteoporosis Guideline Group (NOGG), recomenda-se que indivíduos com risco de fratura suficientemente alto sejam considerados para tratamento medicamentoso. Aqueles com risco muito baixo de fratura precisam apenas ser orientados com medidas não farmacológicas. O grupo intermediário necessita efetuar a DXA para refinar o cálculo do risco de fratura, devendo-se estimar uma vez mais a probabilidade por meio da ferramenta FRAX (Figura 45.3).

É importante ressaltar que as quedas não são incluídas no FRAX, mas são incorporadas às outras calculadoras de risco. Uma metanálise[5] concluiu que quedas prévias predisseram fratura incidente independentemente da probabilidade calculada pelo FRAX.

Várias novas medidas vêm sendo propostas para melhorar a avaliação do risco de fratura na prática clínica. Dentre elas, destaca-se o escore ósseo trabecular (TBS), o comprimento do eixo do quadril e a tomografia quantitativa computadorizada periférica (pQCT). Outras medidas de fragilidade, como redução da massa e da função muscular prejudicada (sarcopenia), não são consideradas diretamente por nenhuma das ferramentas, mas devem ser lembradas por contribuírem para o risco de fraturas.

TRATAMENTO
Não farmacológico
O objetivo do tratamento da OP é reduzir a probabilidade de fraturas pelo fortalecimento do esqueleto e diminuição na frequência de quedas. Medidas gerais, como boa nutrição, atividade física regular e mudança de hábitos prejudiciais ao estilo de vida, são recomendados a todos os pacientes. A suplementação de cálcio e vitamina D é

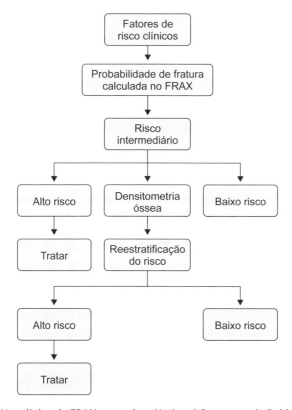

Figura 45.3 Uso clínico do FRAX segundo o National Osteoporosis Guideline Group.

orientada aos indivíduos com ingestão insuficiente a fim de garantir aproximadamente 1.200 mg diários de cálcio e 800 UI diária de vitamina D (os valores ideais de 25-hidroxivitamina D variam de acordo com a idade e o grupo de risco no qual o indivíduo se encontra).

Os exercícios regulares com sustentação de peso e/ou treinamento de resistência progressiva (musculação) são essenciais para a saúde do esqueleto, tanto pelos efeitos diretos sobre a resistência óssea quanto pela prevenção de quedas. Esses exercícios aumentam a força muscular resultando em melhor condicionamento e equilíbrio.

A combinação de programas de exercício e suplementação de cálcio e vitamina D nos pacientes com ingestão insuficiente é mais eficaz na manutenção da massa óssea do que qualquer intervenção isolada. Essas medidas gerais podem retardar a perda óssea em idosos, mas não restauram a DMO e não são suficientes para pacientes com alto risco de fratura.

Farmacológico

A terapia farmacológica é recomendada para os pacientes de alto risco sem causa secundária nem contraindicação; portanto, é indicada em caso de:

- Presença de fratura maior por fragilidade óssea (OP estabelecida)
- OP densitométrica (*T-score* ≤ −2,5)
- Alto risco calculado pelo FRAX.

Diferentes classes farmacológicas têm mostrado redução significativa do risco de fraturas (Tabelas 45.5 e 45.6). A escolha do medicamento inicial deve ser baseada individualmente (custo, aspectos clínicos, comorbidades e preferência do paciente) e no conhecimento da eficácia e da segurança do fármaco específico.

Os medicamentos que atuam no metabolismo ósseo e que fazem parte do arsenal terapêutico da OP são classificados em antirreabsortivos (ou anticatabólicos) e formadores (ou anabólicos). Os medicamentos antirreabsortivos atuam bloqueando a atividade dos osteoclastos e reduzindo o remodelamento ósseo, representando o grupo de medicações com o maior número de evidências científicas que confirmam sua eficácia no tratamento da OP. Por outro lado, os medicamentos formadores estimulam a osteoblastogênese, aumentando a formação da matriz óssea. Até o momento, não se dispõe de indícios científicos que corroborem o uso combinado desses regimes terapêuticos.

Inibidores da reabsorção óssea
Bisfosfonatos

Os mais utilizados são alendronato, risedronato, ibandronato e zoledronato. Embora todos sejam medicamentos antirreabsortivos, diferem entre si em relação à afinidade mineral óssea e à sua ação bioquímica. Os resultados dos estudos clínicos divergem quanto à velocidade do início da ação antirreabsortiva, eficácia sobre os diferentes sítios esqueléticos, duração e reversibilidade de seu efeito. Por isso, a redução documentada de fraturas vertebrais e não vertebrais, bem como as indicações aprovadas pelo Food and Drug Administration (FDA), diferem conforme o bisfosfonato.

Apenas o risedronato e o alendronato são aprovados para o uso em homens com OP, enquanto risedronato, alendronato e zoledronato são aprovados para OP induzida por corticosteroides.

Os efeitos adversos são semelhantes em todos os bisfosfonatos orais e incluem sobretudo problemas gastrintestinais como disfagia, esofagite e úlcera péptica. Há relatos de osteonecrose de mandíbula, especialmente em pacientes com câncer e em uso de bisfosfonato intravenoso (IV). Recomendam-se altas doses de cálcio e vitamina D antes da introdução do zoledronato a fim de reduzir a possibilidade de hipocalcemia.

Cerca de 30% dos pacientes após a primeira infusão desenvolvem a síndrome *flu-like*, a qual é caracterizada por artralgia, cefaleia, mialgia e febre. Geralmente, a síndro-

Capítulo 45 • Osteoporose 335

Tabela 45.5 Tratamento medicamentoso aprovado para osteoporose.

Medicação	Posologia	Redução do risco de fraturas*		
		Vt	Qd	N-Vt
Bisfosfonatos				
Ibandronato	150 mg/mês (VO)	Sim	ND	ND
Alendronato	35 a 70 mg/semana ou 5 a 10 mg/dia (VO)	Sim	Sim	Sim
Risedronato	35 mg/semana ou 5 mg/dia (VO)	Sim	Sim	Sim
Ácido zoledrônico	5 mg/ano (IV)	Sim	Sim	Sim
Inibidores do RANKL				
Denosumabe	60 mg/6 meses (SC)	Sim	Sim	Sim
SERM				
Raloxifeno	60 mg/dia (VO)	Sim	ND	ND
Terapia hormonal				
Estrogênio (conjugado)	0,3 a 1,25 mg/dia (VO)	Sim	Sim	Sim
Análogos do PTH				
Teriparatida	20 µg/dia (SC)	Sim	ND	Sim

* Obs.: redução significativa do risco de fratura após primeira análise dos estudos clínicos.

VO: via oral; IV: intravenoso; SC: subcutâneo; Vt: vertebral; Qd: quadril; N-Vt: não vertebral; ND: não determinado; RANKL: ligante de RANK (do inglês *receptor activator of nuclear factor kappa-B*); SERM: moduladores seletivos do receptor do estrogênio; PTH: paratormônio.

Tabela 45.6 Efeitos adversos e contraindicações no tratamento medicamentoso da osteoporose.

Medicação	Efeitos adversos	Contraindicações e prevenções
Bisfosfonatos	VO: esofagite e mialgia IV: mialgia, artralgia e febre	Hipersensibilidade, insuficiência renal (principalmente quando ClCr < 30), hipocalcemia e dismotilidade esofágica nos bisfosfonatos orais
Inibidores do RANKL	*Rash*, ONM, fraturas atípicas, celulite	Hipocalcemia, gestação, hipersensibilidade; múltiplas fraturas vertebrais têm ocorrido quando descontinuado
Terapia hormonal	Mastalgia, cefaleia, câncer de mama, TEP	Trombofilias ou TVP prévio, metrorragia sem diagnóstico, gestação, neoplasia de mama e as estrogênio-dependentes, disfunção hepática
SERM	Náuseas, cãibras, TEP, fogacho	TVP prévio, gestação
Análogos do PTH	Hipercalciúria, cãibras	Hipersensibilidade, nefrolitíase, crianças e adolescentes com epífise de crescimento aberta, doença de Paget e outras osteometabólicas, metástases ósseas ou neoplasia esquelética

ClCr: *clearance* de creatinina; TVP: trombose venosa profunda; TEP: tromboembolismo; SERM: moduladores seletivos do receptor do estrogênio; PTH: paratormônio; ONM: osteonecrose de mandíbula; RANKL: ligante de RANK (do inglês *receptor activator of nuclear factor kappa-B*).

me tem duração de até 72 h seguintes à administração do medicamento. Fratura atípica de fêmur foi relatada com o uso prolongado de bisfosfonato oral, em particular o alendronato, com uma incidência diretamente proporcional ao tempo de uso. Com o intuito de evitar a supressão exagerada da remodelação óssea e seus potenciais efeitos adversos graves, em especial a fratura atípica de fêmur, as estratégias intermitentes de uso dos bisfosfonatos são utilizadas conforme Figura 45.4.

Inibidores do RANKL

Essa classe é representada pelo denosumabe, que é um anticorpo monoclonal humano contra o RANKL, pois impede a interação do RANKL com seu receptor RANK, presente nos osteoclastos. A via RANK/RANK-L é essencial para o desenvolvimento e a atividade reabsortiva dos osteoclastos. A inibição dessa via leva à diminuição da reabsorção óssea, sem alterar a vitalidade dos osteoclastos.

Mulheres com OP pós-menopausa tratadas com denosumabe, por até 10 anos, apresentaram aumento da densidade óssea na coluna e no fêmur, e redução significativa de fraturas vertebrais, não vertebrais e de quadril. A descontinuação do tratamento com denosumabe pode levar à reversão dos benefícios obtidos na DMO, bem como ao aumento do risco de fratura por fragilidade, caso em que deve-se sempre considerar a introdução de outra forma de tratamento de OP.

Diferente dos bisfosfonatos, pode ser utilizado em pacientes com *clearance* de Cr inferior a 30 mg/mℓ/min, pois sua metabolização é feita na medula óssea e não no rim. Tem poucos efeitos colaterais, dentre os quais se destacam *rash* cutâneo no local da injeção, hipocalcemia e celulite a distância.

Terapia hormonal

É aprovada pela FDA e pela Agência Nacional de Vigilância Sanitária (ANVISA) para a prevenção e o tratamento da OP, bem como para alívio dos sintomas vasomotores e da atrofia vulvovaginal relacionados à menopausa.

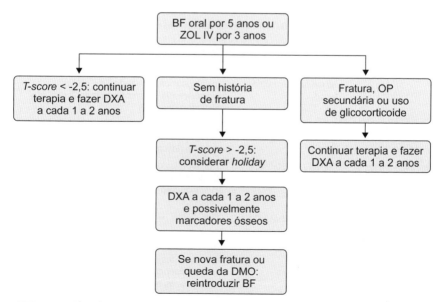

Figura 45.4 Algoritmo para suspensão de tratamento com bisfosfonatos (*drug holiday*). BF: bisfosfonato; ZOL: ácido zoledrônico; DXA: densitometria por emissão de raios X de dupla energia; DMO: densidade mineral óssea.

O estudo WHI[6] mostrou que mulheres tratadas com estrogênio associado ao progestágeno durante 5 anos apresentaram 34% de redução de fraturas vertebrais e de quadril e 23% de redução de fraturas não vertebrais. Como essa medicação estava relacionada a um risco aumentado de eventos cardiovasculares, tromboembólicos e câncer de mama, sua melhor indicação é para pacientes com osteopenia ou OP apresentando sintomas climatéricos. As principais contraindicações são neoplasia de mama ou endométrio, distúrbios tromboembólicos e doença hepática grave.

Moduladores seletivos do receptor de estrogênio
São agentes não esteroides que se ligam aos receptores de estrogênio e agem como agonistas ou antagonista dependendo do tecido.

O raloxifeno é o único modulador seletivo do receptor de estrogênio (SERM) disponível para a prevenção e o tratamento da OP na pós-menopausa, mas há vários outros em desenvolvimento. Previne a perda de massa óssea e reduz em 30 a 50% o risco de fraturas vertebrais em mulheres após a menopausa com baixa massa óssea ou com OP e fraturas vertebrais. No entanto, não reduziu o risco de fraturas não vertebrais e de quadril após 8 anos de tratamento. O principal efeito colateral do raloxifeno é risco aumentado de tromboembolismo. Por outro lado, as mulheres que receberam essa medicação apresentaram redução de 60% no risco de câncer invasivo de mama.

Anabólicos ou formadores
PTH recombinante
Aprovado para o tratamento da OP na pós-menopausa em mulheres com alto risco de desenvolver fraturas. É um agente anabólico que, quando administrado diariamente por injeção subcutânea na dose de 20 μg/dia, reduziu em 65% o risco de fraturas vertebrais e em 53% o risco de fraturas não vertebrais em pacientes com OP tratados por 18 meses.

O único PTH recombinante disponível atualmente no Brasil, a teriparatida, é um medicamento bem tolerado, embora alguns pacientes possam apresentar cãibras e tonturas. Como aumentou a incidência de osteossarcoma em ratos, não deve ser indicada para pacientes com outras doenças osteometabólicas (como doença de Paget), naqueles que já receberam radioterapia para o esqueleto ósseo e portadores de metástases ósseas, hipercalcemia ou com história de doença maligna óssea.

Não há dados sobre sua eficácia e segurança quando utilizada por mais de 2 anos. Seu uso é aprovado também em homens e em pacientes com OP induzida por corticosteroides. Mais recentemente, tem sido indicada após fratura atípica por uso de bisfosfonato.

A interrupção do uso da teriparatida ocasiona perda de massa óssea e, portanto, recomenda-se como tratamento subsequente para OP a introdução de um agente antirreabsortivo. Se o fármaco escolhido for desonumabe, recomenda-se sua introdução antes do término do período de administração da teriparatida a fim de evitar o fenômeno conhecido como "fome óssea", em que ocorre uma perda acelerada de massa óssea.

Terapia combinada e sequencial
Estudos ainda não justificaram o uso de dois agentes antirreabsortivos simultaneamente, e já foi demonstrado que a combinação de bisfosfonatos e teriparatida não produz nenhum benefício significativo em relação à monoterapia. Apesar de o início do tratamento com teriparatida e denosumabe resultar em ganhos mais rápidos e maiores na DMO do que com terapia isolada de um deles, não se evidenciaram resultados que confiram maior proteção contra fratura.

O uso sequencial de fármacos no manejo a longo prazo deve ser fortemente encorajado, sobretudo após uso da teriparatida, pois todo o ganho adquirido durante seu tratamento é perdido após 2 anos de sua suspensão. Recomenda-se a manutenção terapêutica com um bisfosfonato ou denosumabe em todos esses pacientes.

OSTEOPOROSE INDUZIDA POR GLICOCORTICOIDE

Fatores de risco para fraturas induzidas por glicocorticoide incluem idade (> 55 anos), sexo feminino, etnia branca e uso de prednisona por mais de 3 meses em dose superior a 7,5 mg/dia. A triagem para o risco de fratura deve ser feita logo após o início do tratamento com glicocorticoide, podendo ser estimado por meio da DXA e/ou pelo FRAX. Os pacientes que recebem glicocorticoide necessitam de orientação sobre a ingestão adequada de cálcio e vitamina D, exercícios, e evitar o consumo excessivo de álcool e tabaco. Como o risco de fratura aumenta com rapidez após o início da terapia com glicocorticoide, o tratamento protetor ósseo deve ser iniciado o mais cedo possível nos indivíduos de alto risco. O risco de fratura diminui rapidamente quando os glicocorticoides são descontinuados, e por isso sua exposição deve ser minimizada o máximo possível.

Dentre os fármacos aprovados para pacientes em uso de glicocorticoide, destacam-se: alendronato, risedronato, ácido zoledrônico, denosumabe e teriparatida. Evidências científicas indicam que alendronato, risedronato e teriparatida reduzem o risco de fratura vertebral e não vertebral, incluindo as fraturas de quadril.

Em um estudo comparativo[7] de DMO com o uso de teriparatida e alendronato, observou-se uma diminuição significativa da incidência de novas fraturas vertebrais em 18 e 36 meses nos indivíduos tratados com teriparatida, em comparação aos que usaram alendronato. Outro estudo[7] demonstrou que o denosumabe foi mais eficaz que o risedronato para aumentar a DMO em indivíduos que usavam glicocorticoide, porém não não houve diferença significativa no evento de fraturas.

A OP induzida por glicocorticoide é caracterizada por uma redução na formação óssea, por isso, nos pacientes de alto risco para fraturas, recomenda-se iniciar o tratamento com terapia anabólica seguida de antirreabsortivo.

REFERÊNCIAS BIBLIOGRÁFICAS

1. Pinheiro MM, Ciconelli RM, Jacques NO, Genaro PS, Martini LA, Ferraz MB. The Brazilian Osteoporosis Study (BRAZOS). Rev Bras Reumatol. 2010;50(2):113-272.
2. Josse RG. The role of RANK/RANKL/OPG pathway in bone loss: new insights. Disponível em: https://www.healthplexus.net/article/bone-biology-and-role-rankranklopg-pathway. Acesso em: 06 jan 2020.
3. Genant HK, Wu CY, van Kuijk C, Nevitt MC. Vertebral fracture assessment using a semiquantitative technique. J Bone Miner Res. 1993;8(9):1137-48.
4. Barrett-Connor E, Weiss TW, McHorney CA, Miller PD, Siris ES. Predictors of falls among postmenopausal women: results from the National Osteoporosis Risk Assessment (NORA). Osteoporos Int. 2009;20(5):715-22.
5. Harvey NC, Oden A, Orwoll E, Lapidus J, Kwok T, Karlsson MK et al. Falls predict fractures independently of FRAX probability: a meta-analysis of the osteoporotic fractures in men (MrOS) Study. J Bone Miner Res. 2018;33:510-6.
6. Rossow JE, Anderson GL, Prentice RL, LaCroix AZ, Kooperberg C, Stefanick ML et al. Writing Group for the Women's Health Initiative Investigators. Risks and benefits of estrogen plus progestin in healthy postmenopausal women: principle results from WHI randomized controlled trial. JAMA. 2002;288(3):321-33.
7. Saag KG, Zanchetta JR, Devogelaer JP et al. Effects of teriparatide versus alendronate for treating glucocorticoid-induced osteoporosis: thirty-six-month results of a randomized, double-blind, controlled trial. Arthritis Rheum 2009;60:3346-55.

BIBLIOGRAFIA

Blake GM, Fogelman I. Strontium ranelate: a novel treatment for postmenopausal osteoporosis: a review of safety and efficacy. Clin Interv Aging. 2006;1(4):367-75.

Boonen S, Laan RF, Barton IP, Watts NB. Effect of osteoporosis treatments on risk of non-vertebral fractures: review and meta-analysis of intention-to-treat studies. Osteoporos Int. 2005;16(10):1291-8.

Buckley L, Humphrey MB. Glucocorticoid-induced osteoporosis. N Engl J Med. 2018;379:2547-56.

Buksman S, Vilela ALS, Pereira SRM, Lino VS, Santos VH. Queda em idosos: prevenção. Projeção Diretrizes – Sociedade Brasileira de Geriatria e Gerontologia. Disponível em: https://sbgg.org.br/wp-content/uploads/2014/10/queda-idosos.pdf. Acesso em: 06 jan 2020.

Chesnut CH 3rd, Silverman S, Andriano K, Genant H, Gimona A, Harris S et al. A randomized trial of nasal spray salmon calcitonin in postmenopausal women with established osteoporosis: the prevent recurrence of osteoporotic fractures study. PROOF Study Group. Am J Med. 2000;109(4):267-76.

Compston JE, McClung MR, Leslie WD. Osteoporosis. Lancet. 2019;393:364-76.

Cummings SR, San Martin J, McClung MR, Siris ES, Eastell R, Reid IR et al. FREEDOM Trial. Denosumab for prevention of fractures in postmenopausal women with osteoporosis. N Engl J Med. 2009;361(8):756-65.

Ettinger B, Black DM, Mitlak BH, Knickerbocker RK, Nickelsen T, Genant HK et al. Reduction of vertebral fracture risk in postmenopausal women with osteoporosis treated with raloxifene: results from a 3-year randomized clinical trial. Multiple Outcomes of Raloxifene Evaluation (MORE) Investigators. JAMA. 1999;282(7):637-45.

Genant HK, Wu CY, van Kuijk C, Nevitt MC. Vertebral fracture assessment using a semiquantitative technique. J Bone Miner Res. 1993;8(9):1137-48.

Kanis JA, Burlet N, Cooper C, Delmas PD, Reginster JY, Borgstrom F et al. European guidance for the diagnosis and management of osteoporosis in postmenopausal women. Osteoporos Int. 2008;19:399-428.

Marques Neto JF, Vasconcelos JTS, Shinjo SK, Radominski SC. Livro da Sociedade Brasileira de Reumatologia. Barueri: Manole; 2018.

National Osteoporosis Guideline Group. Clinical guideline for the prevention and treatment of osteoporosis. 2017. https://www.sheffield.ac.uk/NOGG/NOGG%20Guideline%202017.pdf. Acesso em: 06 jan 2020.

Neer RM, Arnaud CD, Zanchetta JR, Prince R, Gaich GA, Reginster JY et al. Effect of parathyroid hormone (1-34) on fractures and bone mineral density in postmenopausal women with osteoporosis. N Engl J Med. 2011;344(19):1434-41.

Rossow JE, Anderson GL, Prentice RL, LaCroix AZ, Kooperberg C, Stefanick ML et al. Writing Group for the Women's Health Initiative Investigators. Risks and benefits of estrogen plus progestin in healthy postmenopausal women: principle results from WHI randomized controlled trial. JAMA. 2002;288(3):321-33.

Russell RGG, Watts NB, Ebetino FH, Rogers MJ. Mechanisms of action of bisphosphonates: similarities and differences and their potential influence on clinical efficacy. Osteoporos Int. 2008;19:733-59.

Tang BMP, Eslick GD, Nowson C, Smith C, Bensoussan A. Use of calcium with vitamin D supplementation to prevent fractures and bone loss in people aged 50 or older. Lancet. 2007;370:657-66.

Tobias JH. Aspectos clínicos da osteoporose. Reumatologia. 6. ed. Rio de Janeiro: Elsevier; 2016.

46 Distúrbio Mineral e Ósseo na Doença Renal Crônica

Igor Beltrão Duarte Fernandes • Charlles Heldan de Moura Castro

INTRODUÇÃO

A denominação distúrbios mineral e ósseo da doença renal crônica (DMO-DRC) refere-se a uma patologia associada a anormalidades clínicas, bioquímicas e de imagem resultantes do estado urêmico.

O espectro da DMO-DRC envolve alterações nas concentrações de cálcio sérico, fosfato, magnésio e vitamina D, além de desordens do paratormônio (PTH) e do fator de crescimento fibroblástico-23 (FGF-23).

Anormalidades na doença renal óssea referem-se a síndromes com alto e baixo remodelamento, que variam desde a osteomalacia até a osteíte fibrosa, a depender de qual mecanismo patogênico predomina (Figura 46.1). São exemplos dessas síndromes:

- Osteíte fibrosa: manifestação do hiperparatireoidismo que determina aumento da atividade de osteoblastos e osteoclastos com consequente elevação da remodelação óssea
- Osteomalacia: remodelamento ósseo diminuído, causada frequentemente por deposição de alumínio
- Doença óssea adinâmica (DOA): baixo remodelamento ósseo
- Osteodistrofia renal mista: combinação das três síndromes anteriores.

PATOGÊNESE

Na DRC, ocorre retenção de fosfato, evidente a partir do estágio 4. Até esse estágio, a elevação dos níveis de PTH com consequente fosfatúria mantém os níveis de fosfato sérico dentro dos valores da normalidade. A hiperfosfatemia e a hipocalcemia, que se instalam na DRC, estimulam a secreção do PTH indiretamente pelos seguintes mecanismos:

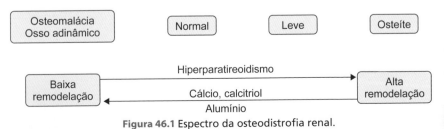

Figura 46.1 Espectro da osteodistrofia renal.

Capítulo 46 • Distúrbio Mineral e Ósseo na Doença Renal Crônica

- Redução da fração de cálcio livre, estimulando a secreção de PTH: a hiperfosfatemia também leva à diminuição da produção de calcitriol pelo rim, seja diretamente ou pelo aumento dos níveis de FGF-23 (que diminui a atividade da alfa-1-hidroxilase)
- Diminuição da produção de 1,25 di-hidroxivitamina-D (calcitriol) pelo rim (diretamente ou pelo aumento dos níveis de FGF-23, que reduz a atividade da alfa-1-hidroxilase): baixos níveis de calcitriol provocam diminuição na absorção intestinal de cálcio, o que estimula a secreção de PTH. A deficiência de calcitriol facilita a proliferação de células paratireoideanas, conforme demonstrado por estudos *in vitro*
- Resistência do esqueleto à ação calcêmica do PTH (níveis mais altos de PTH são requeridos para manter a calcemia e a remodelação óssea normais): os fatores envolvidos nessa resistência do esqueleto ao PTH incluem diminuição dos níveis de calcitriol, *down-regulation* do receptor de PTH e retenção de fósforo
- Resistência às ações do calcitriol nas paratireoides: pelo mecanismo de *feedback*, a hipocalcemia estimula a secreção de PTH, levando ao hiperparatireoidismo com consequente crescimento glandular.

OSTEODISTROFIA DE ALTA REMODELAÇÃO
Manifestações clínicas
A osteodistrofia de alta remodelação tem a dor como principal manifestação clínica. Essa dor geralmente está localizada na região lombar, quadril ou membros inferiores, com piora aos esforços de carga. O depósito periarticular de cristais de fosfato de cálcio, frequente nesse contexto, pode provocar periartrite aguda e causar confusão com crises de gota ou pseudogota. É possível ocorrer também anormalidades ósseas consequentes de fraturas, sendo o principal sítio envolvido o esqueleto axial.

Calcificações extraesqueléticas ocorrem principalmente em pacientes renais crônicos com elevado produto cálcio × fósforo. Essa deposição costuma ser mais relevante nas paredes arteriais; no entanto, sítios como pulmão, miocárdio e áreas periarticulares podem ser acometidos. Na pele, o hiperparatireoidismo pode se manifestar com prurido inespecífico.

Diagnóstico
Deve ser baseado em exames laboratoriais e de imagem. Apesar de pouco usada na prática clínica, a biopsia é o padrão-ouro para o diagnóstico de osteodistrofia renal.

Exames laboratoriais
Cálcio e fósforo

Geralmente, os níveis de cálcio e fósforo permanecem normais até o estágio 4 da DRC (*clearance* de creatinina na faixa de 15 a 29 mℓ/min). A partir desse estágio, o cálcio total tende a cair e o paciente desenvolve hiperfosfatemia. É importante lembrar que, isoladamente, os níveis desses íons não predizem um tipo específico de doença óssea.

Paratormônio
Além da importância diagnóstica, a medida do PTH é fundamental para guiar a terapêutica do paciente, uma vez que avalia a resposta à terapia, evitando tanto o supertratamento quanto o subtratamento. Em dialíticos, níveis de PTH > 600 pg/mℓ são característicos de pacientes com osteíte fibrosa.

Vitamina D
A avaliação da vitamina D nutricional é medida pela 25-hidroxivitamina D3, e seus níveis não são úteis na diferenciação de lesões histológicas da osteodistrofia renal. A dosagem do calcitriol não é usada de forma rotineira no diagnóstico, exceto nos casos de suspeita de produção extrarrenal, como em doenças granulomatosas.

Marcadores de formação e reabsorção óssea

Fosfatase alcalina (FA) elevada é comumente vista no hiperparatireoidismo e reflete a atividade do osteoblasto. A medida da isoenzima FA osso-específica aumenta o poder discriminatório da medida da FA. A dosagem seriada desse marcador é útil para avaliar a progressão da doença óssea. Osteocalcina, outro marcador de atividade osteoblástica, não se mostrou superior à FA.

Radiografia do esqueleto

A radiografia não é indicada rotineiramente, a menos que haja sintomas. Pode ser normal mesmo em pacientes com histologia óssea alterada, tornando-se um exame insensível para o diagnóstico. Algumas alterações encontradas são:

- Erosões subperiosteais das falanges: frequentemente vistas no hiperparatireoidismo secundário grave. Também podem ser observadas na pelve e na clavícula
- Radiografia de crânio: radioluscências focais e aparência de vidro fosco. Pode apresentar o aspecto de crânio em "sal e pimenta"
- Esclerose vertebral com osteopenia da vértebra: coluna em "rugger Jersey"
- Tumores marrons: coleções focais de células gigantes em zonas radiolucentes bem demarcadas de ossos longos, clavículas e dígitos.

Medidas da densidade óssea

A densitometria por absortometria de raios X por dupla energia (DXA) pode ser usada para avaliar a densidade óssea. Ainda não está muito clara a significância dessa técnica na avaliação da doença renal óssea em virtude da falta de correlação com a histologia.

Biopsia óssea

Em decorrência de sua natureza invasiva, não é usada rotineiramente. O exame possibilita o diagnóstico definitivo da doença renal óssea, tornando-se importante sobretudo quando a avaliação não invasiva (bioquímica) é inconclusiva.

Tratamento

O manejo baseia-se em dois pilares: tratamento da hiperfosfatemia e redução dos níveis de PTH. Apesar das medidas que podem ser instituídas, as taxas de incidência de fraturas e doenças cardiovasculares nos pacientes com DRC pouco se alteram, enfatizando a necessidade de novas terapêuticas futuras.

Hiperfosfatemia

Baseia-se na restrição dietética e no uso de quelantes de fosfato por via oral (VO).

Restrição dietética

É importante até mesmo para pacientes sob manejo conservador da DRC e com valores séricos de fósforo normais. A ingestão dietética deve limitar-se a 800 a 1.000 mg de fosfato/dia. Alternativas como a ingestão de proteínas com menor teor de fosfato por grama podem ser usadas com essa finalidade. Além disso, proteínas vegetais foram associadas a menores níveis séricos de fosfato de FGF-23, favorecendo a dieta vegetariana como medida eficaz no controle dietético. Todavia, a restrição excessivamente rígida de proteínas deve ser evitada, por causa do risco de desnutrição proteico-calórica. Uma dieta com até 0,8 g/kg de proteína é indicada para esses pacientes.

Quelantes orais

Indicados para aqueles com hiperfosfatemia persistente apesar da restrição dietética. A escolha do quelante deve levar em consideração o estágio da DRC e o perfil de efeitos colaterais do paciente. Um dos quelantes mais usados na prática é o carbonato de cálcio. Possíveis eventos adversos, como hipercalcemia, calcificação extraesquelética (calcifilaxia) e calcificação vascular, necessitam ser considerados antes de empregar quelantes orais, principalmente se houver uso concomitante de vitamina D. O carbonato de cálcio precisa ser ingerido com as refeições. A dose máxima de cálcio elementar é 2.000 mg/dia, mas via quelante deve ser, no máximo, de 1.500 mg/dia. A posologia recomendada é de 0,5 a 2 g/dia, via oral (VO), preferencialmente dividida em três tomadas, junto com cada refeição.

Outro quelante muito usado na prática clínica é o sevelamer, à base de fósforo e não de cálcio, para minimizar o risco de hipercalcemia e calcificação extraesquelética. Na dose de 2,4 a 4,8 g/dia, fornece controle de fósforo sem hipercalcemia e produz redução do colesterol total e do LDL. O grande fator limitante de seu uso é o custo elevado. Recomenda-se iniciar com 800 mg junto às três principais refeições e pode-se aumentar ou diminuir a dose em um comprimido por refeição em intervalos de 2 semanas. A dose máxima recomendada é de 8.000 mg/dia.

O carbonato de lantânio e o hidróxido de alumínio também são outros exemplos de quelantes de fosfato; porém, devido ao seu perfil de eventos adversos (p. ex., toxicidade pelo alumínio), não são mais recomendados na prática clínica. Os quelantes à base de ferro, como o citrato férrico, demonstraram reduzir os níveis de fosfato sérico e corrigem a ferropenia em pacientes com DRC.

Hemodiálise

Em paciente com hiperfosfatemia persistente apesar da restrição dietética e do uso de quelantes, a remoção de fosfato na hemodiálise pode ser intensificada com sessões diárias (em vez de 3 vezes/semana). Tal medida também favorece a redução da dose diária de quelantes VO, o que contribui para maior adesão.

Redução do paratormônio

Os níveis ideais de PTH são desconhecidos em pacientes não dialíticos com DRC nos estágios 3 a 5. Diante de um paciente com PTH ascendente ou persistentemente elevado, devem-se avaliar fatores contribuintes para o hiperparatireoidismo mediante a dosagem de cálcio, fósforo e vitamina D. Avaliar a adesão à dieta também se tornou importante nesse contexto.

Normalizar os níveis de fosfato sérico e elevar o cálcio pode ajudar a reduzir os níveis de PTH. Além disso, a normalização dos níveis de 25-hidroxivitamina D fornecerá substrato para a conversão em calcitriol no rim, o qual inibe a secreção de PTH.

A avaliação do *status* da vitamina D no organismo é feita pela dosagem da 25-hidroxivitamina D, e seus valores devem ser corrigidos se a concentração for < 30 ng/mℓ. Em paciente em hemodiálise, sugere-se o PTH entre 2 e 9 vezes o limite superior da normalidade.

O calcitriol e a vitamina D devem ser reservados para pacientes com DRC em estágios 4 e 5 ou hiperparatireoidismo grave/progressivo. Já em pacientes dialíticos que precisam reduzir os níveis de PTH, a vitamina D e seus análogos e/ou calcimiméticos podem ser empregados.

Calcitriol (vitamina D ativa)

Capaz de diminuir os níveis de PTH sérico. Em virtude de seu mecanismo de ação (aumenta absorção intestinal de cálcio e fósforo), está associado com maior risco de hipercalcemia e hiperfosfatemia (aumentando o produto cálcio × fósforo, o que pode predispor à calcifilaxia metastática).

Portanto, a terapia com vitamina D deve ser monitorada com cuidado e instituída somente com evidência diagnóstica do hiperparatireoidismo, correção da deficiência de 25- hidroxivitamina D e, principalmente, controle do fósforo sérico.

Tais efeitos adversos levaram ao surgimento de análogos menos hipercalcemiantes, como o paricalcitol e o doxericiferol. Para usuários de análogos da vitamina D, recomenda-se (a fim de evitar a hipercalcemia) a troca do carbonato de cálcio por um quelante que não seja à base de cálcio (sevelamer) e/ou o aumento da dose do quelante de fósforo. Posologia recomendada:

- DRC estágios 3 e 4: 0,25 a 0,5 mg/dia
- DRC estágio 5 (não dialíticos): 0,25 a 0,5 mg/dia, 3 vezes/semana
- DRC dialítica:
  • VO: 0,25 a 0,5 mg/dia, 3 vezes/semana (após a hemodiálise). Em caso de diálise peritoneal: 0,5 a 1,0 mg, 3 vezes/semana
  • IV: 1 a 2 mg, 3 vezes/semana, após a hemodiálise.

Calcimiméticos
Representado pelo cinacalcete, os calcimiméticos podem ser utilizados para tratar hiperparatireoidismo, validados em adultos em hemodiálise. Devem ser usados apenas em dialíticos, quando os níveis de cálcio e fósforo estiverem elevados (ou seja, quando também for necessário evitar o calcitriol). Pacientes em uso de cinacalcete devem ter seu cálcio sérico monitorado de modo regular pelo potencial risco de hipocalcemia. Recentemente, o etelcalcetide, outro calcimimético, mas de uso intravenoso, foi aprovado para tratamento do hiperparatireoidismo. Contudo, uma abordagem não pode ser favorecida em detrimento da outra, sendo fundamental pesar os riscos e os benefícios de cada medicamento. A seleção inicial das medicações para tratar osteodistrofia renal deve se basear no cálcio e no fosfato sérico, além do estágio da DRC:

- DRC 3:
  • Monitorar Ca, P, PTH
  • Avaliar *status* da vitamina D
  • Tratar acidose
  • Considerar:
    ◆ Restrição de P na dieta
    ◆ Quelantes de P
- DRC 4:
  • Considerar:
    ◆ Análogos da forma ativa de vitamina D
    ◆ Limitar a ingestão de cálcio
- DRC 5:
  • Considerar:
    ◆ Paratireoidectomia
    ◆ Calcimiméticos
    ◆ Regime dialítico
    ◆ Cálcio no dialisado.

PARATIREOIDECTOMIA
Indicada nos casos de hiperparatireoidismo grave (níveis persistentemente maiores que 800 a 1.000 pg/mℓ) e refratários a medidas clínicas. Também pode ser considerada em pacientes com hiperparatireoidismo grave com evidência de calcificação metastática. O desenvolvimento de calcifilaxia é uma indicação urgente de paratireoidectomia se o PTH estiver elevado.

BIBLIOGRAFIA
Custódio MR, Canziani MEF, Moysés RMA, Barreto FC, Neves CL, Oliveira RB *et al.* Protocolo clínico e diretrizes terapêuticas para o tratamento do hiperparatireoidismo secundário em pacientes com doença renal crônica. J Bras Nefrol. 2013;35(4):308-22.

Hanudel MR, Salusky IB, Moe SM. Pathophysiology and treatment of chronic kidney disease-mineral and bone disorder. American Society for Bone and Mineral Research. 2019;2:695-703.
Martin K. Bone and mineral disorders in chronic kidney disease. In: Feehally J. Comprehensive Clinical Nephrology. 6. ed. São Paulo: Elsevier; 2019. p. 979-95.
Martin K. Metabolismo mineral e ósseo da doença renal crônica. In: Jonhson R. Nefrologia Clínica – abordagem abrangente. 5. ed. São Paulo: Elsevier; 2016. p. 2716-59.
Reginster J. The high prevalence of inadequate sérum vitamin D levels and implications for bone health. Current Medical Research and Opinion. 2005;4:579-85.

47 Osteomalacia

Igor Beltrão Duarte Fernandes • Charlles Heldan de Moura Castro

INTRODUÇÃO
A osteomalacia é a mineralização defeituosa do osso durante sua remodelação. Ocorre apenas em adultos, nos quais as placas de crescimento já se encontram fundidas.

ETIOLOGIA
Deficiência grave e prolongada de vitamina D
A deficiência e/ou a resistência à ação da vitamina D pode ocorrer por diversas causas, como:

- Menor disponibilidade de vitamina D (deficiência dietética e falta de exposição solar), causa mais comum
- Falha na primeira hidroxilação no fígado (transformação de colecalciferol em 25-hidroxivitamina D – calcidiol)
- Falha na segunda hidroxilação no rim (transformação de calcidiol em 1,25-hidroxivitamina D – calcitriol)
- Insensibilidade dos órgãos-alvo aos metabólitos da vitamina D.

Assim, a deficiência de vitamina D ocorre em especial na população idosa, mais suscetível a erros dietéticos e baixa exposição solar. Outro grupo de risco são os pacientes com deficiência de absorção intestinal, como os portadores de doença celíaca, doença inflamatória intestinal e aqueles submetidos a *bypass* gástrico.

Os distúrbios da vitamina D reduzem a absorção de cálcio, levando subsequentemente a um estado de hiperparaireoidismo secundário, com fosfatúria, hipofosfatemia e mineralização óssea defeituosa. A hipofosfatemia aumenta a formação de osteoide pouco mineralizado, causando a osteomalacia.

Hipofosfatemia
Pode ocorrer como consequência de síndromes genéticas hereditárias, síndromes paraneoplásicas causadoras de perda renal de fosfato, ou síndrome de Fanconi (acidose tubular renal tipo II, comumente associada a mieloma múltiplo), que promove aumento pronunciado da fosfatúria.

Quelantes de alumínio
Já foram a principal causa de osteomalacia na doença renal crônica. Com o surgimento de novos tipos de quelantes de fosfato, essa etiologia é rara nos dias atuais.

MANIFESTAÇÕES CLÍNICAS

A osteomalacia pode ser assintomática e descoberta como um achado incidental em radiografias que revelam osteopenia importante. Quando presente, os sintomas são variáveis: dor óssea, fraqueza muscular, fraturas, dificuldade na deambulação, entre outras. A dor óssea é agravada pela atividade física e esforços com carga, e seus sítios mais comuns são a coluna lombar, a pelve e os membros inferiores. Em decorrência da falha no processo de mineralização, as fraturas podem ocorrer de maneira espontânea secundariamente a traumas mínimos. A fraqueza muscular é mais pronunciada nas cinturas escapular e pélvica, eventualmente causando dificuldade na deambulação.

DIAGNÓSTICO

Exames laboratoriais

As alterações laboratoriais na osteomalacia dependem da sua etiologia. Em pacientes com deficiência de vitamina D (causa mais comum), alguns achados são:

- Paratormônio: orienta a definição etiológica. Valores aumentados denunciam hiperparatireoidismo secundário como causa da osteomalacia, enquanto valores normais direcionam para as síndromes fosfatúricas, como acidose tubular renal tipo II (proximal)
- Fosfatase alcalina elevada
- Cálcio e fósforo séricos baixos: decorrentes da diminuição da absorção intestinal
- Cálcio urinário baixo: resultante de hiperparatireoidismo secundário, que aumenta a reabsorção tubular de cálcio
- 25-hidroxivitamina D baixa: valores mais baixos (< 10 ng/mℓ) costumam ser vistos quando a etiologia da osteomalacia for decorrente de um distúrbio do trato gastrintestinal, déficit na ingestão ou exposição solar inadequada. Valores entre 10 e 30 ng/mℓ são frequentes em outras causas de deficiência de vitamina D, como as síndromes renais que provocam perda de fosfato.

Achados radiográficos

A diminuição da densidade mineral óssea vista na densitometria e o afilamento cortical ósseo são achados comuns, porém inespecíficos. As alterações nos corpos vertebrais e nas zonas de Looser (pseudofraturas) são mais específicas da doença. Os corpos vertebrais podem adquirir formato bicôncavo, denominado "boca de peixe", enquanto as fraturas de compressão vertebral são mais comuns na osteoporose.

As pseudofraturas de Looser são linhas radiolucentes com bordas escleróticas perpendiculares às margens corticais dos ossos. São mais frequentes no fêmur, mas podem ser vistas em outros sítios ósseos. É possível ocorrer alterações esqueléticas provocadas pelo hiperparatireoidismo, mas são menos frequentes que as anormalidades citadas anteriormente.

Biopsia óssea

Apesar de ser considerada o padrão-ouro do diagnóstico, deve ser reservada para casos duvidosos ou diante da impossibilidade de determinar a etiologia por testes não invasivos.

TRATAMENTO

Pode usar vitamina D ativa ou seus metabólitos. O uso de metabólitos da vitamina D se faz necessário diante de anormalidades no metabolismo da vitamina D, como em hepatopatas e nefropatas. O colecalciferol é o mais usado em virtude de sua alta eficácia e do baixo custo da suplementação. A preparação e a dose variam conforme a condição clínica:

- Deficiência grave (< 10 ng/mℓ), deficientes em vitamina D (< 20 ng/mℓ) ou insuficientes (20 a 29 ng/mℓ): são candidatos à suplementação. O ataque com a dose de 50.000 UI/semana de vitamina D2 ou D3 (colecalciferol) via oral (VO) é opção nos casos de deficiência moderada a grave e deve ser feito durante 8 a 12 semanas, com posterior manutenção com 7.000 a 14.000 UI/semana de vitamina D3. O objetivo é atingir níveis séricos > 30 mg/mℓ
- Estados de má absorção: doses de 10.000 a 50.000 UI/dia podem ser necessárias para suprir pacientes com *bypass* gástrico ou má absorção. O calcidiol ou calcitriol devem ser usados se os valores baixos persistirem
- Hepatopatias: suplementar com calcidiol, uma vez que não requer a primeira hidroxilação, etapa que ocorre no fígado
- Doentes renais crônicos: prefere-se a suplementação com o calcitriol. No entanto, o suplemento está associado a alta incidência de hipercalcemia, devendo-se monitorar os níveis séricos de cálcio e fósforo mais rigorosamente.

A 25-hidroxivitamina D sérica deve ser medida 3 a 4 meses após o início da terapia. É fundamental acompanhar os níveis séricos e urinários de cálcio, sobretudo no início da reposição. A densidade mineral óssea deve melhorar em 3 a 6 meses após começar a suplementação.

A reposição com vitamina D causa melhora dramática da força muscular e da sensibilidade óssea em semanas. Além da suplementação com vitamina D, faz-se necessário manter uma ingestão de pelo menos 1.000 mg/dia de cálcio nesses pacientes.

BIBLIOGRAFIA

Castro C. Raquitismo e osteomalácia. In: Marques Neto JF, Vasconcelos JTS, Shinjo SK, Radominski SC. Livro da Sociedade Brasileira de Reumatologia. Barueri: Manole; 2018. p. 500-504.

Grife L, Peris P, Monegal A, Martinez de Osaba MJ, Alvarez L, Guañabens N. Osteomalacia revisited. Clin Rheumatol. 2010;30:639-45.

Reginster J. The high prevalence of inadequate sérum vitamin D levels and implications for bone health. Current Medical Research and Opinion. 2005;4:579-85.

48 Doença de Paget Óssea

Ronyérison Lourenço • Vera Lúcia Szejnfeld

INTRODUÇÃO

A doença de Paget óssea (DPO) é uma desordem localizada da remodelação óssea, caracterizada por reabsorção acelerada e, depois, aumento da formação óssea, que resulta em alargamento e deformidade do osso. Trata-se de uma doença típica de adulto, pouco diagnosticada antes dos 50 anos, ligeiramente mais comum em homens. Estudos epidemiológicos sobre a DPO sugerem uma variação geográfica pronunciada na prevalência da doença. A condição é comum em Inglaterra, Austrália, Nova Zelândia, partes da Europa Ocidental e América do Norte, e rara na Escandinávia, Ásia e África. Nos países onde a doença é prevalente, acomete até 3% da população com mais de 40 anos. No Brasil, a maioria dos casos é proveniente de Recife (provavelmente em virtude da colonização holandesa) e Florianópolis.

ETIOPATOGENIA

A etiologia da DPO permanece controversa, com evidência de envolvimento genético e ambiental. A mutação mais prevalente identificada é a do gene *SQSTM1*, que codifica o sequestossoma 1, com mais de 20 mutações descritas. O *SQSTM1*, também conhecido como p-62, está localizado no cromossomo 5q35, e é uma proteína de sinalização que parece envolvida nos mecanismos patogênicos por aumentar a atividade dos osteoclastos.

Entre os fatores ambientais relacionados como de importância na DPO, o mais significante é a exposição ao paramixovírus, que também parece intensificar a atividade osteoclástica por aumentar a produção local de interleucina-6.

A DPO é caracterizada por um remodelamento ósseo exagerado nos sítios afetados. O evento inicial é o aumento da reabsorção promovida pelos osteoclastos pagéticos (mais numerosos, maiores e com mais núcleos que os normais) nesses locais. Em resposta ao aumento na reabsorção óssea, numerosos osteoblastos são recrutados para esses sítios, onde ocorre uma neoformação óssea acelerada.

A atividade osteoblástica intensa resulta em um tecido ósseo sem a estrutura lamelar típica e com trabéculas desorganizadas de aspecto histológico "padrão em mosaico". O remodelamento ósseo é tão intenso que o tecido não consegue mineralizar na mesma proporção, o que resulta em defeitos na mineralização, ossos menos resistentes e mais propensos a fraturas e deformidades.

MANIFESTAÇÕES CLÍNICAS

A DPO tipicamente envolve apenas um osso (monostótica) ou alguns ossos (poliostótica), e apresenta predileção por crânio, pelve, coluna vertebral, fêmur e tíbia (Figura 48.1). Em geral, é assintomática e descoberta incidentalmente por causa da elevação isolada no nível de fosfatase alcalina (FA) sérica ou porque o osso pagético é detectado em uma radiografia de triagem solicitada por outra razão clínica. Os sinais e os sintomas variam de acordo com o grau e o local de comprometimento ósseo, e conforme a relação do osso pagético com as estruturas circunvizinhas. As principais manifestações clínicas da DPO incluem:

- Dor óssea: em repouso ou ao utilizar o membro; noturna
- Deformidades esqueléticas (característica de doença avançada)
- Osteoartrite secundária
- Aumento da temperatura cutânea nas zonas afetadas em doença metabolicamente ativa.

São manifestações clínicas relacionadas com as complicações:

- Fraturas patológicas (mais frequente)
- Hipoacusia (compressão do VIII par craniano ou disfunção coclear)
- Estenose de canal medular, radiculopatias, síndrome da cauda equina
- Insuficiência cardíaca de alto débito (aumento de fluxo sanguíneo no osso afetado)
- Hipercalcemia (imobilizações prolongadas)
- Calcificações valvulares
- Osteossarcoma (< 1% dos pacientes).

DIAGNÓSTICO

Na maioria dos casos, o diagnóstico da doença de Paget pode ser feito pela combinação dos sintomas, achados radiológicos e elevação da concentração dos marcadores bioquímicos da remodelação óssea, principalmente a FA.

Exames laboratoriais

A maioria dos pacientes não tratados apresenta níveis séricos de FA total elevados, que refletem tanto a extensão quanto a atividade da doença. Em pacientes tratados, ou com doença monostótica ou limitada, os níveis da FA podem estar dentro da normalidade.

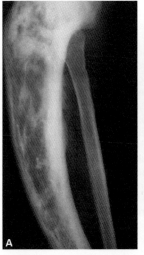
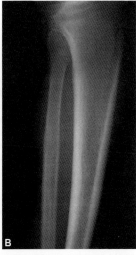

Figura 48.1 Radiografia mostrando Paget monostótico de tíbia.

Outros marcadores de remodelação óssea, como as isoenzimas da fração óssea (FA) e o pró-peptídio N-terminal do pró-colágeno tipo I (P1NP), são aumentados na DPO não tratada, mas a medição destes eleva os custos e não parece oferecer nenhuma vantagem maior sobre a aferição da FA total na prática clínica.

Pacientes com doença hepática coexistente são exceções, para os quais as concentrações desses marcadores refletem com mais precisão a atividade metabólica óssea do que a concentração da FA total.

Medir os níveis séricos de cálcio e 25-hidroxivitamina D é útil no diagnóstico diferencial de outras causas de elevação de FA acompanhada ou não de dor óssea, como osteomalacia, deficiência de vitamina D e hiperparatireoidismo primário.

Radiografia

A radiografia convencional é o principal método diagnóstico para a DPO. A doença possui três fases (osteolítica, mista e esclerótica) e cada uma possui características radiográficas distintas geralmente suficientes para estabelecer um diagnóstico confiável. A Tabela 48.1 mostra as características de cada fase.

Cintilografia óssea

Apresenta maior sensibilidade quando comparada à radiografia na identificação das lesões ósseas. Nos ossos acometidos, observa-se um aumento homogêneo na captação do traçador, devido à natureza hipervascular do osso pagético. A cintilografia é importante também na identificação da forma poliostótica da doença e na avaliação da sua extensão.

Em contraste, tal exame é menos específico que a radiografia simples. Dessa forma, as alterações detectadas precisam ser confirmadas por radiografia convencional de pelo menos um local.

Outros exames

A tomografia computadorizada e a ressonância magnética são úteis quando há suspeita de complicações associadas com DPO, como fraturas e degeneração sarcomatosa. Em casos de doença não complicada, esses exames fornecem poucas informações adicionais.

A biopsia óssea pode ser útil no diagnóstico diferencial de displasias fibrosas, metástases e osteomielite crônica, ou ainda quando há risco de degeneração sarcomatosa.

TRATAMENTO

As indicações para o tratamento de pacientes com DPO são:

- Sintomas resultantes das lesões ósseas ativas:
  - Dor óssea
  - Cefaleia quando há envolvimento do crânio
  - Lombalgia decorrente de radiculopatia pagética ou artropatia
  - Outras síndromes neurológicas

Tabela 48.1 Características das fases da doença de Paget óssea.

Fase	Características
Fase osteolítica (inicial)	Osteólise geográfica com limites bem definidos, sem esclerose: "lesão em chama de vela"
Fase mista (intermediária)	Espessamento cortical, expansão óssea, perda da diferenciação corticomedular, desorganização trabecular "em mosaico". Geralmente, o diagnóstico é feito nessa fase
Fase esclerótica (tardia)	Aumento difuso da densidade óssea, esclerose medular, aumento acentuado no tamanho do osso

- Assintomáticos:
  - Cirurgia eletiva planejada em um sítio de acometimento da doença
  - Hipercalcemia resultante de imobilização prolongada
- Tratamento profilático: em pacientes assintomáticos, quando os locais afetados e sua hiperatividade metabólica sugerem risco de progressão e complicações, como fratura em ossos longos, coluna vertebral ou compressão de nervo.

Os bisfosfonatos são considerados o tratamento de escolha para a DPO. Há evidências de que a terapia com essas medicações reduz a renovação óssea, melhora a dor, promove a cicatrização de lesões osteolíticas e restaura a histologia óssea normal. No entanto, ainda é controverso se são eficazes na redução do risco de complicações da doença em longo prazo (deformidades e osteoartrite secundária).

O ácido zoledrônico é o mais potente dos bisfosfonatos, capaz de induzir resposta terapêutica em 98% dos pacientes em 6 meses, com apenas uma dose de 5 mg. As opções e posologia dos bisfosfonatos disponíveis no Brasil recomendados para a DPO estão listadas na Tabela 48.2.

A resposta terapêutica na DPO é definida pela normalização total ou de pelo menos 75% (parcial) dos níveis de FA (remissão parcial) após 3 a 6 meses de tratamento. Um novo tratamento deverá ser instituído quando a FA voltar a se elevar, no caso de normalização com o tratamento ou quando houver elevação maior que 25% em relação ao nível pós-tratamento. Recomenda-se dosar a FA a cada 3 a 6 meses, durante o seguimento do paciente após a terapia.

Tabela 48.2 Bisfosfonatos disponíveis no Brasil para tratamento da doença de Paget óssea.

Fármaco	Dose	Tempo de tratamento
Ácido zoledrônico	5 mg IV	Dose única
Risedronato	30 mg/dia VO	2 meses
Alendronato	40 mg/dia VO	3 a 6 meses
Pamidronato	60 ou 90 mg IV	3 dias

BIBLIOGRAFIA

Bahk YW, Park TH, Chung SK, Chi JG. Bone pathologic correlation of multimodality imaging in Paget's disease. J Nucl Med. 1995;36(8):1421-6.
Cortis K, Micallef K, Mizzi A. Imaging Paget's disease of bone – from head to toe. Clinical Radiology. 2011;66(7):662-72.
Falchetti A, Di Stefano M, Marini F, Del Monte F, Mavilia C, Strigoli D et al. Two novel mutations at exon 8 of the sequestosome 1 (SQSTM1) gene in an Italian series of patients affected by Paget's disease of bone (PDB). Journal of Bone and Mineral Research. 2004;19(6):1013-7.
Helfrich MH, Hobson RP, Grabowski PS, Zurbriggen A, Cosby SL, Dickson GR et al. A negative search for a paramyxoviral etiology of Paget's disease of bone: molecular, immunological, and ultrastructural studies in U.K. patients. Journal of Bone and Mineral Research. 2000;15(12):2315-29.
Hosking D, Meunier PJ, Ringe JD, Reginster JY, Gennari C. Fortnightly Review: Paget's disease of bone. BMJ. 1996;312(7029):491-4.
Ralston SH, Langston AL, Reid IR. Pathogenesis and management of Paget's disease of bone. Lancet. 2008;372(9633):155-63.
Reis RL, Poncell MF, Diniz ET, Bandeira F. Epidemiology of Paget's disease of bone in the city of Recife, Brazil. Rheumatology International. 2011;32(10):3087-91.
Seitz S, Priemel M, Zustin J, Beil FT, Semler J, Minne H. Paget's disease of bone: histologic analysis of 754 patients. Journal of Bone and Mineral Research. 2009;24(1):62-9.
Van Staa TP, Selby P, Leufkens HG, Lyles K, Sprafka JM, Cooper C. Incidence and natural history of Paget's disease of bone in England and Wales. Journal of Bone and Mineral Research. 2002;17(3):465-71.
Whyte MP. Paget's disease of bone. New England Journal of Medicine. 2006;355(6):593-600.

Parte 10

Outras Doenças Reumáticas

49 Sarcoidose

Lísel Gottfried Mallmann • Charlles Heldan de Moura Castro

INTRODUÇÃO
A sarcoidose é uma doença granulomatosa não caseosa, de natureza autoimune e multissistêmica. Sua etiologia permanece pouco definida.

EPIDEMIOLOGIA
A sarcoidose é uma doença universal, com prevalência de 10 a 80 casos para 100 mil habitantes, com discreto predomínio no sexo feminino. Acomete qualquer idade com distribuição bimodal: mais de 70% dos casos ocorrem em adultos jovens (20 a 40 anos), com um provável segundo pico de incidência na sétima década de vida em mulheres.

ETIOLOGIA E FISIOPATOLOGIA
A etiologia da sarcoidose ainda não está bem determinada. Os fatores ambientais, como procedência de zona rural, exposição a pó de pinheiro e madeira parecem ser importantes. Agentes virais (Epstein-Barr, herpes simples), fungos, espiroquetas, espécies de *Borrelia* e *Tropheryma whipplei* foram citados como possíveis agentes etiológicos, mas ainda não há provas definitivas. O haplótipo HLA DRB1*1101 parece estar associado a maior risco de desenvolver a doença.

O granuloma é constituído por linfócitos, macrófagos, células epitelioides, células gigantes multinucleadas, mastócitos e fibroblastos. Nas formas crônicas da doença, há níveis elevados de interleucina (IL)-8 e fator de necrose tumoral (TNF)-alfa. No início da resposta inflamatória, nota-se o acúmulo de linfócitos T e de monócitos.

QUADRO CLÍNICO
Os pacientes podem ser assintomáticos e o diagnóstico da sarcoidose por vezes é incidental. Frequentemente, o paciente apresenta queixas inespecíficas, como febre, sudorese noturna, fadiga e anorexia. A sarcoidose pode se manifestar como uma doença aguda, de início súbito. A forma aguda é subdivida em:

- Síndrome de Löefgren: em geral autolimitada, caracteriza-se por febre, eritema nodoso, poliartrite (incluindo tornozelos) e adenopatia hilar bilateral
- Síndrome de Heerdfordt-Waldestrom (febre uveoparotídea): rara e de mau prognóstico, caracteriza-se por febre, paralisia facial, aumento de glândula parótida e uveíte anterior.

A inflamação granulomatosa pode se resolver espontaneamente ou com o tratamento. Em uma minoria dos casos, a sarcoidose promove fibrose com dano permanente aos órgãos acometidos.

O acometimento pulmonar ocorre em até 90% dos casos. A manifestação varia de um achado de radiografia torácica assintomático até o quadro de fibrose pulmonar grave. Os pacientes podem apresentar dispneia, tosse seca, sibilância e dor torácica. Adenopatia hilar e paratraqueal ocorre em cerca de 50 a 85% dos pacientes. As alterações parenquimatosas aparecem em 25 a 60% dos pacientes, principalmente nos campos pulmonares superiores e médios, ao longo do feixe broncovascular.

O envolvimento pulmonar pode ser classificado em: estágio 0 (normal), estágio 1 (adenopatia hilar bilateral), estágio 2 (adenopatia com infiltrado pulmonar), estágio 3 (apenas infiltrado pulmonar) e estágio 4 (fibrose pulmonar).

A sarcoidose cardíaca é subclínica em até 25% dos pacientes, enquanto cerca de 5% dos casos são sintomáticos. As principais manifestações são os distúrbios de condução, arritmias ventriculares e insuficiência cardíaca, e decorrem da inflamação granulomatosa no sistema de condução e no miocárdio, respectivamente. A pericardite é uma manifestação rara, em geral leve e assintomática.

O envolvimento da pele ocorre em até 30% dos casos e pode ser dividido em lesões específicas (inflamação granulomatosa na biopsia) e não específicas (sem inflamação granulomatosa na biopsia). A lesão não específica mais comum é o eritema nodoso. As lesões específicas mais usuais são maculopapulares, medem 2 a 5 mm, apresentam hiperpigmentação e estão localizadas na face, nuca e região superior do dorso. O lúpus pérnio, uma lesão específica da sarcoidose, caracteriza-se por uma placa infiltrativa, endurada, eritemato-violácea, localizada nas bochechas, nariz, região malar e lábios, desfigurante e de difícil tratamento. As lesões podem ocorrer na forma de placas sarcoídeas em áreas de trauma, ou como cicatrizes.

O acometimento ocular na sarcoidose tem prevalência entre 13 e 79% nas diferentes séries e é a manifestação inicial em 20 a 30% dos pacientes. Pode afetar qualquer segmento do olho, glândulas anexiais e estruturas da órbita (gordura e musculatura extraocular). As manifestações mais comuns são uveíte, olho seco e nódulos de conjuntiva.

A uveíte anterior via de regra é bilateral, manifesta-se com hiperemia, dor, borramento visual, fotofobia e precipitados ceráticos em forma de "gordura de carneiro" à observação sob lâmpada de fenda. É possível encontrar ainda uveítes intermediária e posterior, que ao exame oftalmológico se caracterizam por "*snow balls*" (exsudato/debris no vítreo) e lesões em "pingo de vela", respectivamente.

A neurossarcoidose pode acometer os nervos cranianos, cérebro, meninges e nervos periféricos. Ocorre em 3 a 10% dos pacientes com sarcoidose. A neuropatia dos nervos cranianos é a manifestação mais frequente, com envolvimento mais usual do II (7 a 35%), VII (11 a 25%) e VIII (3 a 7%) pares. A meningite asséptica é responsável por 10 a 20% dos casos e os pacientes apresentam cefaleia, sintomas de irritação meníngea e liquor com pleocitose à custa de monócitos, hiperproteinorraquia e culturas negativas. Cerca de 50% dos pacientes mostram acometimento do parênquima cerebral por lesões na substância branca periventricular, de modo semelhante à esclerose múltipla. Em torno de 15% dos pacientes com neurossarcoidose evoluem para o acometimento do sistema nervoso periférico, com neuropatia periférica, incluindo a neuropatia de fibras finas. A mielite é rara, responsável por menos de 5% dos casos.

Aproximadamente 10 a 15% dos pacientes com sarcoidose têm artropatia. A artrite sarcoide aguda, parte da síndrome de Löefgren, em geral é oligoarticular (87% dos casos), simétrica (75% dos casos), com acometimento dos tornozelos em mais de 90% dos pacientes, e subsequente envolvimento de outras articulações grandes de membros inferiores. A artrite crônica é uma manifestação incomum, ocorre em menos de 1 a 2% dos pacientes, com envolvimento de tornozelos, joelhos, punhos e metacarpofalângicas, e pode estar associada a erosões e cistos ósseos. A tenossinovite, principalmente dos tornozelos, tem probabilidade de ocorrer inclusive na ausência de artrite. Na Tabela 49.1, estão listadas as principais diferenças entre as artrites aguda e crônica na sarcoidose.

Tabela 49.1 Comparação entre as artrites sarcoides aguda e crônica.

Características	Aguda	Crônica
Manifestação inicial	Comum	Não observada
Envolvimento articular	Simétrico, envolve tornozelos, joelhos, punhos e IFP	Igual à aguda, dactilite
Adenopatia hilar	Comum, sem infiltrado pulmonar	Pode ser vista na doença pulmonar
HLA associado	DR3, DQ2	Desconhecido
Líquido sinovial	Geralmente não obtido	Inflamatório, < 5.000 células com predomínio de linfócitos
Biopsia sinovial	Hiperplasia sinovial, sem infiltrado inflamatório	Granuloma sarcoídeo
Lesões ósseas destrutivas	Ausentes	Presentes
Curso clínico	Benigno, autolimitado	Crônico

HLA: antígeno de histocompatibilidade do leucócito.

EXAMES COMPLEMENTARES E DIAGNÓSTICO

Os exames complementares para a investigação de sarcoidose encontram-se listados na Tabela 49.2. O diagnóstico é definido com base nas alterações clínicas, laboratoriais e de imagem.

Tabela 49.2 Investigação complementar e principais achados na sarcoidose.

Exames complementares	Achados
Hemograma	Anemia de doença crônica, linfopenia, eosinofilia (25%)
Função hepática	Aumento de fosfatase alcalina, gama GT, transaminases, hipergamaglobulinemia (30 a 80%)
Homeostase do cálcio	Hipercalciúria, hipercalcemia, PTH intacto normal, 1,25 di-hidroxivitamina D [1,25(OH)$_2$D] normal ou aumentada, e 25-hidroxivitamina D (25OHD) sérica diminuída
Provas de atividade inflamatória	Geralmente elevadas
Dosagem da enzima conversora da angiotensina (ECA)	Aumentada em 40 a 90% dos pacientes. Níveis elevados correlacionam-se com doença pulmonar em atividade e normalizam-se com o tratamento. Apresenta baixa sensibilidade e especificidade. Não tem valor prognóstico. Outras doenças, como tuberculose, coccidioidomicose, linfoma de Hodgkin, hanseníase, cirrose biliar primária, silicose e asbestose também podem estar associadas a níveis elevados de ECA
Teste tuberculínico (PPD)	Anergia
Radiografia de tórax ou tomografia de tórax	Linfadenopatia hilar bilateral simétrica com ou sem infiltrado pulmonar
Prova de função pulmonar	Diagnóstico e acompanhamento do quadro pulmonar
Eletrocardiograma e ecocardiograma	Distúrbios de condução, arritmias ventriculares, insuficiência cardíaca

(continua)

Tabela 49.2 (*Continuação*) Investigação complementar e principais achados na sarcoidose.

Exames complementares	Achados
Radiografia convencional	As falanges das mãos e dos pés são os locais mais acometidos. Os achados mais comuns são aumento de partes moles, osteopenia periarticular, cistos ósseos, padrão trabecular ("entrelaçado"), lesões líticas ou em "saca bocado"
Cintilografia com gálio-67	Detecta os locais de inflamação ativa e auxilia na escolha das regiões a serem biopsiadas: • Sinal do lambda: hipercaptação em linfonodos hilares (bilaterais) e paratraqueal à D • Sinal do panda: hipercaptação em glândulas parótidas, lacrimais e salivares.
Biopsia	Processo mononuclear granulomatoso não caseoso. Lesões de pele suspeitas ou linfonodos periféricos são os locais mais seguros para realizar a biopsia. Na ausência de lesões cutâneas, de linfonodos ou outras lesões mais acessíveis, o pulmão é o local de escolha

TRATAMENTO

Pela possibilidade de resolução espontânea, pacientes com fatores de bom prognóstico devem ser observados por 3 a 6 meses, sem uso de imunossupressores.

É recomendado o uso de glicocorticoide (prednisona na dose de 1 mg/kg/dia ou equivalente) como primeira linha de tratamento para pacientes com doença pulmonar sintomática e progressiva em estágios 2 e 3, hipercalcemia maligna, acometimento grave ocular, neurológico, cardíaco, cutâneo ou musculoesquelético. Nos pacientes com resposta inadequada ou dificuldade de desmame, os poupadores de glicocorticoide (hidroxicloroquina, metotrexato, azatioprina, ciclosporina, tacrolimo, leflunomida, micofenolato e ciclofosfamida) podem ser utilizados, a depender do sítio acometido e da gravidade. Os agentes anti-TNF monoclonais, particularmente o infliximabe e o adalimumabe, mostraram-se eficazes em manifestações refratárias à terapia imunossupressora inicial. O rituximabe também pode ser empregado em casos de doença refratária.

Os pacientes em uso de doses elevadas de glicocorticoide devem receber profilaxia contra *Pneumocystis jirovecii*. Recomenda-se suplementação de cálcio e vitamina D pelo risco de osteopenia e osteoporose em decorrência da alteração do metabolismo do cálcio e das doses altas de glicocorticoide.

BIBLIOGRAFIA

Bargagli E, Prasse A. Sarcoidosis: a review for the internist. Internal and Emergency Medicine. 2018;13(3):325-31.
Baughman RP, Nunes H. Therapy for sarcoidosis: evidence-based recommendations. Expert Review of Clinical Immunology. 2012;8(1):95-103.
Fujiwara K, Furuta Y, Fukuda S. Two cases of Heerfordt's syndrome: a rare manifestation of sarcoidosis. Case Reports in Otolaryngology. 2016;2016:1-4.
Hochberg MC *et al*. Reumatologia. 6. ed. Rio de Janeiro: Elsevier; 2016.
Judson MA. The clinical features of sarcoidosis: a comprehensive review. Clinical Reviews in Allergy & Immunology. 2014;49(1):63-78.
Karakaya B, Kaiser Y, van Moorsel CHM, Grunewald J. Löfgren's syndrome: diagnosis, management, and disease pathogenesis. Seminars in Respiratory and Critical Care Medicine. 2017;38(4):463-76.
Kobak S. Sarcoidosis: a rheumatologist's perspective. Therapeutic Advances in Musculoskeletal Disease. 2015;7(5):196-205.
Marchell R, Judson M. Cutaneous sarcoidosis. Seminars in Respiratory and Critical Care Medicine. 2010;31(4):442-51.

Marques Neto JF, Vasconcelos JTS, Shinjo SK, Radominski SC. Livro da Sociedade Brasileira de Reumatologia. Barueri: Manole; 2018.
Nunes H, Freynet O, Naggara N, Soussan M, Weinman P, Diebold B et al. Cardiac sarcoidosis. Seminars in Respiratory and Critical Care Medicine. 2010;31(4):428-41.
Ramachandraiah V, Aronow W, Chandy D. Pulmonary sarcoidosis: an update. Postgraduate Medicine. 2016;129(1):149-58.
Ungprasert P, Mattson EL. Neurosarcoidosis. Rheumatic Disease Clinics of North America. 2017;43(4):593-606.
Valeyre D, Prasse A, Nunes H, Uzunhan Y, Brillet PY, Müller-Quernheim J. Sarcoidosis. Lancet. 2014;383(9923):1155-67.
West SG. Rheumatology secrets. 3. ed. Philadelphia: Elsevier Mosby; 2015.

50 Doença Relacionada à IgG4

Ronyérison Lourenço • Frederico Augusto Gurgel Pinheiro

INTRODUÇÃO

A doença relacionada à imunoglobulina G4 (DR-IgG4) é uma patologia imunomediada, descrita inicialmente em 2003, com acometimento potencial de diversos órgãos, presença de lesões fibroinflamatórias, risco de lesões destrutivas e falência de órgãos. Durante o século XXI, percebeu-se seu caráter sistêmico, com a unificação de diversas patologias específicas.

EPIDEMIOLOGIA

Os poucos estudos com grandes coortes sobre DR-IgG4 demonstraram que a doença ocorre mais comumente em homens de meia idade e idosos. A proporção entre homens e mulheres varia de 4:1 a 1,6:1. A idade do diagnóstico é, na maioria das vezes, de 50 a 70 anos; apenas 10% dos casos surgiram antes dos 40 anos. Há ainda relatos de DR-IgG4 na faixa pediátrica. No Japão, estima-se a incidência entre 0,28 a 1,08 por 100 mil pessoas.

FISIOPATOLOGIA

É complexa e com diversas lacunas a serem elucidadas. Fisiologicamente, a IgG4 representa menos de 5% do total das imunoglobulinas IgG, não ativa o complemento e se liga com baixa afinidade aos receptores Fc. Apresenta ainda duas cadeias pesadas monoespecíficas com ligações covalentes instáveis, o que resulta em fácil dissociação entre as cadeias e rearranjo com outras unidades pesadas, originando assim uma nova molécula biespecífica ("FAB *arm exchange*"). Essas particularidades causariam, fisiologicamente, uma ação anti-inflamatória. Observa-se ainda elevação da IgG4 nos processos alérgicos e em algumas doenças infectoparasitárias, como a esquistossomose.

Diante da identificação inicial da elevação da IgG4 sérica como principal marcador da DR-IgG4, percebe-se um histórico predomínio investigativo sobre o papel dos plasmócitos e da resposta mediada por linfócitos Th2, estimulado ainda pelo conceito de maior prevalência de indivíduos atópicos associada à DR-IgG4. Entretanto, estudos adicionais realizados nos EUA demonstraram que a prevalência de atopia na DR-IgG4 ocorre de forma semelhante ao observado na população americana e que o aumento de células Th2 nos indivíduos com DR-IgG4 se dá apenas naqueles com histórico prévio de atopia.

Outras descobertas importantes ocorreram após avaliações histopatológicas (biopsias cutâneas seriadas). Percebeu-se que depois do tratamento com o rituximabe (anti-CD20) houve redução não apenas de células B, mas também de plasmócitos, células T e miofibroblastos. Desse modo, passou-se a investigar as células T.

Mattoo *et al.* observaram, em pacientes com DR-IgG4, aumento oligoclonal das células T CD4+ com características funcionais citotóxicas e coexpressão gênica do

SLAMF7; também identificou a produção de citocinas pró-fibróticas com interferona gama (IFN-gama), interleucina 1 beta (IL-1-beta), fator transformador de crescimento beta (TGF-beta) e com outras moléculas relacionadas a células T CD8+, como granzima B e perforina.

A identificação da célula T CD4+ citotóxica na DR-IgG4 aparenta ser um passo importante na compreensão da fisiopatologia da doença, face à sugestão de que poderiam ser as células mantenedoras do processo patológico, após estímulo continuado de células B e plasmablastos (apresentação de antígenos).

QUADRO CLÍNICO

A DR-IgG4 pode envolver um ou mais órgãos e foi descrita em todas as regiões anatômicas. Em torno de 40 a 60% dos pacientes recém-diagnosticados com DR-IgG4 apresentam doença em múltiplos órgãos.

Geralmente, mostra curso clínico subagudo e lesões de padrão fibrosante (pseudotumoral). Os pacientes cursam com manifestações clínicas diversas, variando de indivíduos assintomáticos à presença de sinais compressivos mecânicos, com progressão do processo de fibrose.

Classicamente, não há febre nem sintomas sugestivos de processos infecciosos ou sepse. Entretanto, podem ocorrer perda de peso relevante e fadiga. Têm sido descritos sintomas musculoesqueléticos, incluindo artralgias e entesopatias. A linfadenopatia ocorre em 25 a 60% dos pacientes. Os sintomas de atopia/alergia, apesar de frequentemente descritos nos pacientes com DR-IgG4 (em cerca de 20 a 60%), aparentemente não ultrapassam a frequência da população geral.

Embora a DR-IgG4 seja considerada uma doença incomum, muitas condições anteriormente consideradas isoladas e descritas como patologias primárias com envolvimento de um único órgão têm sido atribuídas ao espectro de manifestações da DR-IgG4 (Tabela 50.1).

DIAGNÓSTICO

Baseado na combinação de características clínicas, de imagem, sorológicas, histológicas e imuno-histoquímicas. É importante ressaltar que nenhuma destas características isoladamente determina o diagnóstico.

Considera-se fundamental a avaliação histopatológica e imuno-histoquímica para a confirmação diagnóstica e a exclusão de processos neoplásicos. Na Figura 50.1, descrevem-se os achados mais relevantes da histopatologia e imuno-histoquímica. Alguns achados tornam improvável o diagnóstico da DR-IgG4, como granulomas ou infiltrado neutrofílico importante.

No passado, o diagnóstico de DR-IgG4 era altamente dependente da elevação da concentração de IgG4 sérica; hoje, existe a percepção de que esse achado, embora relativamente sensível, é inespecífico para DR-IgG4. Observam-se peculiaridades em relação aos níveis da IgG4 sérica que devem ser conhecidas para uma adequada interpretação dos resultados. Existem variações nos níveis de IgG4 sérica que podem estar relacionadas à forma de mensuração, ao número de órgãos acometidos e, possivelmente, vinculadas à área de origem geográfica do paciente.

A hipergamaglobulinemia com padrão policlonal pode ocorrer em 61% dos casos. Outros achados possíveis são elevação de IgE e eosinofilia em sangue periférico.

Autoanticorpos inespecíficos têm sido descritos nos pacientes com DR-IgG4, com fator reumatoide e fator antinuclear (FAN) em cerca de 20 e 32%, respectivamente. Autoanticorpos específicos, como anti-DNA dupla hélice, anti-SSA/Ro, anti-SSB/La ou anticorpo anticitoplasma de neutrófilo (ANCA), são extremamente incomuns e, se presentes, sugerem outro diagnóstico específico. Pode haver consumo do complemento, sobretudo nos casos com envolvimento renal.

Tabela 50.1 Exemplos de órgãos envolvidos e manifestações clínicas da DR-IgG4.

Sistema	Manifestações
Geral	Linfadenopatia, emagrecimento. Febre é rara
Sistema nervoso	Paquimeningite hipertrófica Hipofisite fibrosante Acometimento de nervos periféricos Acometimento de parênquima cerebral
Trato gastrintestinal	Pancreatite autoimune esclerosante (tipo 1) Colangite esclerosante Gastrite linfoplasmocitária Hepatopatia relacionada à IgG4
Endócrino	Doença de Mikulicz (dacrioadenite e sialadenite) Tumor de Küttner (sialadenite de glândulas submandibulares) Tireoidite fibrosante de Riedel
Retroperitoneal	Fibrose retroperitoneal
Vascular	Aortite e periaortite esclerosante crônica
Pulmonar	Espessamento peribroncovascular Espessamento pleural Pneumopatia intersticial (vidro-fosco) Padrão nodular
Renal	Nefrite tubulointersticial hipocomplementêmica Glomerulonefrite membranosa
Oftálmico	Pseudotumor orbital inflamatório
Cardíaco	Pericardite constritiva
Cutâneo	Pseudolinfoma cutâneo

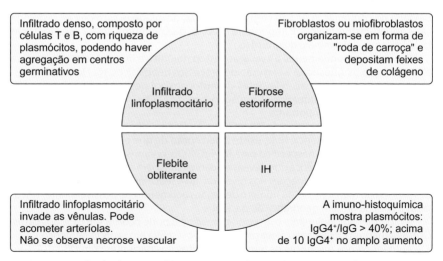

Figura 50.1 Achados histopatológicos e imuno-histoquímicos típicos da DR-IgG4. IH: imuno-histoquímica.

Exames de imagem

Indica-se tomografia computadorizada ou ressonância magnética de tórax, abdome e pelve em pacientes recém-diagnosticados com DR-IgG4 devido à elevada frequência de doença subclínica. Os achados característicos incluem infiltração difusa e local de órgãos envolto por tecido inflamatório fibrótico.

Quando disponível, a tomografia por emissão de pósitrons (PET-CT) também pode ser eficaz na determinação da extensão da doença. No entanto, ainda não está estabelecida a utilidade desse exame no monitoramento da atividade da doença e da resposta ao tratamento.

Diagnóstico diferencial

É amplo, dependente do local envolvido e da apresentação clínica (Tabela 50.2). Doenças inflamatórias e neoplásicas devem ser excluídas antes da definição do diagnóstico de DR-IgG4.

No pâncreas, o principal diferencial inclui a neoplasia da cabeça do pâncreas. É possível observar número aumentado de plasmócitos positivos para IgG4 em muitas neoplasias, como nas hepatobiliares. No entanto, raramente a relação IgG4+/IgG+ excederá 40%. Tumores miofibroblásticos inflamatórios podem apresentar, além do número elevado de plasmócitos IgG4+, fibrose estoriforme e flebite obliterante, assim como na DR-IgG4. Todavia, as células estromais do tumor são proeminentes e é comum apresentarem atipia, sendo a imuno-histoquímica positiva para ALK e ROS1.

Tabela 50.2 Diagnósticos diferenciais da doença relacionada à IgG4.

Infecções
▪ Bacteriana, micobacteriana, viral, sífilis ▪ Infecções envolvendo sítios específicos: aortite e otite média/mastoidite

Tumores
▪ Tumor miofibroblástico inflamatório ▪ Neoplasia malignas ▪ Tumores com presença de infiltrado inflamatório de permeio

Doenças linfoproliferativas
▪ Linfoma MALT com diferenciação plasmocitária ▪ Neoplasia de células plasmáticas

Doenças com infiltrados eosinofílicos
▪ Fibrose angiocêntrica eosinofílica ▪ Doença de Kimura ▪ Hiperplasia angiolinfoide com eosinofilia

Doenças inflamatórias/autoimunes

▪ Pseudotumor inflamatório
▪ Doença sistêmica:
  ∘ Doença de Castleman multicêntrica
  ∘ Doença de Rosai-Dorfman
  ∘ Sarcoidose
  ∘ Vasculites associadas ao ANCA
▪ Trato pancreatobiliar:
  ∘ Colangite esclerosante primária
  ∘ Pancreatite autoimune tipo 2
  ∘ Colangite folicular
▪ Órbita/glândulas salivares:
  ∘ Síndrome de Sjögren
  ∘ Sialadenite crônica não específica

Infecções de longa duração, como aortite, sífilis e mastoidite, também podem estar associadas ao aumento do número de plasmócitos IgG4+. Baixa frequência de autoanticorpos específicos, achados histopatológicos característicos e menor frequência de síndrome *sicca* encontrados na DR-IgG4 ajudam a distinguir o acometimento de glândulas lacrimais e salivares associado à doença da síndrome de Sjögren.

TRATAMENTO

O manejo ideal do paciente com DR-IgG4 é fundamentado na cuidadosa correlação clínico-patológica e leva em conta todas as manifestações potenciais da doença. Alguns pacientes necessitam de tratamento urgente para certas manifestações, a fim de evitar danos irreversíveis a órgãos. São o caso de:

- Aortite
- Fibrose retroperitoneal
- Estenose de vias biliares proximais
- Nefrite tubulointersticial
- Paquimeningite
- Aumento pancreático
- Pericardite.

Em contrapartida, para aqueles com doença relativamente assintomática, sem envolvimento de órgãos vitais, a conduta expectante seria a mais apropriada (p. ex., linfadenopatia assintomática ou aumento leve de submandibulares), sendo o acompanhamento contínuo crucial a todos os pacientes.

Os glicocorticoides são a base do tratamento. Em geral, inicia-se a terapia com prednisona na dose de 30 a 40 mg/dia, por vezes sendo necessários ajustes para doses maiores ou menores (0,6 mg/kg/dia). A dose inicial é mantida por aproximadamente 2 a 4 semanas, com posterior redução gradual e retirada do glicocorticoide em torno de 3 a 6 meses. Diversos autores japoneses recomendam o uso de glicocorticoides em baixas doses por até 3 anos.

No caso de insuficiência renal aguda, ameaça iminente à visão ou risco neurológico substancial de uma lesão ativa, pode ser empregada a terapia com pulso de metilprednisolona na dose de 100 a 1.000 mg/dia, durante 3 dias.

Pacientes com recorrência ou pouca resposta à terapia, sugere-se uma abordagem mais agressiva incluindo agentes poupadores de corticosteroide. O mais potente e eficaz parece ser o rituximabe. Seu uso como terapia de primeira linha em pacientes com características de mau prognóstico requer mais estudos, incluindo análises de custo-benefício.

Em algumas situações, são necessárias abordagens endoscópicas (como *stents* biliares ou uretrais) ou intervenção cirúrgica para tratar aneurisma de aorta ou qualquer outra manifestação da doença com potencial catastrófico.

PROGNÓSTICO

A história natural e o prognóstico da DR-IgG4 não estão bem descritos. Existem casos de resolução espontânea ou remissão temporária.

Há relatos de que 97 a 100% dos pacientes apresentam resposta ao glicocorticoide. Entretanto, 40 a 76% apresentará recidiva após sua retirada. O grau de fibrose afetando determinado órgão é inversamente proporcional à taxa de sucesso terapêutico.

BIBLIOGRAFIA

Aalberse RC, Stapel SO, Schuurman J, Rispens T. Immunoglobulin G4: an odd antibody. Clin Exp Allergy. 2009;39(4):469-77.
Abraham M, Khoroshahi A. Diagnostic and treatment workup for IgG4-related disease. Expert Rev Clin Immunol. 2017;13(9):867-75.

Akitake R, Watanabe T, Zaima C, Uza N, Ida H, Tada S et al. Possible involvement of T helper type 2 responses to Toll-like receptor ligands in IgG4-related sclerosing disease. Gut. 2010;59(4):542-5.
Bledsoe JR, Della-Torre E, Rovati L, Deshpande V. IgG4-related disease: review of the histopathologic features, differential diagnosis, and therapeutic approach. Apmis. 2018;126(6):459-76.
Brito-Zerón P, Bosch X, Ramos-Casals M, Stone JH. IgG4-related disease: Advances in the diagnosis and treatment. Best Pract Res Clin Rheumatol. 2016;30(2):261-78.
Cheuk W, Chan JK. IgG4-related sclerosing disease: a critical appraisal of an evolving clinicopathologic entity. Adv Anat Pathol. 2010;17(5):303-32.
Della-Torre E, Feeney E, Deshpande V, Mattoo H, Mahajan V, Kulikova M et al. B-cell depletion attenuates serological biomarkers of fibrosis and myofibroblast activation in IgG4-related disease. Ann Rheum Dis. 2015;74(12):2236-43.
Della-Torre E, Lanzillotta M, Doglioni C. Immunology of IgG4-related disease. Clin Exp Immunol. 2015;181(2):191-206.
Della-Torre E, Mattoo H, Mahajan VS, Carruthers M, Pillai S, Stone JH. Prevalence of atopy, eosinophilia, and IgE elevation in IgG4-related disease. Allergy. 2014;69(2):269-72.
Della-Torre E, Stone JH. "How I manage" IgG4-related disease. J Clin Immunol. 2016;36(8):754-63.
Deshpande V. The pathology of IgG4-related disease: critical issues and challenges. Semin Diagn Pathol. 2012;29(4):191-6.
Horger M, Lamprecht HG, Bares R, Spira D, Schmalzing M, Claussen C. Systemic IgG4-related sclerosing disease: spectrum of imaging findings and differential diagnosis. AJR Am J Roentgenol. 2012;199(3):W276-82.
Iskander R, Das PK, Aalberse RC. IgG4 antibodies in Egyptian patients with schistosomiasis. Int Arch Allergy Appl Immunol. 1981;66(2):200-7.
Kamisawa T, Funata N, Hayashi Y, Eishi Y, Koike M, Tsuruta K et al. A new clinicopathological entity of IgG4-related autoimmune disease. J Gastroenterol. 2003;38(10):982-4.
Kamisawa T, Zen Y, Pillai S, Stone JH. IgG4-related disease. Lancet. 2015;385(9976):1460-71.
Karim F, Loeffen J, Bramer W, Westenberg L, Verdijk R, van Hagen M et al. IgG4-related disease: a systematic review of this unrecognized disease in pediatrics. Pediatr Rheumatol Online J. 2016;14(1):18.
Khosroshahi A, Wallace ZS, Crowe JL, Akamizu T, Azumi A, Carruthers MN et al. International Consensus Guidance Statement on the Management and Treatment of IgG4-Related Disease. Arthritis Rheumatol. 2015;67(7):1688-99.
Lighaam LC, Ighaam LC, Aalberse RC, Rispens T. IgG4-related fibrotic diseases from an immunological perspective: regulators out of control? Int J Rheumatol. 2012;2012:789164.
Mahajan VS, Mattoo H, Deshpande V, Pillai SS, Stone JH. IgG4-related disease. Annu Rev Pathol. 2014;9:315-47.
Manso EC, Morato-Castro FF, Yee CJ, Croce M, Palma MS, Croce J. Honeybee venom specific IgG subclass antibodies in Brazilian beekeepers and in patients allergic to bee stings. J Investig Allergol Clin Immunol. 1998;8(1):46-51.
Mattoo H, Della-Torre E, Mahajan VS, Stone JH, Pillai S. Circulating Th2 memory cells in IgG4-related disease are restricted to a defined subset of subjects with atopy. Allergy. 2014;69(3):399-402.
Mattoo H, Mahajan VS, Maehara T, Deshpande V, Della-Torre E, Wallace ZS et al. Clonal expansion of CD4(+) cytotoxic T lymphocytes in patients with IgG4-related disease. J Allergy Clin Immunol. 2016;138(3):825-38.
Mattoo H, Stone JH, Pillai S. Clonally expanded cytotoxic CD4+ T cells and the pathogenesis of IgG4-related disease. Autoimmunity. 2017;50(1):19-24.
Miyake K, Moriyama M, Aizawa K, Nagano S, Inoue Y, Sadanaga A et al. Peripheral CD4+ T cells showing a Th2 phenotype in a patient with Mikulicz's disease associated with lymphadenopathy and pleural effusion. Mod Rheumatol. 2008;18(1):86-90.
Perugino CA, Mattoo H, Mahajan VS, Maehara T, Wallace ZS, Pillai S et al. Emerging treatment models in rheumatology: IgG4-related disease: insights into human immunology and targeted therapies. Arthritis Rheumatol. 2017;69(9):1722-32.
Stone JH, Brito-Zerón P, Bosch X, Ramos-Casals M. Diagnostic approach to the complexity of IgG4-related disease. Mayo Clin Proc. 2015;90(7):927-39.
Stone JH, Zen Y, Deshpande V. IgG4-related disease. N Engl J Med. 2012;366(6):539-51.
Umehara H, Okazaki K, Masaki Y, Kawano M, Yamamoto M, Saeki T et al. A novel clinical entity, IgG4-related disease (IgG4RD): general concept and details. Mod Rheumatol. 2012;22(1):1-14.
Zen Y, Fujii T, Harada K, Kawano M, Yamada K, Takahira M et al. Th2 and regulatory immune reactions are increased in immunoglobin G4-related sclerosing pancreatitis and cholangitis. Hepatology. 2007;45(6):1538-46.

51 Osteonecrose

Pedro Matos • Alex Rocha Bernardes da Silva

INTRODUÇÃO

A osteonecrose (ON) é uma síndrome clínica caracterizada por morte celular de elementos ósseos (osteócitos e, posteriormente, medula óssea) sobretudo na região do osso subcondral. Esses eventos levam ao colapso subcondral e trabecular, resultando em dor, prejuízo de funcionalidade e dano articular.

EPIDEMIOLOGIA E ETIOLOGIA

Condição rara, cuja incidência varia com a idade. O gatilho deflagrador pode ser evento traumático ou atraumático.

Apresenta associação com diversas condições como lúpus eritematoso sistêmico (LES), uso crônico de corticosteroide, etilismo, transplante, uso de bisfosfonatos, coagulopatias, hemoglobinopatias, hemofilias, trauma, gravidez, radioterapia e agentes citotóxicos. As principais causas de necrose são:[1]

- Traumáticas
  - Fratura do colo fêmur
  - Luxação ou fratura de quadril
  - Trauma do quadril sem fratura ou luxação
  - Cirurgia de quadril
- Não traumáticas
  - Juvenil: epifisiólise e Legg-Calvé-Perthes
  - Adultos:
    - Corticosteroides
    - Álcool
    - Anemia falciforme
    - Hemoglobinopatias
    - Doença de Gaucher
    - Radioterapia/quimioterapia
    - Doença de Cushing
    - Diabetes melito
    - Hiperlipidemia
    - Coagulopatias
    - Pancreatite
    - Gravidez
    - Uso de contraceptivos orais
    - LES e outras colagenoses
    - Transplante de órgão

* Embolia gordurosa
* Síndrome do desconforto respiratório do adulto
* Uso de bisfosfonato (mandíbula)
* Tetracloreto de carbono
* Chumbo
* Tabagismo
* Infiltração tumoral
* HIV
* Idiopática.

O álcool e a corticoterapia representam 50 a 70% das causas, e em 10 a 15% dos casos não se encontra fator predisponente (idiopáticos). Consumo de álcool acima de 400 mℓ/semana, prednisona em doses de 25 a 40 mg/dia em transplantados e em pacientes com LES ou prednisona em doses acima 40 mg/dia estão vinculados a maior risco. A cada 10 mg de corticosteroide acima de 40 mg aumenta a chance de ON em 3,6%.

Pacientes com LES em atividade apresentam risco aumentado. Outros fatores associados com LES e que elevam a possibilidade de ON são: vasculite, anticorpos antifosfolipídios e trombofilias. O uso de antimaláricos mostra efeito protetor.

As coagulopatias são outro importante fator relacionado com a ON, em especial no colo do fêmur, e o mecanismo mais provável é o comprometimento da microcirculação óssea por trombose e, posteriormente, oclusão vascular. Entre as coagulopatias, podem-se citar: fator V de Leiden, deficiência de proteínas C e S e hipofibrinólise (determinada por polimorfismos gênicos no inibidor do ativador de plasminogênio tipo 1 e na metilenotetra-hidrofolato redutase).

Mutações no gene do colágeno tipo II A1 (*COL2A1*) e polimorfismos no receptor da vitamina D, na timidilato sintase e enzimas metabolizadoras de glicocorticoides e álcool são predisposições genéticas descritas na ON.

O risco de ON de mandíbula relacionada com o uso de bisfosfonato para tratamento de osteoporose é muito raro, com prevalência de 0,01 a 0,04%. Pacientes de maior risco para ON de mandíbula são aqueles com neoplasia (doenças linfoproliferativas, mama e próstata) em tratamento quimioterápico e uso de bifosfonato intravenoso. A prevalência da ON nessa população pode chegar a 1%. As infecções por *Actinomyces*, *Porfiromona gengivalis* e bactérias Gram-negativas são fatores precipitantes por estimularem a reabsorção óssea. Outros mecanismos implicados nesse desfecho são isquemia, baixo *turnover* ósseo e toxicidade óssea.

Nas causas traumáticas, as fraturas do colo do fêmur correspondem a aproximadamente 25 a 50% dos casos. A fratura de quadril representa 10 a 25%.

PATOGÊNESE

Nos eventos traumáticos ocorre necrose dos elementos ósseos por comprometimento vascular local (mecanismos hemorreológicos).

Nas condições atraumáticas, a etiologia é multifatorial e existem várias teorias para explicar a evolução para ON, entre elas: distúrbio de metabolismo de lipídios, oclusão intravascular, aumento da pressão intraóssea, hemorragia intramedular, osteocitotoxicidade e estresse mecânico.

QUADRO CLÍNICO

Geralmente unilateral, mas pode ser bilateral em 50% dos casos e multifocal. Os sítios mais frequentes são colo do fêmur, côndilos femorais em joelhos, tíbia proximal, cabeça umeral, tornozelos e ossos dos pés e das mãos, punhos, vértebras e ossos faciais. Dependendo do local de acometimento, pode receber o nome de uma síndrome (Tabela 51.1).

Tabela 51.1 Síndromes de osteonecrose.

Sítio de osteonecrose	Síndrome
Escafoide	Doença de Preiser
Semilunar	Doença de Kienbock
Falange proximal	Doença de Thiemann
Capitato	Doença de Panner
Corpo vertebral	Doença de Kummel
Epífise femoral	Legg-Calvé-Perthes
Cabeça segundo metatarso	Doença Freiberg
Navicular (tarso em criança)	Doença de Kohler
Joelho (idiopático)	SONK (do inglês *spontaneous osteonecrosis of the knee*)

Adaptada de West, 2015.[1]

As manifestações clínicas são variáveis, desde indivíduos assintomáticos até quadros de dor refratária, e são influenciadas pela topografia: as lesões na cabeça do fêmur ou quadril são em geral dolorosas, enquanto o envolvimento inicial de joelhos, ombros, tornozelos e edema medular ósseo são assintomáticos. Posteriormente, ocorre colapso articular e osteoartrite secundária devido ao remodelamento ósseo periarticular, culminando em rigidez e dor que pioram com a sobrecarga mecânica.

É importante estabelecer o diferencial na presença do quadro de dor articular, visto que os *red flags* para ON são dor intensa em repouso, noturna, sem relação com sobrecarga mecânica e preservação da amplitude de movimento.

DIAGNÓSTICO

É difícil, geralmente tardio, e necessita do auxílio dos exames de imagem. A radiografia é um exame pouco sensível e incapaz de detectar alterações nos estágios iniciais. A presença de *red flags* e fatores de risco indicam o uso de método de imagem mais sensível, como ressonância nuclear magnética (RNM), para investigação.

Exames de imagem

Radiografia

Os achados radiográficos mais específicos são tardios. No início do quadro, a radiografia na maioria das vezes não demonstra alterações (baixa sensibilidade). Nas fases iniciais, costumam-se encontrar: osteopenia, áreas serpiginosas com radiolucência, esclerose marginal na borda articular e lesões císticas. Já nas fases tardias, verificam-se: sinal do crescente (colapso ósseo subcondral formando linha radioluscente), osteoartrite secundária, destruição e colapso ósseo.

Tomografia

Ajuda a definir a extensão do acometimento e é útil na avaliação de osteoartrite secundária (definição do tratamento cirúrgico).

Cintilografia óssea

Boa sensibilidade inclusive em fases iniciais, entretanto baixa especificidade. Permite observar uma área de necrose avascular (chamada *cold spot*) entremeada por área de regeneração óssea, formando o sinal do *donut*. Útil em situações em que a RNM é contraindicada.

Ressonância nuclear magnética

É o melhor exame não invasivo. Tem alta sensibilidade (95 a 99%) e acurácia, sendo útil no diagnóstico precoce. O achado mais característico é o sinal da dupla-linha presente em 75% dos casos (aspecto geográfico, com linha de hipersinal paralela à linha de lesão em T2). É possível observar fratura do osso subcondral (hipersinal em T2 e hipossinal em T1 ou hipossinal em T1 e T2) ou restrição da difusão no local da lesão. Outros achados que podem estar presentes são: hemorragia (hipersinal em T1 e T2), alterações císticas (hipossinal em T1 e hipersinal em T2) e fibrose tecidual (hipossinal em T1 e T2). As Figuras 51.1 e 51.2 mostram RNM de fêmur com suspeita e diagnóstico de ON, respectivamente.

Diagnósticos diferenciais
Deve-se fazer diagnóstico diferencial com sinovite, lesões de partes moles, osteoartrite primária e dor complexa regional.

Variantes clínicas
Infarto ósseo
Diferentemente da ON, que acomete a epífise óssea, o infarto ósseo ocorre em geral na diáfise ou na metáfise. Além disso, à RNM, não se observa sinal da dupla-linha, e os achados radiológicos mais característicos são lesões líticas que podem apresentar aspecto geográfico.

Fratura por insuficiência
Pode acontecer como estágio inicial da ON. No joelho, tem possibilidade de evoluir para ON secundária. É caracterizada por linha de fratura no platô tibial.

Osteoporose transitória de quadril
Via de regra ocorre em gestantes no terceiro trimestre de gestação e apresenta resolução espontânea em até 1 ano após o parto. A etiologia é desconhecida. Clinicamente, manifesta-se com dor em quadris não precedida de trauma. Radiologicamente, pode ser observada osteopenia e à densitometria apresenta baixa densidade mineral óssea.

CLASSIFICAÇÃO
A mais utilizada para descrever os achados radiológicos e o estadiamento é a classificação de Ficat (Tabela 51.2).

TRATAMENTO
O tratamento medicamentoso ainda é controverso e baseado em evidência fraca para o uso de bifosfonatos, hipolipemiantes, enoxaparina e vasodilatadores.

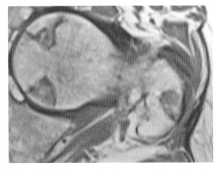

Figura 51.1 Ressonância magnética de colo do fêmur em T1 com áreas suspeitas de osteonecrose.

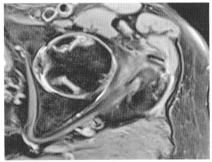

Figura 51.2 Ressonância magnética do colo de fêmur em T2 com imagem de dupla-linha, comprovando áreas de osteonecrose.

Tabela 51.2 Classificação de Ficat para osteonecrose.

Estadiamento	Achados radiográficos
I	Radiografia normal
II	Lesões escleróticas ou císticas
III	Colapso subcondral
IV	Colapso articular com osteoartrite

Adaptada de Hochberg, 2018.[2]

Medidas não farmacológicas para ON mais embasadas por evidência são: alívio de carga, fisioterapia e reabilitação, além do controle de fatores de risco para evitar recorrência e progressão para osteoartrite secundária. Terapia por ondas de choque e câmara hiperbárica apresentam benefício questionável.

O tratamento cirúrgico tem como alvo terapêutico impedir a progressão da ON e é sempre associado a medidas não farmacológicas. A descompressão cirúrgica por osteotomia é eficiente em estágios iniciais. Já nos casos avançados, com destruição articular e osteoartrite secundária, a terapia cirúrgica de escolha é artroplastia, ainda que apresente apresenta resultados pouco satisfatórios.

REFERÊNCIAS BIBLIOGRÁFICAS
1. West SG. Secrets Rheumatology. 3. ed. Rio de Janeiro: Elsevier; 2015.
2. Hochberg M. Rheumatology. 7. ed. Rio de Janeiro: Elsevier; 2018.

BIBLIOGRAFIA
Agrawal K, Tripathy SK, Sen RK, Santhosh S, Bhattacharya A. Nuclear medicine imaging in osteonecrosis of hip: Old and current concepts. World J Orthop. 2017;8(10):747-53;
Gayana S, Bhattacharya A, Sen RK, Singh P, Prakash M, Mittal BR. F-18 fluoride pósitron emission tomography/computed tomography in the diagnosis of avascular necrosis of the femoral head: Comparison with magnetic resonance imaging. Indian J nuclear Med. 2016;31(1):3-8.
Liu LH, Zhang QY, Sun W, Li ZR, Gao FQ. Corticosteroid-induced osteonecrosis of the femoral head: detection, diagnosis, and treatment in earlier stages. Chinese Medical Journal. 2017;130(21):2601.
McAlindon T, Ward RJ. Osteonecrose. In: Hochberg MC, Silman AJ, Smolen JS. Rheumatology. 2 v. 7. ed. Elsevier; 2018.
Reid IR. Osteonecrosis of the jaw – Who gets it, and why? Bone. 2009;44(1):4-10.
Sadile F, Bernasconi A, Russo S, Maffulli N. Core decompression *versus* other joint preserving treatments for osteonecrosis of the femoral head: a meta-analysis. British Medical Bulletin. 2016;118(1),33-49.
Seamon J, Keller T, Saleh J, Cui Q. The pathogenesis of nontraumatic osteonecrosis. Arthritis. 2012;8(11):1-11.
Sun W, Shi Z, Gao F, Wang B, Li Z. The pathogenesis of multifocal osteonecrosis. Scientific Reports. 2016;6(1).
Zhang K, Zheng Y, Jia J, Ding J, Wu Z. Systemic lupus erythematosus patients with high disease activity are associated with accelerated incidence of osteonecrosis: a systematic review and meta-analysis. Clinical Rheumatology. 2018;37(1):5-11.

Parte 11

Reumatologia Pediátrica

52 Artrite Idiopática Juvenil

Antonio Silaide de Araújo Júnior • Maria Teresa Terreri

INTRODUÇÃO
O termo artrite idiopática juvenil (AIJ) é utilizado para um grupo de doenças que ocorrem em crianças menores de 16 anos e que compartilham uma manifestação conhecida como artrite persistente (acima de 6 semanas), cuja etiologia ainda não está completamente elucidada.

EPIDEMIOLOGIA
Nos países desenvolvidos, a AIJ é a principal doença reumatológica inflamatória crônica da infância. Já nos países em desenvolvimento, é a segunda mais comum, atrás apenas da febre reumática. Estudos realizados na América do Norte e na Europa estimam uma incidência de 3 a 23 casos por 100 mil crianças e uma prevalência de 16 a 140 casos por 100 mil crianças. É uma doença de pré-escolares, com início raro antes de 6 meses e predominância em meninas. Como será abordado adiante, possui variações na idade de início e na prevalência de sexo de acordo com o subtipo.

CLASSIFICAÇÃO
Nos dias atuais, a classificação mais aceita é a da International League of Associations for Rheumatology (ILAR), proposta inicialmente em 1993. Define a AIJ como atrite com duração mínima de 6 semanas em uma ou mais articulações, idade de início inferior a 16 anos, após exclusão de outras causas de artrite.

A AIJ é classificada em sete subtipos de acordo com a forma de início e o número de articulações acometidas; nos casos oligoarticulares, a evolução após os primeiros 6 meses também é considerada (Tabela 52.1).

ETIOPATOGENIA
A etiologia da AIJ não é completamente compreendida, porém dois fatores merecem destaque: influência genética e fatores de risco ambientais.

A influência genética é evidenciada pelos seguintes aspectos: a concordância em gêmeos monozigóticos é de 25 a 40%, e o risco de desenvolver AIJ em parentes de primeiro grau dos pacientes é seis vezes maior do que na população geral. O antígeno leucocitário humano (HLA) contribui com 17% do risco genético. Outros genes associados são o *PTPN22*, *STAT4*, *TNFA1P3*, entre outros.

Os fatores ambientais, como infecções por *Mycoplasma pneumoniae*, vírus Epstein-Barr (EBV) e parvovírus B19, especialmente no primeiro ano de vida, parecem elevar o risco de AIJ.

Tabela 52.1 Critérios para diagnóstico e classificação das artrites idiopáticas juvenis (AIJ) segundo a International League of Associations for Rheumatology.

Classificação	Descrição
Artrite sistêmica	Artrite em uma ou mais articulações acompanhada ou precedida por febre com duração mínima de 2 semanas, somada a pelo menos uma das seguintes manifestações: exantema evanescente (não fixo), adenomegalia generalizada, hepato e/ou esplenomegalia, serosite Exclusões: A, B, C, D
Oligoartrite	Artrite em uma a quatro articulações durante os 6 primeiros meses da doença. Duas subcategorias são reconhecidas: Oligoartrite persistente: compromete até quatro articulações durante todo o curso da doença Oligoartrite estendida: compromete cinco ou mais articulações após os 6 primeiros meses da doença Exclusões: A, B, C, D, E
Poliartrite e fator reumatoide negativo	Artrite em cinco ou mais articulações durante os 6 primeiros meses de doença; teste para fator reumatoide negativo Exclusões: A, B, C, D, E
Poliartrite e fator reumatoide positivo	Artrite em cinco ou mais articulações durante os 6 primeiros meses da doença; dois ou mais testes para fator reumatoide positivos, com intervalo de pelo menos 3 meses durante os primeiros 6 meses da doença Exclusões: A, B, C, E
Artrite psoriásica	Artrite e psoríase, ou artrite e ao menos dois dos seguintes critérios: dactilite; sulcos ou depressões ungueais (*nail pitting*) ou onicólise; ou psoríase em um parente de primeiro grau Exclusões: B, C, D, E
Artrite relacionada com entesite	Artrite e entesite, ou artrite ou entesite acompanhada de pelo menos dois dos seguintes critérios: história de dor na articulação sacroilíaca; antígeno HLA-B27; início da artrite em menino após os 6 anos de idade; uveíte anterior aguda sintomática; história familiar de espondilite anquilosante; artrite relacionada à entesite, sacroiliíte com doença intestinal inflamatória, artrite reativa ou uveíte anterior aguda em um parente de primeiro grau Exclusões: A, D, E
Outras artrites	Artrite que não preenche critérios para qualquer das categorias anteriores ou que preenche critérios para duas ou mais categorias

A: psoríase no paciente ou em parente de primeiro grau; B: artrite em menino HLA-B27 positivo após os 6 anos de idade; C: espondilite anquilosante, artrite relacionada com entesite, sacroiliíte com doença intestinal inflamatória, artrite reativa ou uveíte anterior aguda ou qualquer uma destas manifestações em parente de primeiro grau; D: fator reumatoide IgM em pelo menos duas ocasiões, com intervalo de 3 meses; E: AIJ sistêmica no paciente.
Adaptada de Petty *et al.*, 2004.[1]

QUADRO CLÍNICO

Na faixa etária pediátrica, sobretudo nos mais jovens, a descrição dos sintomas não é feita com precisão. Muitas vezes, os pacientes se mostram irritados, deambulam com dificuldade e apresentam sintomas sistêmicos, como febre, anorexia, fadiga, retardo de crescimento, entre outros. Por ser um grupo de doenças, cada subtipo será detalhado a seguir.

Início sistêmico

AIJ sistêmica, também conhecida como doença de Still, é o subtipo mais grave. Ocorre em 5 a 15% de todos os casos de AIJ, afetando igualmente ambos os sexos e possui características semelhantes às das patologias autoinflamatórias. O diagnóstico em geral é difícil e requer exclusão de infecções, malignidades e outras doenças autoimunes.

A febre ocorre em 98% dos casos, via de regra acima de 39ºC, persistindo por mais de 15 dias, frequentemente com dois picos diários (um no começo da manhã e outro no fim da tarde). Durante a febre, a criança adquire um aspecto toxêmico, porém no período afebril as queixas cessam. Em 90% dos casos, o paciente desenvolve um exantema característico que exibe coloração salmão, é macular ou maculopapular, não pruriginoso, e se localiza principalmente no tronco e porção proximal dos membros inferiores. O *rash* é mais frequente durante os períodos febris e pode ser precipitado por estresse psíquico e banhos quentes.

As artralgias e as mialgias são comuns no início do quadro, porém a artrite pode estar ausente no começo dos sintomas, tornando ainda mais difícil o diagnóstico. Pode acometer qualquer articulação, mais frequentemente joelhos, tornozelos e punhos.

Outras manifestações incluem: linfadenopatia generalizada, hepatoesplenomegalia, pericardite subclínica e derrame pleural.

A síndrome de ativação macrofágica (SAM) é uma séria complicação que ocorre em 5% dos pacientes com AIJ sistêmica e se manifesta com febre persistente, pancitopenia, coagulação intravascular disseminada, alterações neurológicas e insuficiência hepática. Laboratorialmente, é encontrado aumento significativo de ferritina, enzimas hepáticas, triglicerídeos e queda nos níveis de fibrinogênio e na velocidade de hemossedimentação (VHS). O diagnóstico é firmado pelo achado de hemofagocitose no aspirado de medula óssea.

Início oligoarticular

É a forma mais prevalente. Ocorre em 25 a 55% dos pacientes com AIJ e predomina em meninas menores de 6 anos. Acomete até quatro articulações nos primeiros 6 meses da doença, principalmente joelhos e tornozelos. Trinta a 50% das crianças podem apresentar-se com monoartrite. É denominada oligoartrite estendida quando, após 6 meses do início do quadro, há acometimento de mais de quatro articulações.

O fator antinuclear (FAN) é positivo em 70 a 80% dos casos, porém outros autoanticorpos quase nunca estão presentes. As manifestações extra-articulares são raras, exceto pela uveíte anterior, que afeta 30% dessas crianças, e é geralmente insidiosa e pouco sintomática, ocorrendo com mais frequência nos primeiros 6 anos da doença e nos pacientes FAN positivos. Pelo fato de ser oligossintomática e progredir para dano ocular crônico, sugere-se rastreio frequente para uveíte (Tabela 52.2).

Forma poliarticular com fator reumatoide negativo

Ocorre em 10 a 25% dos casos de AIJ e predomina em meninas. O envolvimento articular costuma ser simétrico, sendo os joelhos, punhos e tornozelos os locais mais acometidos. Nas mãos, as metacarpofalângicas e interfalângicas proximais são as principais articulações envolvidas, e a tenossinovite flexora é comum.

Tabela 52.2 Recomendações de avaliações oftalmológicas para rastreio de uveíte em crianças com AIJ.

Duração da AIJ	FAN positivo		FAN negativo	
	Início < 6 anos de idade	Início ≥ 6 anos de idade	Início < 6 anos de idade	Início ≥ 6 anos de idade
≤ 4 anos	3/3 meses	6/6 meses	6/6 meses	Anual
Mais de 4 anos	6/6 meses	Anual	Anual	Anual
Mais de 7 anos	Anual	Anual	Anual	Anual

FAN: fator antinuclear.

A coluna cervical frequentemente é sítio de sinovite. O acometimento de ombro e quadril costuma ser tardio. Sintomas sistêmicos, como fadiga, febre, hepatoesplenomegalia e anemia, são incomuns.

Forma poliarticular com fator reumatoide positivo

Esse subtipo de AIJ é encontrado em 2 a 7% dos casos, predomina em meninas, geralmente após os 9 anos. É necessário fator reumatoide positivo em duas ocasiões com intervalo mínimo de 3 meses. O quadro clínico e o curso da doença são bastante similares aos da artrite reumatoide (AR) do adulto.

A apresentação típica é de poliartrite inflamatória simétrica, acometendo punhos, metacarpofalângicas, interfalângicas proximais e distais, metatarsofalângicas, joelhos, tornozelos, cotovelos e quadris. Pode haver manifestações extra-articulares semelhantes às da AR do adulto: nódulos subcutâneos, síndrome de Sjögren, fibrose pulmonar e síndrome de Felty.

Artrite relacionada com entesite

Afeta principalmente meninos acima de 6 anos. Artrite é mais comum em membros inferiores, sobretudo joelhos e tornozelos, mas o quadril também pode ser acometido. A entesite é mais comum na fáscia plantar, tendão aquileu e patelar. A dor lombar inflamatória é encontrada com frequência e muitas dessas crianças desenvolvem sacroiliite e espondiloartrite. É comum a associação com HLA-B27 e história familiar de espondiloartrite. A uveíte anterior costuma ser aguda e sintomática, ocorrendo em 15 a 25% dos pacientes.

Artrite psoriásica

A maioria dos doentes tem início precoce de artrite assimétrica, risco aumentado de iridociclite e FAN positivo; quadro bastante similar ao de pacientes com AIJ oligoarticular. Em contrapartida, os pacientes com artrite psoriásica têm maior incidência de dactilite. Uma crítica feita à classificação da ILAR é que ela excluiu a entesite como manifestação desse subgrupo.

Artrite indiferenciada

Este subtipo é composto por pacientes que não preenchem critérios para nenhuma categoria ou preenchem critérios para mais de um subtipo de AIJ.

DIAGNÓSTICO

O diagnóstico da AIJ é feito utilizando os critérios classificatórios da ILAR já expostos na Tabela 52.1. É importante excluir outras doenças, especialmente infecções, neoplasias e outras condições inflamatórias, como lúpus eritematoso sistêmico e síndromes autoinflamatórias. Os principais diagnósticos diferenciais são:

- Outras doenças do tecido conjuntivo:
  - Lúpus eritematoso sistêmico
  - Dermatomiosite e polimiosite
  - Vasculite
  - Púrpura de Henoch-Schönlein
  - Doença de Kawasaki
  - Doença mista do tecido conjuntivo
- Espondiloartrites:
  - Espondilite anquilosante
  - Artrite psoriásica
  - Artrite reativa
  - Doença inflamatória intestinal

- Artrite pós-infecciosa: *Yersinia, Shigella, Salmonella, Campilobacter*
- Artrites infecciosas:
  - Bacterianas
  - Virais e micóticas
- Anomalias congênitas:
  - Mucopolissacaridose
  - Síndromes de hipermobilidade
  - Febre familiar do Mediterrâneo
- Outras alterações ósseas e articulares:
  - Trauma
  - Síndrome da dor complexa regional
  - Epifisiólise
  - Sinovite transitória do quadril
  - Amiloidose
  - Sarcoidose
  - Raquitismo
- Doenças hematológicas:
  - Anemia falciforme
  - Talassemias
  - Hemofilia
- Doenças neoplásicas:
  - Leucemias e linfomas
  - Neuroblastoma
  - Tumores ósseos e cartilaginosos
  - Sinovite vilonodular pigmentada
  - Retículo-histiocitose
- Imunodeficiências:
  - Deficiência seletiva de IgA
  - Agamaglobulinemia
  - Deficiência de componentes do complemento
- Reumatismo psicogênico.

Exames complementares

A anemia é comum em todos os subgrupos de AIJ, porém é mais intensa na AIJ de início sistêmico. A anemia de doença crônica é o padrão mais comum, e pode ainda estar associada à leucocitose e à plaquetose. Os reagentes de fase aguda, como VHS e proteína C reativa, estão quase sempre elevados. Eletroforese de proteínas demonstra aumento policlonal de imunoglobulinas.

    O fator reumatoide (IgM) é positivo em 15% dos casos, o FAN em 40 a 50%, geralmente exibindo padrão pontilhado ou homogêneo. A análise do líquido sinovial para exclusão de artrite séptica é imprescindível nos casos de monoartrite.

Exames de imagem

As alterações radiográficas nas fases iniciais consistem em aumento de partes moles, osteopenia justa-articular e periostite. As alterações mais específicas como erosões marginais e anquilose óssea raramente são vistas antes de 2 anos de doença. A avaliação da coluna cervical é feita com radiografia na incidência lateral em flexão.

    Outros métodos como ultrassonografia (USG), tomografia e ressonância podem evidenciar alterações de forma mais precoce. A USG de quadril deve ser realizada anualmente para detectar sinovite, sendo essa conduta justificada pela dificuldade de estabelecer o acometimento dessa articulação apenas por exame físico.

TRATAMENTO

A abordagem do paciente com AIJ deve ser multidisciplinar, sendo essencial a reabilitação, o suporte psicossocial, a avaliação do crescimento e do desenvolvimento da criança, e a atualização do cartão vacinal, de preferência antes do início da terapia imunossupressora.
O tratamento medicamentoso tem sido modificado nos últimos anos. Recomenda-se utilizar um dos instrumentos validados para avaliar a atividade de doença, sendo o *Juvenile Arthritis Disease Active Score* (JADAS) um dos mais empregados na prática clínica. Deve-se atentar para aqueles pacientes com parâmetros de mau prognóstico, pois eles requerem terapia mais precoce. A seguir, são apresentadas as principais classes medicamentosas.

Anti-inflamatórios não esteroides

Os anti-inflamatórios não esteroides (AINE) são utilizados há muitas décadas para o tratamento da AIJ, além de serem úteis para aliviar a dor, rigidez e febre da AIJ sistêmica. São necessárias 4 semanas para avaliar a eficácia desses medicamentos. Atualmente, sabe-se que os AINE não modificam o curso da doença, nem previnem o dano radiográfico. Os efeitos colaterais são menos frequentes do que nos adultos. A Tabela 52.3 sumariza os principais fármacos dessa classe.

Corticosteroides

O uso de corticosteroides sistêmicos é restrito na AIJ. A falta de evidências de sua ação modificadora do curso da doença, somada aos numerosos efeitos colaterais, limitam a indicação destes medicamentos. O uso sistêmico deve ser indicado nos casos de febre, serosite, SAM e como ponte até início do efeito dos medicamentos modificadores do curso da doença (MMCD). Nos casos mais graves, é possível utilizar a pulsoterapia com metilprednisolona 30 mg/kg/dia por 3 dias consecutivos, seguida de corticosteroide oral. O uso de suplementação de cálcio e vitamina D é preconizado. Além disso, a administração de corticosteroide intra-articular (em especial, hexacetonida de triancinolona) tem mostrado bons resultados, principalmente nos casos oligoarticulares. Estudos demonstram que até 70% desses pacientes não sofrem reativação da doença após 1 ano da infiltração. Esse procedimento não deve ser repetido a intervalos menores que 3 meses.

Medicamentos modificadores do curso da doença sintéticos

O metotrexato (MTX) é a primeira escolha de MMCD para pacientes com artrite ativa subsequente ao uso de AINE. Pacientes com os subtipos de doença poliarticular e oligoarticular estendida apresentam melhor resposta; diferentemente do subtipo relacionado com entesite. Pode ser administrado por via oral ou subcutânea, dando preferência a

Tabela 52.3 Principais anti-inflamatórios usados na artrite idiopática juvenil.

Medicamentos	Dose (mg/kg/dia)	Dose máxima diária (mg)	Nº de tomadas
Aspirina*	80 a 100	4.000	4
Ibuprofeno*	30 a 50	2.400	3 a 4
Naproxeno*	10 a 20	1.000	2
Tolmetin*	15 a 30	1.600	3
Indometacina	1,5 a 3	200	3
Diclofenaco	2 a 3	200	2
Celecoxibe*	3 a 6	200	2

*Aprovadas para crianças pela Food and Drug Administration (FDA).

esta última quando houver intolerância gastrintestinal ou forem necessárias doses superiores a 20 mg/semana. Deve-se utilizar o ácido fólico 1 mg/dia ou 5 mg/semana com o MTX para reduzir sua toxicidade.

A leflunomida pode ser usada na AIJ poliarticular ou oligoarticular estendida, nos casos de intolerância ou contraindicação ao MTX.

A sulfassalazina é indicada para casos de artrite relacionada com entesite e na doença inflamatória intestinal.

A ciclosporina é eficaz no controle das manifestações sistêmicas da AIJ, na uveíte e na SAM.

Imunobiológicos

Estão indicados nos casos poliarticulares após falha ao MTX (após 3 meses de uso), uveítes refratárias e acometimento axial do subtipo artrite entesite-relacionada. Os agentes antifator de necrose tumoral (TNF) são os fármacos mais estudados nesse subgrupo. Dentre estes fármacos, o infliximabe, etanercepte e adalimumabe são aprovados para uso na AIJ, contudo são menos efetivos na AIJ sistêmica.

Os medicamentos que atuam contra a interleucina 1 (anakinra, rilonacepte e canakinumabe) e aqueles que antagonizam a interleucina 6 (tocilizumabe) encontram sua melhor indicação nos casos de AIJ sistêmica.

O abatacepte é outra opção terapêutica para os casos poliarticulares que não respondem às terapias anteriores.

O rituximabe pode ser usado na AIJ poliarticular e os melhores resultados foram obtidos em pacientes com fator reumatoide positivo. A Tabela 52.4 resume as doses preconizadas e efeitos colaterais das principais medicações usadas na AIJ.

Tabela 52.4 Principais medicações usadas na artrite idiopática juvenil

Medicação	Dose	Efeitos colaterais
Metotrexato	0,4 a 1 mg/kg/sem VO ou SC	Náuseas, vômitos, úlceras orais, toxicidade hepática, citopenias
Leflunomida	< 20 kg: 10 mg em dias alternados VO 20 a 40 kg: 10 mg/dia > 40 kg: 20 mg/dia	Sintomas gastrintestinais, toxicidade hepática e alopecia
Sulfassalazina	30 a 50 mg/kg/dia Máxima: 2 g/dia VO em duas tomadas	Sintomas gastrintestinais, *rash*, citopenias
Ciclosporina	3 a 5 mg/kg/dia VO	Hipertensão arterial, insuficiência renal, hipertricose, hiperplasia gengival
Etanercepte	0,8 mg/kg/semana (máximo: 50 mg/semana) SC 1 vez por semana	Infecções como tuberculose, doenças desmielinizantes, indução de doença imune
Adalimumambe	< 30 kg: 20 mg SC 15/15 dias > 30 kg: 40 mg SC 15/15 dias	Infecções como tuberculose, doenças desmielinizantes, indução de doença imune
Infliximabe	6 mg/kg IV*** nas semanas 0, 2 e 6; após, a cada 6 a 8 semanas	Infecções como tuberculose, doenças desmielinizantes, indução de doença imune
Anakinra	2 mg/kg/dia (máximo 100 mg) SC	Reação no sítio da injeção, sintomas respiratórios, infecções

(continua)

Tabela 52.4 (*Continuação*) Principais medicações usadas na artrite idiopática juvenil

Medicação	Dose	Efeitos colaterais
Canakinumabe	4 mg/kg/mês (máximo 300 mg) SC	Sintomas respiratórios, infecções, vertigem
Tocilizumabe	AIJ sistêmica: < 30 kg: 12 mg/kg IV 15/15 dias > 30 kg: 8 mg/kg IV 15/15 dias Para poliarticular: < 30 kg: 12 mg/kg IV 1 vez/mês > 30 kg: 8 mg/kg IV 1 vez/mês	Infecções, toxicidade hepática, hipercolesterolemia, neutropenia
Abatacepte	10 mg/kg IV nas semanas 0, 2 e 4; após, 4/4 sem (máximo 1.000 mg)	Infecção
Rituximabe	750 mg/m² (até 1 g) IV a cada 15 dias e, após, a cada 6 meses	Reações infusionais, infecções, hipogamaglobulinemia

Esquemas terapêuticos

As Figuras 52.1 e 52.2 demonstram algoritmos propostos para o tratamento da AIJ.

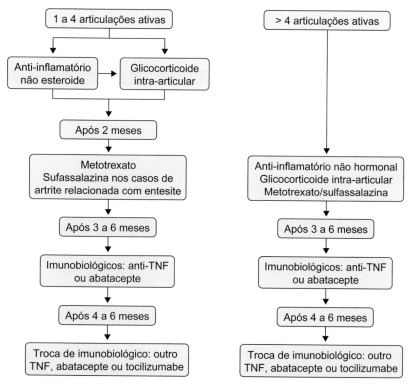

Figura 52.1 Fluxograma proposto para tratamento de artrite idiopática juvenil. Adaptada de Oliveira e Santos, 2018.[2]

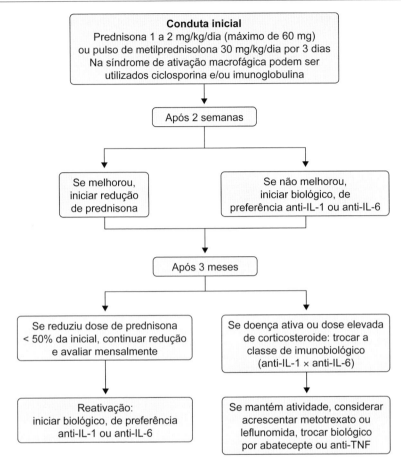

Figura 52.2 Fluxograma proposto pela Sociedade Brasileira de Reumatologia para tratamento de artrite idiopática juvenil. Adaptada de Oliveira e Santos, 2018.[2]

REFERÊNCIAS BIBLIOGRÁFICAS

1. Petty RE, Southwood TR, Manners P, Baum J, Glass DN, Goldenberg J et al. International League of Associations for Rheumatology classification of juvenile idiopathic arthritis: second revision, Edmonton, 2001. J Rheumatol. 2004;31:390-2.
2. Oliveira SKF, Santos FPST. Artrite idiopática juvenil. In: Marques Neto JF, Vasconcelos JTS, Shinjo SK, Radominski SC. Livro da Sociedade Brasileira de Reumatologia. Barueri: Manole; 2018.

BIBLIOGRAFIA

Behrens EM, Beukelman T, Gallo L, Spangler J, Rosenkranz M, Arkachaisri T et al. Evaluation of the presentation of systemic onset juvenile rheumatoid arthritis: data from the Pennsylvania Systemic Onset Juvenile Arthritis Registry (PASOJAR). J Rheumatol. 2008;35(2):343.

Beukelman T, Patkar NM, Saag KG, Tolleson-Rinehart S, Cron RQ, DeWitt EM et al. 2011 American College of Rheumatology recommendations for the treatment of juvenile idiopathic arthritis; initiation and safety monitoring of therapeuthic agents for the treatment of arthritis and systemic features. Arthritis Care Res. 2011;63(4):465-82.

Bloom BJ, Alario AJ, Miller LC. Intra-articular corticosteroid therapy for juvenile idiopathic arthritis: report of an experiential cohort and literature review. Rheumatol Int. 2011;31:749-56.

Carvalho MFF, Magalhães C, Silva CA, Sztajnbok F, Hilário MOE, Naka EM et al. Epidemiology of pediatric rheumatic diseases in Brazil: multicentric study. Clin Exp Rheumatology 2005;23:S-76.

de Benedetti F, Schneider R. Systemic juvenile idiophatic arthitis. In: Petty RE, Laxer RM, Lindsley CB, Wedderburn LR, editores. Textbook of pediatric rheumatology. 7. ed. Philadelphia: Elsevier Saunders; 2016. p. 205-16.

FlatøB, Lien G, Smerdel-Ramoya A, Vinje O. Juvenile psoriatic arthritis: longterm outcome and differentiation from other subtypes of juvenile idiopathic arthritis. J Rheumatol. 2009;36(3):642.

Hofer M, Southwood TR. Classification of childhood arthritis. Best Pract Res Clin Rheumatol. 2002;16:379-96.

Hofer MF, Mouy R, Prieur AM. Juvenile idiopathic arthritides evaluated prospectively in a single center according to the Durban criteria. J Rheumatol. 2001;28(5):1083.

Ilowite N, Porras O, Reiff A, Rudge S, Punaro M, Martin A et al. Anakinra in the treatment of polyarticular-course juvenile rheumatoid arthritis: safety and preliminary efficacy results of a randomized multicenter study. Clin Rheumatol. 2009;28(2):129-37.

Klein A, Kaul I, Foeldvari I, Ganser G, Urban A, Horneff G. Efficacy and safety of oral and parenteral methotrexate therapy in children with juvenile idiopathic arthritis: an observational study with patients from the German Methotrexate Registry. Arthritis Care Res (Hoboken). 2012;64:1349-56.

Macaubas C, Nguyen K, Milojevic D, Park JL, Mellins ED. Oligoarticular and polyarticular JIA: epidemiology and pathogenesis. Nat Rev Rheumatol. 2009;5(11):616-26.

Mellins ED, Macaubas C, Grom AA. Pathogenesis of systemic juvenile idiopathic arthritis: some answers, more questions. Nat Rev Rheumatol 2011;7:416-26.

Petty RE, Laxer RM, Wedderburn LR. Juvenile idiopathic arthritis. In: Petty RE, Laxer RM, Lidsley CB, Wedderburn LR, editores. Textbook of pediatric rheumatology. 7. ed. Philadelphia: Elsevier Saunders; 2016. p. 188-204.

Prakken B, Albani S, Martini A. Juvenile idiopathic arthritis. Lancet. 2011;377(9783):2138-49.

Ringold S, Weiss PF, Beukelman T, DeWitt EM, Ilowite NT, Kimura Y et al. 2013 Update of the 2011 American College of Rheumatology recommendations for the treatment of juvenile idiopathic arthritis: recommendations for the medical therapy of children with systemic juvenile idiopathic arthritis and tuberculosis screening among children receiving biologic medications. Arthritis Care Res (Hoboken). 2013;65(10):1551-63.

Rosenberg AM, Oen KG. Polyarticular juvenile idiopathic arthritis. In: Petty RE, Laxer RM, Lindsley CB, Wedderburn LR, editors. Textbook of pediatric rheumatology. 7. ed. Philadelphia: Elsevier; 2015. p. 217.

Schneider R, Passo MH. Juvenile rheumatoid arthritis. Rheum Clin North America 2002;28(3):503-30.

Shen CC, Yeh KW, Ou LS, Yao TC, Chen LC, Huang JL. Clinical features of children with juvenile idiopathic arthritis using the ILAR classification criteria: a community-based cohort study in Taiwan. J Microbiol Immunol Infect. 2013;46(4):288.

53 Febre Reumática

João Victor Campos de Oliveira • Maria Teresa Terreri

INTRODUÇÃO

A febre reumática (FR) é uma sequela não supurativa que ocorre em 2 a 4 semanas após a faringite por estreptococo beta-hemolítico do grupo A (EBGA) e pode consistir em artrite, cardite, coreia, eritema marginado e nódulos subcutâneos. Decorre de resposta imune tardia a essa infecção em populações geneticamente predispostas e é uma doença associada com frequência a baixo nível socioeconômico. Na cardite, manifestação mais temível da FR e com maior repercussão econômica em longo prazo, os danos às válvulas cardíacas podem ser crônicos e progressivos, resultando em descompensação cardíaca.

A FR afeta especialmente crianças e adultos jovens. Apesar da baixa incidência ao longo das últimas décadas nos países desenvolvidos, com consequente redução na prevalência da cardite, ainda representa um grande problema de saúde pública, sobretudo nos países em desenvolvimento.

EPIDEMIOLOGIA

Nos países em desenvolvimento, estima-se que uma doença grave causada por doença cardíaca reumática, glomerulonefrite e infecções invasivas (EBGA) afete mais de 33 milhões de pessoas e seja a principal causa de morte cardiovascular durante as primeiras cinco décadas de vida. A FR pode ocorrer em qualquer idade, embora a maioria dos casos aconteça em crianças de 5 a 15 anos. As regiões com as taxas mais altas provavelmente terão os dados menos precisos, com substancial subnotificação.

A faringoamigdalite, assim como o impetigo, consiste em infecções de modo geral causadas pelo EBGA (15 a 20%); no entanto, somente a faringoamigdalite está associada ao surgimento da FR. No Brasil, há poucos estudos epidemiológicos sobre a doença. Um estudo realizado em escolares na cidade de Belo Horizonte em um período de 18 meses estimou uma prevalência de cardite reumática crônica (CRC) de 18,7 casos/1.000 escolares.

ETIOPATOGENIA

A patogênese da FR e da CRC é complexa e sua etiologia envolve interações entre o meio ambiente e o indivíduo. A manifestação da doença ocorre em uma pequena parcela das crianças não tratadas para faringoamigdalite; dentre aquelas com diagnóstico de FR, aproximadamente um terço desenvolverá CRC, sugerindo o envolvimento de fatores genéticos do hospedeiro.

A suscetibilidade ao desenvolvimento da FR e da CRC está vinculada ao antígeno leucocitário humano (HLA) de classe II nos *loci* DRB1 e DRB3. Há também associação dos alelos HLA DR7 e DR53 à FR em algumas populações no Brasil, Egito e Turquia.

Também foram descritos, recentemente, polimorfismos em alguns genes não relacionados com o sistema HLA, por sua vez envolvidos com a resposta inflamatória e a defesa do hospedeiro contra o *Streptococcus pyogenes*.

Após a infecção faríngea por EBGA, a ativação do sistema imune inato leva à apresentação de seus antígenos às células T. As células B e T respondem pela produção de imunoglobulina G (IgG), imunoglobulina M (IgM) e pela ativação de células T CD4+. Em indivíduos suscetíveis, há uma resposta imune de reação cruzada mediada por mimetismo molecular, envolvendo componentes humorais e celulares do sistema imune adaptativo. Essa resposta de reação cruzada resulta nas características clínicas da FR, incluindo artrite transitória por formação de imunocomplexos, coreia resultante da ligação de anticorpo aos gânglios da base, e cardite por ligação de anticorpo e infiltração de células T.

MANIFESTAÇÕES CLÍNICAS

A despeito das diferentes prevalências observadas em países desenvolvidos e em países em desenvolvimento, as manifestações cardinais no primeiro episódio ainda são cardite (50 a 70%) e artrite (35 a 66%), seguidas por coreia (10 a 30%, com predomínio no sexo feminino), nódulos subcutâneos (1 a 10%) e eritema marginado (< 6%). Este último permanece o mais infrequente, mas o mais específico dentre as manifestações da FR.

Há duas formas primárias de apresentação da FR. A mais comum, encontrada em cerca de 70 a 75% dos pacientes, é uma doença febril aguda com manifestações articulares e habitualmente cardite. A forma menos comum é uma desordem neurológica com coreia de Sydenham, na qual as manifestações articulares em geral estão ausentes e a cardite, quando presente, é via de regra subclínica. As diferenças principais são:

- Doença febril aguda:
  - Início do quadro de 2 a 4 semanas após infecção do EBGA
  - Febre é comum
  - Sinais e sintomas agudos de acometimento articular
  - Cardite (clínica ou subclínica)
  - Eritema *marginatum* e nódulos subcutâneos (ambos raros)
  - Provas de atividade inflamatória elevadas
  - Evidência de infecção prévia pelo EBGA [anticorpos antiestreptolisina O (ASLO) e antiDNAse B]
  - Excelente resposta a ácido acetilsalicílico (AAS) e anti-inflamatórios não esteroides (AINE)
  - Duração habitual < 6 semanas
  - Evolução com CRC em aproximadamente 75% dos casos
- Doença neurológica (25 a 30%):
  - Início tardio: 1 a 8 meses após infecção pelo EBGA
  - Sem febre
  - Acometimento articular não é característico
  - Transtorno comportamental e coreia
  - Cardite em mais de 30% dos casos, habitualmente subclínica
  - Provas de atividade inflamatória em geral normais
  - ASLO usualmente sem significado; possível elevação de antiDNase B
  - Duração habitual entre 6 semanas a 6 meses
  - Evolução com CRC em aproximadamente 50% dos casos.

Artrite

Manifestação mais comum da FR, com evolução autolimitada e sem sequelas, mesmo na ausência de tratamento específico. É tipicamente uma poliartrite assimétrica, migratória, de grandes articulações, sobretudo de membros inferiores e muito dolorosa. Em geral, é a primeira manifestação sintomática, ocorrendo em torno de 21 dias após a infecção pelo EBGA.

As articulações mais acometidas são joelhos, tornozelos, cotovelos e quadris. Habitualmente, o acometimento de cada articulação não ultrapassa 1 semana de duração e o quadro total cessa com menos de 1 mês. A história de melhora rápida com uso de salicilatos ou anti-inflamatórios não esteroides (AINE) é também característica. O envolvimento de pequenas articulações, como mãos e pés, é incomum. Considerando que, de modo geral, o envolvimento mais comum é de poliartrite, os critérios de Jones revisados consideram que monoartrite deva ser usada como critério maior apenas para populações de alto risco.

Cardite

Manifestação mais grave da FR, pois pode causar sequelas e levar a óbito. Ocorre em 40 a 70% dos casos de primeiro surto. A cardite tende a aparecer em fase precoce e, mais frequentemente, é diagnosticada nas três primeiras semanas da fase aguda. Embora a cardite da FR tenha sido considerada uma pancardite, que pode envolver endocárdio, miocárdio e pericárdio, a valvulite é o achado mais consistente de FR. Pericardite e miocardite isoladas raramente são consideradas de etiologia reumática. O acometimento valvar mais comum é das valvas mitral e aórtica. Na fase aguda, a lesão mais frequente é a regurgitação mitral, seguida por regurgitação aórtica. As estenoses valvares ocorrem de modo mais tardio, na fase crônica. Os achados clínicos da cardite variam de exame cardiovascular normal, mostrando apenas alterações no intervalo PR ao ecocardiograma (cardite subclínica), até taquicardia, sopro sistólico mitral, abafamento de bulhas (sugestivos de cardite leve); sopro de Carey-Coombs, que é o sopro diastólico presente na insuficiência mitral grave, taquicardia persistente e extrassístoles (sugestivos de cardite moderada); ou sinais e sintomas de insuficiência cardíaca (sugestivos de cardite grave).

Nos últimos anos, o ecocardiograma com Doppler transtorácico (ECOTT) vem se tornando uma ferramenta muito importante para o diagnóstico de cardite reumática mesmo na ausência de outros achados clínicos, tornando-se um pilar na triagem e na prevalência da CRC. A American Heart Association recomenda que o ECOTT seja realizado em todos os casos confirmados ou suspeitos de FR. É recomendável o estudo ecocardiográfico em qualquer paciente com diagnóstico de FR ou suspeita desta, mesmo que a cardite não esteja presente no início do diagnóstico. O ECOTT sem achados típicos exclui o diagnóstico de cardite reumática.

Coreia de Sydenham

Também conhecida como coreia menor ou dança de São Vitus, aparece predominantemente em crianças e adolescentes do sexo feminino, tornando-se rara após os 20 anos de idade. Sua ocorrência varia entre 10 e 30%. A coreia de modo geral tem um período de latência maior que o das outras manifestações da FR, apresentando-se tipicamente em 1 a 8 meses após a infecção pelo EGBA, por vezes de maneira isolada.

Trata-se de desordem neurológica caracterizada por movimentos rápidos involuntários incoordenados, sem propósito, que desaparecem durante o sono e têm relação com labilidade emocional. Esses movimentos podem acometer músculos da face, lábios, pálpebras e língua, e frequentemente são generalizados. É mais comum o envolvimento do tronco e extremidades, usualmente de modo unilateral e associado a fraqueza muscular.

A coreia requer exame neurológico minucioso a fim de buscar diagnósticos diferenciais, como transtorno conversivo, tiques, atetose, entre outros. A criança pode apresentar comportamento de isolamento, por se sentir envergonhada, e recusar-se a ir à escola. A recorrência não é incomum, e é possível ocorrer na gestação ou durante o uso de contraceptivos orais.

A maioria dos pacientes se recupera completamente dentro de 6 semanas, e quase todos dentro de 6 meses.

Eritema *marginatum*

Manifestação rara (< 3%), que se caracteriza por eritema rosáceo com bordas nítidas, centro claro, rodeado por margens serpiginosas, com lesões múltiplas, indolores, não pruriginosas e evanescentes. Ocorre principalmente no tronco, abdome e face interna de membros superiores e inferiores, poupando a face. O calor pode induzir seu aparecimento e as lesões desaparecem à digitopressão. É mais difícil de detectar em indivíduos de pele escura.

Nódulos subcutâneos

São raros (2 a 5%), normalmente associados à cardite grave, e surgem tardiamente – de modo geral, em 1 a 2 semanas após as outras manifestações. São múltiplos, arredondados, de tamanhos variados (0,5 a 2 cm), firmes, móveis, indolores e recobertos por pele normal, sem características inflamatórias, localizados sobre proeminências de superfícies extensoras, sobretudo de punhos, cotovelos, joelhos, tornozelos, região occipital, tendão de Aquiles e coluna vertebral. Em casos raros, os nódulos subcutâneos e o eritema *marginatum* ocorrem como uma manifestação maior isolada da FR.

Outras manifestações clínicas

É comum o paciente cursar com febre, via de regra alta. O valor de corte para febre como critério menor é temperatura axilar > 38°C, com variações entre populações de baixo ou alto risco, conforme explicitado na Tabela 53.1.

Tabela 53.1 Critérios de Jones modificados para Febre Reumática (2015).

Para todos os pacientes com evidência de infecção prévia por EBGA
Diagnóstico: • Febre reumática inicial: dois critérios maiores ou um maior e dois menores • Febre reumática recorrente: dois critérios maiores ou um maior e dois menores ou três menores
Critérios maiores
Populações de baixo risco: • Cardite (clínica e/ou subclínica) • Artrite (apenas poliartrite) • Coreia • Eritema marginado • Nódulos subcutâneos Populações de alto e moderado risco: • Cardite (clínica e/ou subclínica) • Artrite: mono ou poliartrite, poliartralgia • Coreia • Eritema marginado • Nódulos subcutâneos
Critérios menores
Populações de baixo risco: • Poliartralgia • Febre ($\geq 38,5°C$) • VHS ≥ 60 mm/h e/ou proteína C reativa ≥ 3 mg/dℓ • Intervalo PR prolongado; exceto se cardite for critério maior Populações de alto e moderado risco: • Monoartralgia • Febre ($\geq 38°C$) • VHS ≥ 60 mm/h e/ou proteína C reativa ≥ 3 mg/dℓ • Intervalo PR prolongado; exceto se cardite for critério maior

Adaptada de Gewitz *et al.*, 2015.[1]

As demais manifestações que se enquadram como critérios menores são proteína C reativa, velocidade de hemossedimentação (VHS), intervalo PR prolongado no eletrocardiograma e parecem não ter variação entre as populações. Portanto, valores de proteína C reativa > 3 mg/dℓ e VHS > 60 mm são considerados típicos de FR, no correto contexto clínico.

Embora proteína C reativa e VHS sejam critérios menores, valores normais desses exames devem suscitar dúvidas quanto ao diagnóstico de FR. Exceto em pacientes com coreia isolada, tais exames estão sempre alterados na fase aguda da FR.

Outro critério menor é a artralgia, que, pelos critérios de Jones modificados, pode ser pontuada como mono ou poliartralgia, sendo aquela usada como critério menor apenas para populações de alto risco.

Outros sintomas podem incluir dor abdominal, taquicardia que persiste durante o sono, taquicardia desproporcional à febre, mal-estar, epistaxe e dor precordial, além de anemia e leucocitose.

Faringoamigdalite estreptocóccica

O diagnóstico da faringoamigdalite estreptocócica permite o adequado tratamento antimicrobiano e, consequentemente, a prevenção primária da FR. As faringoamigdalites estreptocócicas correspondem a cerca de 30% dos casos de faringoamigdalites, e o principal diagnóstico diferencial são as infecções virais. A faringite bacteriana pode ser sugerida por sinais como mal-estar geral, vômitos, febre elevada, hiperemia e edema de orofaringe, bem como petéquias e exsudato purulento, além de linfonodos cervicais palpáveis e dolorosos. Por outro lado, coriza, tosse, rouquidão e conjuntivite sugerem infecção viral. O padrão-ouro para o diagnóstico é a cultura de orofaringe, com sensibilidade entre 90 e 95%. Exames sorológicos traduzem infecção pregressa e não têm valor diagnóstico no quadro agudo. A elevação dos títulos de ASLO inicia-se por volta do 7º dia após a infecção e atinge o pico entre a 4ª e a 6ª semana, persistindo por meses ou até 1 ano após a infecção.

Evidência de infecção estreptocóccica prévia

Como outras doenças se assemelham à FR, a evidência laboratorial de infecção estreptocócica prévia é necessária, sempre que possível. A indisponibilidade dessa evidência torna o diagnóstico duvidoso. A exceção à regra é a coreia, que pode ser a única manifestação da FR e torna a evidência desnecessária para o diagnóstico. Raramente, é possível que indivíduos com CRC sejam diagnosticados sem uma história identificável de infecção estreptocócica. Isto ocorre nos casos de cardite com início insidioso e progressão lenta, clinicamente não percebida no decorrer de sua evolução, mas que se revela à avaliação clínica já com alterações sequelares.

A interpretação das sorologias para o EBGA pode ser difícil em populações com infecções endêmicas por esse microrganismo, seja por acometimento da pele ou do trato respiratório. Nesse cenário, a negatividade para um dado anticorpo ajuda a excluir uma infecção recente, mas um teste positivo não necessariamente indica infecção nos últimos meses.

Assim, a evidência de infecção prévia pelo EBGA pode ser obtida por uma das seguintes maneiras:

- Cultura de orofaringe positiva
- Teste rápido para o antígeno estreptocócico
- Títulos elevados ou crescentes de autoanticorpos, seja ASLO ou antiDNAse B.

A sorologia é mais útil no diagnóstico da FR, devido ao natural atraso entre a infecção estreptocócica e o desenvolvimento da doença. Os autoanticorpos estão elevados, enquanto a cultura ou o teste rápido habitualmente não são mais positivos quando há a clínica da FR. A cultura de orofaringe é negativa em cerca de 75% dos casos de FR.

DIAGNÓSTICO

O diagnóstico é clínico e não existe sinal patognomônico ou exame complementar específico. Os exames laboratoriais auxiliam no diagnóstico do processo inflamatório e da infecção estreptocócica. Utilizam-se os critérios clínicos e laboratoriais de Jones para tal fim. Os critérios de Jones foram publicados inicialmente em 1944, e sua última atualização foi feita em 2015 (ver Tabela 53.1). A divisão entre critérios maiores e menores é baseada em especificidade e não na frequência da manifestação.

A probabilidade de FR é alta quando há evidência de infecção estreptocócica anterior, determinada pela elevação dos títulos de ASLO aliada a pelo menos dois critérios maiores ou um critério maior e dois menores.

Os principais exames complementares utilizados no auxílio diagnóstico incluem reagentes de fase aguda, como VHS e proteína C reativa, alfa-1-glicoproteína ácida e alfa-2-globulina; eletrocardiograma para avaliar taquicardia, distúrbios de condução e alterações do segmento ST; ecocardiograma na pesquisa de regurgitações valvares; e radiografia de tórax, para avaliação de cardiomegalia e sinais de congestão pulmonar.

Exceções aos critérios de Jones se fazem nas seguintes situações:

- Coreia como única manifestação: esses pacientes devem ser submetidos à avaliação de cardite com ECOTT
- Cardite indolente como única manifestação em pacientes que procuram atendimento médico muitos meses depois de uma infecção por EBGA: esses pacientes devem ser submetidos ao ECOTT para pesquisa de cardite. É importante ressaltar que há critérios ecocardiográficos para diagnóstico da lesão cardíaca decorrente de FR, os quais categorizam o acometimento agudo ou crônico e a presença de regurgitação, sendo diferentes entre as valvas mitral e aórtica. Devem ser usados criteriosamente, sobretudo em populações de baixo risco
- Recorrência de FR em pacientes com história de FR e cardite prévia ou CRC estabelecida: pode ser difícil estabelecer o diagnóstico de nova cardite se não houver pericardite ou um novo envolvimento valvar. Portanto, é possível fazer o diagnóstico presuntivo por meio de outro critério maior ou dois critérios menores, desde que haja evidência de infecção recente pelo EBGA.

Diagnóstico diferencial

O diagnóstico diferencial é bastante extenso e está resumido na Tabela 53.2.

TRATAMENTO

Consiste em suporte clínico, tratamento das manifestações clínicas específicas e profilaxia primária (erradicação do EBGA; Tabela 53.3) ou secundária (prevenir recorrências; Tabela 53.4). A hospitalização varia de acordo com a gravidade da apresentação clínica, cardite moderada ou grave, artrite incapacitante ou coreia grave. O repouso é relativo, por 4 semanas, em caso de cardite moderada ou grave.

No caso da artrite, os AINE têm boa resposta, em especial o AAS e o naproxeno, usados habitualmente por 4 semanas. Além de serem excelentes no controle dos sintomas articulares, também previnem o envolvimento de novas articulações. Fármacos alternativos, como corticosteroide em baixas doses, ficam reservados para pacientes que não toleram ou são alérgicos a AAS e/ou naproxeno. O naproxeno deve ser usado na dose de 10 a 20 mg/kg/dia dividida em duas tomadas diárias na dose máxima de 1.000 mg/dia em crianças acima de 2 anos, e na dose de 250 a 500 mg, 2 vezes/dia, na dose máxima de 1.250 mg para adultos.

Para a cardite, deve-se utilizar prednisona 1 a 2 mg/kg/dia, com dose máxima de 80 mg/dia, por 2 a 3 semanas; subsequentemente, a dose é reduzida de maneira gradual, até completar 4 a 8 semanas para cardite leve e 12 semanas para cardite moderada. Nos casos de cardite grave, é indicada pulsoterapia com metilprednisolona intravenosa,

Tabela 53.2 Diagnóstico diferencial das principais manifestações da febre reumática.

Artrite	Cardite	Coreia	Nódulos subcutâneos	Eritema marginado
Reativas: pós-infecção urinária ou pós-entéricos	Virais: pericardite e perimiocardites Bacterianas: endocardite bacteriana	Infecciosas: encefalites virais	Doenças reumáticas: LES, AIJ	Infeccioso: septicemia
Virais: hepatite, caxumba, rubéola Bacterianas: meningococo, gonococo, endocardite bacteriana, doença de Lyme	Doenças reumáticas: LES, AIJ, doença de Kawasaki	Doenças reumáticas: LES, sarcoidose	Outras: nódulos subcutâneos benignos	Reação a drogas
Doenças hematológicas: anemia falciforme Neoplasias: leucemia linfoblástica aguda	Outras: sopro anêmico, sopro inocente, prolapso da valva mitral, mixoma da valva atrial	Miscelânea: síndrome antifosfolipídio, coreia familiar benigna (incluindo doença de Huntington), vasculite de sistema nervoso central, intoxicação por drogas, doença de Wilson, transtorno psiquiátrico (tiques ou conversão), hipertireoidismo	–	Doenças reumáticas: exantema da AIJ sistêmica
Doenças reumáticas: LES, AIJ Vasculites, gota e pseudogota, púrpura de Henoch-Schonlein	–	Metabólicas: doença de Lesch-Nyhan, ataxia-telangiectasia	–	Idiopático

LES: lúpus eritematoso sistêmico; AIJ: artrite idiopática juvenil.
Adaptada de Barbosa e Mülle, 2009.[2]

Tabela 53.3 Recomendações para profilaxia primária da febre reumática.

Antibiótico	Dose	Duração
Penicilina G benzatina	< 20 kg: 600.000 UI IM ≥ 20 kg: 1.200.000 UI IM	Dose única
Penicilina V	25 a 50.000 UI/kg/dia 8/8 h ou 12/12 h Adulto: 500.000 UI VO 8/8 h	10 dias
Amoxicilina	35 a 50 mg/kg/dia 8/8 h ou 12/12 h Adulto: 500 mg VO 8/8 h	10 dias

Obs.: em pacientes alérgicos à penicilina, pode-se usar cefalexina, clindamicina ou azitromicina.
Adaptada de Barbosa e Mülle, 2009.[2]

Tabela 53.4 Recomendações para profilaxia secundária da febre reumática.

Antibiótico	Dose	Intervalo
Penicilina G benzatina	< 20 kg: 600.000 UI IM ≥ 20 kg: 1.200.000 UI IM	21/21 dias
Penicilina V	250 mg VO	12/12 h

Obs.: em caso de alergia à penicilina, pode-se usar sulfadiazina e, no caso de alergia a esta, eritromicina.
Adaptada de Barbosa e Mülle, 2009.[2]

30 mg/kg/dia em ciclos mensais, além do tratamento da insuficiência cardíaca, com diuréticos e restrição hídrica. Indica-se furosemida 1 a 6 mg/kg/dia e espironolactona 1 a 3 mg/kg/dia. A cirurgia cardíaca na fase aguda é reservada para cardite refratária ao tratamento inicial, lesões graves de valva mitral com rupturas de cordas tendíneas ou perfuração das cúspides valvares.

Para a coreia, em casos leves a moderados, indica-se repouso e ambiente calmo. Para as formas graves, quando os movimentos incoordenados estiverem interferindo na atividade diária do indivíduo, pode ser necessária hospitalização e uso de medicamentos como haloperidol (1 mg VO 12/12 h até dose máxima de 5 mg/dia), valproato ou carbamazepina. A duração da profilaxia secundária é apresentada na Tabela 53.5.

Tabela 53.5 Duração da profilaxia secundária da febre reumática.

Clínica	Duração
FR sem cardite prévia	Até 21 anos de idade ou 5 anos do último surto – o que cobrir maior tempo
FR com cardite prévia, insuficiência mitral leve residual ou resolução da lesão valvar	Até 25 anos de idade ou 10 anos do último surto – o que cobrir maior tempo
FR com lesão valvar residual moderada a grave	Até os 40 anos de idade ou por toda a vida
Após cirurgia valvar	Por toda a vida

Adaptada de Barbosa e Mülle, 2009.[2]

REFERÊNCIAS BIBLIOGRÁFICAS

1. Gewitz MH, Baltimore RS, Tani LY, Sable CA, Shulman ST, Carapetis J et al. Revision of the Jones Criteria for the diagnosis of acute rheumatic fever in the era of dopplerechocardiography: a scientific statement from American Heart Association. Circulation. 2015;131:1806-18.
2. Barbosa PJB, Mülle RE. Diretrizes Brasileiras para o diagnóstico, tratamento e prevenção da febre reumática. Arq Bras Cardiol. 2009;93(3 supl.4):1-18.

BIBLIOGRAFIA

De Amicis KM, Santos NM, Guilherme L. Febre reumática – patogênese e vacina. Rev Med (São Paulo). 2012;91(4):253-60.
Guilherme L, Ramasawmy R, Kalil J. Rheumatic fever and rheumatic heart disease: genetics and pathogenesis. Scand J Immunol. 2007;66(2-3):199-207.
Moraes AJP, Calvacanti AS. Febre reumática. In: Marques Neto JF, Vasconcelos JTS, Shinjo SK, Radominski SC. Livro da Sociedade Brasileira de Reumatologia. Barueri: Manole, 2018.
Steer A, Gibofsky A. Acute rheumatic fever: Clinical manifestations and diagnosis. Post TW, editor. UpToDate. Waltham, MA: UpToDate Inc. Disponível em: https://www.uptodate.com. Acesso em: 02 fev. 2018.

Steer A, Gibofsky A. Acute rheumatic fever: Epidemiology and pathogenesis. Post TW, editor. UpToDate. Waltham, MA: UpToDate Inc. Disponível em: https://www.uptodate.com. Acesso em: 02 fev. 2019.

Steer A, Gibofsky A. Acute rheumatic fever: Treatment and prevention. Post TW, editor. UpToDate. Waltham, MA: UpToDate Inc. Disponível em: https://www.uptodate.com. Acesso em: 02 fev. 2019.

54 Síndromes Autoinflamatórias

Ronyérison Lourenço • Maria Teresa Terreri

INTRODUÇÃO

As síndromes autoinflamatórias (SAI) são doenças raras decorrentes de defeitos monogênicos em proteínas da imunidade inata. Portanto, os linfócitos T autorreativos e os autoanticorpos não participam da fisiopatologia dessas desordens.

EPIDEMIOLOGIA

O início dos sintomas acontece, frequentemente, na primeira infância, mas alguns pacientes são diagnosticados apenas na idade adulta.

ETIOPATOGENIA

Embora o aumento na produção e na liberação de citocinas pró-inflamatórias seja uma anormalidade final comum nas SAI, diversos mecanismos estão envolvidos na patogênese dessas condições.
Sugere-se que diferentes níveis de estresse celular e sinalização inflamatória possam estar envolvidos na maioria dos distúrbios. As principais mutações já identificadas são em genes implicados na codificação de proteínas que levam ao aumento na ativação da interleucina-1 (IL-1), ativando a via do inflamassomo e a ativação da via do fator nuclear kappa-B (NFkB).

QUADRO CLÍNICO

A febre recorrente é a manifestação clínica mais prevalente, e pode ocorrer a intervalos precisos ou irregulares. Contudo, essa febre também pode ser contínua (duração superior a 6 meses), rara ou até inexistente, como nas SAI piogênicas. A febre deve ser diferenciada daquela causada por infecções autolimitadas em crianças saudáveis, infecções recorrentes em imunossuprimidos e da febre causada por doenças autoimunes ou neoplásicas.

DIAGNÓSTICO E TRATAMENTO

Em muitos casos, um diagnóstico clínico pode ser feito com base nas características do padrão da febre associadas a outros sinais e sintomas inflamatórios típicos de cada doença, especialmente os cutâneos, os oculares, os articulares, os gastrintestinais, os neurológicos e o acometimento de serosas. O diagnóstico é, entretanto, confirmado pelo exame genético.

As SAI podem ser subdivididas em dois grupos:
- Síndromes febris periódicas (PFAPA) e febres recorrentes monogênicas
- SAI não febris (doenças piogênicas e granulomatosas).

Síndromes febris periódicas

Síndrome de febre periódica com estomatite aftosa, faringite e adenite

A PFAPA é uma SAI não monogênica, mais frequente na infância e com predomínio no sexo masculino, entre 2 e 5 anos de idade. Não possui etiologia totalmente definida, mas se sabe que há aumento da expressão da proteína "ausente no melanoma tipo 2" (AIM2) nos monócitos, levando ao aumento de secreção de IL-1.

O quadro clínico é caracterizado por febre alta que dura em média 5 dias e recorre a cada 2 a 12 semanas. A febre é acompanhada de estomatite aftosa, faringite (com ou sem exsudato) e adenite cervical. Os achados laboratoriais inespecíficos revelam aumento das provas de atividade inflamatória e da leucocitose durante os períodos febris, mas resultam normais no período inter-crises. Geralmente, há resolução da febre em até 6 h após introdução de prednisona, a qual é feita no início do quadro, com uma dose de 1 a 2 mg/kg. Caso a febre não cesse em até 72 h, pode-se repetir a dose. Em crianças que não respondem a corticosteroides, a amigdalectomia deve ser considerada. Apesar de os estudos com inibidores de IL-1-beta terem alcançado resultados promissores, estes são limitados a poucos relatos de casos.

Febres recorrentes monogênicas

As principais informações sobre as febres recorrentes monogênicas estão resumidas na Tabela 54.1. Fazem parte dessa categoria:

- Febre familiar do Mediterrâneo (FFM)
- Síndrome de hiperimunoglobulinemia D
- Síndrome periódica associada ao receptor de fator de necrose tumoral (TRAPS)
- Síndromes periódicas associadas às criopirinas (CAPS)
  - Muckle-Wells (MWS)
  - Síndrome autoinflamatória associada ao frio (FCAS)
  - Doença inflamatória multissistêmica de início neonatal (NOMID) ou síndrome neurológica, cutânea e articular infantil (CINCA)
- Febre recorrente relacionada ao frio tipo 2
- Dermatose neutrofílica crônica atípica com lipodistrofia e temperatura elevada (CANDLE).

Síndromes autoinflamatórias não febris

A Tabela 54.2 resume as principais informações sobre as SAI não inflamatórias. Fazem parte dessa categoria:

- Doenças piogênicas inflamatórias:
  - Doenças ósseas inflamatórias
    - Deficiência do antagonista do receptor de interleucina-1 (DIRA)
    - Osteomielite multifocal com anemia diseritropoética (síndrome de Majeed)
    - Síndrome de artrite piogênica estéril, pioderma gangrenoso, acne (PAPA)
  - Deficiência do receptor de interleucina 36 (DITRA)
- Doenças granulomatosas
  - Artrite granulomatosa pediátrica (AGP) – anteriormente denominada síndrome de Blau.

Tabela 54.1 Febres recorrentes monogênicas.

Doença	Padrão de herança	Gene/ cromossomo/ proteína	Padrão da febre	Idade de início	Manifestações clínicas	Tratamento
FFM	AR	*MEFV* 16 p13 Pirina	> 38°C 1 a 3 dias	Antes dos 15 anos	Peritonite generalizada, pleurite, pericardite, orquite, oligoartrite não erosiva de grandes articulações, eritema erisipela-símiles	Colchicina (1 a 4 mg/dia em dose única) Casos refratários: inibidores de IL-1-beta
Síndrome de hiperimunoglobulinemia D	AR	*MVK* 12q24 Mevalonatoquinase	3 a 7 dias	< 1 ano	Hepatomegalia, dor abdominal, diarreia, adenomegalia cervical bilateral, artralgia, cefaleia, elevação de IgD sérica (< 100 UI/ mℓ), detecção de ácido mevalônico na urina.	AINE, CE no controle de crises, sinvastatina Casos refratários: inibidores de IL-1-beta
TRAPS	AD	*TNFRSF1A* 12 p13 Receptor de TNF tipo 1	1 a 3 semanas	< 3 anos	Dor abdominal, mialgia e exantema migratórios, edema periorbitário, conjuntivite, artralgia, pleurite	Etanercepte 50 mg SC/ semana Casos refratários: inibidores de IL-1-beta

(continua)

Tabela 54.1 (*Continuação*) Febres recorrentes monogênicas.

Síndromes periódicas associadas às criopirinas					
MWS	AD	*CIAS1* 1q44 Criopirinas (NLRP3)	1 a 2 dias	< 1 ano	Artralgia, urticária, surdez neurossensorial, conjuntivite, mialgia. Amiloidose 25 a 33% dos casos	Inibidores de IL-1-beta
FCAS			< 1 dia (6 a 24 h)	Variável	Febre, urticária neutrofílica, conjuntivite e artralgia desencadeadas pelo frio	
CINCA/NOMID			Contínua	< 3 meses	Surdez neurossensorial, meningite asséptica, atraso no desenvolvimento neuropsicomotor, papiledema, amaurose, alargamento epifisário, aumento da patela, artrite deformante. Amiloidose	
Febre recorrente relacionada ao frio tipo 2	AR	*NLRP12* 19q13 Monarch-1	1 a 15 dias	< 3 anos	Urticária induzida pelo frio, *rash* malar, úlceras orais, surdez neurossensorial	Inibidores de IL-1-beta
CANDLE	AR	*PSMB8* 6 p21 Subunidade beta-5i indutível do proteossoma	Variável ou recorrente	< 6 meses	Dermatose neutrofílica, paniculite, lipodistrofia, miosite, artrite, púrpura, edema perioral, atraso no desenvolvimento	CE, anti IL-6, inibidores da JAK

AD: autossômica dominante; AR: autossômica recessiva; AINE: anti-inflamatórios não esteroides; CE: corticoesteroides; FFM: febre familiar do Mediterrâneo; TRAPS: síndrome periódica associada ao receptor de fator de necrose tumoral; MWS: síndrome de Muckle-Wells; FCAS: síndrome autoinflamatória associada ao frio; CINCA/NOMID: síndrome neurológica, cutânea e articular infantil/doença inflamatória multissistêmica de início neonatal; CANDLE: dermatose neutrofílica crônica atípica com lipodistrofia e temperatura elevada.

Tabela 54.2 Síndromes autoinflamatórias não febris.

Doença	Padrão de herança	Gene/cromossomo/proteína	Padrão da febre	Idade de início	Manifestações clínicas	Tratamento
Doenças piogênicas inflamatórias						
DIRA	AR	*IL1Ra* 2q13 Antagonista do receptor da IL-1	Incomum	Neonatal	Dermatite pustulosa e osteomielite multifocal recorrente, fibrose pulmonar intersticial	Inibidores de IL-1-beta
Osteomielite multifocal com anemia diseritropoiética (síndrome de Majeed)	AR	*LPIN2* 18 p11 Lpin2	Raro	< 3 anos	Dermatite neutrofílica, osteomielite multifocal recorrente, anemia diseritropoética	Antibióticos, AINE, CE, anti-TNF, inibidores de IL-1-beta
PAPA	AD	*PSTPIP1* 15q24-q24.1 PSTPIP1	Incomum	< 10 anos	Artrite estéril e deformante, pioderma gangrenoso, acne cística extensa	CE, anti-TNF, inibidores de IL-1-beta
DITRA	AR	*IL36Ra* 2q13 Antagonista do receptor da IL-36	Presente, baixa, padrão variável	Neonatal	Psoríase pustulosa generalizada, acometimento de mucosa oral	CE, ciclosporina, retinoides, anti-TNF
Doenças granulomatosas						
AGP	AD	*NOD2* 16q12, 1 a 3 NOD2	Ausente	< 15 anos	Tríade: artrite crônica granulomatosa, uveíte, exantema de coloração marrom ictiosiforme	AINE, CE, metotrexato, ciclosporina, anti-TNF

AD: autossômica dominante; AR: autossômica recessiva; AINE: anti-inflamatórios não esteroides; CE: corticosteroides; DIRA: deficiência do antagonista do receptor de interleucina-1; PAPA: síndrome de artrite piogênica estéril, pioderma gangrenoso, acne; AGP: artrite granulomatosa pediátrica.

BIBLIOGRAFIA

Glaser RL, Goldbach-Mansky R. The spectrum of monogenic autoinflammatory syndromes: understanding disease mechanisms and use of targeted therapies. Curr Allergy Asthma Rep. 2008;4(8):288-98.

Kastner DL. Hereditary periodic fever syndromes. Hematology. 2005;2005(1):74-81.

Long SS. Distinguishing among prolonged, recurrent, and periodic fever syndromes: approach of a pediatric infectious diseases subspecialist. Pediatric Clinics of North America. 2005;52(3):811-35.

Masters SL, Simon A, Aksentijevich I, Kastner DL. Horror autoinflammaticus: the molecular pathophysiology of autoinflammatory disease. Annual Review of Immunologyv. 2009;27(1):621-68.

Russo RAG, Brogan P. A. Monogenic autoinflammatory diseases. Rheumatology. 2014;53(11):1927-39.

Terreri MT, Bernardo WM, Len CA, da Silva CA, de Magalhães CM, Sacchetti SB et al. Guidelines for the management and treatment of periodic fever syndromes: periodic fever, aphthous stomatitis, pharyngitis and adenitis syndrome. Revista Brasileira de Reumatologia (english Edition). 2016;56(1):52-7.

Parte 12

Terapias Farmacológicas

55 Anti-inflamatórios Não Esteroides

Rywka Tenenbaum Medeiros Golebiovski • Fábio Jennings

INTRODUÇÃO

Os anti-inflamatórios não esteroides (AINE) são amplamente utilizados pelos seus efeitos anti-inflamatórios, antipiréticos e analgésicos. Na Reumatologia, são indicados no tratamento da dor musculoesquelética, osteoartrite, artrite reumatoide (AR) e outras doenças inflamatórias, constituindo tratamento de primeira linha da artrite psoriásica e das espondiloartrites.

MECANISMO DE AÇÃO

Os anti-inflamatórios atuam no bloqueio da formação das prostaglandinas, pela inibição da ciclo-oxigenase (COX), cujas isoformas mais importantes são COX 1 e COX 2.

A COX 1 é expressa em vários tecidos e está envolvida na proteção gástrica, homeostase vascular, agregação plaquetária e regulação da função renal.

Em menores quantidades, a COX 2 encontra-se em determinados tecidos como sistema nervoso central, trato gastrintestinal, trato geniturinário e glândulas exócrinas (tireoide e pâncreas). Diante de quadro inflamatório, sua expressão aumenta cerca de 20 vezes ou mais.

Os AINE podem agir de forma não seletiva sobre as duas isoformas (inibidores não seletivos da COX) ou seletivamente sobre a COX 2 (inibidores seletivos da COX 2). Os inibidores da COX 2 foram desenvolvidos para preservar a proteção gástrica, atribuída ao efeito da inibição da COX 1, porém não inibem a síntese de tromboxanos e isso leva a um estado pró-trombótico que tende à vasoconstrição, aumentando o risco cardiovascular.

Considerando todos os AINE, não há diferenças de eficácia, mas os pacientes variam em suas respostas individuais às diversas medicações. A Tabela 55.1 apresenta a dosagem mais usual dos principais AINE.

EFEITOS COLATERAIS

São vários os efeitos colaterais associados a essas medicações, os principais estão relacionados com os tratos gastrintestinal (40%), renal e cardiovascular. A seguir, são listados os principais efeitos colaterais:

- Trato gastrintestinal: efeitos resultantes da inibição das prostaglandinas I_2 (PGI_2) e E_2 (PGE_2), que atuam como citoprotetoras. O risco é maior nos primeiros 3 meses de uso, em idosos (> 65 anos), portadores de doenças crônicas [AR, diabetes melito, doença pulmonar obstrutiva crônica (DPOC) e doença arterial coronariana (DAC)],

Tabela 55.1 Dose dos AINE mais utilizados na prática médica.

Medicamento	Dose usual (máxima diária)
Ácido acetilsalicílico	325 a 650 mg, 4 a 6 vezes/dia (4 g) – dose anti-inflamatória
Diclofenaco	25 a 50 mg, 3 vezes/dia ou 75 mg 12/12 h
Etodocolato	200 a 400 mg, 3 a 4 vezes/dia (1,2 g)
Idometacina	25 a 50 mg, 2 a 3 vezes/dia (150 mg) ou 75 a 100 mg à noite
Cetoprofeno	50 a 75 mg, 3 a 4 vezes/dia (300 mg)
Fenoprofeno	200 a 600 mg, 3 a 6 vezes/dia (3,2 g)
Ibuprofeno	200 a 800 mg, 4 a 6 vezes/dia (2,4 g)
Naproxeno	250 a 550 mg, 2 vezes/dia (1,1 g)
Meloxicam	7,5 a 15 mg, 1 vez/dia (15 mg)
Piroxicam	10 a 20 mg, 1 vez/dia (20 mg)
Tenoxicam	20 a 40 mg, 1 vez/dia (40 mg)
Celexoxibe	100 a 200 mg 1 a 2 vezes/dia (400 mg)
Etoricoxibe	30 a 120 mg, 1 vez/dia (120 mg)

alcoolistas, usuários de corticosteroides, anticoagulantes e antiagregantes plaquetários, bem como pacientes com antecedentes de doença ulcerosa péptica (DUP) e portadores de *Helicobacter pylori*. Os pacientes podem apresentar dispepsia, DUP, sangramento gastrintestinal e colite. O risco de úlcera gástrica e sangramento é menor com os inibidores seletivos
- Renal: efeitos decorrentes da inibição de PGI_2 e PGE_2, responsáveis pela vasodilatação da arteríola aferente, principalmente nos primeiros 30 dias de uso. Os principais fatores de risco são: idade > 65 anos, doença renal preexistente, depleção de volemia, redução do volume circulante efetivo [insuficiência cardíaca (IC), cirrose e síndrome nefrótica] e uso de fármacos nefrotóxicos [inibidor da enzima conversora de angiotensina (IECA), bloqueador de receptor de angiotensina II (BRA), furosemida, aminoglicosídeo e anfotericina B]. Podem acarretar lesão renal aguda (LRA), nefrite intersticial aguda (NIA), necrose tubular aguda (NTA), glomerulonefrite membranosa, doença por lesão mínima e necrose de papila
- Hepático: ocorre em geral nos primeiros 6 meses de uso, na forma de lesão hepatocelular (aumento de transaminases), e raramente causa hepatopatia grave
- Cardiovascular: ocorre nos primeiros 14 a 30 dias de uso, secundariamente ao aumento da pressão arterial, retenção de sódio e água, disfunção endotelial, efeito protrombótico e aterogênico (os dois últimos são decorrentes do bloqueio seletivo da COX 2). Há aumento no risco de infarto agudo do miocárdio, acidente vascular encefálico (AVE), desenvolvimento ou exacerbação da IC, eventos tromboembólicos e morte. O naproxeno e o ibuprofeno são os AINE com menor risco cardiovascular
- Outros: podem levar a reações de hipersensibilidade.

As medidas que minimizam os riscos associados ao uso de AINE incluem:

- Sempre que possível, preferir outros analgésicos ou AINE tópicos para controle da dor
- Usar a menor dose eficaz pelo menor tempo suficiente para melhora clínica
- Avaliar o risco cardiovascular do paciente, antes de iniciar o tratamento
- Em pacientes com risco gastrintestinal, preferir os bloqueadores seletivos da COX 2 ou os AINE não seletivos associados ao uso de bloqueadores da bomba de prótons
- Manter monitoramento clínico e laboratorial de:

- Pressão arterial
- Hemograma
- Eletrólitos
- Função renal
- Transaminases (ao iniciar o tratamento, após 4 semanas do início e, então, a cada 3 meses, em caso de uso crônico)
- Contraindicar o uso para:
  - Gestantes entre 28 e 32 semanas (risco de fechamento precoce do ducto arterioso e hipertensão pulmonar) ou em trabalho de parto (associado ao prolongamento do trabalho de parto)
  - Pacientes nos primeiros 3 a 6 meses após evento cardiovascular agudo ou pacientes com IC descompensada classe III ou IV
  - Doença renal crônica estágio IV ou V, em hemodiálise ou terapia dialítica, mas com diurese residual
  - Urgências hipertensivas ou hipotensão grave
  - Estados de depleção hídrica (desidratação e poliúria ou diarreia)
  - Pacientes em anticoagulação, plaquetopenia ou trombofilias
- Evitar uso em:
  - Maiores de 65 anos
  - Asma exacerbada por ácido acetilsalicílico
  - Síndrome nefrótica
  - Usuários de corticosteroides
  - Medicações nefrotóxicas
  - Inibidores seletivos da recaptação de serotonina
  - Doença coronariana, angina estável ou doença arterial periférica
  - AVE prévio
  - IC ou hipertensão arterial sistêmica não controlada
  - Doença ulcerosa péptica prévia ou doença inflamatória intestinal
  - Álcool, doença hepática crônica ou cirrose hepática.

BIBLIOGRAFIA

American college of Reumatology *Ad HocGroup* on Use of Selective and Nonselective Nonsteroidal Antiinflammatory Drugs. Recommendations for use of selective and nonselective nonsteroidal antiinflammatory drugs: an American College of Rheumatology white paper. Arthritis Rheum. 2008;59(8):1058-73.

Lanas A, Benito P, Alonso J, Hernández-Cruz B, Barón- squivias G, Perez-Aísa Á et al. Safe prescription recommendations for non steroidal anti-inflamatory drugs: consensus document elaborated by nominated experts of three scientific associations (SER-SEC-AEG). Reumatolol Clin. 2014;10(2):68-84.

56 Glicocorticoides

Danielle Annunciato • Rita N. V. Furtado

INTRODUÇÃO
Com o advento dos glicocorticoides (GC) na década de 1950, surgiram novos tratamentos para doenças autoimunes, o que tornou esse medicamento um grande herói na história da Reumatologia. Todavia, logo após a descoberta de seus efeitos colaterais, principalmente em casos de uso prolongado, a fama mudou e os GC foram taxados de vilões, sobretudo, pelos pacientes.

Para obter o máximo benefício de sua ação terapêutica e evitar as decorrências indesejáveis, os GC devem ser prescritos por médicos com experiência, determinando estratégias para o tempo de uso, doses, desmame e prevenção de efeitos colaterais.

MECANISMO DE AÇÃO
Os GC são medicações lipofílicas que se ligam aos receptores específicos presentes em todas as células. Eles podem agir por:

- Via genômica: translocação dos GC para dentro do núcleo celular. Essa via inibe a transcrição gênica, com consequente atividade anti-inflamatória e imunossupressora, dentro de horas ou dias. Todavia, os GC também ativam a transcrição de genes responsáveis pelos efeitos metabólicos adversos. Essa é uma consequência do uso prolongado e com doses moderadas a altas da medicação
- Via não genômica: a ação ocorre no citoplasma da célula, sem envolvimento de genes e com inibição dos mediadores inflamatórios. O efeito surge em segundos ou horas e é obtido com altas doses de GC.

USO TERAPÊUTICO
Os GC podem ter efeito anti-inflamatório, imunomodulador e imunossupressor. O efeito imunossupressor é obtido quando a dose é maior que 1 mg/kg/dia. Em pacientes com doenças autoimunes, opta-se pelo efeito imunossupressor nos casos de risco de vida ou perda de um órgão nobre. Deve-se lembrar de que, a partir de certa dose diária de GC, existe a supressão do eixo hipófise-adrenal. Na maioria dos pacientes com peso maior que 50 kg, essa dose fica em torno de 7,5 mg/dia, mas em pacientes mais magros, a dose pode ser menor. A partir de 1 semana de uso oral, sugere-se que sua retirada não seja abrupta, mas em esquema de desmame para evitar falência adrenal.

Em quadros agudos e graves de colagenoses (principalmente lúpus eritematoso sistêmico) ou vasculites, com comprometimento renal, pulmonar e de sistema nervoso central ou periférico, deve-se optar pela terapia à base de GC mais potente, chamada de "pulsoterapia". Utilizam-se altas doses de GC de meia-vida moderada por via intravenosa. Como exemplo de pulsoterapia, pode-se usar a metilprednisolona na dose de 250 a 1.000 mg por 3 dias consecutivos, para obter efeito imunossupressor rápido e com consequências adversas mínimas, já que a via não genômica dos GC será ativada. Na Tabela 56.1, estão demonstrados os principais tipos de GC empregados na prática médica, as doses equivalentes, a potência, o efeito mineralocorticoide, sua duração e a meia-vida.

EFEITOS COLATERAIS

Como já referido, os GC podem ser medicações com resultado terapêutico muito interessante. Quando usados em doses pequenas, ou anti-inflamatórias, e por pouco tempo, provocam habitualmente menos efeitos colaterais que os anti-inflamatórios não hormonais. Por outro lado, são capazes de salvar um órgão atingido por doenças autoimunes, dada a sua ação imunossupressora potente e imediata.

No entanto, é uma medicação que, se utilizada de modo contínuo, causa uma infinidade de efeitos colaterais, sobretudo metabólicos. Por isso, uma vez instituído o tratamento, é necessário tentar descontinuá-lo o mais precocemente possível. A seguir, serão descritos os principais efeitos colaterais.

Osteomusculares

Osteoporose induzida por glicocorticoide

É a principal causa de osteoporose secundária em pacientes jovens. Acomete o osso trabecular, sendo mais intensa nos primeiros 6 meses de terapia. Os GC não só reduzem a formação óssea, diminuindo a diferenciação e a maturação dos osteoblastos, como também aumentam a reabsorção óssea, elevando os níveis de ligante de ativador do receptor do fator nuclear kappa B (RANKL) e promovendo a sucessiva ativação dos osteoclastos. Pacientes que usam doses de prednisona ≥ 7,5 mg/dia durante mais de 3 meses têm indicação de uso de bisfosfonatos (antirreabsortivos ósseos), além da ingestão adequada de cálcio e vitamina D.

Osteonecrose

O uso crônico de GC é a principal causa de osteonecrose não traumática, podendo ocorrer em até 40% dos pacientes que usam essa medicação. Os GC provocam o colapso ósseo ao induzirem a apoptose dos osteócitos.

A osteonecrose da cabeça femoral ou umeral e dos côndilos femoral ou tibial pode provocar dor e redução da amplitude de movimento da articulação afetada. O tratamento envolve retirada da carga mecânica, com necessidade de cirurgia de descom-

Tabela 56.1 Principais glicocorticoides.

Tipo	Equivalência de doses (mg)	Potência	Efeito mineralocorticoide	Duração e meia-vida
Deflazacort	7,5	4	0	Curtíssima: 2 h
Hidrocortisona	25	1	1	Curta: 8 a 12 h
Cortisona	20	0,8	0,8	Curta: 8 a 12 h
Prednisona	5	4	0,25	Média: 12 a 36 h
Prednisolona	5	4	0,25	Média: 12 a 36 h
Metilprednisolona	4	5	0,5	Média: 12 a 36 h
Triancinolona	4	5	0	Média: 12 a 36 h
Dexametasona	0,75	25	0	Longa: 36 a 54 h
Betametasona	0,6	25	0	Longa: 36 a 24 h

pressão óssea em alguns pacientes, e artroplastias em casos de osteoartrite secundária grave.

Miopatia
Apresenta-se como fraqueza proximal e indolor. É uma condição rara em que há envolvimento de fibras musculares do tipo II, associada mais frequentemente a GC fluorados, como triancinolona, dexametasona e betametasona. Deve-se realizar desmame ou substituição por prednisona para minimizar os sintomas de fraqueza.

Cardiovasculares
O uso crônico de GC provoca hiperglicemia, hiperlipidemia e aumento da pressão arterial, piorando todos os fatores de risco para aterosclerose e doença cardiovascular. Altas doses também podem predispor a arritmias.

Metabólicos
O ganho de peso, principalmente centrípeto, é uma das principais queixas do paciente em relação ao uso dos GC. Ocorre redistribuição da gordura corporal, com aumento do tecido adiposo na região dorsocervical, face e área supraclavicular, e perda de tecido adiposo nas extremidades. Uma hipótese para esse fenômeno é que os adipócitos periféricos do tronco apresentam diferentes sensibilidades relativas à insulina e aos efeitos lipolíticos facilitados pelo GC. Os adipócitos da região do tronco responderiam predominantemente aos níveis elevados de insulina decorrentes da hiperglicemia induzida por GC, enquanto os adipócitos periféricos seriam menos sensíveis à insulina e responderiam mais aos impactos de outros hormônios lipolíticos facilitados pelos GC. Além disso, os GC também causam aumento de apetite e retenção de líquido, ocasionando edema e aumento de peso.

A hiperglicemia é marcada pelo aumento na glicemia de jejum e piora do controle glicêmico de pacientes diabéticos. Como já citado, também pode acarretar a supressão do eixo hipotálamo-hipófise-adrenal principalmente em doses maiores que 15 mg/dia durante 4 semanas.

Cutâneos
São inúmeros os efeitos colaterais cutâneos decorrentes do uso prolongado dos GC. Os mais frequentes são estrias, acne, hirsutismo, atrofia, dificuldade de cicatrização, equimoses e fácies cushingoides.

Infecções
Esse efeito colateral acontece principalmente se o GC for usado em altas doses, ou associado a medicações imunossupressoras ou terapia imunobiológica.

Alguns estudos mostraram que o uso crônico de prednisona em doses maiores que 15 mg/dia aumenta o risco de tuberculose. Além disso, o fator de risco mais importante para pneumocistose (PCP) em pacientes sem infecção pelo HIV é o uso de imunossupressores, especialmente corticosteroides, por tempo prolongado.

Estudo recente observacional retrospectivo realizado no Seoul National University Hospital, publicado em 2017, avaliou pacientes com doença reumática em corticoterapia prolongada ($\geq$ 4 semanas) com dose $\geq$ 15 mg/dia. Observou-se que o sulfametoxazol-trimetoprima (SMX-TMP) foi eficaz na prevenção da infecção e teve impacto na diminuição da mortalidade (36% no grupo controle e nenhum caso fatal no grupo com profilaxia). Desse modo, deve-se ficar atento à profilaxia para PCP, especialmente se uso de GC em doses superiores a 15 mg/dia e nas populações de idade avançada, que usam ciclofosfamida ou apresentam linfopenia (< 800 linfócitos), bem como nos pacientes com vasculite ANCA-associada submetidos à terapia de indução com ciclofosfamida (CFA) ou rituximabe (RTX).

Gastrintestinais
O uso de GC pode provocar aumento da incidência de gastrite, úlceras pépticas ou sangramento, principalmente se relacionado a anti-inflamatórios não esteroides.

Neuropsiquiátricos
Vários são os eventos neuropsiquiátricos vinculados ao uso dos GC. Entre eles, destacam-se mais frequentemente irritabilidade, insônia e ansiedade. De modo mais raro, podem-se observar déficit cognitivo e de memória, e, episodicamente, psicose.

Oculares
São observadas alterações visuais como a catarata, sobretudo em crianças, e o glaucoma de ângulo aberto. O aumento da pressão intraocular ocorre por diminuição da drenagem do humor aquoso e acúmulo de glicosaminglicanos na malha trabecular. Não está bem determinada a dosagem e o tempo de administração de GC necessários para provocar glaucoma.

Hematológicos
Os GC têm pequeno efeito sobre a eritropoese e a concentração de hemoglobina. O seu uso crônico aumenta o número de leucócitos polimorfonucleares intravasculares e reduz o número de linfócitos, monócitos e eosinófilos circulantes. Evidencia-se também uma neutrofilia que se deve à saída aumentada de neutrófilos da medula para a corrente sanguínea e à diminuição de sua migração dos vasos para os tecidos. Contudo, não há aumento no número total de neutrófilos, cuja função permanece preservada. Os GC também diminuem a migração de células inflamatórias (polimorfonucleares, monócitos e linfócitos) para os locais de lesão, exercendo uma importante ação anti-inflamatória e aumentando a suscetibilidade a infecções.

Populações especiais
Nas crianças, há possibilidade de prejuízo do crescimento e consequente estatura diminuída, principalmente com uma dose diária elevada de GC. Em gestantes, podem provocar parto prematuro, hipertensão e diabetes gestacional.

REDUÇÃO DA DOSE E RETIRADA
A diminuição da dose deve ser lenta e gradual, mas para que isto comece a ser feito, a doença de base precisa estar controlada. A seguir, um esquema proposto de desmame:

- Para doses de prednisona ≥ 40 mg/dia, reduzir 10 mg/semana
- Entre 20 e 40 mg/dia, reduzir 5 mg/semana
- Entre 10 e 20 mg/dia, reduzir 2,5 mg a cada 2 semanas
- Doses < 10 mg/dia: reduzir 1 mg a cada 4 semanas.

Os GC são fármacos que, se utilizados de maneira cuidadosa, podem auxiliar no manejo de doenças autoimunes, principalmente em situações com risco de perda de órgão. No entanto, o seu uso deve ser cuidadoso e requer desmame, sempre que possível.

BIBLIOGRAFIA
Buttgereit F, Da Silva JAP, Boers M, Burmester GR, Cutolo M, Jacobs J et al. Standardised nomenclature for glucocorticoid dosages and glucocorticoid treatment regimens: current questions and tentative answers in rheumatology. Annals of the Rheumatic Diseases. 2002;61:718-22.

Cardozo Pereira AL, Bortolini Bolzani FC, Stefani M, Charlín R. Uso sistêmico de corticosteroides: revisão da literatura. Med Cutan Iber Lat Am. 2007;35(1):35-50.

Chatzidionysiou K, Emamikia S, Nam J, Ramiro S, Smolen J, van der Heijde D et al. Efficacy of glucocorticoids, conventional and targeted synthetic disease-modifying antirheumatic drugs: a systematic literature review informing the 2016 update of the EULAR recommendations for the management of rheumatoid arthritis. Ann Rheum Dis. 2017;76(6):1102-7.

Furst DE, Saag KG. Glucocorticoid withdrawal. Up to date. 2019

Oray M, Abusamra K, Ebrahimiadib N, Meese H, Foster CS. Long-term side effects of glucocorticoids. Expert Opinion on Drug Safety. 2016;15(4):457-65.

Parente L. Deflazacort: therapeutic index, relative potency and equivalent doses *versus* other corticosteroids. BMC Pharmacol Toxicol. 2017;18(1):1.

Park JW, Curtis JR, Moon J, Song YW, Kim S, Lee EB. Prophylactic effect of trimethoprim-sulfamethoxazole for pneumocystis pneumonia in patients with rheumatic diseases exposed to prolonged high-dose glucocorticoids. Ann Rheum Dis. 2018;77(5):644-9.

Strehl C, van der Goes CS, Bijlsma JWJ, Jacobs JW, Buttgereit F. Glucocorticoid-targeted therapies for the treatment of rheumatoid arthritis. Expert Opinion on Investigational Drugs. 2017;26(2):187-95.

Youssef J, Novosad SA, Winthrop KL. Infection risk and safety of corticosteroid use. Rheum Dis Clin North Am. 2016;42(1):157-76.

57 Hidroxicloroquina

João Victor Campos de Oliveira • Mônica Simon Prado

INTRODUÇÃO

O sulfato de hidroxicloroquina é um fármaco já muito utilizado no tratamento da malária. Atualmente, tem papel importante nas doenças reumáticas, imunes ou não imunes, sobretudo no lúpus eritematoso sistêmico (LES), no qual é responsável por diminuir exacerbações e aumentar a sobrevida desses pacientes. Os benefícios da hidroxicloroquina no LES são:

- Diminuição do risco de atividade de doença e novos *flares*
- Efeito sinérgico com micofenolato na nefrite lúpica
- Redução de danos
- Menor risco de eventos trombóticos
- Melhora da secreção de insulina e de sua resistência periférica tecidual
- Melhora do perfil lipídico
- Aumento da sobrevida.

As primeiras citações do uso de antimaláricos no LES são de Payne, no Hospital St. Thomas, 1894, que relatou sucesso no uso da medicação para tratamento do *rash* cutâneo em paciente lúpica. Durante a Segunda Guerra Mundial, médicos britânicos observaram que soldados com erupções cutâneas e artrite inflamatória melhoravam após a administração de quinacrina, outro medicamento antimalárico. Essa observação culminou com estudos realizados em 1951, que descreveram os benefícios da quinacrina no LES. Os antimaláricos tornaram-se então a terapêutica base para as manifestações leves a moderadas do LES (cutâneo, articular e serosites), além de minimizarem os danos em pacientes com glomerulonefrite. Ademais, pacientes com doença inativa, quando tratados com hidroxicloroquina, tornam-se menos propensos a apresentarem surtos de atividade da doença.

DOSE E FARMACOCINÉTICA

A dose recomendada é de 4 a 6 mg/kg de peso real por dia. Doses maiores que as recomendadas aumentam o risco de toxicidade retiniana.

Aproximadamente 45% da dose absorvida é excretada pelos rins, 3% pela pele e 20% pelo intestino. A excreção ocorre em uma fase rápida, com meia-vida de 3 dias, e em uma fase lenta, com meia-vida de 40 a 50 dias. Níveis plasmáticos estáveis são alcançados após 6 meses de tratamento.

A hidroxicloroquina apresenta uma ampla distribuição tecidual, com acúmulo nas glândulas adrenais e pituitárias, tecidos pigmentados, fígado, baço, rins, pulmões e leucócitos. O tabagismo pode aumentar a metabolização dos antimaláricos, reduzindo assim sua eficácia.

MECANISMOS DE AÇÃO

Suas ações imunobiológicas ocorrem ao inibir a apresentação e o processamento de antígenos por meio do aumento do pH intracitoplasmático, ao reduzir os níveis de citocinas pró-inflamatórias séricas e cutâneas [interleucina (IL)-1-beta, IL-6, IL-18 e fator de necrose tumoral (TNF)-alfa], e bloquear a ativação da imunidade inata e adaptativa mediada por receptores do tipo *Toll* (TLR, do inglês *Toll-like receptor*; em especial, TLR-7 e TLR-9). Possui ainda efeito antitrombótico, hipolipemiante e hipoglicemiante.

EFEITOS ADVERSOS

Os efeitos adversos da hidroxicloroquina têm frequência pouco definida e incluem: náuseas e vômitos; cefaleia; miopatia; cardiomiopatia, neuropatia periférica; hemólise em pacientes com deficiência de glicose-6-fosfato desidrogenase (G6 PD); eritema; ototoxicidade e *tinidus*; hiperpigmentação cutânea, reversível de acordo com a dose; redução do limiar convulsivo e toxicidade retiniana.

A cardiotoxicidade é uma complicação rara, porém grave e de difícil diagnóstico, sendo confirmada exclusivamente por biopsia endomiocárdica. Essa toxicidade foi mais associada a pacientes com LES, sexo feminino, idade avançada, uso prolongado da medicação (> 10 anos), maior dose/kg/dia, insuficiência cardíaca e doença renal crônica.

SITUAÇÕES ESPECIAIS

Não há ajuste de dose definido na insuficiência renal ou hepática. É segura para uso na gestação e na amamentação, sendo inclusive fortemente recomendada para pacientes com LES, por evitar recidivas de atividade. Parece reduzir a incidência de bloqueio atrioventricular total (BAVT) no feto. É contraindicada a indivíduos com hipersensibilidade à hidroxicloroquina ou aos componentes da formulação e deve ser usada com cautela em pacientes com retinopatia preexistente.

TOXICIDADE RETINIANA E RECOMENDAÇÕES PARA MONITORAMENTO

O mecanismo pelo qual a hidroxicloroquina produz toxicidade retiniana não é bem estabelecido. O risco de danos é proporcional ao tempo de uso: 1% nos primeiros 5 anos, até 2% em 10 anos, e pode chegar a 20% em 20 anos. Os fatores de risco maiores para o desenvolvimento da maculopatia são: dose diária elevada (fator principal) e tempo de uso prolongado, doença renal, uso concomitante de tamoxifeno e doença macular ou retiniana prévia. Entre fatores de risco menores, citam-se: idade, doença hepática e fatores genéticos. Os riscos são menores quando o uso diário não ultrapassa 5 mg/kg.

A maculopatia relacionada com hidroxicloroquina pode ter um curso indolente e de difícil reconhecimento e tratamento; por isso, faz-se necessário o rastreamento periódico, de acordo com os fatores de risco apresentados. Em estágios avançados, pode levar a graus variados de perda da acuidade visual. Demonstrou-se que é possível preservar a visão quando o dano for reconhecido antes de mudanças no epitélio pigmentar da retina.

Em 2016, a American Ophthalmological Society atualizou suas recomendações para rastreamento da retinopatia em pacientes usuários de hidroxicloroquina (ou difosfato de cloroquina) em doses de 5 mg/kg de peso real ou mais, devido ao risco de desenvolver a enfermidade.

Recomenda-se que os pacientes que iniciarão a medicação sejam submetidos a exame oftalmológico dentro do primeiro ano de tratamento, incluindo exame de fundo de olho. Apesar de o exame de campo visual e a tomografia de coerência óptica de domínio espectral (OCT-SD) serem úteis no início do tratamento, não são obrigatórios a menos que o paciente apresente fatores de risco ou outras doenças (p. ex., maculopatia prévia, glaucoma etc.) capazes de afetar os testes de rastreamento inicial. Na ausência de fatores de riscos principais, exames de rastreamento poderão ser realizados anualmente, após 5 anos da avaliação inicial. Se houver presença dos fatores de risco, é possível fazer exames de rastreamento anualmente ou em intervalos menores logo após início da medicação, recomendando-se avaliação automatizada de campo visual e OCT-SD. Exames adicionais em algumas situações podem ser indicados, como o eletrorretinograma multifocal (mfERG), que mostra informações objetivas junto ao campo visual, e a autofluorescência de fundo (FAF), que pode mostrar o dano topograficamente, sobretudo em pacientes asiáticos.

BIBLIOGRAFIA

Canadian Hydrochloroquine Study Group. A randomized study of the effect of withdrawing hydroxychloroquine sulfate in systemic lupus erythematosus. N Eng J Med. 1991;324:150-4.

Costa AFS. Hidroxicloroquina: uma nova perspectiva no LES. Porto. Dissertação [Mestrado Integrado em Medicina] – Universidade do Porto; 2013.

Marmor MF, Kellner U, Lai TY, Melles RB, Mieler WF; American Academy of Ophthalmology. Recommendations on screening for chloroquine and hydroxychloroquine retinopathy (2016 revision). Ophthalmology. 2016;123(6):1386-94.

Vasconcelos JTV. Livro da Sociedade Brasileira de Reumatologia. Barueri: Manole; 2019.

58 Medicamentos Modificadores do Curso da Doença

Lísel Gottfried Mallmann • Fábio Jennings

INTRODUÇÃO

Os medicamentos modificadores do curso da doença (MMCD) são fármacos capazes de mudar o curso da doença por, pelo menos, 1 ano, com evidência de melhora sustentada da funcionalidade, redução de sinovite e alentecimento ou prevenção do dano articular estrutural das artropatias crônicas inflamatórias.

A escolha dos MMCD deve considerar a doença (extensão, gravidade e progressão do acometimento), comorbidades, risco infeccioso e planos de gravidez. Os riscos potenciais das medicações podem ser reduzidos com monitoramento clínico e laboratorial frequentes.

Os medicamentos modificadores do curso da doença sintéticos (MMCDs) mais utilizados em artrite reumatoide (AR) e nas espondiloartrites são o metotrexato, a leflunomida e a sulfassalazina.

METOTREXATO

Análogo do ácido fólico, que compete com a enzima di-hidrofolato redutase (DHFR) e é importante para a síntese de purinas e pirimidinas, bem como para a replicação celular. Além disso, os poliglutamatos de metotrexato ligam-se à 5-aminoimidazol-4-carboxamida ribonucleotídio (AICAR) transformilase, o que promove um aumento dos seus níveis intracelulares.

A AICAR e seus metabólitos inibem a adenosina quinase, com consequente liberação de adenosina, que é um mediador anti-inflamatório. A sinalização via receptor de adenosina A3 (ADORA3) reduz a produção de fator de necrose tumoral (TNF) e fator nuclear kappa B (NF-kB).

O metotrexato sofre excreção renal e cerca de 80 a 90% do fármaco são eliminados na forma intacta na urina. Por isso, pacientes com redução da taxa de filtração glomerular podem exibir níveis persistentemente aumentados da medicação e serem mais suscetíveis à ocorrência de toxicidade, em especial supressão medular.

Antes do início da medicação, o médico deve solicitar: hemograma, transaminases, função renal e sorologia para hepatites B e C. O monitoramento deve ser feito com hemograma, transaminases e função renal, a cada 4 a 12 semanas.

O uso do metotrexato é contraindicado em caso de doença renal crônica (DRC) com *clearance* de creatinina < 30 mℓ/min, hepatopatias, etilismo, leucócitos totais < 3.000/mm^3, plaquetas < 50.000/mm^3, mielodisplasias, doença linfoproliferativa diagnosticada nos últimos 5 anos, mulher em idade fértil que não esteja utilizando método contraceptivo, e durante a lactação.

Recomenda-se iniciar com 7,5 a 15 mg/semana e aumentar 5 a 10 mg a cada 2 a 4 semanas até atingir 20 a 25 mg/semana. Pode ser administrado por via oral (VO), subcutânea ou intramuscular. Para reduzir os efeitos colaterais, recomenda-se a suplementação de ácido fólico (5 mg/semana) no dia seguinte à administração do metotrexato. Para pacientes que não respondem ao ácido fólico, o ácido folínico é uma opção terapêutica. Os principais efeitos colaterais são náuseas, vômitos, estomatite, diarreia e alopecia em até 10% dos pacientes. O aumento de transaminases é o segundo efeito colateral mais comum e geralmente transitório. No entanto, se houver elevação acima de três vezes o limite superior da normalidade, o tratamento deve ser suspenso. Pode ocorrer ainda plaquetopenia, leucopenia, anemia megaloblástica e pancitopenia.

O acometimento pulmonar mais grave é a pneumonite intersticial aguda, uma reação idiossincrásica, que ocorre sobretudo no primeiro ano de uso e manifesta-se na forma de dispneia, tosse seca, febre e infiltrado pulmonar intersticial. O tratamento requer a suspensão imediata do metotrexato e o uso de corticosteroide em dose alta. Há ainda relatos de nódulos pulmonares de crescimento acelerado secundários ao uso de metotrexato.

LEFLUNOMIDA

Derivado isoxazólico, com propriedades imunomoduladoras e modificadoras da doença na AR. Após a absorção oral, é rapidamente metabolizada na submucosa do trato gastrintestinal e no fígado, sendo convertida em seu metabólito ativo, a A77 1726.

A A77 1726 inibe a di-hidro-orotato desidrogenase (DHODH), uma enzima mitocondrial fundamental para a síntese das pirimidinas. Ocorre, com isso, um bloqueio da proliferação dos linfócitos T com parada na fase G1/S do ciclo celular. As pirimidinas também são importantes para as células em proliferação, na formação de lipídios e macromoléculas primordiais envolvidas no contato célula-célula, diapedese e sinalização intracelular. Inibe o JAK/STAT [inibindo a produção de interleucina (IL)-17], a ativação e a expressão do NF-kB, além de ser capaz de suprimir a expressão da IL1-beta e a produção da metaloproteinase de matriz-1 (MMP-1).

A DHODH parece estar envolvida na proliferação de células B e produção de imunoglobulinas. A leflunomida também é capaz de inibir a quimiotaxia de neutrófilos, diminuindo o recrutamento de células inflamatórias para a sinóvia, em pacientes com AR.

O metabólito ativo liga-se às proteínas plasmáticas (mais de 99%) e é submetido à circulação êntero-hepática e à reciclagem biliar, o que contribuiu para a sua meia-vida de eliminação longa (cerca de 2 semanas).

A leflunomida é contraindicada em mulheres em idade fértil que não estejam utilizando método contraceptivo, gestantes e lactantes. A medicação deve ser suspensa 2 anos antes da gestação, devido ao risco de teratogenicidade. É contraindicada também em pacientes com insuficiência hepática e DRC moderada a grave.

Antes do início da medicação, solicitar hemograma, transaminases, função renal e sorologias para hepatites B e C. A dose recomendada é de 20 mg/dia, VO, podendo ser empregada a dose de 20 mg em dias alternados.

O monitoramento deve ser efetuado com hemograma e transaminases a cada 2 semanas nos primeiros 6 meses e, posteriormente, a cada 8 semanas.

Os principais efeitos colaterais são os gastrintestinais, como náuseas, vômito, dor abdominal, diarreia e dispepsia. A diarreia acomete 17% dos pacientes, em geral é branda ou moderada, e normalmente é relatada nos 3 primeiros meses de uso. Outros efeitos colaterais descritos são alopecia (10%), erupções cutâneas (9,9%), hipertensão arterial (10%) e perda ponderal (7%). Pode haver neuropatia periférica, cujos sintomas costumam melhorar após 30 dias de suspensão da medicação. Toxicidade hematológica é incomum, mas pode haver leucopenia, agranulocitose e plaquetopenia.

É possível acontecer elevação de transaminases, de forma mais frequente na associação com o metotrexato. Valores de transaminases acima de três vezes o limite superior da normalidade indicam suspensão do fármaco.

A colestiramina pode ser utilizada para acelerar a eliminação da leflunomida. A dose de colestiramina preconizada é de 8 g VO, 3 vezes/dia, por 11 dias. Se a concentração sérica de leflunomida estiver acima de 0,02 mg/ℓ, recomenda-se um curso adicional de colestiramina. O carvão ativado é uma alternativa.

SULFASSALAZINA

Pró-fármaco composto por sulfapiridina e ácido 5-aminossalicílico (5-ASA). Cerca de 90% do medicamento atinge o intestino grosso, é metabolizado pelas enzimas bacterianas e reduzido aos seus dois componentes. A sulfapiridina é absorvida e parece ser o componente mais relevante no tratamento da AR. O 5-ASA é excretado principalmente nas fezes, sendo efetivo no tratamento da doença inflamatória intestinal.

A sulfassalazina pode inibir a expressão do TNF e do NF-kB. A sulfapiridina parece reduzir a secreção de citocinas inflamatórias, como a IL-8 e a proteína quimotática de monócitos 1, suprime a função das células B e não tem efeito na função das células T.

Antes do início do tratamento e ao realizar ajuste de dose, devem-se solicitar hemograma, transaminases e função renal. Nos primeiros 3 meses de tratamento, estes exames devem ser repetidos a cada 2 a 4 semanas; passados 3 a 6 meses, a cada 8 a 12 semanas; e, após os 6 meses, a cada 12 semanas.

A sulfassalazina é contraindicada em pacientes com porfiria e histórico de hipersensibilidade a sulfas e salicilatos.

Recomenda-se iniciar com 1 g/dia e aumentar até 2 a 3 g/dia. Os estudos mostraram que a dose de 2 g/dia foi efetiva para controlar a atividade inflamatória e a progressão radiográfica em pacientes com AR.

Os principais efeitos colaterais são náuseas, vômitos e dor abdominal. Erupção cutânea pode ocorrer em cerca de 3% dos pacientes. A oligospermia transitória é descrita em homens. Há relatos de leucopenia, trombocitopenia e anemia hemolítica. Os pacientes com deficiência de glicose-6-fosfato desidrogenase devem permanecer sob observação cuidadosa para sinais de hemólise.

É necessário orientar os pacientes a procurar atendimento médico em caso de febre com ou sem dor de garganta, uma vez que isso pode ser uma manifestação de agranulocitose.

BIBLIOGRAFIA

Atzeni F, Boiardi L, Sallì S, Benucci M, Sarzi-Puttini P. Lung involvement and drug-induced lung disease in patients with rheumatoid arthritis. Expert Review of Clinical Immunology. 2013;9(7):649-57.
Bonnel R. Peripheral neuropathy in patients treated with leflunomide*1. Clinical Pharmacology & Therapeutics. 2004;75(6):580-5.
Breedveld FC. Leflunomide: mode of action in the treatment of rheumatoid arthritis. Annals of the Rheumatic Diseases. 2000;59(11):841-9.
Brown PM, Pratt AG, Isaacs JD. Mechanism of action of methotrexate in rheumatoid arthritis and the search for biomarkers. Nature Reviews Rheumatology. 2016;12(12):731-42.
Davis JP, Cain GA, Pitts WJ, Magolda RL, Copeland RA. The immunosuppressive metabolite of leflunomide is a potent inhibitor of human dihydroorotate dehydrogenase. Biochemistry. 1996;35(4):1270-3.
Fragoso YD, Brooks JBB. Leflunomide and teriflunomide: altering the metabolism of pyrimidines for the treatment of autoimmune diseases. Expert Review of Clinical Pharmacology. 2015;8(3):315-20.
Mota LMH, Kakehasi AM, Gomides APM, Duarte ALBP, Cruz BA, Brenol CV et al. 2017 recommendations of the Brazilian Society of Rheumatology for the pharmacological treatment of rheumatoid arthritis. Advances in Rheumatology. 2018;58(1):1-17.
Plosker GL, Croom KF. Sulfasalazine. Drugs. 2005;65(13):1825-49.
Smolen JS, Landewé R, Bijlsma J, Burmester G, Chatzidionysiou K, Dougados M et al. EULAR recommendations for the management of rheumatoid arthritis with synthetic and biological disease-modifying antirheumatic drugs: 2016 update. Annals of the Rheumatic Diseases. 2017;76(6):960-77.
Visser K, Heijde DV. Optimal dosage and route of administration of methotrexate in rheumatoid arthritis: a systematic review of the literature. Annals of the Rheumatic Diseases. 2008;68(7):1094-9.
Wang W, Zhou H, Liu L. Side effects of methotrexate therapy for rheumatoid arthritis: A systematic review. European Journal of Medicinal Chemistry. 2018;158:502-16.

59 Imunossupressores

Pedro Matos • Marcelo de Medeiros Pinheiro

AZATIOPRINA

Pró-fármaco convertido em 6-mercaptopurina (6-MP) pela glutationa dos glóbulos vermelhos. Tem efeito antimetabólico, interferindo na produção de ácidos nucleicos (ribonucleotídios derivados de adenina e guanina); com isso, apresenta efeito citotóxico sobre a proliferação celular. Disto resulta sua ação redutora sobre o número de linfócitos T e B circulantes, bem como a produção de IgM e IgG, secreção de interleucina (IL)-2 e interferência na reatividade linfocitária. A metabolização ocorre no fígado e a principal via de excreção é renal. No meio intracelular, a 6-MP é inativada por duas vias metabólicas, de maneira competitiva. A primeira é a via de catabolismo pela xantina oxidase, e a segunda consiste na metilação pela tiopurina metiltransferase em dois outros metabólitos (6-tioguanina e 6-metilmercaptopurina). A 6-tioguanina está relacionada com a eficácia terapêutica, enquanto a 6-metilmercaptopurina está associada com resistência terapêutica e toxicidade hepática.

Mais de 90% dos indivíduos apresentam padrão normal de atividade enzimática, mas alguns polimorfismos da enzima tiopurina metiltransferase podem conferir maior suscetibilidade individual à toxicidade. A ausência ou baixa atividade enzimática (0,3 a 0,5% dos casos em homozigose) vincula-se com quadros graves de mielotoxicidade, enquanto a atividade intermediária (10% dos casos, em heterozigose) está relacionada com efeitos gastrintestinais. Essas alterações genéticas ocorrem geralmente no braço curto do cromossomo 6. O teste genético não é usado de modo rotineiro no Brasil, mas tem sido padronizado e, em breve, estará disponível para uso comercial.

A dose terapêutica varia de 1 a 3 mg/kg/dia e pode ser utilizada no tratamento da doença de Behçet, lúpus eritematoso sistêmico (LES), dermatomiosite, polimiosite, terapia de manutenção nas vasculites associadas ao anticorpo anticitoplasma de neutrófilo (ANCA), pneumopatias intersticiais vinculadas às doenças reumáticas autoimunes (DRAI) e casos selecionados de AR, em que se mostrou superior ao placebo, mas não aos medicamentos modificadores do curso da doença (MMCD). Apresenta uso seguro na lactação.

Os principais efeitos colaterais são intolerância gastrintestinal, com náuseas, vômitos e diarreia; *rash* cutâneo; pancreatite; hepatite colestática; aumento do risco de doenças linfoproliferativas; e toxicidade hematológica.

As principais interações medicamentosas são com: alopurinol, que também inibe a xantina oxidase, levando ao aumento da 6-MP em até 5 vezes, com maior risco de mielossupressão; varfarina, que diminui sua ação e requer ajuste mais frequente da dose no uso combinado; e sulfametoxazol, que confere maior risco de mielotoxicidade.

CICLOSPORINA

A ciclosporina A (CsA) é um inibidor da calcineurina e atua se ligando a proteínas plasmáticas (ciclofilinas), promovendo diminuição da transcrição gênica de IL-2, IL-3, IL-4, IL-17, interferona-gama, fator de necrose tumoral (TNF) e proliferação de linfócitos. A absorção intestinal é errática e incompleta, daí a baixa biodisponibilidade gastrintestinal. Por isso, deve-se orientar a ingestão da medicação antes das refeições. A apresentação em cápsulas com microemulsão melhora a biodisponibilidade e eficácia do fármaco. A ciclosporina sofre metabolização hepática (citocromo P450) e eliminação biliar (preferencial) e urinária.

A dose terapêutica varia de 2,5 a 5 mg/kg/dia e pode ser utilizada no tratamento do LES, artrite psoriásica, polimiosite, dermatomiosite, uveítes refratárias não infecciosas, e é o medicamento de escolha em casos de síndrome de ativação macrofágica.

Os principais eventos adversos são nefrotoxicidade (reversível), hipertensão (em 20 a 30% dos casos), hipertricose e hirsutismo, hiperuricemia, náuseas e hiperplasia gengival.

Apresenta interação medicamentosa com: anti-inflamatórios não esteroides (AINE) e aminoglicosídeos, com aumento do risco de nefrotoxicidade; espironolactona, com risco adicional de hiperpotassemia; anticonvulsivantes e rifampicina, que aumentam a ação da CsA pela indução do citocromo CYP3A4. Por outro lado, pode ter redução da eficácia quando usada concomitantemente a antibióticos, antiácidos, antifúngicos, bloqueadores de canal de cálcio, *grapefruit*, diclofenaco e quinidina, via inibição da CYP3A4. Pode, ainda, potencializar a ação do metotrexato, uma vez que diminui sua metabolização.

TACROLIMO

Também um inibidor da calcineurina, liga-se à proteína FK12. Assim como a CsA, apresenta ampla variação individual da absorção e biodisponibilidade, devido ao seu caráter lipofílico e aos possíveis polimorfismos do citocromo CYP3A5. Esses polimorfismos, quando presentes, conferem maior metabolização do fármaco, criando a necessidade de aumento da dose do tacrolimo em 50% (40 a 70% dos afro-americanos, 15 a 35% dos asiáticos, 25% dos mexicanos e 5 a 15% dos caucasianos). Outros interferentes na biodisponibilidade são: idade, etnia, infecção pelo vírus da hepatite C, valor do hematócrito e albumina. A metabolização é hepática e a excreção biliar.

A dose varia de 0,1 a 0,25 mg/kg/dia e pode ser usada no tratamento de LES, miopatias inflamatórias e em pacientes transplantados.

Os principais eventos adversos são nefrotoxicidade, tremores, diabetes, hipertensão, hiperpotassemia e alopecia.

As principais interações medicamentosas se dão pela inibição do citocromo CYP3A5 com: antifúngicos (azólicos), diltiazem e antibióticos (eritromicina e claritromicina). Alimentos como carambola, açaí ou *grapefruit* podem levar ao aumento da atividade do tacrolimo.

MICOFENOLATO MOFETILA

A forma biologicamente ativa do micofenolato mofetila (MMF) é o ácido micofenólico, que age inibindo a monofosfato desidrogenase de modo reversível, impedindo assim a conversão do monofosfato de inosina em monofosfato de guanosina. Desse modo, o

MMF é um inibidor da proliferação de linfócitos B e T, dificultando também a adesão celular ao endotélio e a migração celular para sítios de inflamação.

Apresenta excelente biodisponibilidade (aproximadamente 95%) e metabolismo hepático com circulação êntero-hepática e excreção renal. Fatores implicados na farmacocinética são: disfunção hepática e renal, hipoalbuminemia, genética e uso associado com inibidores da calcineurina.

A dose utilizada varia de 2 a 4 g/dia e pode ser opção no tratamento de LES, esclerose sistêmica, uveítes posteriores ou intermediárias e refratárias ou corticodependentes, vasculites relacionadas ao ANCA (granulomatose com poliangiíte – GPA), vasculite reumatoide, esclerite necrosante ou escleromalacia e miopatias inflamatórias com quadro pulmonar associado.

Os principais eventos adversos são sintomas gastrintestinais (diarreia, náuseas e vômitos), hepatotoxicidade, mielotoxicidade (pancitopenia) e pancreatite. As infecções são os maiores problemas relacionados com esse grupo de medicações e especial cuidado deve ser dado aos quadros de herpes-zóster, citomegalovírus (CMV) e outros germes oportunistas.

É possível haver interação medicamentosa do MMF com: tacrolimo e ciclosporina, que aumentam a concentração sérica do seu metabólito ativo; e inibidores de bomba de prótons, que diminuem a sua concentração plasmática e podem interferir com a sua absorção intestinal.

CICLOFOSFAMIDA

Apresenta atividade alquilante e seu metabólito ativo (mostarda fosforamida) faz ligação cruzada com o DNA, impedindo a replicação celular. Além disso, tem ação citotóxica em linfócitos, promovendo supressão da resposta primária celular e humoral.

A ciclofosfamida *per se* não é diretamente tóxica, ao contrário de seus diversos produtos de metabolização. A sua conversão em metabólito ativo é feita pelo citocromo P450. A excreção é renal e um dos subprodutos eliminados na urina, a acreolina, tem efeito tóxico na bexiga, aumentando o risco de cistite hemorrágica. Considerando que a sua principal via de eliminação é renal, a dose deve ser ajustada em pacientes com redução da taxa de filtração glomerular, bem como naqueles em terapia de substituição renal, uma vez que a ciclofosfamida é removida durante a diálise. A dose complementar ou ajustada precisa ser administrada após o procedimento. Não é necessário o ajuste de dose para insuficiência hepática.

Cuidados com a infusão intravenosa

Ao se utilizar a infusão intravenosa (IV) de ciclofosfamida, deve-se atentar para:

- Uso de antiparasitários com finalidade de tratamento empírico da estrongiloidíase, como a ivermectina na dose 200 µg/kg, durante 1 a 2 dias, repetida no prazo de 2 semanas, ou, alternativamente, albendazol 400 mg/dia durante 3 dias
- Entrevista médica ou de enfermagem sobre condições gerais e sinais clínicos de infecção ou anemia
- Hidratação oral domiciliar na semana que antecede a infusão
- Hidratação IV com 250 a 500 mℓ de soro fisiológico (SF) 0,9% antes da infusão
- Diluição da dose em 250 mℓ de SF 0,9% e infundir em 60 a 120 min
- Coleta de hemograma entre 10º e 14º dia após o uso da medicação para avaliação dos leucócitos. Se o número de leucócitos for inferior a 1.500 mm^3, recomenda-se reduzir a próxima dose em 25 a 50% da dose total, a critério médico. Casos de neutropenia devem ser avaliados com cautela

Os principais eventos adversos são decorrentes de toxicidade e dose cumulativa total, e incluem: neoplasia de bexiga, cistite hemorrágica, linfoma não Hodgkin, infecções e leucopenia, azospermia e falência ovariana precoce.
A toxicidade vesical pela acreolina diminuiu com infusão de mesna e hidratação. O mesna é um composto do tiol utilizado com agentes alquilantes da oxazosfosforina que atuam como protetores do epitélio vesical, neutralizando os metabólitos ativos da ciclofosfamida.
A dose IV corresponde a 60% da dose total da ciclofosfamida, dividida em três doses com intervalos de administração:

- 15 a 30 min antes da ciclofosfamida
- 4 h depois
- 8 h depois.

Como alternativa, pode ser utilizado por via oral, na dose de 40% da dose total de ciclofosfamida (0, 2, 4 e 6 h). Há possibilidade de interação medicamentosa com alopurinol e cimetidina, que inibem enzimas responsáveis pela metabolização e assim aumentam toxicidade.
A Tabela 59.1 indica quais imunossupressores são seguros na gravidez e na lactação e a Tabela 59.2 resume as principais informações dos imunossupressores apresentados.

Tabela 59.1 Imunossupressores seguros para uso na gravidez e na amamentação.

Medicamento	Gravidez	Amamentação
Azatioprina	Seguro	Seguro
Ciclosporina	Seguro (dose mínima)	Seguro
Tacrolimo	Seguro (dose mínima)	Seguro
Micofenolato de mofetila	Contraindicado	Contraindicado
Ciclofosfamida	Contraindicado	Contraindicado

Adaptada de Skorpen et al., 2016.

Tabela 59.2 Dose, excreção/metabolização, efeitos adversos e cuidados especiais dos imunossupressores.

Medicamento	Dose terapêutica	Excreção	Monitoramento	Toxicidade	Cuidados especiais/interações
Azatioprina	1 a 3 mg/kg/dia	Renal Hepática	Hemograma Transaminases	Hematológica TGI Pancreatite	Evitar uso com alopurinol, sulfametoxazol Ajustar rigorosamente INR com varfarina
Ciclosporina	2,5 a 5 mg/kg/dia Pré-prandial	Bile Renal Metabólica Hepática	Hemograma Função renal Eletrólitos Transaminases Perfil lipídico Pressão arterial	Nefrotoxicidade Hipertensão Metabólica Virilização Osteoporose	Evitar uso com: aminoglicosídeos, AINE, espironolactona Atenção especial na associação com anticonvulsivantes, antibióticos, antifúngicos, bloqueadores de canal de cálcio
Tacrolimo	0,1 a 0,25 mg/kg/dia	Hepática Bile	Hemograma Função renal Eletrólitos Transaminases Perfil lipídico Pressão arterial	Nefrotoxicidade Hipertensão Metabólica	Atenção especial na associação com antifúngicos, antibióticos, diltiazem, alimentos (açaí, carambola)
Micofenolato	2 a 4 g/dia	TGI Hepática e renal (metabólica)	Hemograma Transaminases	TGI Hepatotoxicidade Hematológico Pancreatite	Ajuste de dose quando associado com ciclosporina ou tacrolimo Cautela com associação a inibidores de bomba de prótons e infecção herpes simples e herpes-zóster
Ciclofosfamida	NIH 0,5 a 1 g/m² IV Mensal EUROLES 500 mg IV A cada 15 dias Vasculites ANCA 15 mg/kg IV Mensal 2 mg/kg/dia VO	Renal Metabólica Hepática	Hemograma (nadir do pulso NIH)	Bexiga Cistite hemorrágica Neoplasia Infecções Toxicidade hematológica (neutropenia) Falência ovariana precoce Azoospermia Neoplasia	Avaliar uso de mesna Evitar associação com: ▪ Alopurinol ▪ Cimetidina ▪ Avaliar proflaxias

TGI: trato gastrintestinal; INR: do inglês *International Normalized Ratio*; AINE: anti-inflamatório não esteroide; NIH: National Institutes of Health.

BIBLIOGRAFIA

Askanase AD, Wallace DJ, Weisman MH, Tseng CE, Bernstein L, Belmont HM et al. Use of pharmacogenetics, enzymatic phenotyping, and metabolite monitoring to guide treatment with azathioprine in patients with systemic lupus erythematosus. J Rheumatol. 2009;36(1):89-95.

Christensen LA, Dahlerup JF, Nielsen MJ, Fallingborg JF, Schmiegelow K. Azathioprine treatment during lactation. Alimentary Pharmacology & Therapeutics. 2008;28(10):1209-13.

Hochberg M. Rheumatology. 7.ed. v.1. Philadelphia: Elsevier; 2019.

Kees MG, Steinke T, Moritz S, Rupprecht K, Paulus EM, Kees F et al. Omeprazol impairs the absorption of mycophenolate mofetil but not of enteric-coated mycophenolate sodium in healthy volunteers. Journal of Clinical Pharmacology. 2012;52(8):1265-72.

Lertdumrongluk P, Somparn P, Kittanamongkolchai W, Traitanon O, Vadcharavivad S, Avihingsanon Y. Pharmacokinetics of mycophenolic acid in severe lupus nephritis. Kidney International. 2010;78(4):389-95.

Mobley CM, Dhala A, Ghobrial RM. *Strongyloides stercoralis* in solid organ transplantation: early diagnosis gets the worm. Curr Opin Organ Transplant. 2017;22(4):336-44.

Monach PA, Arnold LM, Merkel PA. Incidence and prevention of bladder toxicity from cyclophosphamide in the treatment of rheumatic diseases: A data-driven review. Arthritis & Rheumatism. 2010;62(1):9-21.

Ntali S, Bertsias G, Boumpas DT. Cyclophosphamide and lupus nephritis: when, how, for how long? Clinical Reviews in Allergy & Immunology. 2011;40(3):181-91.

Sahasranaman S, Howard D, Roy S. Clinical pharmacology and pharmacogenetics of thiopurines. Eur J Clin Pharmacol. 2008;64(8):753-67.

Saurat JH, Guérin A, Yu AP, Latremouille-Viau D, Wu EQ, Gupta SR. High prevalence of potential drug-drug interactions for psoriasis patients prescribed methotrexate or cyclosporine for psoriasis: associated clinical and economic outcomes in real-world practice. Dermatology. 2010;220(2):128-37.

Shirai S, Yasuda T, Tsuchida H, Kuboshima S, Konno Y, Shima Y et al. Preprandial microemulsion cyclosporine administration is effective for patients with refractory nephrotic syndrome. Clin Exp Nephrol. 2009;13(2):123-9.

Skorpen CG, Hoeltzenbein M, Tincani A, Fischer-Betz R, Elefant E, Chambers C et al. The EULAR points to consider for use of antirheumatic drugs before pregnancy, and during pregnancy and lactation. Ann Rheum Dis. 2016;75(5):795-810.

Sterling G. West Secrets Rheumatology 3. ed. Philadelphia: Elsevier; 2015.

Vanhove T, Annaert P, Kuypers DR. Clinical determinants of calcineurin inhibitor disposition: a mechanistic review. Drug Metabolism Reviews. 2016;48(1):88-112.

60 Agentes Imunobiológicos e Pequenas Moléculas

Dennise Farias • Marcelo de Medeiros Pinheiro

INTRODUÇÃO

O uso de imunobiológicos tem representado grande avanço no manuseio clínico e no tratamento de pacientes com artropatias inflamatórias crônicas (AIC), como artrite reumatoide (AR), espondilite anquilosante (EA), artrite psoriásica (APs) e artrite idiopática juvenil (AIJ), bem como em outras doenças reumáticas autoimunes (DRAI), incluindo o lúpus eritematoso sistêmico (LES), síndrome de Sjögren (SSJ), miopatias inflamatórias e vasculites sistêmicas, sobretudo as ANCA-relacionadas e associadas à crioglobulinemia.

Enquanto os agentes sintéticos têm moléculas simples, constituídas por poucos átomos, e são produzidos com facilidade, em grande escala, com cópias idênticas (genéricos) e baixa imunogenicidade, a terapia imunobiológica é composta por moléculas complexas, com estrutura quaternária, grande quantidade de átomos e elevada imunogenicidade. Possuem, ainda, alto custo de produção e são dificilmente copiados e nunca idênticos entre si (biossimilares).

CONCEITOS E MODO DE AÇÃO

Os imunobiológicos são produtos conhecidos há bastante tempo. Por definição, esses agentes são produzidos dentro de um ser vivo e administrados exclusivamente por via parenteral. Entre eles, é possível citar as vacinas, soros hiperimunes, os hormônios (insulina, hormônio do crescimento, teriparatida, eritropoetina), as imunoglobulinas, os hemoderivados, os biomedicamentos [heparina, interferon, fator estimulador de colônias de granulócitos (G-CSF)] e os anticorpos monoclonais.

De modo geral, os imunobiológicos funcionam como haptenos (antigenicidade) e possuem grau variado de imunogenicidade, com capacidade de induzir a formação de anticorpos neutralizantes ou antifármaco (HACA e HAHA), bem como ocasionar alterações da farmacocinética e reação cruzada com outras proteínas. A intensidade desses fenômenos é variável e dependente de características do próprio produto (origem murina, quimérica, humana ou humanizada; grau de glicosilação; processo de fabricação; contaminação e condicionamento) e da via de administração.

Na reumatologia, são anticorpos monoclonais ou proteínas de fusão direcionados contra algumas citocinas-chave do processo inflamatório, como o fator de necrose tumoral (TNF)-alfa (infliximabe, adalimumabe, golimumabe, certolizumabe pegol e etanercepte), interleucina (IL)-6 (tocilizumabe), IL-R1 (canaquinumabe), IL-12/23 (ustequinumabe, guselcumabe), IL-17 (secuquinumabe, ixequizumabe), RANKL (denosumabe), esclerostina (romosuzumabe) e eixo BLyS (belimumabe). Podem também agir como moduladores da coestimulação (abatacepte) e ser direcionados contra células B (rituximabe). Recentemente, também foram incorporadas ao arsenal terapêutico do reumatologista as pequenas moléculas, de natureza sintética, mas com ação sobre alvos intracelulares das vias de sinalização inflamatória, denominadas anti-JAK, como tofacitinibe e baracitinibe.

INDICAÇÕES E POSOLOGIA

Os agentes atualmente disponíveis e suas respectivas indicações/doses no Brasil estão listados na Tabela 60.1.

AVALIAÇÃO DE RESPOSTA

De modo geral, a avaliação da resposta ao tratamento é feita após 12 semanas de uso dos imunobiológicos, segundo os instrumentos específicos de cada doença, bem como

Tabela 60.1 Indicações e doses dos medicamentos modificadores do curso da doença biológicos e pequenas moléculas.

Classe	Medicamento	Indicação	Dose
Inibidores do TNF-alfa	Infliximabe 100 mg	AR, APs, EA, AIJ	Dose: 5 mg/kg. Na artrite reumatoide, pode chegar a 3 a 10 mg/kg Ataque: 0, 2, 6 semanas Manutenção: a cada 6 a 8 semanas
	Adalimumabe 40 mg	APs, EA, AR, AIJ	1 ampola SC a cada 14 dias
	Etanercepte 50 mg	AR, APs	1 ampola SC a cada semana
	Golimumabe 50 mg	AR, APs, EA, AE	1 ampola SC a cada mês
	Certolizumabe 200 mg	AR, APs, EA	Ataque: duas ampolas SC nas semanas 0, 2 e 4 Manutenção: 1 ampola SC a cada 14 dias
Inibidor do receptor de IL-6	Tocilizumabe 80 mg	AR, AIJ, ACG	4 a 8 mg/kg a cada 4 semanas. Dose máxima: 800 mg
Inibidor do receptor da IL-17-A	Secuquinumabe 150 a 300 mg	APs, EA	Na EpA e APs: 1 ampola SC nas semanas 0, 1, 2, 3 e 4; depois, manter 1 ampola SC a cada 4 semanas Psoríase em placas: 2 ampolas SC nas semanas 0, 1, 2, 3 e 4, e manter duas ampolas SC a cada 4 semanas
Inibidores da IL-1	Canaquinumabe	AIJ/gota	> 7,5 kg: 4 mg/kg (até o máximo de 300 mg) SC a cada 4 semanas
Inibidor da IL-12 e IL-23	Ustequinumabe 45 mg	APs	Ataque: 1 ampola SC nas semanas 0 e 4; depois, manter 1 ampola SC a cada 12 semanas. Em pacientes acima de 100 kg, usar 2 ampolas
Modulador seletivo da coestimulação dos linfócitos T	Abatacepte 125 mg	AR, AIJ, APs	1 ampola SC 1 vez/semana

(continua)

Tabela 60.1 (*Continuação*) Indicações e doses dos medicamentos modificadores do curso da doença biológicos e pequenas moléculas.

Classe	Medicamento	Indicação	Dose
Inibidores dos linfócitos B	Rituximabe (CD20)	AR, GPA, vasculite crioglobulinêmica, nefrite lúpica	Vasculite ANCA associada: 375 mg/m^2 a cada 4 semanas AR: 1 g IV a cada 15 dias, no total de duas infusões, podendo repetir em 24 semanas LES: pode ser feito dose de AR ou vasculite ANCA
	Belimumabe (BLyS) 120 mg	LES	10 mg/kg Ataque: aplicar IV a cada 14 dias por três doses Manutenção: a cada 4 semanas
Antagonistas do RANKL	Denosumabe	Osteoporose	60 mg SC, a cada 6 meses

AR: artrite reumatoide; EA: espondilite anquilosante; APs: artrite psoriásica; AIJ: artrite idiopática juvenil; LES: lúpus eritematoso sistêmico; AE: artrite enteropática; ACG: arterite de células gigantes; GPA: granulomatose com poliangiite; ANCA: anticorpos anticitoplasma de neutrófilos; SC: subcutâneo; IV: intravenoso.

estratégias de remissão ou baixa atividade de doença (*treat to target*), controle mais frequente (*tight control*) e análise global do paciente pelo reumatologista. Quando não atingem a meta proposta, é possível classificar a resposta inadequada em dois tipos de falência terapêutica. Na falência primária, não há resposta alguma à terapêutica instituída após 12 semanas de uso. Na falência secundária, inicialmente há resposta adequada e, posteriormente, perda da eficácia que pode estar associada à formação de anticorpo antidroga ou outros mecanismos ainda não conhecidos por completo.

CUIDADOS ANTES DA PRESCRIÇÃO

Antes de se prescrever agentes imunobiológicos, recomenda-se:

- Caracterizar as manifestações articulares e extra-articulares das AIC e DRAI, cuja identificação auxilia na tomada de decisão e na escolha do agente imunobiológico mais adequado
- Verificar as comorbidades e peculiaridades de cada paciente, pois os aspectos de segurança também são úteis para a tomada de decisão
- Avaliar sorologias virais, particularmente anti-HIV e das hepatites B e C (Tabela 60.2)
- Investigar tuberculose latente, incluindo dados epidemiológicos (antecedentes pessoais, familiares e profissionais; cicatriz de BCG; contactuantes), prova tuberculínica cutânea (PPD) e radiografia de tórax (Tabela 60.2)
- Atualizar a carteira vacinal, especialmente para pneumococo, *influenza* sazonal e pandêmica (H1N1, sem adjuvante); difteria, tétano e coqueluche (DTPa); Salk; papilomavírus humano (HPV); varicela-zóster; e vírus das hepatites A e B. Vacinas com vírus vivos atenuados (sarampo, caxumba, rubéola, raiva, varicela, febre amarela, Sabin e rotavírus) podem ser administradas 3 a 4 semanas antes e evitadas após o uso desses agentes
- Hipersensibilidade prévia a qualquer um dos produtos deve ser verificada e sua administração suspensa em casos positivos
- Verificar função hepática e renal, uma vez que não há dados de eficácia e segurança em pacientes com disfunção de fígado e rim.

Tabela 60.2 Rastreamento de infecções.

Infecção	Forma de rastreio
TB latente: risco aumentado com uso de anti-TNF	Questionar contato com TB ou TB prévia, realizar PPD ou IGRA, solicitar radiografia de tórax Isoniazida 300 mg/dia durante 6 a 9 meses, se: PPD ≥ 5 ou IGRA positivo e/ou história de contato positiva e/ou imagem sequelar de TB na radiografia de tórax
Hepatite B: identificar hepatite ativa ou portadores inativos que podem sofrer reativação (> 1 log 10 UI/mℓ na dosagem de HBV DNA) + aumento de ALT > 2 a 3 vezes	Risco de reativação maior com o rituximabe
Hepatite C	Utilização considerada segura. Casos raros de reativação Contraindicação na vigência de cirrose hepática (ver risco/benefício)
HIV	Não constitui contraindicação
Herpes-zóster	Vacinação em pacientes acima de 50 anos
Outras infecções	Doença de Chagas, leishmaniose, hanseníase, citomegalovirose, micobacterioses (típicas e atípicas), infecções fúngicas

TB: tuberculose; HBV: vírus da hepatite B.

Nas mulheres em idade reprodutiva, devem-se verificar ciclos menstruais e métodos anticoncepcionais, bem como a lactação. A grande maioria desses agentes atravessa a barreira placentária e é excretada pelo leite materno, uma vez que é combinada às imunoglobulinas da classe IgG.

Em mulheres expostas aos bloqueadores do TNF, foram descritos casos da síndrome VACTERL, que inclui anormalidades vertebrais, atresia anal e malformações cardíacas, traqueoesofágicas, renais e dos membros (*limbs*). Portanto, essas medicações não devem ser usadas na gravidez e lactação, embora a ponderação dos riscos e benefícios permita a tomada de decisão compartilhada.

O certolizumabe pegol tem melhores dados de segurança durante o uso na gestação e na lactação, pois atravessa pouco a barreira placentária e a concentração em leite materno é inferior a 1%.

De modo geral, indivíduos com história de malignidade foram excluídos dos ensaios clínicos randomizados dos agentes imunobiológicos. Dessa forma, não há dados consistentes de segurança e seu uso não é recomendado nesse cenário. O rituximabe é o agente de escolha para pacientes com história de malignidade nos últimos 5 anos. No entanto, em pacientes com neoplasias recentes e atividade de AIC ou DRAI, as medicações podem ser usadas mediante tomada de decisão compartilhada entre paciente, reumatologista e oncologista, apesar da escassez de dados baseados em evidências científicas robustas.

A combinação de agentes imunobiológicos não é recomendada, pois não há evidências de eficácia e segurança. Uma exceção é o denosumabe, que pode ser combinado aos bloqueadores do TNF, tocilizumabe, rituximabe e abatacepte, sem incremento do risco de infecções.

Recomenda-se a interrupção dos imunobiológicos antes de cirurgia eletiva, de acordo com a meia-vida plasmática de cada agente (cerca de 2 a 5 vezes). Para procedimentos sem potencial de infecção, 2 a 3 vezes a meia-vida da medicação é suficiente. Para aqueles com maior potencial de contaminação, tempo superior deve ser considerado.

Outras contraindicações ao uso de anti-TNF, além de tuberculose ativa, são insuficiência cardíaca de grau III/IV NYHA, doença desmielinizante e neoplasia (atual ou nos últimos 5 anos). Caso o paciente necessite de quimioprofilaxia para TB latente, iniciar imunobiológico somente 1 mês após o começo do tratamento.

TOFACITINIBE E BARICITINIBE (INIBIDORES DE JANUS QUINASE)

A família JAK inclui quatro quinases de tirosina: JAK1, JAK2, JAK3 e tirosinoquinase 2 (TYK2), enzimas atuantes no processo de sinalização intracelular utilizadas por receptores extracelulares de citocinas e fatores de crescimento. Ao ocorrer a ligação entre esses receptores e seus ligantes específicos, as enzimas JAK fosforilam e ativam transdutores de sinal e ativadores da transcrição gênica (STAT) que, posteriormente, atuam sobre a diferenciação de linfócitos, inflamação e regulação imune.

O tofacitinibe é indicado para o tratamento de pacientes com AR ativa moderada a grave que apresentaram resposta inadequada a um ou mais MMCD. A dose recomendada é 5 mg 2 vezes/dia, com subsequente redução para 5 mg/dia em pacientes com comprometimento renal e/ou hepático grave. O baricitibe encontra-se disponível apenas na Europa.

BIBLIOGRAFIA

Bendtzen K. Personalized medicine: theranostics (therapeutics diagnóstics) essential for rational use of tumor necrosis fator-alpha antagonists. Discov Med. 2013;15(83):201-11.

Brasil. Ministério da Saúde. Manual dos Centros de Referência para Imunobiológicos Especiais. 4. ed. Brasília: Ministério da Saúde; 2014.

Carneiro S, Azevedo VF, Bonfiglioli R, Ranza R, Gonçalves CR, Keiserman M et al. Recomendações sobre diagnóstico e tratamento da artrite psoriásica. Revista Brasileira de Reumatologia. 2013;53(3):227-41.

Da Mota LMH, Cruz BA, Brenol CV, Pereira IA, Rezende-Fronza LS, Bertolo MB et al. Consenso 2012 da Sociedade Brasileira de Reumatologia para o tratamento da artrite reumatoide. Rev Bras Reumatol. 2012;52(2):152-74.

Da Mota LMH, Cruz BA, Brenol CV, Pereira IA, Rezende-Fronza LS, Bertolo MB et al. Consenso da Sociedade Brasileira de Reumatologia 2011 para o diagnóstico e avaliação inicial da artrite reumatoide. Rev Bras Reumatol. 2011;51(3): 207-19.

Da Mota LMH, Kakehasi AM, Gomides APM, Duarte ALBP, Cruz BA, Brenol CV et al. 2017. Recommendations of the Brazilian Society of Rheumatology for the pharmacological treatment of rheumatoid arthritis. Advances in Rheumatology. 2018;58(1):2.

Gasparin AA et al. Imunossupressores e imunomoduladores. Livro da Sociedade Brasileira de Reumatologia. Barueri: Manole; 2019.

Golmia RP, Martins AHB, Scheinberg M. Quando anti-TNF não obtém sucesso, anti-IL-12-23 é opção alternativa na psoríase e na artrite psoriásica. Revista Brasileira de Reumatologia. 2014;54(3):247-9.

Lopes DMA, Pinheiro VGF, Monteiro HSA, Queiroz JAN, Madeira LS, Lopes MMA. Diagnóstico e tratamento da tuberculose latente em pacientes com doenças inflamatórias crônicas e uso de imunobiológicos inibidores do TNF-α. J Bras Pneumol. 2011;37(3):308-16.

Prado MS, Rocha SB, Andrade LEC. Imunogenicidade dos fármacos imunobiológicos. Rev. Paul Reumatol. 2016;15(3):27-37.

Sampaio-Barros PD, Keiserman M, Meirelles ES, Pinheiro MM, Ximenes AC, Azevedo VF et al. Recomendações sobre diagnóstico e tratamento da espondilite anquilosante. Revista Brasileira de Reumatologia. 2013;53(3):242-57.

Taylor PC. Terapias de bloqueio do fator de necrose tumoral. Reumatologia. 6. ed. Rio de Janeiro: Elsevier; 2016.

61 Fármacos Hipouricemiantes

Pedro Paulo A. Pedro • Antonio J. L. Ferrari

HOMEOSTASE DO URATO

O ácido úrico é o produto final da degradação oxidativa do metabolismo da purina em seres humanos, devido à ausência da enzima uricase (responsável pela oxidase do urato). No sistema biológico, ele está presente sob duas formas: ácido úrico e urato monossódico, ambas constantemente em equilíbrio e com solubilidade limitada. Quando em concentrações séricas superiores a 6,8 mg/dℓ, são saturantes; condição conhecida como hiperuricemia (Figura 61.1). Em condições fisiológicas, a uricemia é mantida entre o equilíbrio de sua produção e sua excreção. Os níveis séricos de ácido úrico decorrem de duas fontes principais: a degradação hepática dos compostos de purina oriundos da dieta e a síntese *de novo* de nucleotídios derivados da purina. Esse processo envolve a degradação dos nucleotídios e nucleosídios de purina com a formação de guanina e hipoxantina, as quais são metabolizadas em xantina, que, por sua vez, é oxidada de maneira irreversível pela enzima xantina oxidase e transformada em ácido úrico. Como nos seres humanos não há uricases específicas, a homeostase do ácido úrico é mantida por meio da excreção em sua forma intacta pelo intestino e pelo rim.

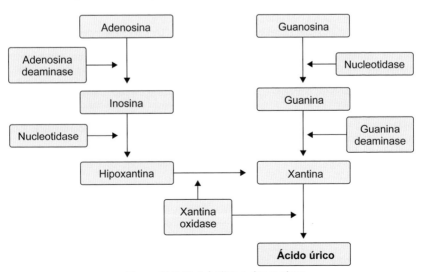

Figura 61.1 Metabolismo das purinas.

A via fecal é responsável por cerca de um terço da eliminação total do ácido úrico. O efluxo do ácido úrico para o lúmen intestinal tem sido historicamente considerado um processo passivo que varia com a sua concentração sérica. No entanto, estudos mais recentes sugerem que esse mecanismo possa ser mediado por transportadores ativos, com destaque para o ABCG2. Além desse mecanismo de efluxo, ocorre um processo conhecido como uricólise intestinal, que se dá devido à capacidade das bactérias do trato gastrintestinal de degradar o ácido úrico.

Responsável, por sua vez, pela maior parte da excreção do ácido úrico, o rim possui uma série de transportadores de urato, dentre os quais merecem destaque o transportador 9 de glicose (GLUT9) e o transportador 1 de urato (URAT1), ambos localizados na porção proximal do túbulo renal e com maior efeito na uricemia. O GLUT9 é um transportador de efluxo de urato acionado por voltagem, que realiza troca do urato com glicose/frutose, fato este que justifica as influências dietéticas comprovadas desses compostos na hiperuricemia e na gota. Já o URAT1 é altamente específico para ácido úrico e medeia sua troca por uma variedade de ânions endógenos e de fármacos conhecidos por influenciar o transporte do ácido úrico renal.

HIPERURICEMIA

As causas de hiperuricemia didaticamente costumam ser divididas em superprodução e hipoexcreção. Várias doenças, estados tóxicos e medicamentos podem causar produção excessiva de ácido úrico, sobretudo as doenças associadas à proliferação e à destruição celular, como leucemias agudas e linfomas, síndromes de lise tumoral, estados hemolíticos e psoríase. A diminuição da eficiência da excreção renal do ácido úrico é responsável por 85 a 90% da hiperuricemia primária ou secundária. Isso decorre de múltiplos fatores, dentre os quais a influência de metabólitos endógenos, de drogas e da volemia na uricosúria, além da taxa de filtração glomerular, cujo comprometimento dificulta o controle dos níveis de uricemia.

FÁRMACOS HIPOURICEMIANTES
Inibidores da xantina oxidase
Alopurinol

O alopurinol, assim como o seu metabólito ativo (oxipurinol), é um inibidor competitivo da xantina oxidase, que a inativa quase irreversivelmente, reduzindo a formação de ácido úrico e aumentando a concentração nos fluidos corporais de hipoxantina e xantina. É a terapia redutora de ácido úrico mais utilizada atualmente, por ser a de melhor custo-benefício disponível.

Para pacientes com *clearance* de creatinina (ClCr) > 60 ml/min, em geral se inicia o tratamento na dose de 100 mg/dia, com ajustes subsequentes a cada 2 ou 4 semanas, até a menor dose necessária para atingir e manter a uricemia na faixa desejável. A dose máxima diária aprovada nos EUA e na Europa é de 800 mg e 900 mg, respectivamente. Recomenda-se que pacientes com doença renal crônica apresentando ClCr inferior a 30 ml/min, tenham a dose inicial diária ajustada para 1,5 mg/ml de taxa de filtração glomerular estimada, com incrementos de dose não superiores a 50 mg/dia quando houver novos ajustes.

Os efeitos adversos mais comumente relatados são erupções cutâneas, leucopenia ou trombocitopenia e diarreia. A maioria das erupções cutâneas é leve e remite com a redução ou a descontinuação da medicação. No entanto, mesmo um leve exantema pode prenunciar hipersensibilidade ao alopurinol e, por isso, recomenda-se neste caso a descontinuação da medicação e a reavaliação médica. Essa síndrome caracteriza-se por *rash* eritematoso, febre, hepatite, eosinofilia e insuficiência renal aguda que, apesar de incomum, é potencialmente fatal.

É necessário evitar alguns imunossupressores ou, pelo menos, utilizá-los com cautela em pacientes que usam alopurinol. No caso da azatioprina e da 6-mercaptopurina, por serem parcialmente metabolizadas pela xantina oxidase, devem ter redução da dose em pelo menos 50% e monitoramento dos leucócitos devido a risco de mielossupressão. Agentes alquilantes, como a ciclofosfamida, também são relatados como de risco acentuado para supressão da medula óssea, se associados ao alopurinol. Além disso, do ponto de vista cutâneo, um aumento acentuado na probabilidade de erupções na pele é descrito com o uso concomitante da ampicilina.

Febuxostato
É uma substância derivada do ácido tiazolecarboxílico que age de forma mais específica que o alopurinol, pois ocupa um canal no dímero da xantina oxidase impedindo que os substratos das bases purínicas acessem o seu sítio ativo. Recomenda-se iniciar o febuxostato na dose de 40 mg/dia, com dose máxima aprovada de 80 mg/dia nos EUA. Essa medicação, ao contrário do alopurinol, é uma boa alternativa como inibidor de xantina oxidase (iOX) nos pacientes com função renal reduzida, uma vez que o ajuste da dose só seria necessário com ClCr < 30 mℓ/min.

Observam-se maiores efeitos adversos cardiovascular e hepático nos pacientes em uso de febuxostato quando comparado ao alopurinol, de forma que é recomendado o monitoramento periódico da função hepática (incluindo as transaminases), bem como seu cauteloso em pacientes com alto risco cardiovascular (insuficiência coronariana, histórico de eventos cerebrovasculares, doença vascular periférica, entre outros).

Uricosúricos
Os agentes uricosúricos são ácidos fracos que agem sobre os transportadores aniônicos responsáveis pela reabsorção de ácido úrico no túbulo proximal renal, aumentando assim sua excreção. Consequentemente, podem causar aumento dos níveis séricos de alguns ácidos orgânicos (penicilinas, cefalosporinas e outros antibióticos betalactâmicos), pois acabam inibindo também a secreção tubular renal desses compostos (Figura 61.2). Os efeitos adversos mais comuns são *rash*, precipitação de crises de gota, intolerância gastrintestinal e cálculos por ácido úrico.

Probenecida
A dose inicial recomendada é de 250 mg 2 vezes/dia, com manutenção de 500 a 1.000 mg 2 a 3 vezes/dia, considerando dose máxima efetiva de 3 g/dia. Pode ter efeito reduzido se combinado ao ácido acetilsalicílico (AAS); no entanto, segundo estudos mais recentes, não há interações significativas quando associado a AAS em baixas doses. Não deve ser a primeira linha a pacientes com ClCr < 50 mℓ/min, e é contraindicado para aqueles que apresentam ClCr < 30 mℓ/min. Esse fármaco também aumenta a excreção urinária de cálcio, por isso deve ser evitado em pacientes com história de nefrolitíase.

Benzobromarona
É mais efetiva que a probenicida nos pacientes com insuficiência renal moderada (ClCr 30 a 59 mℓ/min), incluindo alguns pacientes não responsivos ou intolerantes ao alopurinol. A dose inicial recomendada é de 25 a 50 mg/dia, com possíveis acréscimos até a dose máxima de 200 mg/dia. Assim como as demais medicações, os ajustes devem ser feitos de forma gradativa, com reavaliações periódicas do nível sérico de ácido úrico e da uricosúria de 24 h. É fundamental também atentar para os níveis das transaminases em decorrência do potencial de hepatotoxicidade.

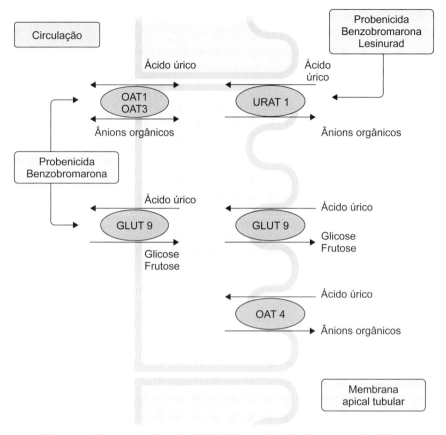

Figura 61.2 Transportadores de ácido úrico e ação dos fármacos uricosúricos.

Uricases

Também conhecidas como urato oxidase, são enzimas que promovem a oxidação do ácido úrico convertendo-o em alantoína, uma purina altamente solúvel, de poucas ações patológicas e excretadas sem dificuldade por via renal.

Pegloticase

Uricase recombinante de origem porcina, que é ligada a moléculas de etilenoglicol a fim de aumentar sua atividade e reduzir sua imunogenicidade. É um fármaco não disponível atualmente no Brasil, e que possui potente efeito hipouricemiante, podendo reduzir a uricemia a níveis indetectáveis em algumas horas após sua administração.

Recomendam-se hidratação e pré-medicação com anti-histamínico, antipirético e hidrocortisona (200 mg), em virtude da possível produção de anticorpos contra o fármaco. A presença desses anticorpos diminui a eficácia hipouricemiante, além de aumentar o risco das reações de hipersensibilidade. Quando indicada, a pegloticase deve ser administrada na dose de 8 mg intravenosa (IV) a cada 2 semanas. É contraindicada a pacientes com deficiência de glicose-6-fosfato desidrogenase (G6 PD), sendo portanto pertinente a pesquisa dessa deficiência antes da primeira administração.

Rasburicase

É a única uricase disponível no Brasil, cujo uso é liberado pelo Sistema Único de Saúde (SUS) somente para prevenção e tratamento da síndrome de lise tumoral em pacientes de alto risco (leucemia, linfoma ou tumores sólidos quando em terapia oncológica). Por ser uma uricase recombinante oriunda de enzimas fúngicas, possui alta imunogenicidade e, por isso, requer os mesmos cuidados que a pegloticase quando administrada. Recomenda-se a dose de 0,05 a 0,2 mg/kg IV, 1 vez/dia, sem necessidade de ajuste para função renal. A duração do tratamento depende da uricemia, e os efeitos adversos mais comuns são edema periférico, febre, sintomas gastrintestinais (náuseas, vômitos e dor abdominal), cefaleia e hipofosfatemia.

Outros fármacos

Algumas outras medicações também possuem modesto efeito uricosúrico e, em situações específicas, podem ser opções adjuvantes na normalização da uricemia. Pacientes hipertensos se beneficiam com o uso de bloqueadores do receptor da angiotensina II, como a losartana nas doses superiores a 50 mg/dia. Em pacientes com hipertrigliceridemia, o uso de fibratos (p. ex., fenofibrato) em doses superiores a 200 mg/dia também apresenta efeito uricosúrico modesto.

Outra medicação de destaque, mas ainda indisponível no Brasil, é o lesinurad, um inibidor dos transportadores de ácido úrico no túbulo proximal renal. Essa medicação age de maneira mais específica no URAT1 e no transportador aniônico orgânico 4 (OAT 4). Apesar de reduzir a uricemia sozinho, esse fármaco é comumente utilizado associado a um iOX, na dose de 200 mg/dia. Os efeitos adversos mais relatados são cefaleia, quadro *flu-like*, elevação da creatinina sérica e sintomas de refluxo gastresofágico.

BIBLIOGRAFIA

Azevedo VF, Lopes MP, Catholino NM, Paiva ES, Araújo VA, Pinheiro GRC. Revisão crítica do tratamento medicamentoso da gota no Brasil. Rev Bras Reumatol. 2017;57(4):346-55.

Khanna D, Fitzgerald JD, Khanna PP, Bae S, Singh MK, Neogi T et al. 2012 American College of Rheumatology guidelines for management of gout. Part 1: systematic nonpharmacologic and pharmacologic therapeutic approaches to hyperuricemia. Arthritis Care Res (Hoboken). 2012;64(10):1431-46.

Terkeltaub R. Tratamento da gota e da hiperuricemia. Reumatologia. 6. ed. Rio de Janeiro: Elsevier; 2016.

Zhang W, Doherty M, Bardin T, Pascual E, Barskova V, Conaghan P et al. EULAR evidence based recommendations for gout. Part II: Management. Report of a task force of the EULAR Standing Committee for International Clinical Studies Including Therapeutics (ESCISIT). Ann Rheum Dis. 2006;65:1312-24.

62 Antidepressivos

Flávia Maria Matos Melo Campos Peixoto •
Fellipe Matos M. Campos

INTRODUÇÃO

Os antidepressivos ganharam um importante papel na rotina dos reumatologistas. Sua ação vai além do tratamento dos transtornos de humor, agindo na modulação da dor, melhorando o sintoma. Com isso, seu uso se tornou rotina nos tratamentos das dores crônicas, com destaque para fibromialgia (FB) e lombalgia.

A compreensão dos diversos mecanismos de transmissão da dor e sua modulação é crucial para a adequada avaliação clínica, bem como para o desenvolvimento e a aplicação do tratamento.

MECANISMO DA DOR

A nocicepção é o processo de codificação, processamento e transformação dos estímulos ambientais físicos ou químicos em potenciais de ação que, das fibras nervosas periféricas, são transferidos para o sistema nervoso central (SNC). Essa transformação é chamada de transdução e ocorre através dos nociceptores localizados tanto em tecidos superficiais quanto profundos.

A via aferente primária da dor conduz à informação das terminações nervosas pelos dois principais tipos de fibras: fibras C não mielinizadas e fibras A-delta mielinizadas. As fibras A-delta caracterizam-se por maior velocidade e intensidade da transmissão, além da sensibilidade a estímulos mecânicos intensos. As fibras C fazem parte de uma segunda fase da dor, mais difusa e persistente, com transmissão mais lenta.

Diversos mediadores estão envolvidos no equilíbrio de sensibilização periférica: a bradicinina, uma substância algógena e vasoativa, além de íons hidrogênio, potássio, histamina, interleucinas, fator de necrose tumoral-alfa, substância P, glutamato e aspartato, que promovem sensibilização e favorecem a transmissão do processo nociceptivo. Por outro lado, betaendorfinas, somatostatina, acetilcolina, GABA, norepinefrina (NE) e serotonina apresentam um papel inibitório no processo de nocicepção, e é essa função bioquímica que os psicotrópicos têm por alvo nas práticas clínicas.

Após essa ativação de receptores específicos, inicia-se a propagação do potencial de ação que percorrerá as fibras primárias aferentes até os sítios de sinapse na medula espinal, no corno posterior. O sinal é transmitido e propagado através de diversos neurotransmissores, incluindo o glutamato, substância P e serotonina, que ativam neurônios situados na medula espinal de acordo com a intensidade do estímulo.

Existem diferentes tratos pelos quais os sinais ascendem ao SNC, divididos em duas vias: a discriminativa e a emocional. Na via discriminativa, neurônios do corno dorsal ascendem pelo trato espinotalâmico e levam o estímulo ao córtex somatossensorial primário. Na via emocional, neurônios do corno dorsal projetam-se ao tronco encefálico e, a partir destes, para regiões límbicas determinando o componente afetivo relacionado ao estímulo doloroso. Esses centros nervosos são responsáveis pela localização da dor, sua intensidade, bem como os aspectos afetivos e cognitivos. Na medula espinal também há vias relacionadas à inibição da dor. Por meio dessa ação, regulam-se e controlam-se a intensidade e a duração do estímulo doloroso, principalmente pela ação do glutamato e, secundariamente, pelo aspartato em conjunto com a liberação de substância P. A modulação inibitória também ocorre no corno dorsal da medula. Esses mecanismos inibitórios são ativados de maneira endógena com o objetivo de reduzir as respostas excitatórias à atividade prolongada de fibras C pelos neurotransmissores, como endorfinas, encefalinas, NE e serotonina. A Figura 62.1 resume os mecanismos da dor.

Dor de origem central

Estudos sobre a dor crônica demonstraram que estímulos nociceptivos periféricos podem desencadear uma resposta central, levando a alterações neuroplásticas conhecidas como sensibilização central.

A sensibilização central é definida como um aumento prolongado e reversível na excitabilidade e na eficácia sináptica dos neurônios em vias nociceptivas centrais. Como resultado da sensibilização periférica persistente, há o estabelecimento de hiperalgesia e alodinia. De modo típico, a hiperalgesia ocorre quando o estímulo normalmente doloroso provoca uma resposta exacerbada, enquanto a alodinia é situação em que um estímulo normalmente inócuo resulta em dor. A hiperalgesia pode ser dividida em: primária, quando há aumento da resposta ao estímulo doloroso no local da lesão, e secundária, quando o estímulo doloroso se estende para áreas adjacentes.

Alguns mecanismos foram propostos para explicar esse processo de sensibilização central, entre eles: alterações fenotípicas das fibras A-beta, que expressariam altos níveis de neuropeptídios, como a calcitonina peptídio e a substância relacionada ao gene *P23*; impulsos repetidos em fibras C amplificariam sinais sensoriais em neurônios medulares, com consequente envio ao córtex sensorial; e comprometimento de alguns mecanismos endógenos inibitórios da nocicepção.

CLASSES

Antidepressivos tricíclicos

São conhecidos como tricíclicos por apresentarem três anéis em sua estrutura. Atuam inibindo os receptores da NE ou da serotonina (5-HT), presentes no corno posterior da medula e do encéfalo. Apesar de sua excelente eficácia, o grande problema que limita seu uso está no bloqueio de quatros outros receptores: receptores colinérgicos muscarínicos, receptores H1-histamínicos, receptores alfa-1-adrenérgicos e canais de sódio voltagem-sensíveis, que se correlacionam aos seus efeitos colaterais e ao seu potencial nocivo de interação com outros medicamentos.

Inibidores seletivos da recaptação de serotonina

Os inibidores seletivos da recaptação de serotonina (ISRS) agem inibindo a recaptação da serotonina nas terminações nervosas pré-sinápticas, levando ao aumento da disponibilidade de 5-HT. Receptores de serotonina estão relacionados com transmissão do sinal da dor no SNC. Postula-se que o aumento da disponibilidade de 5-HT leve à potencialização de atividade inibitória dos tratos descendentes no corno posterior da medula, promovendo uma redução significativa no processamento da informação nociceptiva. Nessa classe, podem-se destacar fluoxetina e sertralina como os principais representantes.

Inibidores da recaptação de serotonina e norepinefrina

Os inibidores da recaptação de serotonina e norepinefrina (IRSN) inibem não só a recaptação da serotonina como também, em diferentes graus, a da NA nos seus receptores. Uma inibição cada vez maior nos receptores pré-sinápticos da NA costuma ter uma

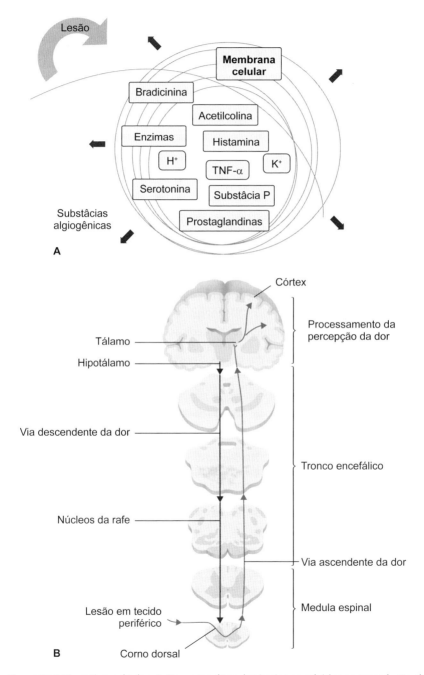

Figura 62.1 Mecanismo da dor. **A**. Esquema das substâncias envolvidas na transdução do sinal da dor na periferia. **B**. Ilustração das vias aferente e eferente da dor.

maior eficácia antidepressiva, como ocorre com a venlafaxina em doses mais altas. O uso desses medicamentos tem se mostrado importante no tratamento de síndromes dolorosas crônicas. Um terceiro efeito que ocorre em menor intensidade, mas com um grau de importância significativo, é o aumento na biodisponibilidade da dopamina no córtex pré-frontal, contribuindo de forma sinérgica para o tratamento da depressão. Esta é mais uma das possíveis vantagens desses medicamentos em relação a outras classes. Entre os principais exemplos, duloxetina, venlafaxina e desvenlafaxina destacam-se no tratamento da FB e das síndromes dolorosas crônicas.

MEDICAMENTOS
Os principais medicamentos, assim como suas doses habituais, efeitos colaterais e nível de evidência para FB estão resumidos na Tabela 62.1.

Outros efeitos
Síndrome serotoninérgica
Pode acontecer em casos de intoxicação por ISRS ou mesmo com o emprego de doses terapêuticas de substâncias serotoninérgicas associadas, como antidepressivos tricíclicos, inibidores da monoamina oxidase (IMAO), ISRS e lítio. Os principais sinais e sintomas são: confusão mental, humor eufórico, agitação psicomotora, alterações do sistema nervoso autônomo (diarreia, febre, diaforese, instabilidade autonômica, náuseas e vômitos) e alterações neuromusculares (mioclonias, hiperreflexia, incoordenação e tremores). A síndrome serotoninérgica, por estar associada à hiperatividade noradrenérgica concomitante, traz consigo um risco cardiovascular aumentado, desde arritmias a hipoxia e infarto agudo do miocárdio.

Sintomas de retirada (descontinuação da medicação)
Os sintomas podem aparecer entre 1 e 10 dias da retirada dos ISRS (no caso da fluoxetina, em virtude de sua meia-vida mais longa, é possível aparecer várias semanas após) e em geral são clinicamente benignos e persistem por até 3 semanas.

Os sintomas mais frequentemente descritos são: tonturas, vertigens, ataxia, náuseas e vômitos, sintomas gripais, distúrbios sensoriais, como parestesias, insônia, sonhos vívidos, e sintomas psíquicos, como irritabilidade, agitação e ansiedade.

EVIDÊNCIAS NA LITERATURA
Uma metanálise da Cochrane de 2010 demonstrou que os antidepressivos são eficazes para uma variedade de dores neuropáticas. Tanto os antidepressivos tricíclicos quanto a venlafaxina promoveram redução moderada da dor, com um número necessário para tratar (NNT) igual a 3. O uso da amitriptilina na dose de 25 mg/dia melhorou tanto a dor quanto o sono e a fadiga após 6 a 8 semanas de tratamento.

Oito revisões sistemáticas avaliando a redução da dor com o uso da duloxetina confirmaram uma eficácia superior à do placebo apenas em curto e médio prazos, porém não houve diferença entre as doses de 60 a 120 mg/dia.

Evidências sugerem que outros antidepressivos ISRS podem ser igualmente eficazes, contudo o número de participantes nesses estudos foi insuficiente para calcular NNT adequados.

Uma única revisão sistemática avaliando a ciclobenzaprina para o alívio da dor confirmou seu efeito na melhora do sono, todavia sem resposta da dor, em uma avaliação de 12 semanas.

CONSIDERAÇÕES FINAIS
A gravidade e o impacto da dor crônica nas atividades de vida diária desses pacientes são muito variáveis, assim como sua resposta ao tratamento. O diagnóstico e o

Tabela 62.1 Principais antidepressivos e seus níveis de evidência para tratamento de fibromialgia.

Medicação	Dose	Efeitos colaterais	Contraindicações	Recomendação/nível de evidência
Amitriptilina	25 a 150 mg/dia, dose única ou dividida em 2 vezes/dia	Bloqueio de condução cardíaca, sedação, confusão, efeitos anticolinérgicos (boca seca, constipação intestinal, retenção urinária, visão turva), hipotensão ortostática e ganho de peso	Fase aguda após IAM, arritmias (particularmente BAV de qualquer grau), uso concomitante de inibidores da MAO e porfiria	A/Ib
Ciclobenzaprina	5 a 20 mg/dia	Sonolência, aumento do efeito do álcool, barbitúricos e outras drogas depressoras do SNC	Glaucoma, retenção urinária, uso concomitante de inibidores da MAO, fase aguda do IAM, BAV	A/Ib
Duloxetina	60 a 120 mg/dia	Náuseas, diminuição do apetite, constipação intestinal, sedação, boca seca, hiperidrose e ansiedade	Uso concomitante de inibidores MAO, hipertensão descontrolada e glaucoma	A/Ib
Venlafaxina	150 a 225 mg/dia	Náuseas, perda de apetite, hipertensão refratária (altas doses), sedação, insônia, ansiedade, boca seca, hiperidrose, constipação intestinal, síndrome de abstinência na suspensão abrupta	Uso concomitante de inibidores da MAO e hipertensão descontrolada	D
Fluoxetina	20 a 60 mg/dia	Náuseas, vômitos, dor abdominal, diarreia, agitação, ansiedade, insônia, ciclagem para mania, alterações do sono, fadiga, tremores, perda de peso, disfunções sexuais	Uso concomitante de inibidores da MAO	A/Ib
Citalopram	20 a 60 mg/dia	Náuseas, vômitos, dor abdominal, diarreia, agitação, ansiedade, insônia, ciclagem para mania, alterações do sono, fadiga, tremores, ganho de peso, disfunções sexuais	Uso concomitante de inibidores da MAO	D
Sertralina	50 a 200 mg/dia	Náuseas, vômitos, dor abdominal, diarreia, agitação, ansiedade, insônia, ciclagem para mania, alterações do sono, fadiga, tremores, ganho de peso, disfunções sexuais	Uso concomitante de inibidores da MAO	D

tratamento das comorbidades clínicas e emocionais, em especial da ansiedade e da depressão, são essenciais para um controle mais eficiente da dor. A melhora do sono, da funcionalidade e da qualidade de vida devem também ser sempre almejados nesses pacientes.

O maior desafio do médico que trata a dor crônica consiste em orquestrar os dados clínicos dos pacientes, buscando sempre entender a fisiopatologia da dor, a ação desses medicamentos, seus principais efeitos colaterais, além de compreender o impacto psicossocial por trás dessa afecção.

BIBLIOGRAFIA

Clauwmd DJ. Chronic widespread pain and fibromyalgia: what we know, and what we need to know. Best Practice & Research Clinical Rheumatology. 2003;17(4):685-701.

Clauwmd DJ. Fibromyalgia: a clinical review. JAMA. 2014;311(15):1547-55.

Finnerup NB, Attal N, Haroutounian S, McNicol E, Baron R, Dworkin RH et al. Pharmacotherapy for neuropathic pain in adults: a systematic review and meta-analysis. Lancet Neurol. 2015;14(2):162-73.

Häuser W, Thieme K, Turk DC. 2010. Guidelines on the management of fibromyalgia syndrome – A systematic review. European Journal of Pain. 2010;14(1):5-10.

Hennemann-Krause L, Sredni S. Farmacoterapia sistêmica da dor neuropática. Rev Dor. 2016; 17(supl. 1):91-94.

Heymann RE, Paiva ES, Helfenstein Junior M, Pollak DF, Martinez JE, Provenza JR et al. Consenso brasileiro do tratamento da fibromialgia. Rev Bras Reumatol. 2010;50(1):56-66.

Lawson K. A brief review of the pharmacology of amitriptyline and clinical outcomes in treating fibromyalgia. Biomedicines. 2017;5(2).

Macfarlane GJ, Kronisch C, Dean LE, Atzeni F, Häuser W, Fluß E et al. EULAR revised recommendations for the management of fibromyalgia. Ann Rheum Dis. 2017;76(2):318-28.

McBeth J, Jones K. Epidemiology of chronic musculoskeletal pain. Best Practice & Research Clinical Rheumatology. 2007;21(3):403-25.

Moreno RA, Moreno DH, Soares MBM. Psicofarmacologia de antidepressivos. Rev Bras Psiquiatr. 1999;21(supl. 1):24-40.

Rocha APC. Pain: current aspects on peripheral and central sensitization. Rev Bras Anestesiol. 2007;57(1):94-105.

Stahl SM. Psicofarmacologia: bases neurocientíficas e aplicações práticas. 4. ed. Rio de Janeiro: Guanabara Koogan; 2014.

Thorpe J, Shum B, Moore RA, Wiffen PJ, Gilron I. Combination pharmacotherapy for the treatment of fibromyalgia in adults. Cochrane Database Syst Rev. 2018;2:CD010585.

Tofferi JK, Jackson JL, O'Malley PG. Treatment of fibromyalgia with cyclobenzaprine: a meta-analysis. Arthritis Care Res. 2004;51:9-13.

Welsch P, Üçeyler N, Klose P, Walitt B, Häuser W. Serotonin and noradrenaline reuptake inhibitors (SNRIs) for fibromyalgia. Cochrane Database Syst Rev. 2018;2:CD010292.

63 Infiltração Articular e de Partes Moles

*Dennise Farias • Jamil Natour •
Rita N. V. Furtado*

INTRODUÇÃO

Os procedimentos realizados no aparelho locomotor fazem parte da reumatologia intervencionista e podem auxiliar tanto no diagnóstico quanto na terapêutica de doenças osteomusculares. Fazem parte dessa prática procedimentos como: infiltrações periarticulares; infiltrações intra-articulares apendiculares (com glicocorticoides, radioisótopos, ácido hialurônico e outros fármacos); infiltrações intra-articulares mais profundas (quadril, ombro); infiltrações axiais; e procedimentos diagnósticos invasivos (biopsia sinovial, óssea, muscular e de glândula salivar). Os procedimentos intra-articulares podem ainda ser guiados por fluoroscopia (ou radioscopia), tomografia ou ultrassonografia, que auxiliam na abordagem de articulações de difícil acesso.

INFILTRAÇÕES PERIARTICULARES

Constituem uma boa opção no tratamento de processos inflamatórios de partes moles refratários à terapêutica sistêmica. Nessa abordagem, a infiltração busca atingir estruturas periarticulares, como bursas, bainhas tendíneas, ênteses, fáscias ou estruturas perinervosas.

O fármaco a ser injetado na infiltração periarticular, habitualmente, é um glicocorticoide de depósito não atrofiante, que pode estar associado a lidocaína 2% sem vasoconstritor na mesma seringa. A hexacetonida de triancinolona, corticosteroide fluorado muito potente e indicado para uso intra-articular, não deve de modo algum ser usado no ambiente periarticular, pelo risco de lesionar essas estruturas umas vez que possui significativo potencial atrofiante.

Nas entesites e bursites, a agulha deverá tocar o periósteo adjacente e fazer movimentos em "leque" concomitantemente à injeção da medicação.

Nas infiltrações perinervosas, ao menor sinal de dor ou parestesia, deve-se reposicionar a agulha antes de injetar o fármaco, buscando assim evitar lesões nervosas.

Na Tabela 63.1, encontram-se descritos reparos anatômicos, agulhas e a solução a ser introduzida nas principais infiltrações periarticulares.

INFILTRAÇÕES INTRA-ARTICULARES

Também conhecidas como "sinovectomias químicas", objetivam destruir a membrana sinovial ao máximo, e devem ser feitas preferencialmente com o corticosteroide hexacetonida de triancinolona. Podem ser efetuadas às cegas ou guiadas por métodos de imagem.

Tabela 63.1 Reparos anatômicos para as principais infiltrações periarticulares.

Estrutura	Reparo anatômico	Agulha	Solução a ser injetada
Bursa subacromial (bursite subacromial)	Palpar o acrômio posteriormente até identificar uma fosseta de parte mole (logo abaixo do ângulo posterolateral do acrômio). Inserir agulha abaixo do osso na direção posteroanterior	40 × 8 mm	Corticosteroide não atrofiante 1 mℓ + lidocaína 1 a 2 mℓ
Epicôndilo lateral (epicondilite lateral)	Face anterior ou medial do epicôndilo (penetrando ainda através de algumas fibras musculares) em direção ao centro, fazendo movimentos em "leque"	25 × 7 mm	1 mℓ de corticosteroide e 1 mℓ de lidocaína
Epicôndilo medial (epicondilite medial)	Face anterior e interna do epicôndilo medial, em direção ao centro, em movimentos em leque. Havendo qualquer sensação de parestesia (contato indevido com nervo ulnar), reposicionar a agulha	25 × 7 mm	1 mℓ de corticosteroide e 1 mℓ de lidocaína
Bainha dos tendões dos músculos abdutor longo e extensor curto do polegar (tendinite de Quervain)	Ponta do processo estiloide do rádio (a agulha deve entrar imediatamente distal, a um ângulo de 45°), em direção distal para proximal ou proximal para distal, obliquamente à pele. A agulha deve penetrar na bainha tendínea	Insulina	1 mℓ de corticosteroide e 1 mℓ de lidocaína
Túnel do carpo	Ponto médio entre as pregas proximal e distal do punho, medial ao tendão do músculo palmar longo. Penetrar em direção distal até aproximadamente 2 cm	30 × 7 mm	1 mℓ de corticosteroide e 1 mℓ de lidocaína
Bainha do tendão flexor do dedo (tendinite de dedo em gatilho)	Deve-se encontrar o nódulo do tendão flexor. A agulha deve penetrar totalmente esse ponto na direção anteroposterior e ser retirada milimetricamente até que a resistência desapareça. Quando houver redução da resistência (agulha entre tendão e sua bainha), o líquido poderá ser introduzido	Insulina	1 mℓ de corticosteroide e 1 mℓ de lidocaína
Bolsa subcutânea trocantérica (bursite trocantérica)	Paciente em decúbito lateral com quadril e joelho semifletidos. O ponto de entrada da agulha deve ser aquele no local com maior dor à palpação, na direção perpendicular à mesa do exame. A agulha deve atingir o periósteo e, após, realizar movimentos em leque, sempre voltar a atingir o periósteo para injeção da medicação	40 × 8 mm	1 mℓ de corticosteroide e 2 a 3 mℓ de lidocaína

(continua)

Tabela 63.1 (Continuação) Reparos anatômicos para as principais infiltrações periarticulares.

Estrutura	Reparo anatômico	Agulha	Solução a ser injetada
Pata de ganso (bursite anserina)	O ponto de entrada da agulha deve ser aquele de maior dor à palpação (face anteromedial do côndilo medial da tíbia). Fazer movimentos em leque e injetar a medicação nas proximidades do periósteo	40 × 8 mm	1 mℓ de corticosteroide e 1 mℓ de lidocaína
Tendão calcâneo	Ponto de entrada da agulha deve ser no local de maior dor e/ou edema do tendão, infiltrando a medicação no ambiente peritendíneo mais íntimo. A agulha deve penetrar no sentido distal para proximal, obliquamente à pele e, geralmente, na porção mediana do terço distal do tendão, evitando penetrá-lo	25 × 7 mm	1 mℓ de corticosteroide e 2 mℓ de lidocaína
Inserção da fáscia plantar (fasciite plantar)	O ponto de inserção da agulha deve ser o mais doloroso na palpação da face plantar do calcâneo, devendo a agulha penetrar perpendicularmente à pele, no sentido distal proximal, até tocar o periósteo. Realizar movimentos em leque infundindo lentamente a medicação	40 × 8 mm	1 mℓ de corticosteroide + 2 mℓ de lidocaína

Na teoria, qualquer articulação, desde que sua anatomia seja perfeitamente conhecida, pode ser submetida a uma infiltração. Existem contraindicações absolutas ao procedimento, como: artrite séptica, bacteriemia, hipersensibilidade ao fármaco, prótese articular, osteomielite adjacente, endocardite bacteriana e distúrbios graves de coagulação. Dentre as contraindicações relativas, destacam-se terapia anticoagulante, instabilidade articular, diabetes melito não controlado, hemartrose e úlceras de decúbito.

No momento de uma infiltração osteoarticular, o paciente deve encontrar-se em repouso, se possível em decúbito dorsal. A técnica pode ser realizada após assepsia comum da pele, exceto nos procedimentos de coluna vertebral e articulações do quadril, os quais necessitam ser executados à semelhança de outros procedimentos estéreis com a devida paramentação. Devem-se usar seringas de rosca e de pequeno porte, com o calibre da agulha variando conforme o tamanho e a profundidade da articulação. Anestésico local para bloqueio prévio ao procedimento é em geral desnecessário. Em quase todas as articulações a serem infiltradas, é importante que a seringa usada na abordagem inicial do espaço articular contenha apenas lidocaína a 2%, sem vasoconstritor, para permitir a exploração e a garantia da correta penetração no espaço articular (infusão sem resistência).

A seringa com o fármaco a ser infiltrado deverá conter 0,5 a 1 mℓ de ar, a ser injetado no fim do procedimento, para preenchimento total do túnel deixado pela agulha e, assim, evitar refluxo da medicação injetada. Após a conclusão do procedimento, o paciente deve ser orientado a manter o repouso articular por no mínimo 48 h.

Como em qualquer procedimento invasivo, pode haver algumas complicações, principalmente com glicocorticoides atrofiantes: atrofia e/ou hipocromia cutânea, ruptura de tendão, hemartrose, lesão neural, artrite séptica, sinovite autolimitada induzida por cristal de glicocorticoide e paresia de musculatura periarticular.

Na Tabela 63.2, estão demonstrados os reparos anatômicos e as agulhas sugeridas, bem como as doses de hexacetonida de triancinolona a serem utilizadas nas principais infiltrações da rotina do reumatologista.

Tabela 63.2 Reparos anatômicos para as principais infiltrações intra-articulares às cegas.

Articulação	Anatomia	Agulha	Dose de HT
Metacarpofalângica	Interlinha articular visível após tração distal do dedo	Insulina	10 a 20 mg (0,5 a 1 ml)
Punho (radiocárpica)	Fosseta dorsal do carpo	25 × 7 mm	20 a 40 mg (1,5 a 2 ml)
Cotovelo	Ponto central do triângulo formado pelo epicôndilo lateral, olécrano e ponto equidistante	30 × 7 mm	40 a 60 mg (2 a 3 ml)
Joelho	Ponto a 2 cm superolateral ao ângulo superolateral da patela	40 × 8 mm	60 a 100 mg (3 a 5 ml)
Tornozelo	Lateralmente ou medialmente ao tendão extensor do hálux, na altura dos maléolos	40 × 8 mm	40 a 60 mg (2 a 3 ml)

CONSIDERAÇÕES FINAIS

As infiltrações no aparelho locomotor são procedimentos ambulatoriais de baixo custo e efetividade comprovada, que podem ser utilizados tanto no tratamento quanto no diagnóstico, bem como auxiliares no manejo de doenças osteoarticulares. O médico que lida com essas enfermidades pode ser treinado para esses procedimentos a fim de otimizar a terapêutica.

BIBLIOGRAFIA

De Landa AT, Natour J, Furtado RNV. Reumatologia intervencionista: competência dos reumatologistas brasileiros. Revista Brasileira de Reumatologia. 2017;57(6):557-65.
Furtado RNV. Infiltrações articulares e de partes moles. Livro da Sociedade Brasileira de Reumatologia. Barueri: Manole; 2018.
Furtado RNV, Machado FS, Luz KR, Santos MF, Konai MS, Lopes RV et al. Infiltrações intra-articulares de triancinolona hexacetonida na artrite reumatoide: preditores de melhora a curto e longo prazo. Revista Brasileira de Reumatologia. 2015;55(3):216-22.
Furtado RNV, Machado FS, Luz KRD, Santos MFD, Konai MS, Lopes RV et al. Intra-articular injection with triamcinolone hexacetonide in patients with rheumatoid arthritis: prospective assessment of goniometry and joint inflammation parameters. Revista Brasileira de Reumatologia. 2017;57(2):115-21.
Furtado RNV, Natour J. Infiltrações no aparelho locomotor – Técnicas para realização com e sem o auxílio de imagem. Porto Alegre: Artmed; 2010.
Konai MS, Furtado RNV, Dos Santos MF, Natour J. Monoarticular corticosteoid injection *versus* systemic administration in the treatment of rheumatoid arthritis patients: a randomized double-blind controlled study. Clin Exp Rheumatol. 2009;27(2):214-21.
Naredo E, Rull M. Aspiração e injeção de articulações e tecido periarticular e terapia intralesional. Tradução de Rheumatology. 7. ed. Philadelphia: Elsevier; 2019.
Paschoal NOS, Natour J, Oliveira HAV, Machado FS, Furtado RNV. Avaliação da efetividade a longo prazo da infiltração intra-articular de corticoesteroides para tratamento da osteoartrite de articulações interfalângicas de mão. Revista Brasileira de Reumatologia. 2017;57(supl.1):S403.

Parte 13

Reabilitação

64 Reabilitação em Reumatologia

João Victor Campos de Oliveira • Rita N. V. Furtado • Jamil Natour

INTRODUÇÃO

A incapacidade funcional, total ou parcial, para atividades básicas no dia a dia é muito comum em doenças reumáticas, sobretudo nos pacientes idosos, população que vem crescendo. Estima-se que, nos EUA, uma em cada quatro pessoas com plano de saúde seja portadora de algum grau de disfunção. As causas mais comuns de perda de função em decorrência de acometimento musculoesquelético são: dor lombar, queda prévia, artrites e sarcopenia.

Há algumas escalas que podem ser usadas para avaliação funcional, como *Health Assessment Questionnaire* (HAQ), Roland Morris ou *The Disabilities of the Arm, Shoulder and Hand Score* (DASH).

Deve-se primeiramente caracterizar a incapacidade, incluindo data de início, órgão envolvido, diagnóstico clínico, evolução, tratamento medicamentoso instituído e impacto sobre o paciente e seus cuidadores. Por exemplo, pode haver perda aguda de função após uma fratura de colo de fêmur, enquanto a incapacidade decorrente da osteoartrite (OA) de quadril tem evolução insidiosa. Deve-se pesquisar a aceitação do paciente e dos cuidadores ao escolher tratamentos focados em intervenções, como meios físicos, uso de auxiliares de marcha, adaptação nos ambientes de casa, avaliação de suporte social e familiar. Se possível, uma visita domiciliar é a melhor maneira de compreender como o paciente funciona em seu próprio ambiente e contexto social.

A reabilitação em reumatologia tem os seguintes objetivos: diminuir a dor, restaurar e manter a função, e prevenir novas incapacidades. Os pilares para esse objetivo incluem: educação do paciente, orientações sobre proteção articular e conservação de energia, uso de órteses, auxiliares de marcha ou adaptações e a cinesioterapia.

O programa de reabilitação deve englobar, além do paciente e do cuidador, uma equipe multiprofissional, que pode ser composta por reumatologista, fisiatra, fisioterapeuta, terapeuta ocupacional, educador físico, ortopedista, nutricionista, enfermeiro, assistente social e psicólogo.

EDUCAÇÃO DO PACIENTE

Consiste em um conjunto de atividades educacionais planejadas para melhorar o comportamento dos pacientes quanto à doença e, assim, promover: enfrentamento da enfermidade e das dificuldades diárias; controle da dor e de outros sintomas com tratamento farmacológico ou não; e autoeficácia.

Paciente, familiares e cuidadores devem receber informações sobre a doença, bem como sobre os benefícios da atividade física. Os programas educacionais envolvem geralmente aulas teóricas e práticas sobre a doença e seu tratamento, inclusive orientações ergonômicas e sobre exercícios. Objetiva-se, portanto, tornar o paciente participante ativo de seu tratamento.

No aspecto emocional, o conhecimento sobre as implicações e as consequências potenciais da doença e de seu tratamento servem para reduzir a ansiedade e facilitar os ajustes ao novo estilo de vida.

PROTEÇÃO ARTICULAR E CONSERVAÇÃO DE ENERGIA

A proteção articular visa a evitar a agressão mecânica a uma articulação já doente e necessita ser individualizada para cada articulação. Ao menor sinal de dor durante a prática de uma atividade, o paciente deve diminuir a intensidade ou a frequência ou, mesmo, suspendê-la. O uso de adaptações, como órteses e auxiliares de marcha, e a divisão do trabalho entre as articulações podem diminuir a carga sobre determinada estrutura.

A conservação de energia parte do pressuposto de que os pacientes com doenças reumáticas apresentam diminuição da massa muscular. A velocidade de sua contração diminui a energia cinética e as articulações inflamadas e instáveis consomem mais energia para manter a função. É possível que a postura e a marcha sejam anormais nesses pacientes. Orientações simples, como deslizar objetos em vez de levantá-los, intercalar períodos de descanso durante o dia e não concentrar as atividades em um mesmo dia (p. ex., abolir o "dia da faxina"), podem melhorar significativamente a qualidade de vida e a produtividade do indivíduo.

Outro conceito importante é o do repouso, sistêmico ou localizado. Ele é capaz de diminuir a dor e as contraturas musculares, mas, se prolongado, pode enrijecer estruturas periarticulares, comprometer a integridade da cartilagem, diminuir a capacidade cardiopulmonar, a massa óssea e a muscular, além de gerar efeitos emocionais negativos. A orientação geral é que se realize repouso intercalado com atividades que não piorem a dor e contraindicar o repouso absoluto no leito.

ÓRTESES

São dispositivos externos muito úteis no manejo do paciente reumático e têm como finalidade diminuir a dor, conferir estabilidade, manter a articulação ou o segmento articular em melhor posição e melhorar função. Citam-se, por exemplo: bengalas, talas para imobilização do punho na síndrome do túnel do carpo ou para o posicionamento noturno da mão reumatoide, órteses para deformidades nos dedos, cintas e coletes para lombalgias, e palmilhas para fasciite plantar, desabamento do arco medial do pé ou calosidades. É indispensável um período de adaptação ao uso da órtese, pois inicialmente pode ocorrer aumento do consumo de energia com seu uso, como acontece quando pacientes com OA de joelho começam a usar bengalas. Deve-se também monitorar as mudanças de hábitos necessárias para que se use a órtese de modo adequado.

ADAPTAÇÕES

São modificações no ambiente para promover ou melhorar a função. Costumam ser negligenciadas tanto pelo profissional de saúde quanto pelo paciente. Entretanto, a adoção de medidas simples permite melhorar a independência, a produtividade e o conforto do paciente e da família. São exemplos de adaptações: remover obstáculos; elevar cadeiras, vaso sanitário e leito; uso de corrimãos; engrossadores de cabos que facilitam a preensão; alongador para pegar objetos que ficam fora do alcance; alça em objetos para facilitar a pinça; uso de antiderrapante para auxiliar na força para abrir um pote, portas ou torneiras. O treino em uma sala de atividade de vida diária ou em domicílio facilita a introdução e a aceitação dos equipamentos pelo paciente.

MEIOS FÍSICOS

A utilização de meios físicos, como eletroterapia e termoterapia, pode ser considerada com a ressalva de que ainda há poucas evidências de seu efeito benéfico. Antes dos exercícios, são úteis por promoverem relaxamento da musculatura ou diminuição da rigidez matutina.

EXERCÍCIOS TERAPÊUTICOS | CINESIOTERAPIA

Os exercícios físicos têm como meta manter ou melhorar os principais elementos da aptidão física: flexibilidade, força muscular e condicionamento aeróbico. Antes de se iniciar um programa de exercícios físicos, deve-se realizar, além da avaliação do aparelho musculoesquelético, adequada avaliação cardiopulmonar do paciente, a fim de rastrear limitações que contraindiquem exercícios mais vigorosos. Os exercícios têm como objetivo manter ou melhorar os elementos da aptidão física e as habilidades neuromotoras.

Os exercícios de alongamento melhoram a flexibilidade e a amplitude de movimento (ADM) de uma articulação e podem ser realizados de forma ativa ou passiva. Os alongamentos ativos, nos quais o paciente controla o posicionamento articular, são mais indicados. Com os alongamentos passivos, existe o risco de ultrapassar os limites da dor e determinar lesões.

Os exercícios de resistência, ao promoverem ganho de força muscular, facilitam a manutenção da independência funcional do doente e propiciam menos estresse articular nas atividades cotidianas. O treinamento resistido progressivo, ou treinamento de força, é a modalidade em que a resistência contra a qual o músculo gera força é aumentada progressivamente. Para calcular a carga, pode-se utilizar a "repetição máxima" (RM).

A 1RM é a carga máxima aplicável em um exercício para determinado grupo muscular. Dependendo da porcentagem dessa 1RM, os exercícios podem ser considerados de leve, moderada ou alta intensidade. Os exercícios devem começar com intensidade leve a moderada (aproximadamente 40 a 70% de 1RM), sendo possível progredir, em alguns casos, para exercícios mais intensos, de 80 a 90% de 1RM.

As características ideais dos programas específicos de fortalecimento incluem contrações concêntricas, excêntricas e isométricas. Nas contrações concêntricas, o músculo, ao se contrair, encurta o seu comprimento, aproximando origem e inserção, e a força muscular supera a resistência. Nas contrações excêntricas, o músculo contrai ao mesmo tempo em que aumenta o seu comprimento, afastando origem e inserção, e a força muscular cede à resistência. Nas contrações isométricas (ou estáticas), apesar da contração, não ocorre movimento articular e a força equipara-se à resistência.

O treinamento de força deve levar em conta os conceitos de treinamento de cadeia cinética aberta e cadeia cinética fechada. Exercícios de cadeia cinética aberta são aqueles nos quais a extremidade distal (no caso dos membros inferiores, a região plantar do pé) encontra-se livre, sem apoio do solo ou qualquer outra superfície, como o fortalecimento do quadríceps na cadeira extensora. Na cadeia cinética fechada, os exercícios são realizados com a extremidade distal fixa, apoiada no solo ou em qualquer outra superfície. Como exemplo, tem-se o fortalecimento do quadríceps no *leg press*, no miniagachamento anterior com apoio na parede e no agachamento unipodal anterior. Os exercícios em cadeia cinética fechada são mais seguros durante a reabilitação, devido à contração simultânea dos músculos agonistas e antagonistas, diminuindo as forças de cisalhamento das articulações envolvidas e simulando o comportamento biomecânico real.

Os exercícios de força podem ser uni ou bilaterais e utilizar uma ou mais articulações. Para iniciantes, recomendam-se exercícios em séries de 8 a 12 repetições, 2 a 3 vezes/semana.

Programas de condicionamento aeróbico têm se mostrado efetivos na melhora da dor, função e qualidade de vida, além de terem impacto na redução da atividade da doença em artropatias inflamatórias. O exercício aeróbico, ou condicionamento cardiovascular, caracteriza-se pela contração repetitiva de grandes grupos musculares, como ocorre na caminhada, no ciclismo, na corrida, subir escadas, hidroginástica, bicicleta, dança ou natação. Devem ser evitados exercícios de alto impacto e repetitivos em pacientes com dano já estabelecido.

Os exercícios aeróbios necessitam ser adaptados ao estado funcional do paciente e ser iniciados em sessões curtas, com aumento gradual da duração do exercício. Para cálculo da intensidade do exercício aeróbico, deve-se utilizar a variável chamada frequência cardíaca máxima (FCM) de treino. Calcula-se a FCM usando a fórmula: 220 − idade do paciente. A frequência cardíaca alvo é 70% desse valor.

No programa de cinesioterapia do paciente reumático, a hidroterapia é uma opção interessante, pois permite que os exercícios sejam feitos com baixo impacto articular, podendo trazer melhora da força e da função em algumas doenças, como OA, artrite reumatoide, fibromialgia e reabilitação pós-operatória.

O fortalecimento da musculatura do tronco é interessante para pacientes com lombalgia crônica. Se há dificuldade na deambulação, devem-se incentivar treino de marcha, com ou sem auxiliares, além de exercícios para propriocepção, equilíbrio e coordenação, os chamados exercícios funcionais.

O prejuízo dos mecanorreceptores nas doenças articulares, principalmente no caso de acometimento de membros inferiores, pode provocar quedas nos pacientes reumáticos. Exercícios funcionais ajudam a evitar esses eventos que, em pacientes com idade avançada, costumam ser um preditor de mortalidade.

ATIVIDADE FÍSICA

É de conhecimento comum que a inatividade física e o sedentarismo podem agravar alguns sintomas das doenças reumáticas, como fadiga, dor, fraqueza, redução de ADM. Além disso, podem estar associados com incidência de outras doenças crônicas, como obesidade, hipertensão arterial, diabetes melito tipo 2 e dislipidemia. A prática de atividade física é, habitualmente, bem tolerada e segura, não acarretando exacerbação da doença.

Considerando que o risco cardiovascular é elevado nas doenças reumáticas, devem-se avaliar sintomas cardiovasculares e, se necessário, solicitar avaliação cardiológica com ecocardiograma e teste ergométrico. Tão importante quanto a indicação do exercício, saber quando contraindicar também é fundamental. Assim, as principais contraindicações à realização de exercícios físicos são:

- Angina instável
- Pressão arterial sistólica (PAS) > 200 mmHg ou pressão arterial diastólica (PAD) > 110 mmHg
- Hipotensão ortostática sintomática
- Estenose aórtica grave
- Doença sistêmica aguda ou febril
- Arritmia atrial ou ventricular não controlada
- Insuficiência cardíaca descontrolada
- Bloqueio atrioventricular de 3º grau sem marca-passo
- Pericardite ou miocardite em atividade
- Trombose ou tromboembolismo recente
- Alteração do segmento ST em repouso (> 2 mm)

- Diabetes melito descompensado (glicemia de jejum acima de 250 mg/dℓ)
- Alteração musculoesquelética grave que contraindique o tipo de exercício preconizado.

A prática de exercício físico deve ser feita com proteção articular e em posição confortável, de modo a respeitar os limites da dor, ser prazerosa e evitar tanto a fadiga excessiva quanto a evolução para possível perda de ADM. É necessário evitar esportes de contato ou de alto impacto sobre o aparelho locomotor. A prescrição do exercício precisa obedecer à condição clínica do paciente, de modo que nunca se deve iniciar um programa com exercícios de alta intensidade, mas aumentá-la à medida que se observa resposta adequada ao treino inicial.

Treinamento aeróbico

Um programa de exercício aeróbico nos pacientes reumáticos promove benefícios sobre diversos parâmetros cardiovasculares e metabólicos (como melhora da capacidade aeróbica e do VO_2), além de agir sobre fadiga, qualidade de vida, funcionalidade, ganho de ADM e melhora na qualidade do sono. Os exercícios aeróbicos devem ser realizados de 3 a 5 vezes na semana, com duração progressiva de 30 a 60 min e intensidade entre 60 e 80% da FCM de treino.

Treinamento de força e resistência muscular

Treinamentos de força com aumento progressivo da intensidade (50 a 80% de 1RM) podem promover melhora da massa livre de gordura, melhora da força e da funcionalidade. É possível executá-los com pesos livres, elásticos, máquinas ou até mesmo o próprio peso corporal.

Ressalta-se a importância do treino de força para pacientes com miopatias inflamatórias, bem como na sarcopenia do idoso. Esse tipo de exercício é importante, pois capacita o indivíduo para tarefas do cotidiano. O treino de força também reduz a ocorrência de quedas em indivíduos idosos. Exercícios de força devem ser realizados 2 vezes/semana, priorizando grandes grupamentos musculares, com intensidade de 40 a 80% de 1RM, divididos em 1 a 3 séries de 8 a 15 repetições por exercício.

A reabilitação de pacientes reumáticos envolve, como detalhado anteriormente, várias intervenções; na maioria delas, o paciente tem participação ativa. Ela deve ser sempre lembrada como parte fundamental do tratamento e instituída logo no diagnóstico. Dessa forma, tem-se uma maior chance de educar o paciente sobre a sua doença e treiná-lo fisicamente para que tenha o menor prejuízo funcional possível.

BIBLIOGRAFIA

Cecin HA, Ximenes AC. Tratado Brasileiro de Reumatologia. São Paulo: Atheneu; 2015.

Cohen M. Guias de medicina ambulatorial e hospitalar da UNIFESP-EPM: Medicina do Esporte. Barueri: Manole; 2008.

Hoenig H, Emeric CC. Overview of geriatric rehabilitation: Patient assessment and common indications for rehabilitation, 2018. Post TW, editor. UpToDate. Waltham, MA: UpToDate Inc. Disponível em: https://www.uptodate.com. Acesso em: 24 dez. 2018.

Jennings F, Watanabe SH, Natour J. Reabilitação em reumatologia. Livro da Sociedade Brasileira de Reumatologia. Barueri: Manole; 2019.

Índice Alfabético

A
Abatacepte, 379, 380
Ácido úrico, 110, 114, 193, 426
Acromegalia, 155
Acupuntura, 28, 35
Adalimumambe, 379
Afecções do joelho, 51
Agente(s)
– antifator de necrose tumoral, 174
– imunobiológicos e pequenas moléculas, 421
Aglutinação, 73
Alcaptonúria, 156
Alfaviroses, 145
Alopurinol, 120, 427
Anakinra, 379
Analgésicos, 35
Anemia, 214
Antagonista do receptor NMDA, 67
Anti-c1NA, 93
Anti-DNA nativo, 84
Anti-histonas, 84
Anti-HMGCR, 91
Anti-inflamatórios
– não esteroides, 19, 35, 115, 117, 167, 173, 378, 401
– não hormonais, 67
Anti-interleucina 17, 174
Anti-Jak, 174
Anti-Ku, 93
Anti-MDA5, 92
Anti-Mi-2, 93
Anti-NOR 90, 88
Anti-NXP2, 92
Anti-P ribossômico, 86
Anti-PM/Scl, 92
Anti-RNA polimerase, 88
Anti-Ro52, 93
Anti-SAE, 93
Anti-Scl 70, 88
Anti-Sm, 86
Anti-SRP, 91
Anti-SSA/Ro, 86
Anti-SSB/La, 86
Anti-Th/To, 88
Anti-TIF1-gama, 92
Anti-U1-RNP, 86
Anti-U1-RNP, 93
Anti-U11/U12 RNP, 88
Anti-U3-RNP, 88
Antiaminoacil RNA sintetases, 88
Anticentrômero, 87
Anticoagulante lúpico, 94
Anticonvulsivantes, 7, 20, 67
– agonistas do GABA, 7
Anticorpo(s)
– anticitoplasma de neutrófilos, 79
– anticromatina, 84
– antissintetase, 88
– carbamilados, 83
– contra antígenos extraíveis nucleares, 84
– contra antígenos nucleolares, 88
– contra epítopos citrulinados, 83
– contra peptídios citrulinados, 82, 193
– miosite-específicos, 88
Antidepressivos, 6, 7, 20, 67, 431
– tricíclicos, 432
Antimaláricos, 218
Antinucleossomo, 84
Antitopoisomerase I, 88
Arterite
– de células gigantes, 277
– de Takayasu, 282
Artrite, 384
– enteropática, 177
– gonocócica, 131
– gotosa
– idiopática juvenil, 373
– indiferenciada, 376
– bacterianas, 129
– não gonocócica, 129
– por fungos e micobactérias, 134, 136
– por micobactérias, 134
– por microcristais, 107
– por *Mycobacterium tuberculosis*, 134
– psoriásica, 170, 194, 374, 376
– reativa, 135, 181
– relacionada com entesite, 374, 376
– reumatoide, 194, 196, 201
– séptica, 56
– sistêmica, 374
– virais, 142
Artropatias associadas aos cristais
– de fosfato básico de cálcio, 123
– de pirofosfato de cálcio, 122

A

Aspergilose, 137
Autoanticorpos, 71, 193, 236, 247
– em doenças reumáticas autoimunes, 82
– em miopatias inflamatórias idiopáticas, 88
Avaliação
– da função das glândulas salivares, 237
– da secura ocular, 237
– do risco de fratura, 332
– supraespinal, 33
Azatioprina, 219, 256, 415

B

Baclofeno, 67
Baricitinibe, 425
Belimumabe, 220
Benzobromarona, 428
Benzodiazepínicos, 20
Biopsia
– articular, 194
– de glândula salivar menor, 238
– muscular, 255
– óssea, 342, 347
Bisfosfonatos, 67, 334, 352
Blastomicose, 137
Bursa subacromial, 438
Bursite
– anserina, 52, 439
– do iliopsoas, 56
– olecraniana, 60
– pré-patelar, 52
– subacromial, 35
– subescapular, 35
– trocantérica, 438

C

Calcimiméticos, 344
Calcinose, 250
Cálcio, 341
Calcitriol, 343
Canakinumabe, 380
Candidíase, 138
Capsulite adesiva, 34
Carbonato
– de cálcio, 343
– de lantânio, 343
Cardite, 385, 388
Certolizumabe pegol, 424
Cervicalgia, 25
– discogênica, 26
Chikungunya, 145
Ciclofosfamida, 219, 257, 417
Ciclosporina, 257, 379, 379, 416
Cinesioterapia, 445, 446
Cintilografia óssea, 13, 237, 351, 368
Coccidiodomicose, 138
Colar cervical, 28
Colchicina, 118
Coloração de Gram, 105
Condrite auricular, 271
Condromalácia patelar, 51

Condromatose sinovial, 52
Contratura de Dupuytren, 62
Coreia, 388
– de Sydenham, 384, 385
– menor, 385
Corticoesteroides, 19, 117, 378
Crioglobulinas, 236, 300
Criptococose, 138
Crise renal esclerodérmica, 226

D

Dapsona, 219
Dedo em gatilho, 62
Densidade mineral óssea (DMO), 327
Densitometria óssea, 14
Dermatomiosite, 92
Disfunção autonômica, 65
Doença(s)
– de Behçet, 311
– de Kawasaki, 294
– de Kienböck, 62
– de Paget óssea, 349
– de Still, 198, 374
– do refluxo gastresofágico, 260
– mista do tecido conjuntivo, 195, 259
– ocular inflamatória, 319
– óssea adinâmica, 340
– osteometabólicas, 325
– de Pott, 134
– pulmonar intersticial, 255, 260
– relacionada à IgG4, 360
– reumáticas autoimunes, 189
– valvar, 272
– vascular, 217
Dor
– cervical, 26
– de origem central, 432
– difusa, crônica e de caráter variável, 4
– discogênica, 16
– em joelho, 47
– em mãos, punhos e cotovelos, 58
– em quadril, 54
– extrarraquidiana, 9
– facetária, 26
– inflamatória, 27
– lombar, 9, 10
– mecanismo da, 431
– miofascial, 26
– no antepé, 40
– no compartimento anterior, 51
– no mediopé, 42
– no ombro, 29
– no quadril anterior, 55
– no retropé, 44
– posterior e em nádegas, 56
Duloxetina, 20

E

Eletroforese de proteínas, 236
Eletroneuromiografia, 14

Epicondilite
– lateral, 59
– medial, 60
Epicôndilo
– lateral, 438
– medial, 438
Eritema
– facial ou malar, 250
– *marginatum*, 386
Erupção cutânea, 249
Escitalopram, 6
Esclerose sistêmica, 86, 223
Espondiloartrite(s)
– axial(is), 17
– indiferenciada, 185
– periféricas, 166
Espondiloartropatias, 159
Esporotricose, 139
Estenose
– de canal lombar, 15
– traqueal, 272
Etanercepte, 379
Exame
– neurológico, 11
– sensorial, 11
Exercícios
– aeróbios, 446
– de força, 446
– terapêuticos, 28, 445

F
Fadiga, 4
Faringoamigdalite, 383
– estreptocócica, 387
Fármacos hipouricemiantes, 426, 427
Fasciite plantar, 44, 439
Fator(es)
– antinuclear, 375
– antinúcleo, 79, 193, 236
– reumatoide, 82, 193, 236, 374
Febre(s)
– recorrentes monogênicas, 393
– reumática, 383
– uveoparotídea, 355
Febuxostato, 120, 428
Fenômeno
– da "intrusão alfa", 4
– de Raynaud, 4, 224, 251
Fibromialgia, 3
Fisioterapia, 35, 256
Flavoviroses, 146
Fosfatase alcalina, 342
Fósforo, 341
Fraqueza muscular, 247
Fratura
– por estresse, 56
– por insuficiência, 369
– vertebral por osteoporose, 16

G
GABA, 67
Gabapentina, 20
Gabapentinoides, 20
Glicocorticoides, 173, 218, 256, 404
Glicocorticosteroides, 67, 167
Glomerulonefrite, 215
Glucosamina, 21
Gota, 109
– aguda, 113
– crônica, 114, 118
Granulomatose com poliangiite, 95, 289, 291
– eosinofílica, 95, 290, 292
Gravidez, 238

H
Hálux
– rígido, 41
– valgo, 40
Heliótropo palpebral, 250
Hematúria microscópica, 307
Hemocromatose, 156
Hemodiálise, 343
Hemorragia alveolar, 214
Hepatites, 143
Hérnia discal, 14
Hidroxicloroquina, 218, 409
Hidróxido de alumínio, 343
Hiperfosfatemia, 341, 342
Hipertensão arterial pulmonar, 214, 260
Hipertrofia cuticular, 250
Hiperuricemia, 109, 427
Hipocalcemia, 341
Hipofosfatemia, 346
Histoplasmose, 137
Homeostase do urato, 426

I
Impacto
– femoroacetabular, 55
– isquiofemoral, 57
– posterior, 60
Impetigo, 383
Imunobiológicos, 379
Imunodifusão dupla, 74
Imunoensaios com microesferas, 76
Imunofluorescência, 71
Imunoglobulinas, 300
Imunossupressores, 415
Índice de dor generalizada, 5
Infarto ósseo, 369
Infecção(ões)
– espinais, 17
– gonocócica disseminada, 131
Infiltração
– articular e de partes moles, 437
– intra-articulares, 437
– periarticulares, 437
– subacromial de glicocorticoide, 35

Índice Alfabético

Infliximabe, 379
Inibidor(es)
– da calcineurina, 219
– da reabsorção óssea, 334
– da recaptação de serotonina e norepinefrina, 432
– da xantina oxidase, 427
– de janus quinase, 425
– do RANKL, 336
– seletivos da recaptação de serotonina, 432
Inserção da fáscia plantar, 439
Instabilidade
– femoropatelar, 51
– glenoumeral, 34
Ioga, 28

L

Laboratório, 69
Leflunomida, 174, 379, 379, 413
Lesão(ões0
– da raiz nervosa lombar, 11
– do labrum (lábio) acetabular, 56
– do ligamento ulnar colateral, 60
– eritema nodoso símile, 313
– labrais, 34
– ligamentares, 51
– meniscais, 52
– papulopustulares, 313
Ligamento cruzado
– anterior, 51
– posterior, 52
Linfoma, 238
Líquido sinovial, 103
– análise do, 103, 153, 182, 193
– coleta e manipulação do, 103
Lombalgia, 9
Lúpus eritematoso sistêmico, 84, 194, 210

M

Manguito rotador, 31
Manipulação espinal, 28
Manobra de Valsalva, 12
Massagem terapêutica, 28
Meios físicos, 445
Metatarsalgia, 41
Metotrexato, 174, 218, 256, 378, 379, 412
Micobacteriose atípica, 136
Micofenolato de mofetila, 218, 219, 257, 291, 416
Microarrays, 77
Miopatia(s), 406
– endócrina, 253
– induzidas por drogas, 253
– infecciosas, 255
– inflamatórias, 244
– – idiopáticas, 88, 93
– metabólicas, 255
– mitocondriais, 253
– não inflamatórias, 253
– necrosante imunomediada, 91
Miosite(s), 260
– autoimune necrosante, 252
– por corpúsculo de inclusão, 93, 252
Miscelâneas, 353
MMCDb
– antagonistas do TNF, 167
– não bloqueadores do TNF, 168
Movimentos do ombro, 30

N

Nefelometria, 74
Nefrite
– lúpica, 220
– tubulointersticial, 217
Neoplasias, 17
Neurofisiologia, 255
Neuroma de Morton, 42
Neurossarcoidose, 356
Nocicepção, 431
Nódulos
– reumatoides, 198
– subcutâneos, 386

O

Ocronose, 156
Oligoartrite, 374
Opioides, 20
Órteses, 444
Osteíte fibrosa, 340
Osteoartrite, 149
– cervical facetária, 26
– do quadril, 55
– glenoumeral, 34
– primária, 151
– secundária, 155
Osteodistrofia
– de alta remodelação, 341
– renal mista, 340
Osteomalacia, 340, 346
Osteomielite, 130
Osteonecrose, 56, 366, 405
Osteoporose, 327
– e fraturas, 328
– induzida por glicocorticoide, 338, 405
– secundária, 329
– transitória de quadril, 369

P

Paniculite, 250
Pápulas de Gottron, 250
Paracoccidioidomicose, 139
Paratireoidectomia, 344
Paratormônio, 341, 347
Parvovírus B19, 142
Patergia, 314
Pé, 37
– cavo, 40
– estrutura básica e biomecânica do, 37
– exame físico do, 38
– plano, 40
Pegloticase, 120, 429

# Índice Alfabético

Pericardite, 214
Pneumopatia crônica, 214
Poiquiloderma, 250
Poliangiite microscópica, 95, 289, 291
Poliarterite nodosa, 297
Poliartrite, 191, 374
Policondrite recidivante, 271
Polimialgia reumática, 277
Pontos dolorosos (*tender points*), 4
Pregabalina, 20
Probenecida, 428
Produção endógena de urato, 110
Proteção articular, 444
Provas de atividade inflamatória, 193
Pseudofraturas de Looser, 347
PTH recombinante, 337
Purinas, 112
Púrpura de Henoch-Schönlein, 306

Q

Quadril, 54
Quelantes
 – de alumínio, 346
 – orais, 343

R

Radiografia, 66, 115, 152, 351, 368
 – convencional, 13
 – do esqueleto, 342
Rasburicase, 430
Redução do paratormônio, 343
Reflexos de tendões profundos, 12
Relaxantes musculares, 19
Retração da musculatura
 – de quadríceps, 51
 – do tríceps sural, 51
 – isquiotibial, 51
Reumatismo(s)
 – extra-articulares, 1
 – palindrômico, 195
Reumatologia pediátrica, 371
Risco para quedas, 329
Rituximabe, 219, 257, 291, 379, 380
Rizartrose, 63
Ruptura de manguito rotador, 34

S

Sarcoidose, 355
 – cardíaca, 356
Screening de neoplasia, 256
Sevelamer, 343
Sinal(is)
 – das pontas de Sèze, 12
 – de Gottron, 250
 – de Holster, 250
 – de Lasègue, 12
 – do arco da corda, 12
 – do V do decote, 250
 – do xale, 250
 – X, 12

Síndrome(s)
 – antifosfolipídio, 93
 – antissintetase, 251
 – autoinflamatórias, 392
 – – não febris, 393
 – da banda iliotibial, 52
 – da dor
 – – peritrocantérica, 57
 – – regional complexa, 64
 – da imunodeficiência humana adquirida, 144
 – de compressão do nervo ulnar, 62
 – de Felty, 198
 – de Heerdfordt-Waldestrom, 355
 – de intersecção, 62
 – de Löefgren, 355
 – de Sjögren, 195, 231
 – do anticorpo antifosfolípide, 265
 – do interósseo anterior, 59
 – do nervo interósseo posterior, 59
 – do ombro de Milwaukee, 124
 – do piriforme, 56
 – do pronador redondo, 59
 – do pulmão encolhido, 214
 – do túnel
 – – cubital, 60
 – – do carpo, 61
 – – do tarso, 44
 – – radial, 59
 – dolorosa miofascial, 26
 – facetária, 14
 – febris periódicas, 393
 – femoropatelar, 51
 – seca, 240
 – serotoninérgica, 434
Sinovectomias químicas, 437
Substância P, 3
Sulfassalazina, 379, 414
Sulfato de hidroxicloroquina, 409
Suportes lombares, 18

T

Tacrolimo, 257, 416
Talidomida, 219
Tendão calcâneo, 439
Tendinite
 – anserina, 52
 – calcária, 34
 – de dedo em gatilho, 438
 – de De Quervain, 438
 – patelar, 52
Tendinopatia
 – do bíceps, 35, 59
 – do manguito rotador, 34
 – do tibial
 – – anterior, 44
 – – posterior, 42
 – tricipital, 60
Tenossinovite
 – de De Quervain, 62
 – estenosante dos flexores, 62

Terapia
- cognitivo-comportamental, 18
- com exercício, 18
- de ondas de choque extracorpórea, 35
- hormonal, 337
- redutora de urato, 118
Teste(s)
- anti-beta-2-glicoproteína I, 94
- anticardiolipina, 94
- da gaveta, 50
- de Appley, 50
- de coloração superficial ocular, 237
- de estresse valgo, 50
- de força, 33
- de Gerber, 33
- de Hawkins-Kennedy, 32
- de Jobe, 33
- de Lachman, 50, 51
- de Lasègue cruzado, 12
- de McMurray, 50
- de Neer, 32
- de Ober, 55
- de Patrick, 12, 55
- de Patte, 33
- de rastreamento de anticorpos, 79
- de Schirmer, 237
- de *speed* (*palm up test*), 32
- de Steinmann, 50
- de Trendelenburg, 55
- de Yergason (supinação resistida), 32
- de Yokum, 33
- do arco doloroso e da queda do braço, 33
- do estresse varo, 50
- FABERE, 12, 55
- funcional do anticoagulante lúpico, 81
- muscular manual, 11
- não patognomônicos, 33
- patognomônicos, 32
Tocilizumabe, 380
Tofacitinibe, 425
Tomografia computadorizada, 368
- axial, 13

- de dupla energia, 115
Topiramato, 20
Tornozelo, 37
Toxicidade retiniana, 410
Tramadol, 20
Transtornos de humor, 4
Treinamento
- aeróbico, 447
- de força, 445
Trombose venosa profunda, 319
Túnel do carpo, 438
Turbimetria, 74

U

Ulcerações cutâneas, 250
Úlceras
- genitais, 313
- orais, 312
Ultrassonografia, 115, 153
- de glândulas salivares, 237
Uricases, 429
Uricosúricos, 120, 428
Uveíte, 319
- anterior, 356

V

Vasculite(s)
- associadas ao ANCA, 95, 288
- crioglobulinêmica, 300
- por imunoglobulina A, 306
- reumatoide, 198
- sistêmicas, 275
- urticariforme hipocomplementêmica, 321
Vírus Epstein-Barr, 144
Vitamina D, 342, 343

W

Western blot, 75

X

Xeroftalmia, 233
Xerostomia, 233